眼科常用检查技术与疾病治疗

主编　林相强　茹秀华　徐　红　李盼盼
　　　徐　霞　冉茂桥　王琳玲

黑龙江科学技术出版社
HEILONGJIANG SCIENCE AND TECHNOLOGY PRESS

图书在版编目（CIP）数据

眼科常用检查技术与疾病治疗 / 林相强等主编. --
哈尔滨：黑龙江科学技术出版社，2023.7
　　ISBN 978-7-5719-2007-4

　　Ⅰ．①眼… Ⅱ．①林… Ⅲ．①眼科检查②眼病－治疗
Ⅳ．①R77

中国国家版本馆CIP数据核字（2023）第107042号

眼科常用检查技术与疾病治疗
YANKE CHANGYONG JIANCHA JISHU YU JIBING ZHILIAO

主　　编	林相强　茹秀华　徐　红　李盼盼　徐　霞　冉茂桥　王琳玲	
责任编辑	包金丹	
封面设计	宗　宁	
出　　版	黑龙江科学技术出版社	
	地址：哈尔滨市南岗区公安街70-2号　邮编：150007	
	电话：（0451）53642106　传真：（0451）53642143	
	网址：www.lkcbs.cn	
发　　行	全国新华书店	
印　　刷	黑龙江龙江传媒有限责任公司	
开　　本	787 mm×1092 mm　1/16	
印　　张	23.75	
字　　数	602千字	
版　　次	2023年7月第1版	
印　　次	2023年7月第1次印刷	
书　　号	ISBN 978-7-5719-2007-4	
定　　价	198.00元	

前 言 FOREWORD

眼科学是研究人类视觉器官的一门科学，有着很强的专业性。眼是一个极其精密而又复杂的视觉器官，涉及的疾病较多，甚至有些疾病相互交织，相互间有着千丝万缕的联系，导致临床工作者在对某些疾病治疗时无法准确找到根源。因此，作为一名眼科医师，必须充分了解眼科疾病的发病机制，有的放矢地去诊断疾病，从而达到预期的治疗效果。为了适应眼科学的发展，满足广大眼科医师的工作需求，进一步提高眼科医师的临床诊治水平，我们组织了长期从事临床一线工作的专家，结合当前眼科学的最新研究成果和临床需要，编写了《眼科常用检查技术与疾病治疗》一书。

本书先对眼科的基础内容进行了论述；后对眼科常见疾病的病因病理、临床表现、诊断、鉴别诊断、治疗及预防进行了重点阐述。本书在眼科原有理论与技术的基础上有了更深层次的突破和拓展，内容丰富，资料翔实，重点突出，层次清晰，集科学性、系统性、先进性、实用性与启发性于一体，对于规范我国眼科疾病的诊疗方法和提高医疗质量具有重要的指导意义。本书可作为眼科临床工作者科学、规范、合理地进行眼病诊疗的参考用书，同时对其他专业临床医师也有参考价值。

本书在编写过程中，各位编者付出了巨大的努力，对稿件进行了多次认真的修改，但由于编者编写经验不足，加之日常工作繁重、编写时间紧张，书中难免出现各种疏漏甚或谬误之处，恳请广大读者见谅并望批评指正，以便再版时修正完善。

《眼科常用检查技术与疾病治疗》编委会
2023 年 3 月

目 录 CONTENTS

1

第一章

眼的解剖与生理

第一节 眼　　球

眼球分为眼球壁和眼内容两个部分。

一、眼球壁

眼球壁由外、中、内三层膜构成，外膜包括角膜和巩膜，中层膜为葡萄膜，内层是视网膜。

（一）外层

1.角膜

（1）解剖：角膜位于眼球的最前端，约占眼外层纤维膜的 1/6，透明，无血管，有弹性，具有较大的屈光度，表面被泪膜覆盖。

角膜呈圆形，由于结膜和巩膜覆盖的不对称，从前面看呈椭圆形，但从后面看仍为正圆形。角膜周围是角膜缘，它与巩膜相连，就像表壳镶嵌于表盘上。新生儿阶段，角膜直径为 9～10 mm，3 岁以上儿童的角膜直径已接近成人。成年男性平均角膜横径为 11～12 mm，纵径为10～11 mm，女性较男性略小。如直径＜10 mm，称为病理性小角膜，＞13 mm，称为病理性大角膜。角膜中央瞳孔区大约直径 4 mm 的圆形区内近似球形，其各点的曲率半径基本相等，而中央区以外的中间区和边缘部较为扁平，各点曲率半径不相等。从角膜前面测量水平方向曲率半径为 7.8 mm，垂直方向为 7.7 mm，后部表面的曲率半径为6.22～6.8 mm。

角膜厚度随部位、年龄、病理状态等改变而有所不同。正常情况下，中央部最薄，平均为0.5 mm，周边部最厚，平均为 1 mm。角膜厚度随着年龄的增加有变薄的趋势，即儿童较成人厚，成人较老年人厚。

角膜由前向后分为 5 层，依次是上皮细胞层、前弹力层、基质层、后弹力层和内皮细胞层。角膜是无血管的组织，组成简单但排列却非常规则，从而保证其良好的透光性及屈光性。

1)角膜上皮层：角膜上皮来源于胚胎发育时 5～6 周的外胚层，为非角化、无外分泌功能、复层的鳞状上皮，4～6 层，厚 40～50 μm，表层覆盖约 7 μm 的泪膜，泪膜在光学上具有重要的意义，它能消除上皮前表面微小的不规则，如果没有泪膜，视力将会下降。泪液与空气形成的界面及角膜的屈光力约占眼全部屈光的 2/3,泪液与角膜上皮无论解剖或生理上关系都非常密切。

角膜上皮层分为细胞层及基膜,细胞层由里向外又分为 3 层(图 1-1):基底细胞、翼状细胞和表层细胞。①基底细胞:位于最底层,为一单层柱状上皮细胞,细胞的底部通过连接复合体与前弹力层紧密相连。连接复合体和基膜是上皮基底细胞的产物。基底细胞的细胞质内含有由角蛋白构成的中间丝。角蛋白由三十余种蛋白组成,分为两型,即Ⅰ型为酸性,Ⅱ型为中性或碱性。中间丝由成对的Ⅰ型和Ⅱ型蛋白构成。角膜上皮从基底层分化到表层,相继要表达 3 种主要的角蛋白,其中 64 kD 蛋白是角膜的特异性蛋白,另外两种细胞角蛋白为肌动蛋白丝和微管。角膜上皮细胞质中有肌动蛋白丝分布,在表层细胞的微皱襞中尤为明显。基底细胞内含有丰富的细胞器,主要分布在细胞核上部。②翼状细胞:基底细胞分裂后,子细胞逐渐被挤入表层,因此水平面积较大,形似翼状,故名翼状细胞,位于角膜上皮中部,在角膜中央区为 2～3 层,在周边部变为4～5 层。细胞膜相互交错,相互之间以桥粒连接。③表层细胞:为 2～3 层扁平上皮细胞。经常脱落,不角化,但细胞器极少。相互之间以闭锁小带和桥粒相连,呈镶嵌状,它与翼状细胞之间也多见桥粒连接与黏着斑。另外,在表层细胞膜上有许多特殊的微皱襞及微绒毛,有支撑和稳定泪膜的作用。基膜:位于上皮细胞下,是角膜上皮的产物,与前弹力层连接紧密。

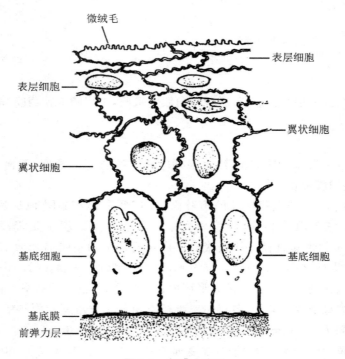

图 1-1　角膜上皮层

2)前弹力层:前弹力层厚为 8～14 μm,为角膜上皮基膜下一层相对均一、无细胞的胶原纤维膜。由胶原纤维及蛋白多糖组成。胶原纤维粗细均匀,其间由蛋白多糖填充。前弹力层的前表面相对光滑,而内表面与基质层连接非常牢固。另有,前弹力层有许多细小的孔洞,这些孔洞是神经纤维的通道。前弹力层对机械性损伤的抵抗力较强,而对化学性损害的抵抗力则弱。由于其胶原纤维来自胚胎时期的角膜上皮,因此损伤后不能再生。其功能一直未明了。准分子激光屈光性角膜切削术(PRK)后,术眼缺乏前弹力层,除少数患者角膜出现雾状浑浊外,大多数患者未见明显异常。但保留前弹力层的准分子激光角膜原位磨镶术(LASIK)手术眼角膜浑浊的发生率明显低于 PRK,综合其他的研究资料,推测前弹力层与角膜上皮对角膜基质细胞的调控有关,特别是胚胎时期。

　　3)基质层:是人体组织中结构最规整,最透明的一种组织,厚约 $500\ \mu m$,约占全角膜厚度的9/10,由胶原纤维、角膜细胞及黏蛋白和糖蛋白等构成。角膜细胞是一种纤维细胞,位于基质板层中,胞质中富含内质网及高尔基体,分泌胶原纤维等。角膜基质中的胶原纤维主要包括Ⅰ型和Ⅳ型胶原,它们有规律地与角膜表面平行排列,形成多层胶原纤维板,共有 200~250 层。胶原纤维的有序排列是角膜透明的基础。随着年龄的增长,角膜基质中的胶原纤维直径逐渐增粗,而胶原纤维间的间距则不断缩小。这可能与胶原纤维年龄相关性非酶交联、胶原纤维糖基化及纤维间蛋白多糖的改变有关。角膜基质中除了角膜细胞外,还有少许朗汉斯巨细胞及树突状细胞,这些细胞可能与角膜相对的免疫赦免有关。

　　4)后弹力层:后弹力层位于基质层后面,边缘止于房角的 Schwalbe 线。由角膜内皮细胞分泌而来,损伤后可以再生。根据生长时期和超微结构的观察,可分为两层:一层是前胎生带层,由胚胎时期的内皮细胞分泌,靠近基质层,纤维排列紧密,呈带状;二层是带下层,靠近内皮,由出生后的内皮细胞分泌。随着年龄的增长而逐渐变厚,婴儿时期约 $5\ \mu m$,成人 $8\sim10\ \mu m$,老年人为 $20\sim30\ \mu m$(图 1-2)。如果增生过度,则形成小丘状,在部分老年人的角膜周边可以见到,称为 Hassell-Henle 小体,这种改变被认为是生理性的。但发生在角膜中央的增生小体则是病理性改变。与前弹力层相反,后弹力层对机械性损伤的抵抗力较差,但对化学性和病理性损害的抵抗力却较高,这是角膜溃疡时后弹力层膨出的解剖学基础。同时,后弹力层与基质层和角膜内皮层的连接不紧密,在外伤或某些病理状态下,可能发生后弹力层脱离。

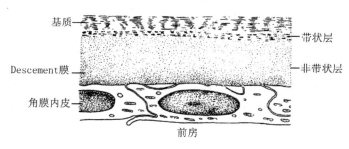

基质 —————————— 带状层

Descement膜 ——————— 非带状层

角膜内皮 ——————

前房

图 1-2　角膜后弹力层

　　5)角膜内皮:位于角膜最内面,为一层六角形立方上皮,细胞呈矮胖样,高约 $50\ \mu m$,宽约 $20\ \mu m$,胞质内细胞器含量丰富。细胞间连接紧密,主要为缝隙连接,具有良好的屏障作用。相比之下,其与后弹力层连接较为松散,因此角膜内皮层可从后弹力层脱离。角膜内皮细胞由神经外胚层发育而来,随着年龄的增加,角膜内皮细胞的密度逐渐降低,10 多岁时角膜内皮的密度为每平方毫米3 000~4 000 个,到 70 多岁时为每平方毫米 2 600 个。在成人,角膜内皮细胞损伤后不能增生,其修复靠细胞的移行与扩展。

　　角膜缘是角膜与结膜、巩膜的移行区,组织学范围是:前界为角膜前弹力层和后弹力层末端连线,后界为巩膜内缘与前界的平行线。临床的概念与组织学概念不完全一样,通常将透明角膜与不透明巩膜之间的移行区称为角膜缘。上方角膜缘最宽,下方次之,两侧较窄。平均宽为 $1\ mm$。

角膜缘结构与角膜不同,无弹力层,基质层逐渐失去透明,富含毛细血管、淋巴管、成纤维细胞等。特别是在其外 2/3 可见放射状排列的乳头样突起,呈栅栏样,称为 Vogt 栅,研究证实,Vogt 栅中的一些细胞是角膜缘干细胞。角膜缘干细胞对维持角膜上皮的再生具有十分重要的作用。

(2)生理:角膜的主要生理功能有维持眼球的完整及对眼内容物的保护,透过光线并参与屈光,感知环境及外界刺激。①维持眼球的完整及对眼内容物的保护:角膜与巩膜共同构成眼球的外壁,承受眼压力,对维持眼球的形状具有重要的作用。角膜主要由胶原纤维构成,因此具有一定的弹性和韧性,对眼压力和外界的力量具有抵抗力,这种抵抗力取决于角膜的厚度和胶原纤维排列的整齐程度。角膜厚度降低或角膜瘢痕的形成必将降低角膜对内外压力的抵抗力。目前角膜屈光手术十分盛行,这些手术都不同程度地降低了角膜的抵抗力。如准分子激光手术,它使角膜中央的厚度变薄,从而增加了角膜在外力作用下扩展的能力,这样,在眼压测定时会使测量结果偏低,特别是使用压陷式眼压计,眼压偏低会更明显。而放射状角膜切开术更会大大降低角膜对外界的抵抗力,有可能在轻微外力的作用下造成眼球破裂。通常情况下,角膜的厚度受角膜上皮、角膜内皮的功能、暴露等因素的影响。角膜上皮是眼部的第二个生物屏障(泪液为第一个生物屏障)。角膜上皮细胞间连接紧密,而且不停地新旧更替,5～7 天上皮更新一次,一定程度上能抵御化学、微生物等的侵袭。角膜内皮是角膜基质和房水之间的通透屏障,同时,角膜内皮的泵功能维持角膜处于一定的水化状态。②透光性:角膜的一个重要特征是透明,即允许光线透过,这是眼视觉功能的基础。正常角膜允许透过的光线波长范围是 365～2 500 nm,不同光线的通透率不同,400 nm 的光线约 80% 能透过,而 500～1 200 nm 的光线 100% 能透过角膜。另外,角膜的透明性还依赖于泪膜、角膜上皮、基质、角膜内皮结构和功能的正常及角膜基质含水量的恒定。③参与屈光:角膜是眼屈光系统中屈光力最大的组织。角膜的屈光指数是 1.377,其前表面的屈光力为 48.8D,后表面的屈光力为-5.8D,总屈光力为 43D,占全眼屈光力的 70%。可见角膜的屈光度有巨大的改变潜力,这也是目前众多屈光手术在角膜上施行的基础。④渗透作用:角膜没有血管,营养及代谢物质通过渗透作用的参与而进出角膜,这不仅具有重要的生理意义,而且对于眼局部的药物治疗也非常重要。角膜上皮和内皮细胞连接紧密,细胞表面富于脂类,非极性的物质易于通过,而基质则易于水溶性极性物质通过。因此,具有双向性的物质易于通过角膜进入前房,例如毛果芸香碱(匹罗卡品)眼药水,其解离分子和非解离分子相互之间处于动态平衡,未解离分子具有脂溶性,容易透过角膜上皮,随后转化为解离分子,易于透过基质,然后在角膜基质中又转化为非解离分子,易透过角膜内皮。当角膜出现病变时,角膜的通透性将增强。⑤感知环境及外界刺激:角膜是人体最敏感的区域,有丰富的神经末梢,能敏感地感受外界的刺激,对于机体感受外界不良刺激并迅速作出反应具有十分重要的意义。角膜的知觉有三种:冷热觉、痛觉和触觉。角膜知觉敏感度受多种因素的影响而有变化,一般情况下,早晨低于下午,男性低于女性,老年人低于年轻人,妊娠期妇女低于非妊娠妇女。痛觉和触觉在角膜中央最敏感,可用角膜知觉仪进行定量检查。通常临床采用棉丝刺激双侧角膜,以判断角膜知觉是否减退。

(3)代谢:①糖代谢,角膜主要利用葡萄糖和糖原分解供能。葡萄糖大部分来自房水,约占 90%,其余 10% 来自结膜、角膜缘血管及泪液。睁眼时,角膜上皮的氧气主要来自泪膜中溶解的氧气,此时,氧分压约为 20.7 kPa(155.0 mmHg),但当闭眼时,氧气主要来源于结膜、角膜缘的血管,氧分压约为 7.3 kPa(55.0 mmHg)。而角膜内皮的氧供主要来源于房水。②氨基酸代谢,角膜上皮不断更新,需要合成大量的蛋白质,因此,角膜上皮对氨基酸的需求量较大。但角膜上皮的通透性差,且泪液中氨基酸的含量极低,因此,角膜上皮中氨基酸大部分应来源于房水。合成蛋白质的过程同机体其他细胞的合成过程。③维生素代谢,维生素 A 的代谢:维生素 A 转化为视黄醇,与视黄醇结合蛋白(RBP)结合,再与血浆前清蛋白结合,转运至靶组织,在角膜上皮和内皮细胞都发现有视黄醇结合蛋白和血浆前清蛋白。视黄醇是一种多聚异戊二烯衍生物,其磷酸酯在糖蛋白中可作为寡糖基的载体,参与角膜上皮合成糖蛋白,如果角膜上皮细胞胞膜上缺乏糖蛋白,则角膜上皮将干枯角化。④维生素 C 的代谢,角膜上皮中维生素 C 的浓度较角膜基质高,基质中的浓度与房水浓度近似,而房水中维生素 C 的浓度是血浆浓度的 20 倍。角膜中维生素 C 多是还原型,具有清除光辐射等产生的自由基的作用。⑤谷胱甘肽的代谢,谷胱甘肽对于维持角膜内皮细胞的正常功能起重要作用,与毒性过氧化物的清除有关。有过氧化物时,谷胱甘肽在过氧化物酶的作用下由还原型(GSH)转变为氧化型(GSSG),同时将氧化物还原。角膜内皮细胞中只有约 13% 的谷胱甘肽以氧化型存在。

(4)血供:正常角膜内没有血管,而角膜缘含有丰富的血管。角膜缘的血管分布为网络状,动脉系统来源于睫状前动脉的直肌扩展分支及睑缘动脉弓的结膜后动脉分支。静脉网则与巩膜表层及筋膜囊的小静脉汇合,加入眶静脉系统。角膜缘的血管主要供给角膜周边部,角膜的氧气及营养物质的供给、代谢物的清除等还是通过房水、泪液、空气和结膜血管。

(5)神经支配:角膜主要由两种神经支配,一是感觉神经纤维,二是交感神经和副交感神经。

角膜的感觉神经来自三叉神经的眼支,眼神经的睫状神经,在角膜缘进入角膜后,神经干呈放射状穿过角膜基质的中 1/3,向前继续分叉,形成密集的上皮下神经丛,再穿过前弹力层进入角膜上皮层。角膜上皮层神经末梢非常丰富,动物研究表明,角膜上皮神经末梢的密度是皮肤的 300～600 倍,因此,角膜的知觉十分敏感,这也是上皮损伤时疼痛症状明显的原因。

角膜内含有肾上腺素能神经纤维,表明交感神经和副交感神经的存在,但其来源和作用尚需进一步研究。

2.巩膜

(1)解剖:巩膜构成眼外层纤维膜的后 5/6,主要由胶原纤维构成。外面是眼球筋膜囊,两者之间的腔隙为巩膜上腔;内层紧靠脉络膜,两者之间的潜在间隙为脉络膜上腔,外伤或炎症时的出血、渗出可积聚在此间隙。巩膜的厚度随部位、年龄等不同而不同。后部的巩膜最厚,约 1 mm,向前至赤道部逐渐变薄,赤道部0.4～0.6 mm,肌肉附着点处最薄,约 0.3 mm,赤道部向前至角膜缘约为 0.6 mm。一般巩膜呈白色,但儿童因巩膜较成人薄,能透见脉络膜的部分颜色,所以呈蓝白色,老年人则由于脂肪的沉积,可呈淡黄白色。

巩膜虽然为球形,但非完整的球形。前部巩膜孔与角膜相连,角膜犹如手表的表盘嵌于巩膜组织中。在角巩膜缘交界处内外均可见一浅沟,称为外巩膜沟和内巩膜沟,其中内巩膜沟处是巩膜静脉窦与房角所在处,内巩膜沟后缘隆起,形成巩膜突,为睫状肌的附着处。后巩膜孔是视神经通过的孔道,此处,内 1/3 巩膜与脉络膜共同构成筛板,外 2/3 演变成硬脑膜,可见筛板处为眼后部的一薄弱处,同时,筛板处巩膜扩展的能力有限,当视神经水肿时,会引起视神经挤压损伤甚至萎缩。另外,巩膜上还有许多神经血管通过的小孔,如涡状静脉在巩膜赤道后约 4 mm 穿行(图 1-3)。

组织学上,巩膜可分为三层(图 1-4):①巩膜表层为一层疏松的纤维组织,富含弹力纤维及小血管;②巩膜基质层由致密的结缔组织构成,基本不含血管,不像角膜组织,其胶原纤维粗细不均,斜向紧密排列,因此不透明;③棕黑色板层由特别细小的弹力纤维组成,并含有大量的色素细胞,靠近脉络膜的内层有一层内皮细胞覆盖,它与本部互相连续,两者不能分开。

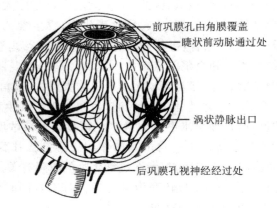

图 1-3　巩膜上的孔

图中标注：
前巩膜孔由角膜覆盖
睫状前动脉通过处
涡状静脉出口
后巩膜孔视神经经过处

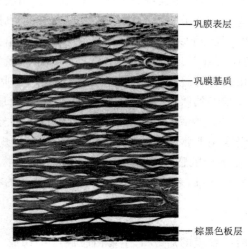

图 1-4　巩膜的组织学结构

图中标注：
巩膜表层
巩膜基质
棕黑色板层

（2）生理：巩膜的生理功能主要包括与角膜、结膜等共同构成眼内容的外屏障；避光；眼外肌的附着点。

巩膜一直承受着眼内容向外的压力，可见巩膜有一定的弹性和韧性，当眼压升高时，巩膜能在一定范围内扩张，并增强对眼压的抵抗力。当眼压低时，一定量的眼内容的增加引起的眼压增高幅度小，但在高眼压状态时，同样的眼内容增加，会引起较大的眼压升高。巩膜的这种特性被称为巩膜硬度或可扩张性。认识这一点有助于理解巩膜硬度对眼压测定的影响。与压平式眼压计相比，压陷式眼压计引起的眼内容积变化大，因此，巩膜硬度对压陷式眼压计测量结果的影响更大，如高度近视时，眼球壁薄，巩膜容易扩张，压陷式眼压计测的眼压就会偏低。

巩膜的第二个重要功能是形成"暗箱"。与角膜相比，巩膜是不透明的，这点保证了光线只经过屈光系统进入眼内而成像。

另一个重要功能是，所有眼外肌都附着在巩膜壁上，当改变肌肉的附着点时可以改变眼球的位置和运动的方向。

（3）代谢：与角膜代谢相似，但巩膜代谢相对缓慢。

（4）血供：与角膜相似，巩膜基质层除了穿行的血管外，基本上无血管，但巩膜表层及视神经

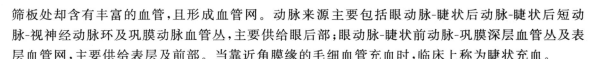

筛板处却含有丰富的血管,且形成血管网。动脉来源主要包括眼动脉-睫状后动脉-睫状后短动脉-视神经动脉环及巩膜动脉血管丛,主要供给眼后部;眼动脉-睫状前动脉-巩膜深层血管丛及表层血管网,主要供给表层及前部。当靠近角膜缘的毛细血管充血时,临床上称为睫状充血。

巩膜前部的静脉网也较丰富,主要来源于巩膜静脉窦的外出小管和睫状肌的静脉支,它们在巩膜内形成静脉丛,经表层静脉网汇入睫状前静脉。部分外出小管直接连接表层静脉,这些小管称为房水静脉。

(5)神经支配:巩膜的感觉神经来自三叉神经的眼支,眼神经的睫状神经分出睫状短神经和睫状长神经,睫状短神经支配巩膜后部,睫状长神经前行,在睫状体平坦部发出分支,一部分进入睫状体,一部分穿出巩膜到表层巩膜,在此,部分分支支配前部巩膜组织,部分继续向前并相互吻合,形成角膜缘的神经环。巩膜表层的知觉敏感,炎症时疼痛症状明显。

(二)中层葡萄膜

葡萄膜是眼球壁的第二层膜,是位于巩膜与视网膜之间的富含色素的血管性结构,因颜色像葡萄得名葡萄膜,又称色素膜,也叫血管膜。葡萄膜自前向后分为虹膜、睫状体和脉络膜3个相连续部分。

1.虹膜

(1)解剖:虹膜是葡萄膜的最前部,介于前房与后房之间,后面有晶体支托,为一圆盘形膜。它的根部和睫状体前缘相连,向中央延伸到晶状体前面,构成将眼球前后房分开的一个重要隔膜。虹膜中央有圆孔,称为瞳孔,瞳孔的大小随光线的强弱而改变(从1 mm到8 mm),它的平均直径为3 mm。瞳孔周围虹膜的基质内,有环形排列的瞳孔括约肌,使瞳孔收缩;虹膜基质层后面有放射状排列的肌纤维,称瞳孔开大肌,使瞳孔开大。

在虹膜前表面距瞳孔缘约1.5 mm处,有一隆起的环状条纹,即虹膜小环。虹膜小环将虹膜表面分为两个区域,小环外部是睫状区,内部为瞳孔区。在虹膜小环附近,有许多大小不等的穴状凹陷,叫虹膜隐窝,在虹膜睫状区的周边部也有隐窝,它们的形成是虹膜前层的中胚叶组织局灶性萎缩的结果。隐窝部分的虹膜组织,缺少了前表面层,房水可以直接与虹膜基质中的血管接触,有利于虹膜和房水间的液体交换。在虹膜周边部有与角膜缘成同心排列的皱褶,是瞳孔开大时形成的皱襞。瞳孔缘镶有窄黑色环,呈花边状,是由虹膜后色素上皮层向前延伸所致。此黑边当瞳孔扩大时变窄,缩小时变宽,这种现象称为生理性葡萄膜外翻。

虹膜的组织结构由前向后可分为4层:前表面层;基质与瞳孔括约肌层;前色素上皮与瞳孔开大肌层;后色素上皮层(图1-5)。①前表面层:由成纤维细胞和色素细胞的突起互相吻合交错所形成的致密组织,其中还有胶原纤维和神经末梢。在虹膜隐窝处,此层膜完全缺如。前表面层在虹膜根部戛然而止,有时前表面层也可呈丝状、带状沿小梁网葡萄膜部的内侧面延续,甚至可达角膜后弹力层的止端,形成虹膜梳状韧带的一部分。虹膜根部有一粗大的血管环,由睫状后长动脉和睫状前动脉的分支吻合而成,称虹膜动脉大环。在虹膜的瞳孔缘附近,有一环行的血管吻合,称为虹膜血管小环,它并不是一个完整的血管环。不同人种的虹膜颜色主要由基质中色素细胞所含色素的多少决定。②基质与瞳孔括约肌层:瞳孔括约肌位于虹膜瞳孔区基质层的后部,为围绕瞳孔缘的环行平滑肌纤维束,宽0.8～1.0 mm。括约肌的后面与结缔组织的致密层相连接,这些结缔组织与瞳孔开大肌相延续。③前色素上皮与瞳孔开大肌层:虹膜有两层上皮,即前上皮层和后上皮层。前上皮层也就是瞳孔开大肌层,是紧贴后色素上皮层的一薄层平滑肌,自瞳孔缘直达虹膜根部。④后色素上皮层:为一层具有浓密色素的细胞,位于瞳孔开大肌层之后,在瞳孔缘处出现在瞳孔领的虹膜表面,形成瞳孔缘的色素边。后上皮细胞的顶部朝向虹膜基质,与前上皮层细胞的顶部相连接,基底部朝向后房。

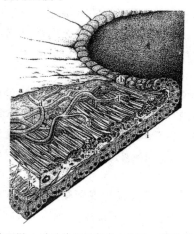

a.虹膜的前表面层;b.瞳孔缘的后色素上皮层;c.瞳孔括约肌;d.小动脉;e.块状细胞;f.瞳孔开大肌;g.前色素上皮层;i.后色素上皮层

图 1-5　虹膜的组织结构

虹膜后表面的两层上皮向后分别移行为睫状体的色素上皮层和无色素上皮层。

(2)生理:虹膜的间隔作用和其中央圆孔——瞳孔,成为光学系统上的光栅装置。瞳孔括约肌和开大肌控制瞳孔的运动和进入眼内的光线的数量。瞳孔是主要光学窗口,因光线照射的强弱而散大或缩小。瞳孔的大小,也受到神经的影响。瞳孔的变化即可以调节入射到眼内的光线的数量,又可以调节角膜、晶状体等屈光间质所致的球面差和色差,减少不规则光的影响,使成像清晰。瞳孔对光反应的途径是:光→瞳孔→视网膜的黄斑纤维→视神经→视交叉(鼻侧神经纤维交叉,颞侧神经纤维不交叉)→视束→上丘臂→上丘和顶盖前区。由顶盖前区又发出神经纤维,到同侧和对侧的第三神经核→睫状神经节→瞳孔括约肌。出生时,人的虹膜前表面有一层内皮细胞覆盖,但1～2岁以后内皮细胞消失,为成纤维细胞所代替。

虹膜也富含血管,参与营养与抗体扩散渗透、吸收机制。

(3)血供:虹膜主要由血管组织形成,分布到虹膜的许多动脉细支常从虹膜动脉大环发出,经虹膜的睫状部呈放射状达瞳孔缘。在虹膜血管小环处有少数动脉支与相对的静脉支吻合成不完整的环,所以没有真正的虹膜动脉小环,而只有虹膜血管小环存在。大多数血管直接至瞳孔缘,分支成毛细血管后折回,形成静脉的开始。虹膜的静脉彼此吻合,在虹膜根部进入睫状肌,与睫状突的静脉吻合后经脉络膜至涡静脉。部分静脉血流入睫状静脉。

(4)神经支配:虹膜的神经很多,是来自睫状神经丛,在虹膜中形成各种各样的神经丛。瞳孔括约肌由属于副交感神经的动眼神经的纤维支配;瞳孔开大肌由交感神经纤维支配。虹膜的感觉神经纤维来自三叉神经的第一支。

2.睫状体

(1)解剖:睫状体是葡萄膜的中间部分,前接虹膜根部,后端以锯齿缘为界移行于脉络膜。整个睫状体如环状,其颞侧较宽,约6.7 mm;鼻侧较窄,约5.9 mm。睫状体的矢状切面呈三角形,基底在前,其中央部为虹膜根部附着;内侧朝向晶状体赤道部和玻璃体(图1-6);外侧附着于巩膜突,与巩膜毗邻。睫状体分为两部,即隆起的睫状冠或称褶部,和睫状体平坦部。睫状冠长约

2 mm,其内侧表面有 70～80 个纵形放射状突起,指向晶状体赤道部,颜色较凹谷为浅,称睫状突,睫状突与晶状体赤道部相距 0.5 mm。睫状突后较平坦的部分称为睫状体平坦部,长约 4 mm。从睫状突和平坦部到晶状体赤道部有纤细的晶状体悬韧带与晶状体连接。

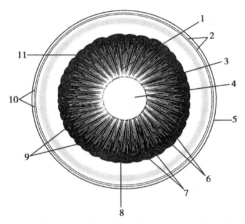

1.睫状冠;2.脉络膜;3.悬韧带;4.晶状体;5.巩膜;6.睫状襞;7.睫状突;
8.虹膜后表面;9.锯齿缘;10.视网膜;11.睫状体平坦部

图 1-6　睫状体内表面

从内向外将睫状体分为 5 个部分:无色素睫状上皮;色素睫状上皮;基质;睫状肌;睫状体上腔。①无色素睫状上皮:构成睫状体的最内层。该层从虹膜根部延伸而来,将睫状冠与平坦部的表面覆盖,然后向锯齿缘伸延,与视网膜的感觉部分相连接。接近虹膜根部的无色素上皮往往也包含一些色素。②色素睫状上皮:为单层细胞,起始于虹膜根部,向后延伸到锯齿缘。色素上皮细胞向前延续与虹膜开大肌上皮相延续,向后与视网膜色素上皮相延续,色素很多,仅睫状突顶端色素较少。③基质:睫状体的基质分为两部分:内结缔组织层与血管,玻璃膜(Bruch 膜)。①内结缔组织层:由细胞、胶原、血管及神经所组成。在睫状冠部该层较厚,且将上皮层与肌肉层分隔。在平坦部该层变薄。睫状突部位的基质是眼球中最富血管的部分。②玻璃膜:是脉络膜的Bruch 膜的延续,附着牢固,有抵抗晶状体悬韧带牵引的作用。④睫状肌:由平滑肌纤维束所组成,分为三部分:最外层为前后走向的纵行纤维部分;中间层为斜行排列的放射纤维部分,呈扇形斜向行走;位于睫状体前内侧的是环形纤维部分,又称 Müller 肌,其环形走向与角膜缘平行。三部分纤维均起始于巩膜突及其周围的结缔组织。⑤睫状体上腔:介于睫状肌和巩膜之间,前方止于巩膜突,由含有色素的结缔组织板层带所组成。板层带起始于睫状肌的纵行纤维,向外伸延,与巩膜相延续。板层带由胶原纤维所组成。

(2)生理:睫状突的无色素睫状上皮房水的分泌,房水协助维持眼压,提供角膜后部、晶状体和小梁网代谢所需要的物质。房水还是屈光间质的组成部分。房水的形成主要由三种生理过程完成:扩散、超滤和分泌。房水中的水和非电解质从睫状突的毛细血管扩散出来,房水中的盐类是通过超滤过作用形成的,而房水中比血浆浓度高的维生素 C、乳酸和一些氨基酸则通过睫状突的分泌作用来实现。睫状突的分泌可受到一些因素的影响,如碳酸酐酶、钠、钾离子的浓度等都与分泌房水多少有关。

无色素睫状上皮间的紧密连接、虹膜组织的连接和虹膜血管构成血-房水屏障。脂溶性物质,如氧、二氧化碳可以高速率透过屏障,而蛋白质和其他的大分子则受到限制,不易透过这一屏障。血-房水屏障的存在使得房水的化学成分与血液不同。

平坦部的无色素睫状上皮分泌黏多糖酸,这是玻璃体的主要成分之一。

睫状肌各个部分的协调收缩保证睫状体的调节功能。睫状肌收缩时,有两个方向的力起作用:一个力是使晶状体悬韧带向前、向内运动的力,主要是环行纤维收缩的结果;另一个力是将脉络膜前部向前(沿着巩膜内面)牵引的力,这是纵行纤维运动的结果。前一个力的作用,使晶状体悬韧带放松,晶状体变凸,屈光度增加,这是晶状体的调节作用,使该眼能看清近距离的物体;后一种力的作用使脉络膜前部前移,同时把巩膜突拉向后。

调整眼压力是睫状体的主要功能之一。睫状肌的止点除巩膜突外,还有巩膜突附近的巩膜内面及角巩膜小梁网。当睫状肌收缩时,巩膜突被牵引而向后移位,使 Schlemm 管开放,由裂隙状变为圆形或椭圆形,在管内产生负压,吸引房水由前房流入 Schlemm 管。此外,睫状肌收缩时,也牵动房角网状组织,使小梁网的间隙变宽、网眼变大,增加房水流出的容易度。反之,当睫状肌放松时,具有弹性的房角网状组织及巩膜突回到原来的位置及形状,压迫 Schlemm 管使房水进入减慢,这样,借助于睫状肌的收缩和放松来调节眼内液的流动和眼压。

房水不仅经小梁进入 Schlemm 管,同时也进入虹膜和睫状体表面,包括巩膜突、脉络膜上腔及巩膜。组织学研究显示:在前房及睫状体之间无上皮屏障,睫状肌纤维之间充满疏松结缔组织,纵行肌纤维向后延伸并消失于脉络膜和巩膜间的疏松结缔组织中。房水的葡萄膜巩膜引流途径是指前房水经前房角睫状肌纤维间的裂隙进入睫状体上腔和脉络膜上腔,并通过巩膜或巩膜神经血管周围间隙排出眼外的途径。

(3)血供:睫状体的动脉起自虹膜动脉大环及睫状后长动脉、睫状前动脉尚未吻合成动脉大环段,在睫状肌内可形成第二动脉环,即所谓的睫状肌动脉环。睫状肌的动脉由很多动脉组合而成,这些动脉呈叉性分支后形成致密的毛细血管网。每个睫状突皆有 2～4 支小动脉,睫状突的毛细血管管径粗,所以血流量大,有利于房水的产生。平坦部的血管层由脉络膜延续而来,血管较细,动脉很少,甚至连真正的毛细血管层也没有,脉络膜的毛细血管层到此终止。

睫状肌的静脉大部分向后加入到来自睫状突的平行静脉,还有少部分向前穿出巩膜,引入睫状静脉。睫状突的静脉向后呈一系列平行而互相吻合的血管支,于睫状体平坦部到达脉络膜,加入涡静脉。

(4)神经支配:睫状神经在睫状体内组成密集的神经丛。感觉神经纤维来自三叉神经的第一支,支配血管平滑肌的神经纤维来自交感神经丛,睫状肌主要由经过睫状神经节的、来自动眼神经的副交感神经纤维支配。

3.脉络膜

(1)解剖:脉络膜是葡萄膜的最后面部分,位于视网膜和巩膜之间,前端以锯齿缘为界,向后止于视神经周围,是一层富含血管的外观呈棕色的膜。脉络膜内面借一层光滑的 Bruch 膜与视网膜的色素上皮层相联系,外侧通过一个潜在的腔隙(脉络膜上腔)与巩膜的棕色层为邻。

脉络膜主要由血管组成,故其厚度随血管的充盈程度而由有很大变异。脉络膜在眼球后部黄斑附近最厚,约为 0.22 mm,前部较薄,为 0.15 mm。脉络膜的血管可分为三层:接近巩膜的血管最大,为大血管层;靠近视网膜的最细,为毛细血管层;两层之间为中血管层。

脉络膜的组织结构由外向内分为四层:脉络膜上腔;大血管层和中血管层;毛细血管层;Bruch膜。以下介绍前三层。①脉络膜上腔:位于脉络膜与巩膜之间,其组织结构主要为起源于脉络膜与巩膜的胶原纤维。睫状后长、后短动脉及睫状神经均由该区穿过。经过这里的血管无分支,但由此经过的睫状神经则有许多纤细分支,并形成神经丛。②脉络膜大血管层和中血管层:是脉络膜的主要部分,二者之间并无明显界限,是人为划分,即使在血管比较丰富的后极部附近,这两层的分界也不分明。在黄斑部,不仅大血管层完全消失,中血管层和毛细血管层的界限也难分辨,在这里小血管十分丰富,排列为许多层,成为脉络膜最厚的部分。在赤道部以前,大中血管层的界限消失,小动脉和小静脉都合并到毛细血管层,其余的血管也并为一层。大血管层主要由动脉构成,又名 Haller 血管层,中血管层位于大血管层内侧,主要由静脉构成,又名 Satter 血管层。动、静脉的组织结构不同:动脉壁较厚,外有平滑肌层;静脉壁较薄,管腔较大,基层不发达,并且与身体其他部位的静脉不同,脉络膜静脉缺少瓣膜。大血管层和中血管层富有色素细胞,除血管外还包含有胶质纤维、平滑肌纤维和内皮细胞等。脉络膜内血管面积广大,血流的入口和出口又比较狭小,血液流入脉络膜后,流动速度顿时减缓,身体内的细菌等病原体和毒素随血流进入其内,易于在此沉积,造成转移性脉络膜炎症。视神经附近的脉络膜动脉发出分支,这些分支在视神经周围形成血管环,称为 Zinn 环。③脉络膜毛细血管层:借玻璃膜与视网膜色素上皮层紧密结合,此三者的紧密结合临床上称为脉络膜毛细血管-玻璃膜-视网膜色素上皮复合体(CBRC),在这些结构中的一个出现病理变化时,常常会引起其他结构的相应的病理变化。脉络膜毛细血管层主要由排列致密的毛细血管组成。脉络膜毛细血管不仅密度高,而且血流量大。它们的管腔直径较大,所以红细胞通过脉络膜毛细血管的管腔时,可以 2～3 个同时并行。脉络膜毛细血管管壁薄,内皮细胞有许多孔隙,尤其在朝向视网膜的一面孔隙更多。

(2)生理:眼球内血液总量的 90% 在脉络膜,其中 70% 在脉络膜毛细血管层。脉络膜毛细血管层营养视网膜神经上皮层的外层(自视细胞层至外丛状层)、视神经的一部分,并且通常是黄斑区中心凹部位的唯一营养来源。这是在视网膜中央动脉阻塞时能够观察到黄斑区呈樱桃红点的原因。在 15% 的人群中同时有来自脉络膜的睫状视网膜动脉为中心凹部供血。

(3)血供:脉络膜的血液主要来自睫状后短动脉,睫状后短动脉有 10～20 支,在眼球后极部的视神经周围,穿过巩膜后形成密集的脉络膜血管。此外,睫状后长动脉还分出返回支供应前部脉络膜。脉络膜毛细血管的静脉血流,首先进入毛细血管网外侧的小静脉,然后汇集于 4～6 支涡状静脉,排出至眼球外。

(4)神经支配:脉络膜的感觉纤维、交感纤维和副交感纤维来源于睫状神经,它们对于脉络膜血管的功能和脉络膜、视网膜的血液循环有重要的意义。

(三)内层视网膜

1.解剖

视网膜是一层透明的膜,由内层的神经上皮和外层的色素上皮组成。其前界为锯齿缘,向后止于视盘,内侧为玻璃体,外侧为脉络膜。视网膜上重要的标志有视盘和黄斑。

(1)视盘:距黄斑鼻侧约 3 mm 处有一 1.50 mm×1.75 mm 境界清楚,橙红色的圆形盘状结构,称为视盘,是视神经穿出眼球的部位。视盘中央的小凹陷区称视杯。视盘上有视网膜中央动静脉通过,并分支分布于视网膜上。

(2)黄斑部:视网膜后极部上下血管弓之间的区域称为黄斑,因中央无血管的凹陷区富含叶黄素使其外观色略黄而得名。

(3)凹部:黄斑包括一个边缘、斜坡和底,凹部是黄斑中心凹陷的底,150～200 μm。底对应的中央小凹,代表黄斑的精确中心,约 350 μm,这个地方引起的视力最敏锐。中心凹直径约 1 500 μm,黄斑中心凹的主要视细胞是锥细胞。锥细胞在凹部 150～200 μm 处的密度最大,被称为中央锥细胞束。中央锥细胞束处的锥细胞密度可高达每平方毫米 385 000 个。

(4)中央小凹:内有中央锥细胞束,直径 350 μm,厚 150 μm。在病理条件下,正常中心凹反光的消失提示神经胶质的异常,如水肿。这种损伤可以是原发性的或通过紧贴于内界膜上的玻璃体介导的,在病理条件下,正常中心凹反光的消失提示神经胶质的异常(急性神经细胞损伤,水肿),这种损伤可以是原发性的或通过紧贴于内界膜上的玻璃体介导的。因此中心凹反光的消失首先提示神经胶质细胞受到牵引或水肿,其次是锥细胞受到牵引或水肿。

(5)中心凹:中心凹的边缘在生物显微镜下常可看到内界膜的反光晕,直径 1 500 μm,相当于视盘大小,厚 0.55 mm。它包括 1 个薄薄的底,1 个 22°的斜坡和 1 个厚的边缘。中央小凹的底厚 0.13 mm。22°的斜坡表示内核层第二、三级神经元的侧移位,也包括位于内核层的 Müller 神经胶质细胞核发生侧移位。无血管的中央小凹区被毛细血管弓环包绕。这些毛细血管位于内核层,留了中央 250~600 μm 的无血管区。斜坡与基膜增厚有关,基膜在中央凹边缘达到最厚。内界膜的厚度与玻璃体牵拉的强度成比例,例如,粘连在中央小凹处最强。所以中央凹的中心在外伤时容易发生黄斑孔。

(6)旁中心凹:是环绕黄斑边缘的一条宽 0.5 mm 的条带。此处视网膜各层结构如常,包括 4~6 层神经节细胞层和 7~11 层双极细胞。

(7)中心凹周围:是围绕超中央凹的一条宽 1.5 mm 的条带。这一区域有几层神经节细胞和 6 层双极细胞。

整个黄斑由凹部、中央小凹、中央凹、旁中心凹和中心凹周围区一起组成了黄斑,又称中央区。中央区视网膜和周围区视网膜的神经节细胞层不同,在黄斑神经节细胞层有几个细胞的厚度,周围区只有 1 个细胞厚。黄斑的边界与颞侧血管弓相吻合,直径约 5.5 mm,由中心凹(直径 1.5 mm),旁中心凹(2.0 mm×0.5 mm)和中心凹周围区(2.0 mm×1.5 mm)组成。

(8)周围视网膜:被分为近、中、远和极周边部视网膜。近周边部是黄斑区外 1.5 mm 宽的带;中周边是赤道部,宽 3 mm;远周边部从赤道延伸到锯齿缘,这条带的宽度取决于眼球大小和屈光状态。一般情况下眼球赤道部周长是 72 mm,锯齿缘周长 60 mm,这一条带的平均宽度是 6 mm。赤道部到锯齿缘是玻璃体基底部的一部分,大部分周边部的病理改变都发生在这一区域。锯齿缘和睫状体平坦部是极周边部。

(9)神经视网膜的分层:除中央凹、锯齿缘和视盘以外,神经视网膜由多层组成。①视锥、视杆细胞层(光感受器细胞层):由光感受器的内外节组成;②外界膜:为一薄网状膜,由邻近光感受器和 Müller 细胞结合处组成;③外核层:由光感受器细胞核组成;④外丛状层:是疏松的网状结构,由视锥、视杆细胞的终球与双极细胞的树突及水平细胞的突起相连接的突触部位;⑤内核层:主要由双极细胞、水平细胞、无长突细胞及 Müller 细胞的细胞核组成;⑥内丛状层:主要由双极细胞、无长突细胞与神经节细胞相互接触形成突触的部位;⑦神经节细胞层:由神经节细胞核组成;⑧神经纤维层:由神经节细胞轴突构成;⑨内界膜:是视网膜和玻璃体间的一层薄膜,是 Müller 细胞的基膜。

光感受器的组织结构包括外节、连接纤毛、内节、体部和突触五部分。每个外节由约 700 个扁平的膜盘堆积组成。视杆细胞的外节为圆柱形,视锥细胞的外节呈圆锥形,膜盘不断脱落和更新。全部视网膜有视杆细胞 1.10 亿~1.25 亿个,视锥细胞 630 万~680 万个。

(10)视网膜色素上皮:为在神经视网膜和脉络膜之间含有黑色素的上皮细胞层。视网膜色素上皮是单层细胞,在剖面上是立方形的,从上面看是六边形的。六边形细胞相互之间是紧密连

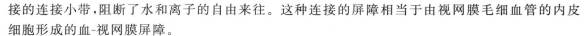

接的连接小带,阻断了水和离子的自由来往。这种连接的屏障相当于由视网膜毛细血管的内皮细胞形成的血-视网膜屏障。

视网膜色素上皮细胞的大小和现状都不同。黄斑区的视网膜色素上皮细胞很小,周边的视网膜色素上皮细胞变得大而扁平。因为视网膜上光感受器的密度也不相同,每个视网膜色素上皮细胞上光感受器的数量大致恒定(每个视网膜色素上皮细胞上有 45 个光感受器细胞)。这个常数有肯定的生理学意义,因为每个视网膜色素上皮细胞在代谢上支持一定数量的光感受器细胞的功能。

2.生理

视网膜的功能是既要捕捉外界的光,又要对光所引起的刺激进行处理。尽管视网膜体很薄,但结构紧凑,反映了功能的复杂性。捕捉光子并将其转换为电刺激称为光的转换,这个过程是在光感受器-锥杆细胞的外节完成的。视色素分子是光电转换的生化基础,位于光感受器外节膜盘上。光感受器的神经冲动,经双极细胞传至神经节细胞。由神经节细胞发出的神经纤维(轴突)向视盘汇集。黄斑区纤维以水平缝为界,呈上下弧形排列到达视盘颞侧,此纤维束称视盘黄斑纤维束。颞侧周边部纤维也分为上下侧,进入视盘。视网膜鼻侧上下部的纤维直接向视盘汇集。

(1)视色素:人视网膜上有 4 种视色素。一种(视紫质)在杆细胞中,三种在锥细胞中。每个杆锥细胞的外节只含有一种视色素。锥细胞色素是视紫蓝质,根据吸收光谱,有对红光敏感的(570 nm),蓝光敏感的(440 nm),绿光敏感的(540 nm)。这 3 种类型色素细胞受到的刺激混合在一起,形成颜色视觉。杆细胞的视色素是视紫质,最好吸收的光波长是 500 nm 的蓝绿光。11-顺视黄醛是这 4 种人视色素的共同显色基团。每种视色素吸收不同波长的光,每种视色素不同的光谱特性体现在显色基团与蛋白的相互作用上。这可通过视黄醛分子疏水端的断裂或视黄醛与蛋白之间去碱基的断裂实现。颜色视觉的缺陷是由于缺少一种或多种视色素,很可能由于变异导致视色素前体蛋白合成时没有与 11-顺视黄醛结合。

(2)光转换和视觉过程:所有光感受器细胞,通过去极化过程,对捕获的光能量起反应。双极细胞和水平细胞与光感受器通过交换化学神经递质进行信息传导,并进行第二次信息处理。在暗适应情况下,光感受器去极化,释放出神经递质。捕获光能量导致超极化,引起释放的神经递质减少。在其他的中央神经系统里谷氨酸盐是主要的激动型神经递质,但可能还有许多其他神经递质存在。

(3)视网膜色素上皮的功能:吸收散射光线;控制视网膜下腔的液体和营养物质(血-视网膜屏障的功能);视色素再生和合成;合成生长因子和其他代谢物;维持视网膜的贴附;胞饮和消化光感受器的代谢废物;维持电稳态;创伤和手术后的再生和修复。视网膜色素上皮对维持光感受器的功能非常重要。它也会受到许多视网膜和脉络膜疾病的影响。实际上,临床上许多视网膜疾病所发生的色素改变都发生在色素上皮层,而不是在视网膜,视网膜本身是透明的。从胚胎学上讲,色素上皮是从发育了神经视网膜同样的神经管发育来的,但细胞分化为单层转运上皮组织,它的主要功能是对神经视网膜起到代谢隔离和支持的作用,代谢隔离作用称为"屏障功能"。

3.代谢

(1)视网膜色素上皮的代谢和膜的功能包括以下内容。①合成与代谢:视网膜色素上皮中有许多线粒体,并积极地参与氧化代谢。酶合成用来进行膜的转运,视色素代谢和废物的消化。视网膜色素上皮含有抗氧化的过氧化物歧化酶和催化酶,可减少破坏脂质膜的自由基产生。视网膜色素上皮对于产生和维持光感受器细胞间质也有作用,这对于视网膜贴附,和调节附近纤维血管组织的生长因子的产生都有作用。②膜的性能和液体的转运：视网膜色素上皮的膜含有大量的选择性的离子通道，还有大量主动和易化的离子和代谢物（如糖和氨基酸）的转运系统。细胞的顶部和底部膜上有不同的转运系统和离子通道。例如钠-钾泵只存在于顶部的膜上，而氯-重碳酸盐转运系统只存在于底部的膜上。这种不对称转运的效果是使水从顶端到底端的方向跨过视网膜色素上皮运输，并产生跨视网膜色素上皮的电位差。水的运动和跨细胞电位的形成，是几种转运系统综合作用的结果。因此如果阻断了向基膜方向离子的转移或刺激了向顶端方向离子的转移，水的转运都会消失。

（2）视色素的再生：1877年，Kuhne发现视色素再生才能维持视觉过程。主要的视杆细胞色素，视紫质，含有维生素A的醛分子结合到视蛋白大分子上，只有视蛋白是11-顺式的时候，它才对光敏感。吸收光子后，维生素A变成全反形式，在1/1 000秒之内，激活的酶打断了杆细胞外节单磷酸鸟苷的循环，关闭了钠通道，开始转导过程。同时，去敏感的视紫质开始了一系列的与视觉无关的化学再生改变。维生素A与视蛋白分子分开，转运蛋白将其带到视网膜色素上皮细胞上。在视网膜色素上皮分子中维生素A以脂的形式储存，最终异构化为11-顺式，并与视蛋白结合。视网膜色素上皮在此过程中至关重要，并从血流中捕获维生素A维持眼内的浓度。

（3）光感受器的更新和吞噬作用：光感受器像皮肤一样，持续暴露在放射能量中（光线）和氧气中（来自脉络膜），加速了自由基的产生，时间长可损伤细胞膜。因此需要进行细胞更新。每天光感受器远端有100个膜盘被视网膜色素上皮吞噬，同时新的膜盘不断地合成。细胞更新过程是有生理节律的。杆细胞膜盘的脱落在早晨刚接受光线时最多，而锥细胞在环境刚变黑时脱落膜盘最多。约每2周外节完全更新1次。在视网膜色素上皮内吞噬的膜盘被包裹在吞噬泡内，吞噬体与溶酶体融合，然后被消化。必需脂肪酸保留下来，用于外节合成的循环。废物或被破坏的膜组织经视网膜色素上皮的基膜排泄出去。每个视网膜色素上皮细胞每天需要消化4 000个膜盘。一些膜组织可能在视网膜色素上皮中持续存在，形成脂褐素。脂褐素的形成与视网膜色素上皮的吞噬能力下降有关，引起视网膜色素上皮的衰老和老年黄斑变性，视网膜色素上皮内的脂褐质被称为老年色素，是自发荧光产生的主要物质。

4.视网膜和脉络膜的循环

正常情况下眼睛的屈光系统是透明的，因此可以观察到视网膜的循环系统。既然很多视网膜的主要疾病都与视网膜和脉络膜的血管改变有关，理解眼底的循环系统对于认识后节的疾病是非常重要的。

视网膜从2个不连续的系统接受营养，视网膜血管和脉络膜血管。2个系统都是从眼动脉分化出来的，眼动脉是颈内动脉的第一分支。眼动脉的主要分支有视网膜中央动脉，后睫状动脉和眼肌的分支。代表性的是存在2条后睫状动脉，内侧支和外侧支，但有时可以看到第三支——上方后睫状动脉。脉络膜分水岭区域，代表每支后睫状动脉供应区之间的区域，常是位于视盘和黄斑之间的垂直带。后睫状动脉进一步分为2条长睫状动脉和大量后短睫状动脉。后脉络膜毛细血管是由这些睫状后短动脉供应的，它们从视盘旁和黄斑下进入脉络膜。前部脉络膜毛细血管由睫状长动脉的分支供应，也由前睫状动脉的分支供应。前后脉络膜循环的分水带在赤道部。

脉络膜通过涡状静脉系统回流，涡状静脉常有4～7支主要的血管（常为6支），每个象限1～2支，位于赤道部。在病理情况下，如高度近视，可能看到后涡状静脉从视盘边引流。涡状静脉引流入上下眶静脉，再分别进入颈静脉窦和翼丛。上下眶静脉之间常有交通支。中央视网膜静脉引流视网膜和视神经的前段进入颈静脉窦。因此视网膜和脉络膜的循环系统都与颈静脉窦有交流。

脉络膜是眼睛最富血管的地方,从重量上也是身体血管组织最多的地方。脉络膜循环系统负责供给光感受器——视网膜色素上皮复合体营养。脉络膜循环系统主要作用是供视网膜养分,但还有其他功能。作为一个热储槽,把光子与视色素和色素上皮、脉络膜的黑色素反应代谢过程产生的大量热传走。而且可能是眼内组织的一个机械的缓冲垫。

脉络膜的所有结构都有节段性,血运的节段性分布开始于后睫状动脉分支的水平,由涡静脉系统引流。节段性分布的结果是由大、中脉络膜动脉进入终末的脉络膜细动脉。不像视网膜,脉络膜动静脉互相不平行。每支终末脉络膜细动脉供应一片独立的脉络膜毛细血管区域,被称为一小叶,由一小静脉引流。因此尽管脉络膜血管解剖上是一支与毛细血管层相连,功能上呈小叶状节段充盈方式。

5.血-视网膜屏障

由视网膜血管和视网膜色素上皮共同组成。视网膜毛细血管内皮形成血-视网膜内屏障,组织视网膜血管内物质漏出到组织间;视网膜色素上皮形成血-视网膜外屏障,阻止脉络膜血管内物质进入视网膜。屏障功能依赖于紧密连接,限制细胞间水溶性分子的运动,防止这些分子进入视网膜。电子显微镜显示围绕视网膜毛细血管内皮细胞和视网膜色素上皮顶端有大量阻塞小带,大分子和离子不能从循环中被动地扩散进入视网膜,但可与选择性的主动运输联系起来。脉络膜毛细血管有大量的窗、胞饮泡、缺少紧密连接,大分子可以通过,不构成血-视网膜屏障。位于脉络膜毛细血管和视网膜色素上皮之间的 Bruch 膜只对大分子有扩散屏障的作用。

视网膜色素上皮可以直接摄取所需的养分,如维生素 A,和排出代谢废物。此外脉络膜毛细血管的高蛋白通透性,导致脉络膜比视网膜有更大的渗透压。渗透压的差别使液体从视网膜外间隙吸收到脉络膜更加容易,这可能是保持视网膜与视网膜色素上皮贴附的一个机制。

二、眼球内容

(一)眼内腔

眼内腔包括前房、后房和玻璃体腔。

1.前房

(1)前房:由角膜、虹膜、瞳孔区晶状体、睫状体前部共同围成的腔隙。前房内充满房水,容积约0.25 mL。前房在瞳孔处最深,正常成人约为 3 mm,周边部逐渐变浅,最周边处称为前房角。前房的深度随年龄、屈光状态等改变,年轻人、近视者前房较深,老年人、远视者前房较浅。

(2)前房角:前外侧壁为角巩膜缘,后内侧壁为虹膜根部和睫状体前端,两壁在睫状体前端相遇,组成前房角。前房角是房水排出的主要途径,对维持正常眼压起重要作用。当前房角解剖结构或房水排出功能异常时,房水排出受阻,眼压升高,导致青光眼发生。

1)前房角内有以下结构:①Schwalbe 线即角膜后弹力层的止端与其附近的角膜基质纤维形成的一条环形隆起线,是前房角前壁的前缘,小梁网的前端附着点。②巩膜突是巩膜向前房突出的窄嵴,小梁网附着于巩膜突前面,睫状肌的纵行纤维附着于巩膜突的后面。③小梁网位于Schwalbe 线与巩膜突之间的巩膜内沟(角巩膜缘内面的凹陷)内,其内侧与房水接触,外侧的后2/3 与 Schlemm 管相邻。小梁网是由小梁相互交错形成的多层海绵状组织,约宽 0.5 mm,每一束小梁由胶原纤维核心及其外围绕的弹力纤维和最外被覆的一层内皮细胞——小梁细胞组成。小梁网具有筛网的作用,使房水中的一些微粒物质和细胞不易进入 Schlemm 管。小梁网自内向外可分为三部分,即葡萄膜小梁网、角巩膜小梁网和邻管组织,目前研究认为邻管组织可能为房水流出阻力最大的部位。根据与 Schlemm 管的关系,又可将小梁从后向前分为两部分,Schlemm 管位于小梁网后 2/3 的外侧,此区有引流房水的作用,故称为功能小梁;小梁网的前 1/3 不能引流房水,称为非功能小梁。小梁网有年龄相关性改变,老年人小梁细胞数目减少,胞质内色素颗粒增多,小梁束增厚,小梁网间隙变窄,房水外流阻力增加。

2)Schlemm 管:是围绕前房角一周的房水输出管道,由若干小腔隙相互吻合而成,管腔直径为 0.6～0.5 mm,内壁仅由一层内皮细胞与小梁网相隔,外壁发出 25～35 条集液管通过巩膜内静脉丛与睫状前静脉相通。

2.后房

后房为虹膜后面、晶状体前面、晶状体赤道部、玻璃体前面、睫状体内面之间形成的一个不规则的腔隙。此腔内充满房水,容积约 0.06 mL。

3.玻璃体腔

玻璃体腔前界为晶状体、晶状体悬韧带和睫状体后面,后界为视网膜前面,其内填充透明的玻璃体。占眼球容积的 4/5,约为 4.5 mL。

(二)眼内容

眼内容包括房水、晶状体和玻璃体,三者均透明而又有一定屈光指数,是光线进入眼内到达视网膜的通路,它们与角膜一并构成眼的屈光系统。

1.房水

房水由睫状体的睫状突上皮产生,房水充满后房和前房,总量为 0.15～0.30 mL,其主要成分是水,占总量的 98.75%。房水来源于血浆,但其化学成分不同于血浆,房水中蛋白质含量约为 0.2 mg/mL,仅为其血浆含量的 1/400～1/300,房水中清蛋白含量相对高于血浆而球蛋白含量相对低于血浆,当外伤等原因导致血-房水屏障破坏时,房水中蛋白含量急剧增多,临床上裂隙灯显微镜检查出现房水闪光现象。此外,房水中抗坏血酸、乳酸等含量高于血浆,氨基酸、葡萄糖等含量低于血浆。其他化学成分尚有少量无机盐、透明质酸盐、尿素、氯化物及一些生长因子如 TGF-β 等。房水的 pH 7.3～7.5,比重 1.003,黏度为 1.025～1.100,屈光指数 1.336。

房水处于动态循环中,它由睫状体的睫状突上皮产生后到达后房,通过瞳孔进入前房,然后由前房角经小梁网进入 Schlemm 管,再经集液管和房水静脉最后进入巩膜表层的睫状前静脉而回到血液循环。这一外流途径为压力依赖性的。另有少部分房水从葡萄膜巩膜途径引流(占 10%～20%)或经虹膜表面隐窝吸收(微量)。这一排出途径为非压力依赖性的。如果房水循环通道任何部位受阻,将导致眼压升高。

房水生成包括分泌、超滤过、扩散 3 种方式。分泌为一主动的需氧耗能过程,所产生房水约占房水生成总量的 75%,这一过程不受眼压影响,其确切机制尚不清楚,一般被认为是一些离子如钠离子等被睫状突上皮细胞主动转运至后房,继之液体被动移动。此过程涉及钠、钾激活三磷酸腺苷酶的阳离子转运系统及碳酸苷酶参与的重碳酸盐转运系统。超滤过过程是压力依赖性的,受眼压、睫状体毛细血管压、血浆胶体渗透压、毛细血管渗透性、毛细血管数和血管壁厚度影响,约 25% 的房水由超滤过作用形成。扩散作用产生的房水很少。房水生成量受年龄、药物、睫状体病变等因素的影响,并有明显的昼夜变化(生成量白天多于夜晚)。正常情况下,房水生成率为 2.0～2.5 μL/min。

房水功能为维持眼压;营养角膜、晶状体及玻璃体并清除上述组织代谢产物。

2.晶状体

(1)解剖:晶状体位于眼后房,处于虹膜后表面和玻璃体前表面之间,晶状体后表面挤压中央区玻璃体前表面形成一小凹称玻璃体小凹。晶状体通过小带纤维(也称悬韧带)与睫状体相连,小带纤维附着于晶状体赤道部前 1.50 mm 至赤道后 1.25 mm 的晶状体囊膜上。

晶状体由晶状体囊和晶状体纤维组成:①晶状体囊是一层包绕整个晶状体的弹性基膜,主要由Ⅳ型胶原、硫酸软骨素、纤维蛋白等组成。与其他基膜不同的是,晶状体囊膜终身都在产生,而且不同部位的厚度不尽相同,其中赤道部前后最厚 21～23 μm,后极部最薄约 4 μm。临床上根据囊膜与赤道的相对位置分为前囊和后囊,赤道前的为前囊,由其下的晶状体上皮细胞分泌形成;赤道后的为后囊,由拉长的皮质细胞生成。晶状体上皮细胞是单层立方上皮细胞,位于前囊下并延续到赤道后约 1 mm 处,是晶状体中代谢最为活跃的部分。由于在胚胎发育过程中后部上皮细胞已形成原始晶状体细胞,故出生后人眼晶状体后囊下没有上皮细胞。②晶状体纤维为同心性长纤维,每一条纤维为一个带状细胞,这种纤维细胞由赤道部的晶状体上皮细胞产生,新形成的细胞排列整齐组成皮质,并不断将旧的细胞向中心挤压形成晶状体核。皮质位于囊膜与晶状体核之间,占体积的 16%。晶状体核位于晶状体的中心,占体积的 84%,根据其在晶状体发育过程中出现的时间顺序分为胚胎核、胎儿核、婴儿核、成人核。

(2)形态:晶状体是一个透明的双凸透镜,一生都处于不断增长之中。出生时晶状体直径 5 mm、中央厚度 3.5～4.0 mm,成人晶状体直径 9～10 mm,中央厚度 4～5 mm,前表面较平坦,曲率半径为 10 mm,后表面较凸,曲率半径为 6 mm。

(3)生理包括以下内容。①屈光:正常眼无调节状态下晶状体相当于 20D 的凸透镜,是最主要的眼屈光介质之一。晶状体纤维的规则排列保证了其良好的透明性,光线的散射也很少,年轻人晶状体能透过 90% 的可见光。②调节:晶状体的小带纤维与睫状体相连,睫状肌的收缩与松弛通过小带纤维带动整个晶状体厚度的变薄或增厚,从而改变其曲折力。晶状体弹性下降和睫状肌功能减退的情况下,眼的调节力下降。③吸收紫外线,保护视网膜。晶状体对不同波长光线的透过率不同,紫外线的透过率较低。晶状体对光线的屏障作用降低了视网膜的光损伤。

(4)代谢和年龄性改变:晶状体是一单纯上皮细胞结构,无血管和神经组织,其营养来自房水和玻璃体,主要通过无糖酵解途径获取能量。晶状体细胞的代谢是自我调节的,正常的代谢活性是保证其透明性、完整性和光学性能的前提。晶状体囊及其上皮细胞通过"泵"的主动转运和扩散作用与房水和玻璃体进行物质交换。

随着年龄的增长,晶状体的重量逐渐增加。出生时晶状体重量 65 mg,1 岁时达到 125 mg,10 岁时为 150 mg,之后以每年 1.4 mg 的速度递增,90 岁时可达 260 mg。晶状体核也越来越大,弹性逐渐下降,透明性也有所降低。

3.玻璃体

(1)解剖:玻璃体为无色透明的胶体,位于晶状体后面的玻璃体腔内,占眼球内容积的 4/5,成人的玻璃体约 4.5 mL。其前面有一凹面称髌状窝,晶状体后面位于这一凹面内,其他部分附着于睫状体和视网膜的内表面。

玻璃体由 98% 的水与 2% 的胶原和透明质酸组成。胶原纤维呈三维结构排列形成网架,其上附着透明质酸黏多糖,后者能结合大量水分子,从而使玻璃体呈凝胶状。玻璃体周边部的胶原纤维排列较致密形成玻璃体膜,其中以睫状体平坦部和视盘附近的玻璃体膜最厚,与周围组织的连接也最紧密。玻璃体膜分为前后两部分:①前界膜,位于晶状体后表面和睫状体平坦部(又称玻璃体基底部)。②后界膜,从前界膜到视盘边缘处为止。

(2)胚胎发育包括以下内容。①原始玻璃体:在胚胎发育的第 1 个月形成,其主要作用是由原始玻璃体血管及其分支形成血管丛供应晶状体的发育所需的营养,这一血管组织在胚胎第 2 个月尚未完全退化。②二级玻璃体:在胚胎发育的第 2 个月形成,为无血管组织,其中包括一些波浪形的胶原纤维,这些纤维之后发育成视网膜。由于二级玻璃体向中心的挤压作用,退化的原始玻璃体变成一条窄的管腔称透明管或 Cloquet 管。③三级玻璃体:在胚胎发育的第 3 个月形成,由二级玻璃体发育而来,即晶状体悬韧带形成。

(3)生理功能:玻璃体是眼屈光介质的组成部分,具有三大物理特性,即黏弹性、渗透性和透明性,对光线的散射极少,并对晶状体、视网膜等周围组织有支持、减震和营养作用。玻璃体的周边有少量游走的玻璃体细胞,可能与酸性黏多糖和胶原合成有关。

(4)代谢和年龄性改变:玻璃体的代谢较为缓慢,不能再生。出生后,随着眼球的逐渐增大,玻璃体量也随之增多。中年以后,规则排列的胶原纤维开始变形,黏弹性下降,玻璃体的胶原支架结构逐渐塌陷或收缩,水分析出,玻璃体凝胶逐渐成为液体,称玻璃体液化。

(茹秀华)

第二节 视路与瞳孔反射路

一、视路

视路指从视网膜光感受器起,到大脑枕叶皮质视觉中枢为止的全部视觉神经冲动传递的径路。它包括 6 个部分:视神经、视交叉、视束、外侧膝状体、视放射和视皮质。

(一)视神经

视神经由视网膜神经节细胞发出的 120 万根无髓神经纤维轴突在眼球后极偏鼻侧聚集,形成约1.5 mm的视盘,然后呈束状穿过巩膜筛板形成视神经,成为有髓的神经纤维轴突,经眼眶后部视神经孔进入颅内,两侧视神经在蝶鞍上方会合,形成视交叉。视神经无 Schwann 细胞,所以损伤后不能再生。视盘是神经纤维聚合成视神经的部位,其上无视细胞,在视野中形成生理盲点。视神经是中枢神经系统的一部分,全长约 50 mm,分为四段,长度分别为球内段 1 mm;眶内段 25 mm;管内段 9 mm;颅内段 16 mm。

1.眼内段

自视盘起至巩膜后孔出口处,长约 1 mm,直径在眼内 1.5 mm,筛板以后开始有髓鞘包裹,直径增为3 mm。筛板前神经发生变异时也可有髓鞘包裹,眼底可见白色的有髓神经纤维。视网膜神经纤维穿出筛板后,其在视神经中的排列是鼻侧上方纤维位于视神经的内上方,鼻下方纤维位于视神经的内下方,颞上纤维位于上方偏外处,颞方纤维则位于下方偏外处。由于视网膜中央大血管占据了视神经的中心部位,因而黄斑纤维被挤在颞侧上、下方。在视神经离开眼球15 mm后,由于视神经中央轴心部位已无视网膜中央血管,故黄斑纤维逐渐移至视神经轴心部位。

视神经的血液供应主要是眼动脉,环绕视神经纤维束有丰富的毛细血管网。来自颅内的软脑膜、蛛网膜和硬脑膜延续包绕着视神经前鞘膜至眼球后,鞘膜间隙与相应的颅内间隙相通,其

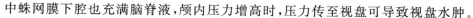

中蛛网膜下腔也充满脑脊液,颅内压力增高时,压力传至视盘可导致视盘水肿。

2.眶内段

自巩膜后孔至视神经管的眶口,长约 25 mm,呈 S 形弯曲,以利于眼球转动。

3.管内段

视神经通过颅骨视神经管的部分,长 9 mm,该段视神经与蝶窦、筛窦、上颌窦、甚至额窦的关系密切,因此可因鼻旁窦疾病导致视神经受累。

4.颅内段

由颅腔入口至视交叉,长约 16 mm。

(二)视交叉

视交叉位蝶鞍之上,前方与两侧视神经相连,称视交叉前脚;后方与两侧视束相连,称视交叉后脚;中央部分称视交叉体部。视交叉呈椭圆形,横径 12 mm,前后径约 8 mm,厚 2～5 mm。视交叉的下方为脑垂体,故垂体肿瘤向上发展时,可对视交叉发生压迫,产生不同的视野缺损。视交叉外被软脑膜包围,与鞍膈之间有脚间池相隔,前上方为大脑前动脉及前交通动脉,后上方为第三脑室,两侧为颈内动脉。

视交叉的神经纤维包括交叉和不交叉两组,来自视网膜鼻侧纤维交叉至对侧,来自视网膜颞侧的纤维不交叉。来自视网膜上半部的交叉纤维位于视交叉上层,在同侧形成后膝,然后进入对侧视束;下半部的交叉纤维位于视交叉下层,在对侧形成前膝,进入对侧视束。来自视网膜上半部的不交叉纤维,位于视交叉同侧的内上方,下半部的不交叉纤维位于同侧外下方,进入同侧视束。黄斑部纤维也分为交叉和不交叉两组分别进入对侧或同侧视束。

(三)视束

由视交叉向后的视路神经纤维称视束。视束长 40～50 mm。每一视束包括来自同侧视网膜颞侧的不交叉纤维和对侧视网膜鼻侧的交叉纤维。不交叉纤维位于视束的背外侧,交叉纤维居视束的腹内侧,黄斑纤维居中央,后逐渐移至背部。

(四)外侧膝状体

外侧膝状体属间脑的一部分,位于大脑脚外侧,视丘枕的下外面。视束的视觉纤维止于外侧膝状体的节细胞,换神经元后进入视放射。在外侧膝状体中,黄斑纤维居背侧,视网膜上半部纤维居腹内侧,下半部纤维居腹外侧。

(五)视放射

视觉纤维自外侧膝状体发出后,组成视放射,其纤维向后通过内囊和豆状核的后下方,然后呈扇形分开,同时分成背侧、外侧及腹侧三束,其中前两束均经颞叶、顶叶髓质向后止于枕叶;腹侧束则先向前外方走向颞叶,绕过侧脑室下角前端,形成一凸面向外的 Meyer 襻,再向后止于枕叶。视网膜黄斑纤维居视放射中部,来自视网膜上方纤维居背部,下方纤维居腹部。交叉与不交叉纤维混合在一起。

(六)视皮质

此区位于两侧大脑枕叶后部内侧面的纹状区,即 Brodmann 第 17 区。此区为一水平的距状裂分为上、下两唇,全部视觉纤维终止于此,纹状区是视觉的最高中枢,每一侧半球的纹状区接受同侧眼颞侧及对侧眼鼻侧的视觉纤维。视网膜各部在纹状区均有一定的投影部位,视网膜上半部相关纤维止于大脑距状裂上唇,视网膜下半部相关纤维止于距状裂下唇,黄斑部相关纤维止于纹状区后极部。视网膜周边部纤维居于纹状区中部。交叉纤维终止于深内颗粒层,不交叉纤维终止于浅内颗粒层。

二、瞳孔反射径路

(一)光反应

当光线照射一眼瞳孔,引起被照眼瞳孔缩小,称为直接对光反应;而未被照射的对侧瞳孔也相应收缩,称为间接对光反应。反射径路分为传入径和传出径两部分。

传入路光反应纤维开始与视神经纤维伴行,至视交叉也分交叉和不交叉纤维进入视束。在接近外侧膝状体时,光反应纤维离开视束,经四叠体上丘臂进入中脑顶盖前区,终止于顶盖前核,在核内交换神经元,发出纤维,一部分绕过中脑导水管与同侧缩瞳核(Edinger-Westphal 核,EW 核)相联系,另一部分经后联合交叉到对侧 E-W 核。传出路为由两侧 E-W 核发出的神经纤维,随动眼神经入眶,止于睫状神经节,在节内交换神经元,节后纤维随睫状短神经入眼球至瞳孔括约肌。

(二)近反应

注视近处物体时瞳孔变小,同时发生调节和集合作用,称瞳孔近反应。该反射需大脑皮质协调完成,其传入路与视路伴行达视皮质,传出路由视皮质发出的纤维经枕叶-中脑束到 E-W 核和动眼神经的内直肌核。再随动眼神经到达瞳孔括约肌、睫状肌和内直肌,完成瞳孔缩小、调节和集合作用。

(茹秀华)

第三节　眼附属器

眼附属器包括眼睑、结膜、泪器、眼外肌和眼眶。

一、眼睑

眼睑对眼球的保护作用具有重要的功能,它能保护角膜免受外伤和防止刺眼的强光进入眼内。

(一)眼睑的组织解剖

眼睑分为上睑和下睑,覆盖眼球前面。上睑上界为眉,下睑下界与面颊部皮肤相连续,无明显分界。上下眼睑的游离缘,即皮肤和结膜交界处称睑缘,上下睑缘之间的裂隙称睑裂。睑裂的高度、大小,因年龄、性别、种族、眼别不同有差异,成人的睑裂高度总平均为 7.54 mm,睑裂水平长度总平均为 27.88 mm。睑裂与眼球的关系,睁眼时,成年时期,上睑缘遮盖角膜上缘 1.5～2.0 mm,下睑缘则与角膜下缘相切。睑裂的颞侧端,即上下眼睑外侧交界处称外眦,呈锐角。鼻侧端,即上下眼睑内侧交界处称内眦,内眦角钝圆,略呈蹄形。内眦与眼球之间有一小湾称泪湖,泪湖的鼻侧部分可见一椭圆形肉样隆起称泪阜。泪湖的颞侧有一半月形皱襞,色红称结膜半月皱襞,半月皱襞相当于动物的第三眼睑,是一种退化的组织。

睑缘宽 2 mm,分前后两唇,前唇钝圆,后唇呈直角,紧贴眼球,两唇间皮肤与黏膜交界处形成浅灰色线,称为灰线,该处是相对无血管区域,因此而呈灰色。前唇有睫毛,后唇有一行排列整齐的睑板腺导管开口。上睑皮肤有一沟,称上睑沟即为双重睑。

眼睑组织分为5层,由前向后依次为皮肤、皮下疏松结缔组织、肌层、纤维层和结膜。

1.眼睑皮肤

眼睑皮肤是全身皮肤最薄的部位,容易形成皱褶。

2.皮下组织

为疏松结缔组织所构成,容易发生水肿。

3.肌层

肌层包括眼轮匝肌、上睑提肌和 Müller 肌。

(1)眼轮匝肌:是位于皮下的一薄层肌肉,以睑裂为中心环绕上下睑。眼轮匝肌分为睑部、眶部和泪囊部三部分。睑部为眼轮匝肌的主要部分,其纤维起自眼睑内眦韧带,转向外侧呈半圆形,终止于外眦韧带,按不同的位置还可分为睑板前、眶隔前两部分。眶部位于睑部眼轮匝肌的外围。泪囊部眼轮匝肌也称 Horner 肌,其深部的纤维起始于泪后嵴后方的骨面,经泪囊后方达睑板前面,加入眼轮匝肌的纤维中。Horner 肌有助于维持眦角的后部、当闭眼时维持眼球对眼睑的紧张度,正常情况下,泪液的排出就是依赖于这泪囊部眼轮匝肌的泪液泵作用。

(2)上睑提肌:是眼睑主要的收缩肌。由 Zinn 环的上方开始,沿眶上壁于上直肌上方向前,可见上睑横韧带又称 Whitnall 韧带,上睑提肌膜状扩展成腱膜,向下行走 14~20 mm,最后其纤维附着于上睑板上缘 3~4 mm 处,部分纤维附着于上穹隆部结膜;扩展的腱膜内外两端称"角",外侧角于泪腺的眶部和睑部间穿过附着于外眦韧带,内侧角较薄弱,附着于内眦韧带和额泪缝。

(3)Müller 肌起始于上睑提肌下面的横纹肌纤维间和下直肌的筋膜,附着于上下睑板的上缘下缘。Müller 肌是受颈交感神经支配的平滑肌,在上下眼睑起着辅助收缩作用,使眼裂开大。当颈交感神经麻痹时,可造成 Horrner 综合征,其临床特征是上睑下垂、瞳孔缩小和面部不对称性无汗。

4.纤维层

纤维层包括睑板和眶隔两部分。

(1)睑板是由致密的结缔组织、丰富的弹力纤维和大量睑板腺所组成,是眼睑的支架组织,上睑板较大,呈半月形,上睑板中央高度 8~12 mm,下睑板中央高度 3~5 mm。睑板内有垂直排列的皮脂腺,称睑板腺,上睑有 25~30 个,下睑约有 20 个,每个腺体中央有一导管,各中央导管彼此平行,垂直排列并开口于睑缘灰线的后,分泌的油脂构成角膜前的泪液膜脂质层。临床上,睑板腺囊肿手术时,手术切口应垂直睑缘,以避免损伤大量睑板腺。

(2)眶隔是睑板向四周延伸的一薄层富有弹性的结缔组织膜。外侧部眶隔较内侧厚且强,上睑的眶隔较下睑的厚。眶隔的纤维延伸至上睑提肌腱膜前表面。上睑的眶隔常附着于睑板 3~4 mm,下睑的眶隔睑板下与睑筋膜相融合。眶隔是将眼眶和眼睑相隔开,当临床上手术时若损伤眶隔,造成眶内脂肪脱出。

5.睑结膜层

结膜是覆盖于眼睑的后表面和眼球前部的黏膜。睑结膜紧贴于睑板后面。

(二)眼睑的血管

眼睑是体内血液供应最好的组织之一,因此具有高度的再生和修复能力。

眼睑动脉来自两个系统,来源于颈外动脉的面动脉、颞浅动脉和眶下动脉。来源于颈内动脉的眼动脉分支的鼻梁动脉、额动脉、眶上动脉和泪腺动脉。这些动脉于上下眼睑相互吻合,形成睑缘动脉弓和周围动脉弓。睑缘动脉弓位于离睑缘 2～3 mm 处,周围动脉弓睑板上缘,眼轮匝肌和 Müller 肌之间。

静脉回流汇入眼、颞及面静脉中,这些静脉皆无静脉瓣,血流可以通过眼静脉、海绵窦进入颅内。因此眼睑化脓性炎症如处理不当,如切开或挤压未成熟的睑腺炎,炎症可扩散至海绵窦而导致严重的后果。

眼睑的淋巴管分为内外两组引流,下睑内侧 2/3 和上睑内侧 1/3 由内侧淋巴组引流至颌下淋巴结;上下睑的其余部分则分浅深二组分别由外侧淋巴组引流至耳前淋巴结和腮腺淋巴结。

(三)眼睑的神经

眼睑的神经包括运动神经(面神经、动眼神经),感觉神经(三叉神经的第 1、2 支)和交感神经。

1.面神经

面神经为运动神经。其颞支位于眶外上方,支配部分眼轮匝肌、皱眉肌和额肌。颧支支配眼轮匝肌下部。临床上,当面神经麻痹,眼轮匝肌功能丧失,出现眼睑闭合不全。

2.动眼神经

上支支配上睑提肌。

3.三叉神经

三叉神经为感觉神经。其第 1 支分出泪腺神经、眶上神经、滑车上下神经等。第 2 支即上颌神经分出眶下神经、颧面神经和颧颞神经等。上睑主要由眶上神经支配。

4.交感神经

交感神经为颈交感神经的分支,分布于 Müller 肌、血管及皮肤的各种腺体。

二、结膜

结膜为一连续眼睑与眼球间的透明的薄层黏膜,覆盖于眼睑后面和眼球前面。

(一)结膜的解剖学

按解剖部位结膜分为睑结膜、球结膜和二者移行部的穹隆结膜三部分。如果以睑裂为口,角膜为底,结膜正好成一囊,即结膜囊。

1.睑结膜

覆盖于睑板内面与睑板紧密粘连不能被推动。上睑结膜在距睑缘后唇约 3 mm 为睑板下沟,此处为血管穿过睑板进入结膜的部位,临床上在此处较容易存留异物。正常情况下,在透明的结膜下可见垂直走行的小血管和部分睑板腺管。

2.球结膜

球结膜是结膜中最薄的部分,覆盖于眼球前部巩膜表面,止于角巩膜缘。球结膜与其下方组织结合疏松可被推动。在角膜缘部结膜上皮细胞移行为角膜上皮细胞,因此结膜疾病容易累及角膜浅层。当巩膜黄染或结膜下出血时,通过透明的结膜可显而易见。

3.穹隆结膜

穹隆结膜介于睑结膜和球结膜之间,层环行。穹隆结膜可分为上、下、鼻、颞 4 个部位。此部结膜组织疏松,多皱褶,便于眼球活动。

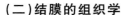

（二）结膜的组织学

结膜的组织结构分上皮层和固有层,固有层又分为腺样层和纤维层。上皮层在睑缘部为扁平上皮,睑板部仅有2～3层上皮细胞,球结膜上皮呈扁平形,在角膜缘部上皮细胞逐渐演变为复层鳞状上皮,然后过渡到角膜上皮。固有层的腺样层在穹隆部发育较好,由纤细的结缔组织网构成,其间有淋巴细胞、组织细胞和肥大细胞。慢性炎症时,淋巴细胞大量增生而形成滤泡。纤维层由胶原纤维和弹力纤维交织而成,睑结膜无此层。

结膜的分泌腺:①杯状细胞分布于睑结膜和穹隆结膜的上皮细胞层,睑板沟处较集中,分泌黏液湿润角膜和结膜,起保护作用;②副泪腺(Krause腺、Wolfring腺)位于穹隆结膜下,分泌泪液。

（三）结膜的血管和神经

来自眼睑动脉弓及睫状前动脉。睑动脉弓分布于睑结膜、穹隆结膜和距角膜缘4 mm以外的球结膜,此动脉称结膜后动脉,充血时称结膜充血。睫状前动脉来自眼动脉的肌支发出,在角巩膜缘3～5 mm处,一部分穿入巩膜,另一部分细小的巩膜上支继续前行组成角膜周围血管网并分布于球结膜,后者称结膜前动脉。角膜缘血管网充血时称睫状充血。

结膜受三叉神经分支所支配。

三、泪器

泪器包括分泌泪液的泪腺和排泄泪液的泪道。

（一）泪腺

泪腺位于眼眶外上方的泪腺窝内,长约20 mm,宽12 mm,借结缔组织固定于眶骨膜上。上睑提肌腱从中通过,将其分隔成较大的眶部泪腺和较小的睑部泪腺,正常时从眼部不能触及。泪腺共有排泄管10～20个,开口于上穹隆结膜的颞侧部。泪腺组织是由腺小叶合并而成的葡萄状浆液腺。血管供应来自眼动脉的泪腺动脉。

泪腺神经为混合神经,其中感觉纤维为三叉神经眼支的分支;分泌纤维来自面神经中的副交感神经纤维和颅内动脉丛的交感神经纤维,司泪腺分泌。

（二）泪道

泪道由泪点、泪小管、泪囊和鼻泪管四部分组成。

1.泪点

泪点位于上、下睑缘内侧端一圆形隆起上,为泪道的起始部位。直径为0.2～0.3 mm,泪点开口面向泪湖。正常情况下泪点贴附于眼球表面。

2.泪小管

泪小管为连接泪点和泪囊的小管,管长约10 mm。管的开始部分垂直,长约2 mm,然后呈水平位转向泪囊。到达泪囊前,上、下泪小管多先汇合成泪总管后再进入泪囊。

3.泪囊

泪囊位于内眦韧带后面,泪骨的泪囊窝内。其上方为盲端,下方与鼻泪管相连续长约12 mm,宽4～7 mm。

4.鼻泪管

鼻泪管位于骨性鼻泪管的管道内,上接泪囊,向下开口于下鼻道,全长18 mm。鼻泪管中有黏膜皱襞,鼻泪管下端的Hasner瓣膜为胚胎期的残物,如生后仍未开放可发生新生儿泪囊炎,可以向下方按压泪囊部,泪囊内液体可以冲破 Hasner 瓣膜,从而症状缓解。

泪液排到结膜囊后,经瞬目运动分布于眼球的表面,并向内眦汇集于泪湖,再由泪点、泪小管的虹吸作用,进入泪道。

泪液为弱碱性透明液体,除含有少量蛋白和无机盐外,尚含有溶菌酶、免疫球蛋白 A(IgA)、补体系统、β 溶素及乳铁蛋白。故泪液除有湿润眼球作用外,还有清洁和杀菌作用。正常状态下 16 小时内分泌泪液为 0.5～0.6 mL。

泪道的组织学:泪囊和鼻泪管均衬有两层上皮细胞,浅层为柱状上皮,深层为扁平上皮。上皮内可见丰富的杯状细胞,泪囊和鼻泪管上皮下固有层可分为腺样层与纤维层,腺样层内有淋巴细胞,纤维层含大量弹力纤维,纤维与泪小管四周的弹力纤维相连续。

泪道的血液供应,来源有三:①来自眼动脉分支,上睑内侧动脉供应泪囊,下睑内侧动脉供应鼻泪管;②来自面动脉分支,内眦动脉供应泪囊与鼻泪管;③来自颌内动脉分支,眶下动脉供应泪囊下部,碟腭动脉的鼻支,供应鼻泪管下部。

泪道的神经支配:感觉神经纤维来自三叉神经的眼支,鼻睫状神经的滑车下神经分支支配泪小管、泪囊和鼻泪管上部。三叉神经上颌支的前上齿槽神经支配鼻泪管下部。运动神经来自面神经分支,供应该部的眼轮匝肌。

四、眼外肌

眼外肌起源于胚胎组织的中胚层,当妊娠第 3～4 周时发育开始。眼外肌周围的组织也在妊娠早期开始发育,滑车的形成开始于妊娠的第六周,在妊娠 6 个月时,所有的眼外肌及其周围组织都已经形成,以后仅仅是整个体积的增大而已。

(一)眼外肌的解剖

六条眼外肌中分为四条直肌和两条斜肌。直肌中一对为水平直肌(内直肌和外直肌),另一对为垂直直肌(上直肌和下直肌)。除下斜肌起源于上颌骨鼻泪管开口外侧浅窝处外,其余均起自眼眶尖部的 Zinn 纤维环。直肌的止端是薄而较宽的肌腱附着于眼球赤道前部的巩膜上。四条直肌附着点距角膜缘之距离,依内、下、外、上之顺序形成一个特殊的螺旋状,称为 Tillaux 螺旋。斜肌的止端附着于眼球赤道后部的巩膜上,一般斜肌的附着点比直肌的更加容易变异。

1.内直肌(MR)

起始于眼眶尖部的 Zinn 纤维环,沿眶内侧向前走行,附着于鼻侧角膜缘后 5.5 mm 处巩膜上。肌全长 40.8 mm,腱长 3.7 mm,腱宽 10.3 mm,与眼球巩膜接触弧为 6 mm,为眼外肌中最短者。内直肌是唯一没有筋膜与斜肌相连接的肌肉,因此,当眼眶手术或斜视手术时,对于内直肌最危险的问题是担心肌肉的滑脱。内直肌作用是能使眼球水平内转。

2.外直肌(LR)

起始于眶尖 Zinn 纤维环,沿眶外侧向前走行,横贯下斜肌附着点后附着在颞侧角膜缘后 6.9 mm 处巩膜上。肌长 40.6 mm、腱长 8.8 mm 及腱宽 9.2 mm,外直肌接触弧为 12 mm。外直肌的下缘恰好由下斜肌止端的上缘通过,在此两肌肉之间有筋膜相连接(即距外直肌止端后 8～9 mm 处)。如果手术中不慎将外直肌滑脱,可在此部位找回滑脱的外直肌。外直肌作用是能使眼球水平外转。

3.上直肌(SR)

在 Zinn 纤维环上方发出后,经眶上壁在上睑提肌下面向前、上、外走行。附着于上方角膜缘后7.7 mm处巩膜上,肌腱附着线与角膜缘并非同心性,附着线的鼻侧较颞侧略向前(距角膜缘鼻侧为 7 mm,颞侧为 9 mm),肌腱附着线的中心略偏于眼球垂直子午线的鼻侧。肌长 40.8 mm,腱长 5.8 mm,腱宽10.6 mm,与眼球的接触弧为 6.5 mm。上直肌肌肉平面与视轴形成 23°夹角,该夹角决定了在第一眼位时上直肌的作用是使眼球上转同时还有内转、内旋(角膜垂直子午线上缘向鼻侧旋转)。如果眼球外转 23°时,肌肉平面与视轴相平行,理论上,上直肌仅有上转作用。当眼球内转角度增大时,上直肌上转作用逐渐减小,内旋和内转作用逐渐增大。上直肌经过上斜肌腱膜与上睑提肌筋膜相连接,故当上直肌手术后徙或截除时,若不注意这些连接关系就可以导致眼睑裂变宽或变窄。

4.下直肌(IR)

在 Zinn 纤维环下缘发出后,经眶下壁由后向前、下、外走行,附着于下方角膜缘后 6.5 mm 处巩膜上,其附着线鼻侧端比颞侧端更靠近角膜缘,肌腱附着线的中心略偏鼻侧。肌长 40 mm,腱长 5.5 mm,腱宽 9.8 mm。与眼球的接触弧为 6.5 mm。下直肌肌肉平面与眼球视轴呈 23°夹角,第一眼位时下直肌的作用是上转、内转和外旋(角膜垂直子午线上缘向颞侧旋转)。如果眼球外转 23°时,下直肌仅有下转作用。下直肌与下斜肌及下睑的收缩之间存在着筋膜相互连接的关系,故下直肌手术量不宜太大,一般不超过5 mm(截除或后徙),否则会影响下斜肌及下睑的功能。

5.上斜肌(SO)

在 Zinn 纤维环上缘离开眶尖,沿眶内、上方向前行至额骨滑车窝后形成肌腱,通过一纤维软骨状的滑车之后,上斜肌腱改变其走行方向,转向后、颞上方,经上直肌下方,附着于眼球外上方后部的巩膜上,在上直肌的下方呈扇状的肌腱附着在上直肌颞侧端并延伸至视神经的鼻侧,止端的宽度可达 18 mm。上斜肌全长为 60 mm,由总腱环到滑车为 40 mm,由滑车折回到附着点肌腱长为 20 mm,腱宽 10.7 mm。在第一眼位时,上斜肌肌腱与视轴形成 51°夹角,上斜肌的功能是内旋、下转及外转。如果眼球内转 51°,上斜肌的主要功能是下转,如果眼球外转 39°,上斜肌的主要功能是内旋。临床上,一般选择在鼻侧上斜肌肌腱处进行上斜肌折叠术。

6.下斜肌(IO)

下斜肌离开泪浅窝后,向外、后、上方走行,越过下直肌,下斜肌在附着处几乎没有肌腱,附着于眼球外下后部的巩膜上,附着线靠近黄斑和颞下涡状静脉。第一眼位时下斜肌与视轴形成 51°夹角,此时下斜肌的主要功能是外旋、上转和外转。如果眼球内转 51°,下斜肌的主要功能是上转,如果眼球外转 39°,其主要功能是外旋。下斜肌附着点的近端靠近外直肌的下缘,远端靠近黄斑部,手术时应注意,防止损伤。

如果上下斜肌肌肉平面与视轴夹角存在着差异,上斜肌肌腱与视轴可以是 54°夹角,下斜肌是 51°夹角,上斜肌下转功能比下斜肌的上转功能略弱,结果形成下斜肌比上斜肌作用强,称这种为"斜肌矢状化",即 Gobin 原理,目前认为可能是 A-V 型斜视的原因。

眼外肌的 Pulley 结构是位于眼球赤道部附近,围绕与直肌纤维肌性软组织环,通过冠状位 MRI 影像动态扫描观察此结构较为清晰,后部 Tenon 囊处有结缔组织的袖套限制眼外肌在眼球运动时的行走路径,这些结缔组织即被称为 Pulley。它包含胶原、弹力蛋白及平滑肌,与眶骨壁相连,而且通过结缔组织带彼此联结。Pulley 结构的始端是在角膜缘后 13.8~18 mm,在内直肌与下直肌之间和外直肌与上直肌之间结缔组织相对增厚,而在上直肌与内直肌之间及下直肌与外直肌之间结缔组织相对薄弱。其临床意义在于 Pulley 作为眼外肌的功能起点,调节眼外肌运动的作用,它的位置和功能的异常直接影响到眼外肌的正常运动,在正常的眼眶中 Pulley 的位置是高度一致的,而在非共同性斜视的患者中正常 Pulley 的位置会发生了改变。

(二)眼外肌的超微结构

由于眼外肌特殊功能的需要,其结构与普通骨骼肌比较有很多不同。人类眼外肌中主要有以下两种组织学差异明显的纤维。

1.快收缩纤维

类似于骨骼肌的肌纤维。含有许多糖酵解酶,这些酶参与厌氧代谢。支配该型肌纤维的神经纤维具有运动终板末梢,为较粗大的有髓神经纤维,快收缩纤维对单一的刺激产生快速的、有或无的反应,这种反应在眼球扫视运动中起主要作用。

2.慢收缩纤维

在人类仅见于眼外肌,为有氧代谢,多线粒体,支配慢收缩纤维的纤维为细小的神经纤维。慢收缩纤维对重复刺激产生分级反应,缓慢平滑收缩,该纤维参与平滑的追随运动。

支配眼外肌的神经纤维与肌纤维呈 1∶(3～5)的高比例,而普通骨骼肌的比例仅为 1∶(50～100)。所以,眼外肌能比普通骨骼肌完成更精密的运动。

(三)筋膜系统

眼球被筋膜系统巧妙地悬挂在锥形眼眶内。肌圆锥位于眼球赤道后,由眼外肌、眼外肌肌鞘和肌间膜组成,肌圆锥向后伸延至眶尖部 Zinn 纤维环。Zinn 纤维环包绕视神经管及眶上裂鼻侧部分,通过纤维环的结构有:动眼神经上支、动眼神经下支、展神经、视神经、鼻睫状神经和眼动脉。

眼球筋膜又称 Tenon 囊,为一层很薄的纤维组织,从视神经入口到角巩缘覆盖整个眼球。近角膜缘1 mm处,眼球筋膜与球结膜牢固融为一体,因此位于角膜缘的手术切口可以同时穿透三层组织。眼球筋膜在赤道部被眼外肌穿过。每条眼外肌从起点到附着点都有纤维肌鞘包绕,眼球后部肌鞘薄,从赤道部向前至附着点处肌鞘增厚。四条直肌肌鞘之间互相连续形成无血管的薄而透明组织称为肌间膜,在直肌手术时必须剪断肌肉两侧的肌间膜。内、外直肌自肌鞘眶面向外延伸并止于相应眶壁的纤维膜,称为节制韧带。其生理作用是限制内外直肌过度收缩或弛缓。眼球筋膜的下部,在下直肌与下斜肌贯穿处,球筋膜增厚形成一类似吊床状系带,即 Lockwood 支持韧带,支撑和固定眼球。

(四)眼外肌生理

1.眼球运动及眼位

(1)眼球运动可分为单眼运动(外内转、上下转、旋转和斜方向运动)和双眼运动(同向运动和异向运动);从眼球运动性质考虑可分为扫视运动、追随运动和注视微动。眼球旋转运动的中心点称旋转中心。

(2)眼位:第一眼位又称原在位,是指头位正直时,两眼注视正前方的目标时的眼位。第二眼位是指当眼球转向正上方、正下方、左侧或右侧时的眼位。第三眼位是指四个斜方向的眼位(右上、右下、左上和左下)。

2.主动肌、协同肌、对抗肌和配偶肌

(1)主动肌:每一眼外肌的收缩必然产生一定方向的眼球运动,使眼球向一特定方向运动的主要肌肉称为主动肌。

(2)对抗肌:同一眼产生与主动肌相反方向运动的肌肉称之或称拮抗肌。

(3)协同肌:同一眼使眼球向相同方向运动的两条肌肉称协同肌。如上斜肌和下直肌都是下转肌,它们是协同肌。

(4)配偶肌:两眼产生相同方向运动互相合作的肌肉称之。两眼共有六组配偶肌,如右眼外直肌与左眼内直肌,右眼上直肌与左眼下斜肌,右眼下直肌与左眼上斜肌等。

对抗肌与协同肌都是指单眼,配偶肌是指双眼而言。

3.眼球运动定律

(1)Sherriington 定律(交互神经支配定律):指某一条眼外肌收缩时,其直接对抗肌必定同时发生相应的松弛。此定律适合一只眼的眼球运动。

(2)Hering 定律(偶肌定律):指眼球运动时,两只眼接受的神经冲动是等时和等量的。神经冲动的强弱是由注视眼决定的。

(五)眼外肌的血液供应和神经支配

1.血液供应

来自眼动脉的内外两个分支,外侧支供应上直肌、外直肌、上斜肌和上睑提肌。内侧支供应内直肌、下直肌和下斜肌。供给眼外肌的动脉分成 7 支睫状前动脉进入四条直肌,除外直肌只有 1 支外,其余直肌均有 2 支。所以一次斜视手术只限 2 条直肌,以免造成眼球前节缺血。

2.神经支配

6 条眼外肌中,除上斜肌受第Ⅳ(滑车神经)和外直肌受第Ⅵ(展神经)支配外,其余四条肌肉均受第Ⅲ神经(动眼神经)支配。其中动眼神经上支支配上直肌,下支支配内直肌、下直肌和下斜肌。

五、眼眶

(一)眼眶的解剖

眼眶由 7 块颅骨组成,包括额骨、筛骨、泪骨、上颌骨、蝶骨、腭骨和颧骨。呈尖端向后底向前的锥体。眼眶有上、下、内、外四壁,两眶内壁几乎平行,眶外壁与内壁约成 45°,眶轴与头颅矢状面约成 25°,两眼眶呈散开状。眼眶上部及后方被颅腔包绕。眼眶内壁为筛窦,内侧后方为蝶窦,上方及前部为额窦,下方为上颌窦。临床上鼻窦的炎症及肿瘤等常侵及眶内,引起眼球突出。眼眶外上角有泪腺窝,内上有滑车窝,内侧壁有泪囊窝。泪囊窝前缘为泪前嵴,后缘为泪后嵴,前后泪嵴为泪囊手术的重要解剖标志。

眶尖有视神经孔和眶上裂两个重要的通道。视神经孔有视神经和眼动脉通过;眶上裂位于视神经孔外侧,第Ⅲ、Ⅳ、Ⅵ对脑神经、知觉神经自主神经及眼静脉均由此裂经过。临床上,眶上裂部位的外伤或炎症,可以同时累及第Ⅲ、Ⅳ、Ⅵ对脑神经,眼球各方向运动受限,但不累及视神经,此为眶上裂综合征。如果累及视神经临床上存在视神经改变及相应的视力减退,应考虑为眶尖端综合征。

眼眶骨膜即眼眶筋膜,该膜疏松地附于眶壁,但在眶缘、眶尖、骨缝、骨孔和眶上、下裂处与眶骨相连。眼眶筋膜在视神经孔处和硬脑膜及视神经硬膜相移行,向前和眶缘骨膜相连并和眶隔相延续。

（二）眼眶的血管

眼眶的动脉来自颈内动脉分出的眼动脉，来自上颌动脉的眶下动脉和脑膜中动脉的眶支。眼动脉经过的分支有视网膜中央动脉、睫状后动脉、泪腺动脉、肌支、眶上动脉、筛前、筛后动脉等。

眼眶静脉主要向 3 个方向回流，向后由眼上下静脉回流于海绵窦及颅静脉系统；向前通过眼静脉与内静脉的吻合注入面静脉系统；向下经过眶下裂，回流到翼静脉丛。

（三）眼眶的神经

眼眶的神经包括：①视神经；②第Ⅲ、Ⅳ、Ⅵ对脑神经，为支配眼外肌和上睑提肌的运动神经；③第Ⅴ对脑神经的第 1、2 支，为支配眼球、泪腺、结膜、眼睑及面部周围皮肤区域的感觉神经；④交感神经，至眼球、泪腺、眶平滑肌等；⑤第Ⅶ对脑神经，至泪腺。

（冉茂桥）

第二章

眼科疾病常见症状与体征

第一节 畏 光

畏光是眼球对光线照射不能耐受的一种现象。它包括生理性保护反应和病理性反应,这里仅介绍病理状态下的畏光。

一、病因

常见原因有眼前部急性炎症,包括机械性、物理性和化学性等因素所致的眼外伤及各种原因引起的瞳孔散大。

二、临床表现

(一)炎症性畏光

其因细菌、病毒或真菌等病原体引起角膜、虹膜与睫状体的炎症,均有明显的畏光症状。角膜炎时除畏光外还有疼痛、流泪、睫状充血、角膜浑浊或溃疡形成等。虹膜睫状体炎时除畏光外,还有疼痛、流泪、房水浑浊、角膜后沉着物、虹膜后粘连和晶状体前囊色素沉着等,并伴有视力下降。

(二)眼外伤

眼外伤主要是角膜、虹膜睫状体的外伤。角膜上皮擦伤、破裂伤、异物伤、热灼伤、电光性眼炎和刺激性毒气伤,除有明显畏光外,尚有角膜损害表现;外伤性虹膜睫状体炎、外伤性无虹膜、外伤性瞳孔散大等除明显畏光外,还有虹膜睫状体损害表现。

(三)瞳孔散大

瞳孔散大包括药物性、外伤性和青光眼性瞳孔散大。除具有畏光外,还有视力减退,调节减弱或麻痹,青光眼者还表现为剧烈头痛、眼痛、流泪、视力障碍及恶心、呕吐等症状。

（吴秀琛）

第二节 眼 痛

眼部疼痛包括眼睑疼痛、眼球疼痛、眼球后部疼痛等。

一、眼睑疼痛

眼睑疼痛为浅在性,疼痛部位明确,患者主诉确切,较易诊断。

(一)病因

眼睑的急性炎症、理化性、机械性损伤、蚊虫叮咬等。

(二)临床表现

1.炎症性疼痛

如眼睑单纯疱疹、带状疱疹和睑腺炎均可表现为眼睑疼痛,炎症消退则疼痛缓解。

2.理化性、机械性损伤性疼痛

其包括眼睑皮肤擦伤、裂伤、酸碱烧伤和热灼伤等,疼痛局限且剧烈,并伴有相应皮肤损害。

3.眼睑皮肤蚊虫叮咬

眼睑皮肤局部疼痛伴肿胀,有蚊虫叮咬史,可查见蚊虫叮咬痕迹。

二、眼球疼痛

眼球疼痛可表现为磨痛、刺痛、胀痛等多种形式,常合并有头痛。

(一)病因

1.急性炎症引起眼球疼痛

如角膜炎、巩膜炎、急性虹膜睫状体炎和眼内炎等。

2.急性眼压升高引起眼球疼痛

如急性闭角型青光眼。

3.眼外伤引起眼球疼痛

如角膜异物伤、角膜擦伤、眼球穿孔伤及角、结膜热灼伤与化学烧伤等。

(二)临床表现

1.炎症性眼痛

起病急,表现为磨痛、刺痛或胀痛,同时伴有畏光、流泪和眼睑痉挛等症状。

(1)角膜炎:主要表现为刺痛或磨痛,疼痛的程度因感染性质不同而不同。如铜绿假单胞菌性角膜溃疡,疼痛剧烈;真菌性角膜炎则疼痛相对较轻;而病毒性角膜炎因病变区感觉神经不同程度麻痹,疼痛也相应较轻。

(2)球筋膜炎:为磨痛,局限于眼球的一侧,随眼球转动而疼痛加重。

(3)巩膜外层炎:疼痛局限于病变区,有明显压痛及轻度刺激症状。

(4)巩膜炎:包括前巩膜炎、后巩膜炎和坏死性巩膜炎。前巩膜炎时眼部疼痛剧烈,有刺激症状,因病变位于直肌附着处,疼痛随眼球转动而加剧。后巩膜炎时眼痛剧烈,伴有球结膜水肿、眼球突出、眼球运动受限及复视。

(5)急性虹膜睫状体炎:眼球胀痛,触之疼痛加剧,伴同侧头痛,视力剧降,睫状充血,房水浑浊,角膜后沉着物及瞳孔缩小、不规则、闭锁或膜闭。

(6)眼内炎:剧烈眼痛、头痛,视力剧降或失明。角膜水肿、前房闪辉强阳性及前房积脓。眼压升高,虹膜膨隆,玻璃体浑浊。玻璃体积脓时瞳孔区呈黄光反应。炎症继续发展可发生全眼球炎及急性化脓性眶蜂窝织炎。

2.高眼压性眼痛

原发性急性闭角型青光眼、睫状环阻塞性青光眼和某些继发性青光眼均可引起剧烈眼痛,伴头痛、恶心、呕吐,严重疼痛时,患者有眼球欲脱出之感。视力骤降,睫状充血,角膜雾状浑浊,前房浅,眼压常在5.33 kPa以上。

3.外伤性眼痛

(1)角膜上皮损伤:角膜擦伤、异物伤、紫外线及各种化学物质均可致角膜上皮损伤,引起磨痛或刺痛,且随眼球转动而加剧,同时伴有畏光、流泪、眼睑痉挛等症状。

(2)眼球挫伤:挫伤引起的外伤性虹膜睫状体炎可致眼球胀痛;挫伤引起的前房积血、房角后退、晶状体脱位与外伤性白内障均可因继发性青光眼而致眼球胀痛;严重的挫伤引起的眼球破裂伤,因破裂部位多位于角巩膜缘,损伤角膜、虹膜和睫状体而致眼球刺痛。

(3)眼球穿孔伤:伤口多位于眼前部的角膜与巩膜,角膜、虹膜,睫状体受损而致眼球刺痛,同时伴有眼内容物脱出、出血及视力障碍。早期因伤口而痛,晚期则多因继发性炎症而痛。

(4)屈光性疼痛:未矫正的远视、散光、双眼屈光参差太大均可引起眼球、眼眶及眉弓部胀痛。这种因视疲劳引起的疼痛可通过合理矫正屈光不正、适当休息而缓解。

三、眼球后疼痛

眼的感觉神经睫状神经节受损可引起眼球后部的刺痛和牵拉痛。

(一)病因

常见原因为急性球后炎症、出血、外伤及某些全身性疾病。

(二)临床表现

1.急性炎症性疼痛

其包括急性球后视神经炎、眶尖部邻近组织炎症性病灶,如鼻旁窦炎、眼带状疱疹。

(1)急性球后视神经炎:眶内段视神经急性水肿可引起眼眶深部牵引痛和压迫感,尤其是眼球运动时疼痛加剧,同时伴有视力显著下降。

(2)蝶窦炎:因蝶窦位于眶尖部,急性炎症时可出现球后疼痛,此种疼痛多与眼球运动无关,而压迫眼球时疼痛加剧。

(3)眶尖骨膜炎:本病多继发于鼻旁窦炎,眼球后部胀痛,压迫眼球疼痛加剧,眼睑、球结膜水肿,伴有眶上裂综合征,引起动眼神经、滑车神经和外展神经麻痹,眼神经分布区感觉减退或丧失。若视神经受压或炎症浸润可引起眶尖综合征,而导致不同程度的视力减退。

(4)眼带状疱疹:带状疱疹累及睫状神经节时引起球后疼痛,皮肤出现疱疹前数天即可发生。尤其是老年人可因带状疱疹而致难以忍受的球后剧痛。

2.外伤性球后疼痛

眶部及颅脑外伤均可致眶尖部组织出血、水肿而出现球后疼痛,甚至可致眼球前突、运动障碍及视力减退。

(茹秀华)

第三节 视 觉 异 常

一、形觉异常

(一)视物变形症

视物变形症,即所见物体的形状发生改变。病因有散光、无晶状体眼配戴高度凸球镜片;视细胞排列扭曲,如中心性浆液性脉络膜视网膜病变、黄斑囊样水肿、视网膜与脉络膜肿瘤、视网膜脱离、后极部玻璃体牵引视网膜前膜及视网膜脱离术后等。

(二)视物显大症和视物显小症

1.视物显大症

视物显大症即所见物体比实际大,病因有以下两方面。

(1)屈光不正配戴凸球镜片。

(2)单位面积视细胞增多,如中心性浆液性脉络膜视网膜病变、黄斑囊样水肿、黄斑外伤及出血的后期引起视网膜萎缩。

2.视物显小症

视物显小症即所见物体比实际小,病因有以下三方面。

(1)近视眼配戴凹球镜片。

(2)单位面积视细胞减少,如中心性浆液性脉络膜视网膜病变、黄斑囊样水肿引起的视网膜水肿。

(3)颞叶皮质病变也有一过性视物变小。

(三)幻视

幻视,即眼前出现虚幻的形象。病因有颞叶肿瘤或精神疾病。

(四)飞蚊症

飞蚊症指眼前有飘动的小黑影,尤其看白色明亮的背景时症状更明显。病因有生理性;玻璃体液化和后脱离;玻璃体变性、炎症和积血;视网膜裂孔。

(五)闪光感

闪光感是一种"内视现象",指在外界无光刺激的情况下看到闪电样亮光。病因如下:①玻璃体对视网膜的牵拉,如玻璃体后脱离、视网膜脱离前驱期或视网膜下猪囊尾蚴病。②视反质病变引起中枢视觉异常。

二、光觉障碍

(一)夜盲

夜盲,指视力在暗处下降,常见于视杆细胞严重受损。

1.先天性夜盲

先天性夜盲见于视网膜色素变性、白点状视网膜变性、静止型白点状眼底、先天性静止性夜盲、无脉络膜等。

2.后天性夜盲

常见病因有以下几方面。

(1)维生素 A 缺乏。

(2)青光眼。

(3)屈光间质浑浊,如周边部角膜病变、晶状体浑浊。

(4)视神经或眼底病变,如视神经萎缩、视神经炎、视网膜脉络膜炎、视网膜脱离、高度近视、视网膜铁质沉着症。

(5)与夜盲有关的综合征。

(二)昼盲

昼盲指视力在亮处下降,常见于视锥细胞严重受损。

1.先天性昼盲

其病因为视锥细胞营养不良、黄斑中心凹发育不良。

2.获得性昼盲

其病因为角膜、晶状体中央浑浊;黄斑区病变,如老年黄斑变性、黄斑出血;眼内异物存留;药物中毒,如氯喹视网膜病变。

三、色觉异常

色觉是视锥细胞对各种颜色的分辨功能。在明亮处,视网膜黄斑中心凹和黄斑部的色觉敏感度最高,离黄斑越远,色觉敏感度越低,与视锥细胞在视网膜的分布一致。物体的颜色决定于物体反射光或投射光的波长。

色调(色彩)指光谱中一定颜色的名称。亮度指某一色彩与白色接近的程度,越近白色越明亮。

解释色觉的学说,目前主要是 Young-Helmholtz 提出的三原色学说。由于视锥细胞的感光色素异常或不全而出现的色觉紊乱称为色觉异常。

(一)分类

色觉异常按病因分为先天性色觉异常和获得性色觉异常。

1.先天性色觉异常

先天性色觉异常是性连锁隐性遗传性疾病,视力多良好。可进一步分为一色性色觉(全色盲)、二色性色觉(红色盲、绿色盲和青黄色盲)和异常三色性色觉(红色弱、绿色弱和青黄色弱)。

2.后天性色觉异常

后天性色觉异常是由于视网膜、脉络膜和视路的任一部分病变或损伤引起的。常伴视力障碍。也可分为红绿色盲和青黄色盲或色弱。一般视神经疾病为红绿色盲或色弱,视网膜和脉络膜疾病为青黄色盲或色弱,严重者可为全色盲。凡从事交通运输、美术、化学、医药专业的工作者必须具备正常的色觉。色觉检查是服兵役、升学、就业前体检的常规项目。白内障患者术前色觉检查可以测定视锥细胞功能,估计术后效果。

(二)检查方法

1.假同色图

假同色图也称色盲本。在同一幅色彩图中,既有相同亮度不同颜色的斑点组成的图形或数字,也有不同亮度相同颜色的斑点组成的图形或数字。正常人以颜色来辨认,色觉异常者只能以亮度来辨认。检查在自然光线下进行,检查距离为 0.5 m,一般双眼同时检查,被检查者应在5秒内读出图形或数字,按册内规定判断患者为正常或异常,如为异常,可进一步分辨其为全色盲、绿色盲、红色盲、红绿色盲或色弱。

2.FM-100 色彩试验

其由 93 个不同波长的色盘(波长为 $455\sim633$ m/μm)固定在 4 个木盒里,可用作色觉异常的分型和定量分析。检查时,嘱被检查者按颜色变化规律,顺序排列色盘,每盒限定 2 分钟,记录编号并记分、作图。正常眼的图形为接近内圈的圆环形图,色觉异常者在辨色困难的部分图形向外移位呈齿轮状。

3.法恩斯沃思色相配列试验

法恩斯沃思色相配列试验检查方法基本同上,可测定色觉异常的类型和程度。

4.Nagel 色觉镜

Nagel 色觉镜利用红光与绿光适当混合形成黄光的原理。正常眼,红与绿有一定的匹配关系,红色觉异常者,红多于绿,绿色觉异常者,绿多于红。根据被检查者调配红与绿的比例,可判断各类色觉异常。

(三)治疗

先天性色觉异常无治疗方法。获得性色觉异常主要治疗原发疾病。

（茹秀华）

第四节 视 力 障 碍

视力障碍为眼科就诊患者的常见主诉,多表现为视力减退、视物变形、视疲劳和先天性视力不良等。

视力分为中心视力和周围视力。视网膜黄斑部注视点的视力称为中心视力;视网膜黄斑部注视点以外的视力称为周围视力。平时所说的视力通常指中心视力,而视野检查是测量周围视力。

一、视力检查

(一)中心视力检查

中心视力检查包括远视力检查及近视力检查。

(二)远视力检查方法

(1)被检者立于距视力表 5 m 处,或视力表对面 2.5 m 处悬挂一平面镜,患者坐于视力表下,面向镜面进行检查。视力表悬挂高度应使第 5.0 行与被检眼在同一水平线上。

(2)检查时应遮盖一眼,一般应先查右眼,后查左眼。

(3)视力低于 0.1 者,患者向前移动 1 m 距离,视力为 4.0/5.0×0.1＝0.08,依此类推。

(4)被检眼距离视力表 1 m 处仍不能辨认最大视标,则视力低于 0.02,应让患者背光而坐,检查者展开手指置于被检眼前,检查能辨认手指的距离,如于 50 cm 处,则记录为数指/50 cm,若不能辨认手指则查手动,如在 30 cm 处能辨认,则记录为手动/30 cm,若不见手动则查光感和光定位。

（5）光感和光定位检查应在暗室内进行，一般测量由近及远直到 6 m 为止。然后再测 1 m 远的光定位，将灯光距被检眼前 1 m 处，向上、下、左、右、左上、左下、右上、右下及中央九个方向移动，被检眼视正前方，测定能否辨认光源方向。

（三）近视力检查方法

近视力检查方法多采用标准近视力表，有 12 行视标。检查在良好照明下进行，先查右眼后查左眼，正常眼应在 30 cm 处看清第 10 行，近视力为 1.0，不能看清最上一行，则视力为 0.1 或 0.1 不见。检查距离可由患者自己调整，应注明近点距离。如记录为近视力 1.0/3.0 cm。

二、临床症状

（一）急性视力减退

急性视力减退指视力可在数小时或数天内急剧较大幅度减退，严重者达眼前指数或光感，单眼者常为眼局部疾病引起，双眼者多为全身性疾病引起。常见于以下几点。

（1）视网膜中央动脉栓塞。

（2）视神经疾病：缺血性视盘病变、视盘（视神经乳头）炎、急性球后视神经炎、视神经外伤、视神经脊髓炎等。

（3）玻璃体与视网膜出血：如视网膜静脉周围炎、视网膜中央静脉血栓形成、眼外伤等。

（4）视网膜脱离。

（5）视中枢病变与功能障碍：如癔症、皮质盲。

（6）全身性疾病：高血压、贫血、烟草中毒、头外伤、脑肿瘤等。

（7）急性闭角型青光眼及急性葡萄膜炎等。

（8）角膜炎、角膜溃疡等。

（二）渐进性视力减退

渐进性视力减退呈慢性过程，患者多记不清发病的具体时间和原因。常见于屈光不正、斜视、弱视、慢性眼内炎症、屈光间质浑浊（角膜薄翳、斑翳、虹膜炎后遗症、白内障、玻璃体浑浊）视网膜病变、视神经及视路疾病等。

（三）远视力减退，近视力正常

（1）近视性屈光不正：加镜片可矫正。

（2）调节过度或睫状肌痉挛，引起一时性视力减退，经休息或使用睫状肌麻痹药（如阿托品眼液）后即可改善。

（3）药物性关系：如眼局部滴用毛果芸香碱或全身应用磺胺类药物等，一般停药后即恢复正常视力。

（4）全身性疾病：如部分糖尿病患者、妊娠中毒、马方综合征等，可通过全身检查证实。

（四）眼底正常，近视力差

（1）轻度远视或老视者验光配镜即可矫正。

（2）扁平角膜：多为先天性眼病。

（3）药物影响：如局部滴用睫状肌麻痹药。

（4）全身因素：包括无晶状体、Adie 瞳孔等。

(五)先天性视力不良

先天性视力不良多为眼发育不全,包括遗传性眼病。其共同特点为眼结构异常,视力低下。

(1)角膜畸形:如圆锥角膜、扁平角膜、先天性小眼球小角膜、大角膜及先天性青光眼等。

(2)虹膜及晶状体异常:包括多瞳症、永存瞳孔残膜、无虹膜及虹膜脉络膜缺损,球形晶状体及无晶状体等。

(3)眼底病变:如原发性视网膜色素变性、视网膜劈裂症、遗传性黄斑变性、视盘缺如、视神经萎缩等。

(4)全身性疾病及综合征:如白化病、马方综合征、Leber综合征等。

(王　康)

第三章

眼科疾病常用检查方法

第一节 一般检查

眼部的一般检查应在良好的照明下，系统地按顺序进行。最好采用自然光线，配合聚光灯和放大镜。应注意以下几点：①养成先右后左，从外到里的检查习惯，以免记录左右混淆或遗漏。②如患者有严重的刺激症状，可先滴1%丁卡因1~2次后再做检查。③患儿哭闹不合作，应固定头部，必要时用拉钩拉开眼睑进行检查。④检查时操作要轻，不要压迫眼球，尤其对眼外伤、角膜溃疡等患者更须小心，以免眼球穿破，眼内容物脱出。⑤遇有化学伤时，应先立即做结膜囊冲洗，并去除结膜囊内存留的异物，然后再进行系统检查。⑥每次检查后要消毒双手，尤其在检查感染性眼病后，应严格消毒双手，以防止交叉感染。

一、眼眶及眼球

眼眶检查应注意有无炎症、肿瘤和外伤等。眼眶急性炎症常有明显疼痛，体温升高和全身不适等症状，并有眼睑红肿、结膜水肿。水肿的球结膜可遮盖整个角膜，或脱出于睑裂外，眼球可以突出，活动受限或完全固定，局部可有压痛。应进一步鉴别是眼眶浅在性炎症，还是眶深部炎症。对于有外伤史的患者要注意检查眼眶及其周围组织有无伤口和异物。

眼球检查应注意眼球大小、眼球突出度和眼位等。

眼球增大见于水眼（先天性青光眼）、牛眼（后天性婴儿青光眼）、角膜或巩膜葡萄肿等。眼球缩小见于眼球萎缩，先天性小眼球。

眼球突出是眼眶肿瘤和眶血管异常的主要症状。首先应观察眼球突出的方向，检查眼球的运动，并进一步用手指沿眶缘向眶深部触诊；若扪及肿块，则应注意有无压痛，是实质性还是囊性，以及表面是否光滑。还要观察眼球突出是否为搏动性，或是间歇性，局部按压或头位改变是否影响突出度。动静脉瘘（颈内动脉和海绵窦沟通）常导致搏动性突眼，而眶静脉曲张则常与间歇性突眼有关。

眼球突出度测定方法是先粗略对照两眼相互位置，推测眼球是否突出，然后进一步用Hertel突眼计，以测定眼球突出度。医师和患者相对而坐，取突眼计平放于患者眼前，将两内侧端凹面分别支撑在两眼眶外侧壁前缘上,患者向前平视,医师从第一反射镜中观察角膜顶端与第二反射镜中所示的毫米数的相当位置,作为眼球的突出度数记录下来,同时还应记下眶距的毫米数。以便用同一眶距标准进行复查。我国人正常眼球突出度是男性为 13.76 mm,女性为 13.51 mm,平均值为 13.64 mm。眶距男性为 99.3 mm,女性为 96.7 mm,平均为 98.0 mm,两眼突出度一般相差不超过 2 mm。

眼球内陷少见,多由眶骨骨折或交感神经损伤所致,前者有明确的外伤史,可通过 X 线眼眶摄片明确诊断;后者则是 Horner 综合征的一部分。

对有斜视的患者要检查是内斜还是外斜,斜度多少,是共同性还是麻痹性。注意有无眼球震颤,震颤的方向(水平性、垂直性、旋转性)、振幅和速度(快相、慢相)。

二、眼睑

检查眼睑应注意有无先天异常,眼睑位置和睑缘的改变,同时观察睑皮肤、睫毛和眉部的情况。

检查眼睑位置时,应注意两侧是否对称,睑裂大小如何,有无睑裂闭合不全,睑球粘连,眼睑退缩或痉挛;上睑是否下垂,有无上、下睑内翻、外翻,有无倒睫、睫毛乱生、秃睫,并了解其发生原因;睫毛根部有无充血、鳞屑、溃疡,还应注意睫毛和眉毛的色泽有无改变。

正常睑裂宽度在两眼平视时,约为 7.5 mm,遮盖角膜上缘约 2 mm;上、下睑应平整地贴附于眼球表面。对上睑下垂的患者,应观察瞳孔被上睑遮盖的程度,并用如下方法测定提上睑肌的功能情况:用两拇指紧压双侧眉弓部,阻止额肌帮助睁眼的动作,然后在睁眼的尝试下,观察睁眼的程度。如完全不能睁眼则为完全性上睑下垂;如仍能不同程度地睁眼,则为部分性上睑下垂。先天性上睑下垂与重症肌无力引起的上睑下垂,也要很好地鉴别。

最后尚应观察眼睑皮肤有无红肿、溃疡、瘘管、皮疹、瘢痕、脓肿、肿块,以及有无水肿、皮下出血、皮下气肿等情况。

三、泪器

泪器包括分泌泪液的泪腺和排出泪液的泪道两部分。

泪腺位于眶外上方,分为较大的眶部泪腺和较小的睑部泪腺。正常时泪腺不能触及,只有在炎症、肿瘤或脱垂时,方可用手指由眶外上方向后向上触及;将上睑近外眦部尽可能向外上方牵引时,也可暴露肿大的睑部泪腺,炎症时尚可有压痛。

泪腺的功能为分泌泪液,泪液分泌减少或者组成成分异常可引起干眼症。诊断干眼症常采用 Schirmer 试验和检查泪膜破裂时间。

泪道检查应注意有无炎症、肿瘤,以及是否通畅。

检查泪囊部应注意有无红肿、压痛、瘘管,有无囊性或实质性肿块。指压泪囊部时,如有泪水、黏液或脓液从泪小点反流出来,则说明存在慢性泪压泪囊部时,如有泪水、黏液或脓液从泪小点反流出来,则说明存在慢性泪囊炎和鼻泪管阻塞情况。根据黏液、脓液反流的多寡,可粗略地估计泪囊囊腔的大小。

鼻泪管开口于下鼻道,可由于鼻腔病变而被阻塞,引起泪溢,因此对泪溢患者,应了解鼻腔情况。眼部方面,应注意下睑和泪小点位置是否正常。如泪小点位置正常,可用下述方法检测泪道是否通畅:滴有色液体于结膜囊内(如 1%～2% 荧光素或 25% 弱蛋白银),同时塞棉片于同侧鼻

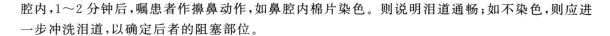

腔内,1～2分钟后,嘱患者作擤鼻动作,如鼻腔内棉片染色。则说明泪道通畅;如不染色,则应进一步冲洗泪道,以确定后者的阻塞部位。

四、结膜

结膜按解剖部位分成睑结膜、球结膜和穹隆结膜三部分。

为了对结膜各部位进行详尽检查,必须学会并熟练掌握上睑翻转法。翻转上睑可用单手或双手操作。

(一)单手法

先嘱患者向下看,医师将示指放在睑板上缘,拇指放在睑缘中央稍上方,两指轻轻夹提上睑皮肤,在示指向下压的同时,拇指向前上方翻卷,就可使上睑翻转,然后把睑皮肤固定于眶骨上缘,注意不要压迫眼球。

(二)双手法

先嘱患者向下看,检查者在用一手的示指和拇指夹提上睑缘中央部皮肤往上翻卷的同时,用另一手示指或棉棒,对准睑板上缘,将其向下压迫,即可将上睑翻转过来。

在大多数情况下,只有单手法遇到困难时(如患者欠合作,上穹隆过短,上睑板肥厚,眼球内陷等),才采用双手法。

为了暴露下睑结膜和下穹隆部结膜,只需将下睑向下牵引,同时嘱患者向上看即可。但如果要暴露上穹隆部结膜,则需要在用一手翻转上睑后,嘱患者向下注视,用另一手的拇指,由下睑中央把眼球轻轻往上推压,同时将上睑稍向上牵引,使上穹隆部结膜向前突出。

检查球结膜时,只要用拇指和示指把上下睑分开,然后嘱患者向上、下、左、右各方向注视,各部分球结膜就能完全暴露。

小儿常因眼睑紧闭,检查时,需要家长协助,即医师与家长面对面坐着,将患儿两腿分开,仰卧于家长双膝上,家长一面用两肘压住患儿双腿,一面用手握住患儿两手,医师则用双膝固定患儿头部,以两手拇指分别在上、下睑板的近眶侧处,轻轻向后施加压力,就可使上、下睑翻转,暴露睑结膜,以致穹隆部结膜。

检查结膜时应注意其颜色、透明度、光滑性,有无分泌物、肿块和异物等情况。

睑结膜在正常情况下可透见部分垂直走行的小血管和睑板腺管,后者开口于近睑缘处。上睑结膜在距睑缘后唇约2 mm处,有一与睑缘平行的浅沟为睑板沟,此处较易存留异物。正常儿童睑结膜上可以看到透明的小泡状隆起为滤泡,成人很少看到。

检查穹隆结膜时还应注意有无结膜囊变浅、睑球粘连等。

临床上常见的球结膜充血需作鉴别,见表3-1。

表 3-1 常见的三种球结膜充血鉴别

鉴别要点	结膜充血	睫状充血	混合充血
部位	越近穹隆部越明显	越近角膜缘越明显	波及全部球结膜
颜色	鲜艳	紫红	深红
形状	血管清楚,随结膜而移动	血管模糊不清,不能被推动	血管模糊不清
临床意义	结膜炎症	角膜及眼球深部组织炎症	比较严重的角膜及眼球深部组织炎症或青光眼急症发作

五、角膜

角膜病变常以示意图来表示部位,分为周边部和中央部,前者可进一步以钟点位置加以表达。另外,也可将部位分为内上、内下、外上、外下四个象限以记录之。病变的深度可按角膜上皮层,前弹力层,基质浅层、中层和深层,后弹力层及内皮层描述之。

检查角膜应注意其大小、弯曲度,有无角膜浑浊,是水肿、浸润、溃疡,还是瘢痕,后者进一步分成云翳、斑翳和白斑。

正常角膜光亮透明。角膜的大小平均横径为 11 mm,垂直径为 10 mm。上角膜缘为 1 mm。一般以横径来表示其大小,小于 10 mm 者为小角膜,大于 12 mm 则为大角膜。

用聚光灯配合放大镜检查,角膜病变观察得更清楚,同时可发现细小的病变和细小异物。其操作方法如下:一手用聚光灯照在角膜病变处,另一手拇指和示指拿一个 10 倍的放大镜,中指分开上睑,无名指分开下睑,开大睑裂,放大镜随意调节距离,以使焦点落在角膜病变处,这时角膜病变就显得大而清楚。这种检查方法简便有效,常被采用,也常用此法来检查结膜、巩膜、前房、虹膜、晶状体等。

用裂隙灯显微镜检查,病变处可看得更清楚,并能确切了解病变的深浅和范围。

(一)角膜染色法

角膜染色法用以了解角膜有无上皮缺损。在结膜囊内滴一滴 2% 消毒荧光素钠溶液,然后用无菌生理盐水或抗生素滴眼液冲洗,正常时角膜透明光亮,如角膜上皮有缺损,病损处就被染成绿色。也可用无菌荧光素钠试纸,涂于下睑结膜,不需冲洗。

(二)角膜瘘管试验

如怀疑有角膜瘘管时,可在滴 2% 消毒荧光素钠溶液后,不加冲洗稀释,即用一手拇指和示指分开睑裂,同时轻轻压迫眼球,观察角膜表面,如发现有一绿色流水线条不断溢流,则说明有瘘管存在(角膜瘘管试验阳性),瘘管就在流水线条的顶端。

(三)角膜知觉试验

角膜感觉神经来自三叉神经(第 V 对脑神经)的眼支,角膜知觉的降低或丧失,常是感觉神经受损的表现。检查角膜知觉的方法如下:取消毒棉棒抽成细丝,将其尖端从侧面轻触角膜,避免被患者觉察或触及睫毛和眼睑,引起防御性瞬目而影响检查结果。如角膜知觉正常,则当棉絮触及其表面时,立即发生瞬目反应。如反应迟钝或消失,则可对角膜知觉的受损程度做出判断。如将双眼检查结果进行比较,更有助于得出正确结论。

Placido 圆盘检查法,是根据映照在角膜表面的影像来检查角膜弯曲度是否正常,有无浑浊等情况。该盘直径为 20 cm 表面绘有黑白相间的同心圆环。中央有一小圆孔,有的孔内装上一块 6 个屈光度的凸透镜,盘侧装有手持把柄。检查时,患者背光而坐,检查者坐在患者对面约 0.5 m 距离,一手拿圆盘放在自己眼前,另一手的拇指、示指撑开患者的上、下睑,通过圆盘中央的小孔观察角膜上所映照的同心环影像。

1.同心环形态规则

同心环形态规则表示角膜表面完整透明,弯曲度正常,为正常角膜。

2.同心环为椭圆形

同心环为椭圆形表示有规则性散光。

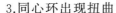

3.同心环出现扭曲

同心环出现扭曲表示不规则形散光。

4.同心环呈梨形

同心环呈梨形表示圆锥角膜。

5.同心环线条出现中断

同心环线条出现中断表示角膜有浑浊或异物。

检查小儿角膜需家长或医护人员协助,方法同小儿结膜检查。也可置患儿于治疗台上,助手用两手固定患儿头部,两肘压住患儿两臂,检查者用眼睑拉钩拉开上、下眼睑,已暴露角膜(对角膜溃疡、角膜软化症或角膜外伤穿孔患者,在暴露角膜时,切忌对眼球施加压力,以免造成人为的角膜穿孔或眼内容物脱出)。如怀疑有角膜溃疡或角膜上皮缺损,可先用荧光素染色,然后暴露角膜。也可不用拉钩,用一手的拇指和示指或两手的拇指将上下睑缘轻轻分开,但不可使眼睑翻转,否则结膜可遮盖角膜,影响角膜的完全暴露。尤不可使用暴力,以防导致角膜穿孔。

六、巩膜

检查巩膜最好采用明亮的自然光线,检查者用手指分开被检眼的眼睑,令患眼向各方向转动,同时检查各部分的巩膜。

正常巩膜外观呈白色,在前部睫状血管穿过巩膜处,可呈青黑色斑点。小儿巩膜较薄,可透露葡萄膜色调而稍呈蓝色;老年人的巩膜色稍发黄。

检查巩膜应注意有无充血、黄染、结节、葡萄肿及压痛等。

七、前房

检查前房应注意其深浅度及其内容,必要时还须检查前房角。

正常前房的深度为 2.5~3.0 mm,又称前房轴深,是指角膜中央后面到虹膜或晶状体表面的距离。前房的深度可随着年龄的增长而变浅。在闭角型青光眼、白内障晶状体膨胀期、扁平角膜、虹膜前粘连或膨隆及远视状态,前房一般较浅;而在先天性青光眼,开角型青光眼、无晶状体状态、圆锥角膜及近视状态等,前房一般较深。

正常房水无色透明,当眼内发生炎症或外伤时,房水可变为浑浊,透明度下降。轻度浑浊,需用裂隙灯显微镜检查才能发现。浑浊严重时,房水内出现棉絮状纤维素性渗出物或胶冻样渗出物,以及脓样积液或积血。

用裂隙灯显微镜检查,前房改变能看得更清楚。

八、虹膜

检查虹膜时,应双侧进行比较。注意其颜色、位置、纹理,有无色素脱落、萎缩、前粘连(与角膜粘连)、后粘连(与晶状体粘连),有无虹膜缺损、瞳孔残膜、根部断离、虹膜震颤,以及囊肿、肿瘤、异物、新生血管等。虹膜震颤检查,即在裂隙灯显微镜下令患者上下或左右迅速转动眼球后向前注视,观察虹膜有无震颤现象。晶状体脱位或无晶状体眼常有虹膜震颤。

黄种人正常虹膜表面的颜色呈均匀的棕褐色,可因色素的多寡而有深浅差异。虹膜局限性的色素增殖可形成色素痣。正常的虹膜纹理清晰可见,但可因炎症充血肿胀而变为模糊。虹膜异色症和萎缩时色泽变淡,组织疏松,纹理不清。

九、瞳孔

检查瞳孔要注意其大小、位置、数目、形状，两侧是否对称，以及直接、间接对光反应等，并应双侧对照。

正常瞳孔呈圆形，直径一般为 2.5～4.0 mm，两侧对称，边缘整齐。瞳孔的大小与照明光线的强弱、年龄、调节、辐辏等情况有关。老年人和婴幼儿的瞳孔较小。当眼在弥漫光线照射下，注视远距离目标时，瞳孔直径小于 2 mm，称为小瞳孔，可为先天性、药物性或病理性。

瞳孔的扩大，也可以是药物性、外伤性或因眼内异物或交感神经兴奋、动眼神经麻痹、青光眼或视神经、中枢神经疾病所致。

瞳孔反应检查，在临床上具有重要意义。眼部疾病、视神经疾病及中枢神经系统疾病均可能出现瞳孔反应的改变。常用的瞳孔反应检查有以下四种。

(一)直接光反应检查

令患者双眼向前注视，检查者用灯光对着瞳孔照射，注意瞳孔的反应，同时进行双侧比较，注意其对光反应的速度和程度。正常瞳孔在强光刺激下立即缩小，并能保持片刻，再稍放大些，两侧反应的速度和程度应是完全相同的，如反应迟钝或反应消失，则属于病态。

(二)间接光反应检查

令患者双眼向前注视，检查者用灯光照射一侧瞳孔，而注意对侧瞳孔的变化。在正常情况下，当光照射一侧瞳孔时，对侧瞳孔应同时缩小。如一眼失明，另一眼正常，失明眼瞳孔的直接光反应消失，而间接光反应则仍然存在；在正常眼，则瞳孔的直接光反应存在，而间接光反应消失。

(三)调节反应(或称辐辏反应)检查

检查者伸出一手指于患者的前正方，注意患者在注视由远而近移至其眼前的手指时所发生的瞳孔变化。在正常情况下，当手指移近至眼前时，患者双眼向内移动，同时两侧瞳孔也随之缩小。

(四)相对性传入性瞳孔障碍

相对性传入性瞳孔障碍也称 Marcus-Gunn 瞳孔。一眼传入性瞳孔障碍时，用手电筒照射健眼，双眼瞳孔缩小，随即迅速移动手电筒照射患眼，见患眼瞳孔不但不缩小，反而扩大。

十、晶状体

检查晶状体时，最好充分散大瞳孔，注意晶状体表面有无色素，质地是否透明，位置是否正常（脱位或半脱位）及晶状体是否存在等。

晶状体表面色素附着，如伴有虹膜后粘连或机化膜组织，为虹膜、睫状体炎症的后果。晶状体囊膜下的棕黄色色素颗粒沉着，为眼内铁锈症的表现；前后囊下皮质及后囊表面呈现黄色细点状沉着物，则为眼内铜锈症的表现。在晶状体中央区出现的细小孤立的色素沉着，不伴有机化组织及虹膜后粘连，一般属于先天性色素沉着的范畴。

晶状体失去其透明性而出现浑浊时，称为白内障，瞳孔区域呈灰白色调。临床上，根据浑浊的形态和部位、发病原因、发展过程，可将白内障分为各种类型和各种时期。

晶状体是否完全浑浊，可通过虹膜投影检查法以确定之。用聚光电筒以 45°角斜射于瞳孔缘上，如晶状体尚未全部浑浊而有部分透明皮质，则可在瞳孔区内见到由虹膜投射的半月形阴影；如晶状体已全部浑浊，则投影检查为阴性。

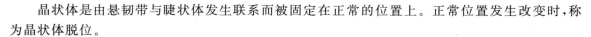

晶状体是由悬韧带与睫状体发生联系而被固定在正常的位置上。正常位置发生改变时,称为晶状体脱位。

晶状体缺如称为无晶状体状态,可以是先天性或外伤性(由于囊膜破裂,导致晶状体的吸收),或为手术摘除的结果。

无晶状体的眼球,可见前房变深、虹膜震颤、眼底结构比正常显得缩小,因晶状体的放大作用已不存在。

通过裂隙灯显微镜检查,可更精确和细致地观察晶状体的病变。

十一、玻璃体

正常玻璃体是透明的,当积脓或有肿瘤侵入时,可引起黄光反应;当有炎症、积血时可见玻璃体浑浊,有时呈大片絮状,或机化组织。通过直接检眼镜转盘上的+8～+20屈光度的透镜,常可在玻璃体内发现各种形状的浑浊物,或闪辉性结晶体。浑浊物可随眼球的转动而摆动。较精确的玻璃体检查,需用裂隙灯显微镜来进行。后部的玻璃体,需用前置镜或三面棱镜进行检查。

十二、眼底

眼底检查在眼科中占有极其重要的地位。它的意义不仅限于对眼底病的诊断,还在于对全身性疾病提供有益的线索。临床上采用的检眼镜可分为直接和间接两种。

检查眼底的顺序通常是先查视神经乳头,然后查黄斑和其他部位。先让患者朝正前略偏内上方注视,以便先查视盘,然后将检眼镜光源稍向颞侧移动(约2个多乳头距离),或嘱患者正对光注视,以便窥视黄斑,最后将光源向眼各个不同部位移动,逐一检查,同时让患者眼球也朝各相应方向转动,以示配合。

眼底病变的描述和记录:通常将眼底分为后极部和周边部;后者又可分为外(颞)上、外(颞)、外(颞)下、内(鼻)上、内(鼻)、内(鼻)下六个不同方位。或用时钟方位表达之。此外,也可将病变部位与视神经乳头、黄斑或血管的位置和方向的关系记录下来。病变的大小和距离视盘的远近,通常是以视盘的直径(PD)为衡量单位。对于病变的隆起或凹陷程度,一般以屈光度数(D)表示之(3个屈光度约等于1 mm)。比较简便明了的记录方法是将病变描绘在眼底示意图上。

(一)视神经乳头

要注意其大小、颜色、形状,边缘是否清晰、有否凹陷或隆起。正常视盘边缘整齐,颜色淡橘红色(颞侧常较鼻侧淡些)。视盘呈圆形或椭圆形,直径约1.5 mm(也称为盘,用D表示),中央有一漏斗状凹陷,颜色较淡,是为生理性凹陷(也称为杯,用C表示),视盘杯盘的比值(C/D),是估测生理凹陷是否增大的常用指标,在青光眼的诊治中尤为重要。在凹陷底部有时可见灰暗斑点,代表视神经纤维通过巩膜筛板的小筛值(C/D),是估测生理凹陷是否增大的常用指标,在青光眼的诊治中尤为重要。在凹陷底部有时可见灰暗斑点,代表视神经纤维通过巩膜筛板的小筛孔。生理凹陷的大小与深度,各人不一;在正常情况下,凹陷范围一般不超过1/2视盘直径(C/D=0.5),且两侧相似(两侧差异一般在0.2以内),否则为病理性凹陷。凹陷的扩大与加深常与眼压增高(青光眼)有关。在视盘颞侧边界有时可见色素或巩膜弧形斑。有时尚可在视盘附近的视网膜上见有羽毛状或火焰状的白色不透明组织,将部分视网膜血管遮盖,为有髓鞘神经纤维束(在一般情况下,眼底上视神经纤维是无髓鞘的,因此是透明的),为先天异常,常不影响视力。若视盘边界模糊、隆起,应考虑颅内压增高所致的视盘水肿或视盘炎、缺血性视盘病变,如色泽苍白,为视神经萎缩。

检查视网膜中央血管时,应注意血管的粗细、弯曲度、动静脉管径的比例、动脉管壁的反光程度,以及视盘处的动脉有否搏动现象。视网膜中央动脉从视盘进入眼底时,分为上下两主支,然后又分成颞上、颞下、鼻上、鼻下四大分支,最后分成很多小支,分布于视网膜各部位,但所有动脉分支间均无吻合,属于终末动脉结构。中央静脉与动脉伴行,命名亦同。有时在视盘黄斑区之间,可见一小支视网膜睫状动脉,形如手杖,由视盘颞侧缘穿出,是来自睫状血管系统,不与视网膜中央血管发生联系。在视网膜中央动脉阻塞的情况下,视网膜睫状动脉供血区可不受血流中断的影响。

正常动静脉比例约为 2:3,动脉管径略细,色鲜红;静脉稍粗,色暗红。动脉管壁表面可呈现条状反光。近视盘处有时可见到静脉搏动,一般属生理现象,如有动脉搏动,必然是病理性的,可以是高眼压(青光眼)的表现。

(二)黄斑区

应注意有无水肿、渗出、出血、色素改变及瘢痕等情况。黄斑区是一个圆形区域,约一个视盘大小,位于视盘颞侧略偏下,距离视盘 2.0~2.5PD(3.0~3.5 mm),具有敏锐的中心视力。该处无血管,颜色较其他部位略暗,周围可有一不很明显的反光晕轮(小儿较为明显)。黄斑区中心可见一亮点,为中心凹反光。

(三)视网膜

应注意有无出血、渗出、隆起等。正常视网膜呈弥漫性橘红色,是脉络膜毛细血管内血流透过色素层和透明的视网膜反射所致。色素上皮层色素的多寡与眼底所显示出的色调有密切的关系。色素多者,眼底反光较暗;色素少者,眼底反光比较明亮。所谓豹纹状眼底,是由于脉络膜色素较多,充实于血管间隙内,使红色脉络膜血管受反衬而更清晰可辨,状似豹皮样花纹,故得其名。白化病患者由于缺乏色素,眼底反光呈红色。

儿童的眼底,光反应较强,形态上易与视网膜水肿相混淆,应注意鉴别。

(林相强)

第二节 眼 压 检 查

眼压是指眼内容物作用于眼球壁的压力。

一、眼压常用的检查方法

(一)指测法

指测法简便易行,但不够精确。检查时嘱患者向下看(图 3-1),检查者用两手示指尖置于上睑,在眼球上方,睫状体部触压,凭指尖触动眼球的弹性,估计眼压。正常者用 Tn 表示。眼压轻度、中度、极度增高时,分别用 T+1、T+2、T+3 表示,反之分别以 T-1、T-2、T-3 表示眼压偏低。

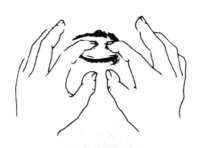

图 3-1 指测法

(二)眼压计测量法

眼压计测量法有压陷式眼压计、压平式眼压计和非接触式眼压计。

1.压陷式眼压计

常用的是 Schiotz 眼压计(图 3-2),应用一定重量砝码以压陷角膜,根据压陷的深度或加压重量推算出眼压。因在测量眼压时造成眼球容积的改变较大,眼球壁(主要是巩膜)硬度(E 值)可以影响测量值的准确性。所以对 E 值异常者需做矫正眼压测量(用轻重不等的砝码 5.5 g 与 10.0 g 或 7.5 g 与 15.0 g 测量查表求出)。

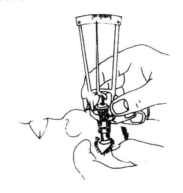

图 3-2 眼压计测量法

检查方法:①患者平卧,0.5%丁卡因眼部表面麻醉。②眼压计底盘用 75%乙醇消毒后备用。③嘱患者伸出示指作为注视目标。检查者用手指分开被检查者上下眼睑,在不压迫眼球情况下,另一手持眼压计,将眼压计底盘轻轻置于角膜中央,依靠眼压计自身的重量压陷眼球。④读出刻度数值,如读数小于 3,应增加砝码重量,记录使用的砝码重量和测出的读数,如 5.5/3.0,7.5/5.0 等,查表换算出眼压数值。

2.压平式(Goldman)眼压计

压平式眼压计用可变重量将角膜压平一定的面积(直径 3.06 mm),根据所需重量来测知眼压。

压平式眼压计(图 3-3)是安装在裂隙灯显微镜上,检查时当所加压力恰好使角膜的压平面积直径为 3.06 mm 时,可以在裂隙灯显微镜下借助荧光素和钴蓝光片照射,看到两个绿色水平半环的内缘互相交接,从而读出压力的数值。由于这种眼压计使角膜压平面积小,所以引起眼内容积量的改变也很小(仅增加 0.56 mm³),受眼球壁硬度(E 值)影响也较小,较 Schiotz 眼压计测出的数值更为精确。

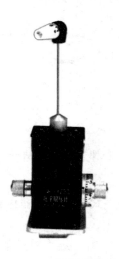

图 3-3　压平眼压计

3.非接触眼压计

非接触眼压计测量眼压时不接触角膜,仪器内气流脉冲使角膜压平一定的面积(直径 3.06 mm),根据压平所需的时间,经过计算机换算,得出眼压数值。不需要局部麻醉,不损伤角膜,但注视困难者测量不出。

二、眼压描记

在正常眼压的情况下,房水的分泌和从 Schlemm 管排出的量基本相同,维持着一种相对稳定的平衡状态,如果房水的排出受阻,就会引起眼压异常。正常状态下用 Schiotz 眼压计放在角膜上 4 分钟,在反复持续的眼压计重量压迫下,房水逐渐排出,眼压下降。但在青光眼病理情况下,房水通道障碍,外力重量压迫下,眼压下降也不明显。

(林相强)

第三节　眼位检查

测量眼位方法很多,下面介绍常用的一般检查法和常用的现代检查法。

一、假性斜视

外观上有斜视感,实际上并无斜视,这就是通常说的假性斜视。假性斜视出现于下面几种情况。

(一)假性内斜视

(1)乳幼儿鼻根部扁平,使两眼内眼角之间距离增大,在睑裂的鼻侧看不到白色巩膜。

(2)有内眦赘皮。

(3)瞳孔距离非常小;有大的阴性 γ 角。

（二）假性外斜视

（1）瞳孔距离非常大。

（2）有大的阳性 γ 角。

（3）外眼角狭窄时，鼻根部过窄。

（4）眼球突出。

（5）病理的黄斑部偏位，或先天性黄斑部偏位。

（三）假性上斜视

左右睑裂不等，颜面两侧不对称。

二、γ 角及其测量

眼球的解剖学与几何光学之间有某些微小的不一致，因而出现了 γ 角的问题，见图 3-4。①ACNS 光轴：为眼球前极与眼球后极间的连线（眼轴）的延长。②OF 视线：为注视目标与中心窝的连线。③OR 注视线：注视目标与回旋点的连线。④PD 瞳孔中心线：为通过瞳孔中心，于前额面上角膜中心的垂直线。⑤∠ORA γ 角：光轴与注视线所成的角。⑥∠ONA α 角：光轴与视线所成的角。⑦∠OPD K 角：瞳孔中心线与视线所成的角。临床上测量 γ 角有困难，故以 K 角代替 γ 角。多数情况下注视线在光轴鼻侧，此为阳性 γ 角，如注视线在光轴的颞侧为阴性 γ 角。一般皆在 5°以内，如 γ 角超过±5°范围，外观上常显示为假性斜视。测量时常用 K 角代替 γ 角。

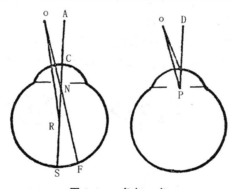

图 3-4 α 角与 γ 角

γ 角的测量方法如下。①视野计法：患者下颌放在视野计颌台上，被检眼通过视野计弧弓的中心向远方注视，检查者站在视野计背面，将手电光源放在视野弓中心照向被检眼。此时，观察光源反射光点在角膜上位置进行判断，如反射光点在瞳孔中心颞侧为计弧弓上移动光源位置的度数为 γ 角的度数，若 γ 不大，用此法检查不够准确。②正切尺检查法：将患者下颌固定于颌台上或头部端正不动，令患者注视正切尺中心光源。如角膜反射光源不在瞳孔中心时，移动光源至光反应光点正在瞳孔中心，光源在正切尺上所移动度数为 γ 角的度数。③同视机检查法：测量 γ 角要用特殊的画片（图 3-5）。将此画片置于一侧镜筒内，令患者用该眼注视画片的中心处，如此时镜筒的角膜反射光点恰在瞳孔中心，则其 γ 角为 0°；如角膜反射光点在瞳孔中心的颞侧，其 γ 角阴性；如角膜反射光点在瞳孔的鼻侧，其 γ 角为阳性。然后令被检依次注视画片上的字母、数字或图形，直到将其角膜反射点移到瞳孔中心时，记录其相应数字，即表示 γ 角度数。其后再测量另一眼 γ 角。

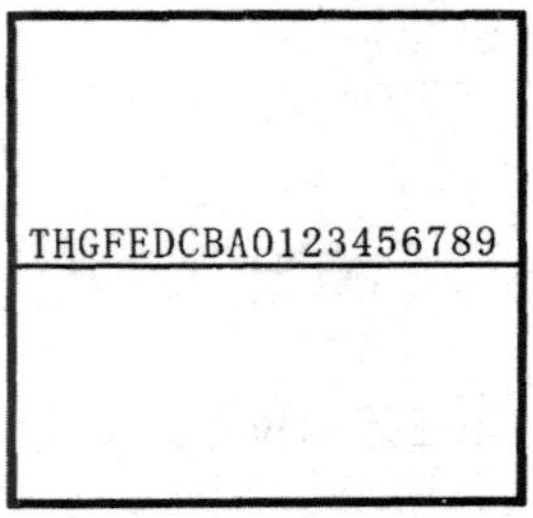

THGFEDCBA0123456789

图 3-5　大弱视镜检查 γ 角用画片

家兔的 γ 角为＋80°,狗为＋25°,猫为＋13°,人的正视眼 γ 角平均 5°,远视眼稍大,近视眼稍小,并有时为阴性。左右眼 γ 角不完全一致。大的阴性 γ 角的正位眼,很像外斜视,或将有某种程度的内斜视当成正位,大的阴性 γ 角的正位眼很像内斜视,或将某程度的外斜当成正位。

三、角膜反射法

检查者坐于被检者对面,于被检者眼前约 33 cm 处,手持一小电灯光源(如于暗室可用检眼镜光源),令患者注视点状光源,注意观察被检眼角膜反射光点的位置。如角膜反射光点位于瞳孔缘处为 10°～15°;位于角膜缘与瞳孔缘中间 25°～30°;当位于角膜缘时约为 45°斜位(图 3-6)。若以角膜弯曲半径为 7 mm 计算,其弯曲面 1 mm 相当于 7°,由角膜中心到角膜缘部距离约6 mm,如反射光点在角膜缘部为42°～45°斜位。

本法的优点:对乳幼儿是唯一的他觉斜视度检查法,缺点是角膜面并非完全球面。1 mm 7°的值不完全正确,同时必须考虑 γ 角的问题,大的 γ 角呈现假的斜视。

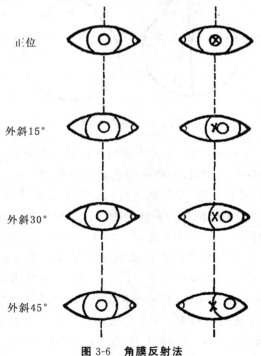

图 3-6　角膜反射法

四、Laurence 斜视尺法

本尺为一个小塑料或铅制成的弧形尺,将弧形端置于下睑缘时弧的弯度恰与下睑缘一致,弧上刻有毫米的标记,其中心为 0,首先将斜视尺的"0"对准角膜缘,然后遮盖健眼,令其用斜视眼固视。此时角膜缘移位的毫米数为偏斜的角度。移位 1 mm 约等于 5°斜视角(图 3-7)。

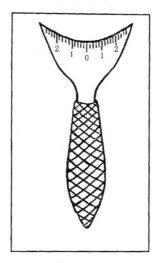

图 3-7 Laurence 斜视尺

五、视野计法

斜视眼对准视野计弧弓中心,固视眼通过视野计 0 点延长到 5 m 处的目标(图 3-8)用手电或蜡烛光源在视野计由 0 点向左右移动,直到将光源反射光点像恰好投射到角膜中心,此时点状光源在视野计弧弓上的所在度数即为斜视度。检查前须先测量 γ 角,以便从斜视度中予以加减。

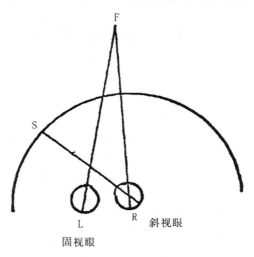

图 3-8 视野计量斜视度法

六、Maddox 小杆加三棱镜法

于一米远距离用 Maddox 小杆加三棱镜,测量各主要注视方向的斜视度,可获得较为准确的数据,对设计麻痹性斜视手术上颇为重要。

(1)方法:让患者坐在距离 Maddox 小杆正切尺前一米远处,固定其头位,在患眼前置 Maddox 小杆,先确定线条光所在位置然后用三棱镜中和。如外直肌麻痹时,出现同侧性线条光。放基底向外的三棱镜,使线条光向内侧移动,三棱镜加至线条光与正切尺中心灯光重合时,该三棱镜度即为其偏斜度。

(2)记录法:右眼外直肌麻痹时的检查结果如下(图 3-9)。

上

左	正位	内 2△	内15△	右
	正位	内 4△	内20△	
	正位	内10△	内22△	

下

图 3-9　右眼外直肌麻痹时检查结果记录方法

又如右眼上直肌麻痹时,其记录方法如下(图 3-10)。

上

左	左/右10△ 外4△	左/右12△	左/右20△	右
	左/右 3△ 外2△	左/右 8△	左/右11△	
	正位	左/右 2△	左/右 3△	

下

图 3-10　右眼上直肌麻痹时记录方法

（林相强）

第四节　视功能检查

一、视力

视力即视觉敏锐度,又称中心视力,是指黄斑部中心凹的视功能,是人眼对外界相邻两点的分辨能力。视力检查分远视力与近视力检查,前者是辨别远距离最小视标的能力,后者是辨别近距离视标的能力,反映了眼的调节功能。远、近视力检查,对于了解眼的功能和大致的屈光状态具有重要的临床意义。

(一)视力表的种类及视力的表示方法

常用的视力表有国际标准视力表、对数视力表。国际标准视力表常用小数记录法、分数记录法表示视力,这种视力表存在着视标增进率不均,以及视力统计不科学的特点。对数视力表是我国缪天荣设计,以 3 画等长的 E 字作为标准视标,视标阶梯按倍数递增,视力计算按数字级数递减,相邻 2 行视标大小之比恒比为 1.26 倍,这种对数视力表采用的 5 分记录法。视力值分别为

4.0、4.1、4.9、5.0、5.1、5.2、5.3。

(二)视力检查法

1.远视力检查

(1)注意事项:将视力表挂在日光灯照明或自然光线充足的墙壁上,检查距离为 5 m,表上第 1.0 行视标与被检眼向前平视时高度大致相等。检查时两眼分别进行,先查右眼后查左眼;检查一侧眼时,以遮眼板将另一侧眼遮住。但注意勿压迫眼球。如戴镜者先查裸眼视力,再查戴镜视力。

(2)检查方法:嘱被检查者辨别视标的缺口方向,自视标 0.1 顺序而下,至患者不能辨认为止,记录其能看清最下一行的视力结果。正常视力为 1.0 以上,不足 1.0 者为非正常视力。

若被检查者在 5 m 处不能辨明 0.1 视标时,则嘱被检查者逐渐向视力表移近,至恰能辨清为止,按公式:视力=被检查者与视力表距离(m)/5 m×0.1 计算。如被检查者在 4 m 处看清 0.1,则视力为4.00/5.00×0.10=0.08。

若在 0.5 m 处不能辨别 0.1 时,则嘱被检查者背窗而坐,检查者置手指于被检眼前,由近至远,嘱患者辨认手指的数目,记录其能够辨认指数的最远距离,如数指/30 cm。若在最近处仍无法辨别指数,则改为检查眼前手动,记录其眼前手动的最远距离。若手动也不能辨别,则在眼前以灯光照射,检查被检眼有无光感,如无光感则记录视力为无光感。

有光感者,为进一步了解视网膜功能,尚须检查光定位,方法是嘱被检者注视正前方,在眼前 1 m 远处,分别将烛光置于正前上、中、下,颞侧上、中、下,鼻侧上、中、下共 9 个方向,嘱被检者指出烛光的方向,并记录之,能辨明者记"+",不能辨出者记"-"。

(3)标准对数视力表:对数视力表检查方法与国际视力表相同。如在 5 m 处仅能辨认第 1 行视标者,记为 4.0;辨认第 2 行者,记为 4.1……辨认第 11 行者,记为 5.0;5.0 及 5.0 以上为正常视力,表中共14 行视标,最佳视力为 5.3。记录时,将被检眼所看到的最小一行视标的视力按 5 分记录法记录。

2.近视力检查

常用的为标准近视力表。检查时需在自然光线充足或灯光下进行。将标准近视力表置受检眼前,距离 30 cm,两眼分别进行检查,由上而下,若能辨别 1.0 以上,则该眼近视力正常;若不能辨别者,可以调整其距离,至看清为止,然后将视力与距离分别记录,如0.8/25.0 cm、0.2/35.0 cm 等。

二、视野

当一眼向前方固视一目标时,除了看清这个注视目标处,同时还能看到周围一定范围内的物体,这个空间范围叫作视野。视野分中心视野及周边视野两种,黄斑中央周围 30°以内的范围称为中心视野,30°以外的范围称为周边视野。它反映黄斑部以外整个视网膜的功能。临床上视野检查对于许多眼病及某些视觉传导通路疾病的诊断有重要意义。

(一)正常单眼视野的范围

颞侧 90°以上,下方约 70°,鼻侧约 65°,上方约 55°。各种颜色视野范围并不一致,白、蓝、红、绿依次递减 10°。两眼同时注视时,大部分视野是互相重叠的。在中心视野里有一生理盲点,是视盘投射在视野上所表现的一个暗点,位于注视点颞侧 15°处,呈竖椭圆形,垂直径 7.5°,横径 5.5°。除生理盲点外出现任何其他暗点均为病理性暗点。

(二)检查方法

分动态与静态检查。一般视野检查属动态,是利用运动着的视标测定相等灵敏度的各点,所连之线称等视线,记录视野的周边轮廓。静态检查则是测定一子午线上各点的光灵敏度阈值,连成曲线以得出视野缺损的深度概念。

(一)对比视野检查法

简单易行,但准确性较差。受检者与检查者相对而坐,距离约 1 m,双方眼睛维持在同一高度;如检查右眼,则遮盖被检查者左眼和检查者右眼,另一眼互相注视,固定不动;检查者伸出手指于两人之间假定的平面上,从上下左右各方位的周边逐渐向中心移动,嘱受检者觉察到手指时即告知。比较受检者与检查者的视野,如双方同时察觉,则受检者视野大致正常,如检查者已察觉到而受检者没有察觉,则受检者视野缩小。以同样方法检查左眼。

(二)周边视野计检查法

1.弧形视野计检查法

弧形视野计检查法属动态检查。检查者嘱受检者下颌搁在下颌架上,调节下颌托,使受检眼与视野计中央在同一水平上,并固视固定点不动,另一眼严密遮盖。视野计为 180°的弧形,半径为 330 mm,选用适宜的视标,检查者将视标由周边向中央慢慢移动,当患者初见视标时即将弧度数记于视野图纸上;旋转弧板,以同样方法检查(正常每隔 30°查 1 次,共 12 次);如需结合做颜色视野,方法同上,以正确辨别视标颜色为准。将视野图纸上所记录的各点以线连接,即得出受检眼的视野范围,同时记录视标的大小、颜色及光线的强弱。一般常检查白色及红色视野。

2.Goldmann 视野计

Goldmann 视野计背景为半径 330 mm 的半球,用 6 个可随意选用的不同大小光点做视标,光点的亮度可以调节,可用来做动态与静态检查。

(三)中心视野检查

1.平面视野计检查

用平面视野计可检查中心视野。

2.小方格表法

小方格表法用以检查中心视野,特别是检查黄斑部早期病变的一种精确方法。检查距离为30 cm,检查前不应扩瞳或做眼底检查。检查时应询问被检者,能否看清整个表,有些小方格是否感到似有纱幕遮盖,线条是否变色、变形(弯曲或粗细不匀),小方格是否正方形,是否变大变小。并让被检者直接在小格上用铅笔描出弯曲变形的形态,借以判断视网膜黄斑部有无病变及其大致的范围。

(四)自动化视野计检查法

电脑控制的静态定量视野计,有针对青光眼、黄斑疾病、神经疾病的特殊检查程序,能自动监控受试者固视的情况,能对多次随诊的视野进行统计学分析,提示视野缺损是改善还是恶化。

三、色觉

凡不能准确辨别各种颜色者为色觉障碍。表明视锥细胞功能有缺陷。色觉障碍是一种性连锁遗传的先天异常;也有发生于某些神经、视网膜疾病者,后者称获得性色觉障碍。

临床上按色觉障碍的程度不同,可分为色盲与色弱。颜色完全丧失辨别能力的,称色盲;对颜色辨别能力减弱的,称色弱。色盲中以红绿色盲较为多见,蓝色盲及全色盲较少见。

检查色觉最常用的方法是用假同色图检查。

四、光觉

光觉是视器辨别各种不同光亮度的能力。明适应是当人眼从暗处进入明处时,极为短暂的适应过程。当人眼从明处进入暗处,最初一无所见,等待片刻后才能看到周围的一些物体,这个适应过程是视杆细胞内的感光色素视紫红质复原的过程,称为暗适应。暗适应的快慢主要反应视网膜视杆细胞的功能。视紫红质复原的过程需要维生素 A 才能合成,当维生素 A 缺乏时,视杆细胞的作用减弱,至暗处看不见物体,称为夜盲。

暗适应与夜间或黄昏时的弱光下视力直接有关。暗适应能力减退或障碍的人,弱光下视力极差,行动困难,使得夜间工作受到影响甚至无法进行。因此暗适应检查,在临床上具有重要的意义。

五、立体视觉

立体视觉又称深径觉,是用眼来辨别物体的空间方位、深度、凸凹等相对位置的能力。立体视觉一般须以双眼单视为基础。对于高空作业等许多工作,尤其对飞行员来讲,深度觉是重要的项目之一。

检查用同视机、哈-多深度计检查或立体视图法。

(王琳玲)

第五节 裂隙灯显微镜检查

裂隙灯显微镜检查是利用强而集中的光源,配合可以变倍的双目显微镜,尤其是特有的裂隙光带及其他附件装置,可以详细检查屈光间质的不同层次及其微小病变。裂隙光的长短可任意调节,显微镜放大倍通常是 10~25 倍,检查最好在暗室内进行。

一、裂隙灯显微镜基本检查

裂隙灯显微镜基本检查有六种方法(图 3-11)。

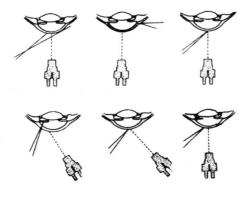

图 3-11 裂隙灯显微镜检查

(一)弥散光线照明法

用宽光非焦点部分,投射在较大面积上,用低倍放大镜观察结膜、角膜、虹膜、瞳孔,了解一般情况。

(二)直接焦点照明法

直接焦点照明法是最基本、最常用检查法。照明光焦点与显微镜焦点完全一致,目的是要在焦点内观察眼部组织变化,位于光学切面中的不同组织,由于折光指数不同而形成界面反光,从而显示出清晰的层次关系。用宽广带照射角膜形成与其对应的光学六面体,利用这立体形象,可分辨前后左右上下面,照射时一般可用1 mm宽的裂隙光,镜与灯的角度45°左右。若将照明光调成小光斑,可以检查房水是否清晰,有无房水闪辉。

(三)后部反光照射法

后部反光照射法是借助于后部组织反射的光线来检查眼前部组织。主要用于透明组织的检查。基本方法是将光线投照在被查组织后方的不透明组织上或反光面上,而将显微镜的焦点调整在被观察的组织上。利用本法易于查出角膜上皮水肿、水泡、角膜后壁细小沉着物及晶状体的细小空泡等。

(四)镜面反光照射法

利用光线照射在角膜或晶状体表面上形成的镜面反光区,借该区亮度的增强而检查该处的组织。用此方法可查角膜表面泪液膜上的脱落细胞、角膜内皮细胞和晶状体前后囊等。

(五)角膜缘分光照射法

将光线的焦点照射在角膜缘上,由于光线通过角膜时被分散和屈折,在全部角巩膜缘上形成一环形光晕,而以对侧的角膜缘处最明显,角膜本身无所见,但角膜上如有斑翳、角膜后壁沉着物、角膜异物等,可清晰看见。

(六)间接照射法

将光线照射到不透明组织上,而观察其邻近同一组织的另一部分。主要用于辨别病变轮廓及与周围组织间的关系。利于观察瞳孔括约肌、虹膜血管及角膜中水泡等。

临床上述各种检查方法常是互相连续合并应用,初学者不易分割开来应用,熟练以后自然会融会贯通。

二、裂隙灯显微镜下眼部检查

裂隙灯显微镜在检查眼部各组织时,对透明组织做一光学切面,使各层次间的结构能清楚显露出来。

(一)角膜

角膜的最表面是泪液膜,可用荧光素染成鲜艳的绿色;下面是明亮整齐的上皮层反光带,上皮层后一条白线为前弹力层;呈均匀一致的淡灰色的透明组织,是占角膜大部分的基质层;后弹力层和角膜内皮层在光学切面上不能分开。用镜面反光照射法可见角膜内皮细胞呈金黄色六角形的镶嵌花纹。正常角膜光学切面,前后弯曲度、厚度是一致的。角膜上皮和前弹力层形成的条带要比后弹力层和内皮层形成的条带亮。

(二)前房

检查时用极窄的裂隙光或点光源照明,此时前房呈透明的光学空虚区,病理情况下房水闪辉浑浊,可见到微颗粒运动,称"Tyadall"现象。

(三)晶状体

晶状体主要采用直接焦点照明,先将裂隙灯显微镜焦点对准前囊,然后逐渐向后移动到后囊,逐步检查晶状体各层次,晶状体最表面发亮的光带为晶状体前囊,晶状体光学切面上最内部的黑暗区是胚胎核,在前 Y 缝与后 Y 缝之间的是胎儿核,成人核带以外是晶状体皮质。

(四)玻璃体

用裂隙灯显微镜检查玻璃体时,只能看到前 1/3 部分,后 2/3 情况需借助前置镜或三面镜。在玻璃体的光学切面中可分辨出玻璃体的支架组织呈网状结构,当眼球转动时可随之飘动。

三、三面镜检查

在裂隙灯显微镜上配备三面镜可看到周边部眼底及前房角。该镜有三个不同倾斜度反射面,各为 75°、67°和 59°。中央为一凹陷的角膜接触镜,可检查中央 30°以内的眼底情况;75°反射镜可检查 30°至赤道部;67°反射镜可检查锯齿缘部;59°反射镜可看到睫状体平坦部和前房角。三个反光镜中看到的眼底是对侧的倒像。例如,镜面在上方看到的是下方眼底,但左右关系不变;如镜面在右侧看到的是左侧眼底,但上下关系不变。三面镜检查是观察周边眼底最好的方法,可以观察眼底周边部的出血、囊样变性和视网膜裂孔。

(冉 美)

第六节 视觉电生理检查

视觉形成是视细胞接受光刺激转变为视信息,经神经通路传递,然后在大脑皮质完成分析和贮存。这些活动过程主要表现为生物电活动。视觉电生理测定,一方面有助于探索视觉过程的电活动,另一方面对眼病的诊断、预后估计、疗效鉴定均有重要作用。

视觉电生理检查包括眼电图(EOG)、视网膜电图(ERG)及视觉诱发电位(VEP)。视觉电生理是一种无创性客观视功能测定。对于检查不合作幼儿、智力低下及诈盲者的视功能测定及视网膜病变的诊断有重要的临床意义。

一、眼电图

眼电图(EOG)是一种从眼睑皮肤面测定视网膜色素上皮和视细胞之间存在的视网膜静息电位的变化,从而反映视网膜的光化学反应和视网膜外层的功能状况,还可适用于测定眼球位置及眼球运动的生理变化。

EOG 电位产生于视网膜色素上皮,它的改变取决于视网膜周围的照明状态。暗适应后眼的静息电位下降,此时的最低值称暗谷,转入明适应后,眼的静态电位上升,达最大值,称峰电位值。

(一)眼电图的检查方法

被检查者取坐位。在内外眦部分别安置氯化银电极,前额置无效电极,被检查者眼前相隔一定的距离,有两注视光点,光点间距与眼呈 34.5°夹角,让患者眼球自一个注视光点到另一注视光点做水平运动,记录眼球运动时电极传递的正方阶形波的电位置,先在暗室内记录 12 分钟,然后在光刺激下也做类似眼球运动 12 分钟并记录,取其电位值(或平均值)描绘成曲线,定量分析。

(二)眼电图临床测量指标

眼电图临床测量指标主要有电位值,平均为 16.03 μV;峰电位值平均为 40.63 μV,暗谷时间平均为9.66分钟,谷电位置的比值平均为 2.52(Arden 比值)。

(三)EOG 的临床应用

1.视网膜色素变性

早期患者 EOG 比 ERG 更为敏感,EOG 光峰电位下降,Arden 比值低于正常,中晚期 EOG D-T 曲线呈平坦型改变。但光峰时间和暗谷时间延长不明显。

2.先天性夜盲显性遗传者

视锥细胞功能正常,视杆细胞功能记录不到,EOG 谷峰电位明显下降。

3.后部葡萄膜炎时

EOG 的改变出现在 ERG 改变之前。各种原因的脉络膜脱离患者 EOG 也有明显改变,治疗复位后,可恢复正常。

4.其他老年黄斑变性

中毒性视网膜病变、视网膜脱离等都有相应的 EOG 改变,为疾病诊断提供线索。

二、视网膜电图

(一)视网膜电图(ERG)的概念

视网膜的前后表面之间在静止状态下或黑暗中都存在电位差,也能产生电流,在闪光刺激视网膜后,于视网膜节细胞冲动之前能发生电位差的变化,把这种变化记录下来加以放大,描绘成一簇电反应的曲线,即为 ERG,是视网膜对光的综合电反应,反映了整个视网膜活动。

(二)视网膜电图的分类

ERG 是一种动作电位,利用接触镜式的电极放在结膜囊内,另一个电极安放在同侧颞部。根据刺激的类型,可分为两种 ERG。①闪光 ERG(F-ERG):是由闪光诱发的视网膜电活动,为瞬态反应,反映视网膜第一、二神经元功能。②图形 ERG(P-ERG):是由图形刺激记录的视网膜电活动,反映视网膜的第三神经元活动。

(三)临床指标

1.F-ERG

主要有负相的 a 波,正相的 b 波和 Ops 波,测量参数为各波的潜伏值及振幅。潜伏值以 Ms 计,振幅以 μV 计。

2.P-ERG

主要有 a、b 波,各波的潜伏值及振幅。a 波起源于光感受器,b 波起源于 Muller 细胞,刺激光的强度、波长不同,在明适应和暗适应条件下记录的 ERG 波形也不同。

(四)临床应用

(1)对屈光间质浑浊的白内障、玻璃体浑浊者,可以了解视网膜功能,确定手术指征及预后。

(2)对遗传性视网膜色素变性的诊断,以及视神经炎症、外伤、黄斑变性、交感性眼炎、弱视等疾病诊断提供客观依据。

(3)也可用于假盲的客观检测。

三、视觉诱发电位

(一)视觉诱发电位(VEP)的概念

VEP 是视网膜受闪光或图形刺激后在视皮层枕叶视觉中枢诱发出来的生物电,反映视网膜、视路、视觉中枢(第三神经元即节细胞以上视信息)功能状态。

(二)视觉诱发电位的分类

视觉诱发电位根据刺激方式的不同分为闪光 VEP(F-VEP)和图形 VEP(P-VEP)。

(1)F-VEP 反映整体视网膜的光敏感性。

(2)P-VEP 反映黄斑中心凹神经元的功能状态。P-VEP 是比较常用的检查方法,因为视皮层对图形刺激较敏感。

(三)VEP 的作用

VEP 可以客观检查节细胞以上的神经功能。

1.P-VEP

主要为中心视功能的反映,检查时必须矫正屈光不正。

2.F-VEP

主要测定视网膜到视皮层的传导功能,代表视路传导的总体状况。如果 VEP 不正常而 EOG、ERG 正常,则病变属于节细胞以上视皮层传导径路上。

(徐　红)

第七节　眼科普通影像学检查

一、X 线检查

X 线是一种穿透力较强,波长很短的电磁波。通过人体器官和各种组织时,能在 X 线片和荧光屏上显示内部结构,达到协助诊断的目的。眼部 X 线检查主要是探测眼球突出的病因及鉴别诊断,眶内肿瘤的范围、性质及眼外伤金属异物的定位。

(一)眼科常用的 X 线检查方法

眼科常用的 X 线检查方法有 X 线平片、体层摄影和泪囊造影。可根据具体情况选择或结合应用。X 线平片常用以下几种方法。

1.眼眶正位

即柯氏位或鼻颏位。此可对称显示双侧眼眶各部分结构及额筛窦。

2.眼眶侧位

观察蝶鞍、蝶窦、鼻咽部及眼部异物的深度等。

3.视神经孔位(眼眶斜位)

可显示视神经孔和后组筛窦,也可观察眶内壁、眶顶及额窦(图 3-12)。

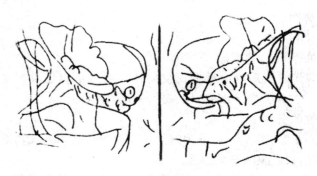

图 3-12　视盘孔 X 线图像

4.体层摄影

避免颅骨重叠现象,能发现细小的病变。

5.泪囊造影

泪小管注入碘油等造影剂,摄取正侧位片显示泪道畅通情况,为选择治疗方法提供依据。

(二)眼部异物定位

对有眼球穿通伤患者,做眼眶正侧位平片检查,金属异物可直接显影,非金属异物一般不能显影。在平片发现显影的异物时,估计在眼球内,可在角膜缘加金属标记,进行 X 线眼内异物直接定位(或其他生理定位、几何定位等)。测出异物在眼球内的钟点方位和距离角膜缘的距离,为手术提供依据。

(三)眼眶异常的 X 线表现

与正常的 X 线相比,眶内肿瘤、炎症、水肿及占位性病变,可以引起眶腔增大、骨密度增高,还可以导致骨壁骨质增生或破坏吸收,眶内孔或裂的扩大及眶周结构的改变。

二、电子计算机体层扫描

电子计算机体层扫描(CT)是利用 X 线环绕人体某一层面进行扫描,透过该层面不同密度组织的X线由高度灵敏的探测仪所接受,同时由检测器记录衰减信息,再转换成数字量,输入电子计算机,然后由图像显示器将这些数据用不同的灰度等级显示出来,使该层面内密度差别的结构清晰在显示器上显示出来,即 CT 图像。该检查除进行形态观察外还能做定量分析。

(一)正常眼的 CT 图像

眼眶组织密度差异较大,特别是球后眶锥内有大量低密度的脂肪组织。所以,CT 能清晰显示出眶骨及其裂孔形态,球后视神经的粗细及形态,眼外肌索的形态及功能状况。在 CT 图像上(图 3-13、图 3-14),视神经呈中等密度条索状组织影。眼球壁 CT 上称眼环,玻璃体位于眼环之内,呈现低密度阴影。晶状体位于玻璃体前方中央,呈双凸状高密度阴影。眼外肌在平扫时呈带状软组织阴影;冠状扫描时,显示各直肌断面。泪腺呈中等密度,在冠状扫描时位于眼眶前外侧。眼部 CT 扫描,有轴位、水平位、冠状位,必要时还可用碘油造影剂增强扫描。

(二)眼部异常的 CT

眼眶骨折,可见骨折线与骨碎片。眼眶内占位性病变,可以显示肿瘤大小、范围及与周围组织的关系,如海绵状血管瘤、囊肿。恶性肿瘤还可以造成眶壁的虫蚀骨质破坏。此外,CT 还可显示异常的视神经影像,如视神经肿瘤、炎症、甲状腺相关的眼病,表现为视神经及眼外肌增粗等。

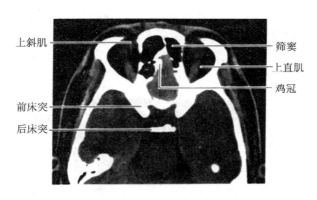

图 3-13　CT 图像

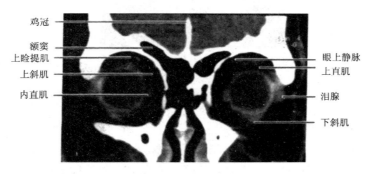

图 3-14　CT 图像

三、磁共振成像

磁共振成像（MRI）在强磁场内，体内原子核的质子和中子有规律排列成平衡状态，选择某些原子核（氢核）并施加于相适应的射频脉冲，氢核中的质子被激动，吸收能量发生共振，射频脉冲终止后，核子又回到低能级位放出能量。能量释放与组织中氢核子状态相关，不同组织间存在差别，将氢核子能量释放过程中产生的磁共振信号接收放大，经过计算机运算排列，形成图像。信号的强度不等，在灰阶上的位置不同，高信号形成白亮图像，低信号为灰暗图像。信号强度取决于氢核密度，纵向弛豫时间 T_1（脉冲能量释放到核子间的时值），横向弛豫时间 T_2（同样核子间相位从一致变到分散的时值）。人体结构和组织病变时，含氢核的量不等，吸收射频和释放信号强度也有不同，T_1、T_2 值有很大差别，MRI 的作用，就是利用这种差别来达到诊断的目的。

（一）正常眼部的 MRI 表现

致密骨质含质子极少，所以眼眶四壁 T_1、T_2 加权像成低信号，眼外肌 T_1、T_2 加权像呈现中等信号，眶内脂肪的 T_1、T_2 加权像呈现高信号。MRI 几乎可以显示视神经全长在 T_1、T_2 加权像呈现中等信号，眼球部的角膜和巩膜呈低信号，房水和玻璃体信号一致，在 T_1 加权像上表现为低信号，在 T_2 加权像上表现为高信号（图 3-15）。

（二）眼部异常的 MRI 表现

黑色素瘤的 T_1 加权像信号偏高而 T_2 加权像信号偏低，肿瘤较大时可突入玻璃体腔呈现"蘑菇云"征象。视网膜母细胞瘤的 T_1 加权像高于玻璃体的信号，T_2 加权像低于玻璃体信号，有钙化时出现极低信号。眶内异常如海绵状血管瘤，T_1 加权像为中低信号，T_2 加权像呈现中高信号。皮样囊肿，T_1、T_2 加权像多呈低信号，而囊内因其成分不一，可有相应的信号改变，一般多呈混杂信号。其他像视神经损伤、眶尖部肿瘤、眶内肿瘤向颅内蔓延等都适应于 MRI 检查。

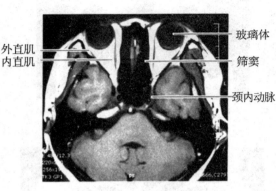

外直肌
内直肌

玻璃体
筛窦
颈内动脉

图 3-15　磁共振图像

（李盼盼）

第八节　荧光素眼底血管造影检查

荧光素眼底血管造影（FFA）检查最重要的一点是将眼底病的诊断方法从主观观察方面转变为客观的科学鉴定，这是一种新颖的具有较高临床价值的方法。但不能单独地、孤立地依靠它，而应该根据完整的病史和各种必要的眼科检查，比如视力、视野、眼压、眼底、裂隙灯显微镜等方面的综合检查，再结合血管荧光造影的情况，进行分析判断，尔后予以正确的诊断结果。

一、荧光素眼底血管造影检查

荧光素眼底血管造影检查是利用荧光素做造影剂注入血管，随血流进入脉络膜和视网膜血管，在蓝色波的激发下，荧光素即发出黄绿色荧光，通过光学系统可以观察视网膜、脉络膜血管性疾病，视网膜微循环及其他眼底病变的特征（图 3-16）。在临床应用时，可将 10％荧光素钠 5 mL 或 20％荧光素钠 3 mL 在肘前静脉注入，用 8 号针头，以很快速度，在 2～4 秒注完。同时还要求患者手臂向外转，抬至水平位，避免流经锁骨下静脉时的机械阻滞作用，这样使荧光素在循环中不被稀释过多，保持较高浓度，形成前峰明显的染料团，比较集中地到达眼底（通常在 8 秒左右即可达到眼底）。这种方法简便易行，没有危险，且能使视网膜中央动脉内浓度为 50％～100％，保证造影效果。

荧光素眼底血管造影检查能清晰地显示出微循环的细微结构，直到毛细血管丛，这样就能完整地、系统地从动态方面观察活体循环的正常或异常状态。

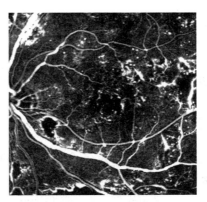

图 3-16　眼底荧光造影

二、正常眼底荧光像

从注射荧光素钠后 10～15 秒至 35 秒止,这段时间内,要每秒钟拍摄一张照片。这期间是视盘显示荧光到视网膜静脉完全充盈,是可以拍摄到近似全过程的重要关键时刻。

荧光显影分期,一般分为五期。

（一）动脉前期

动脉前期或称脉络膜期。荧光素注入后,首先出现脉络膜充盈,此时是视网膜中央动脉尚未充盈前的一段时间,其特征是脉络膜呈地图状斑块,视盘表现淡淡的朦胧荧光,即所谓背景荧光。

（二）动脉期

注射后 15 秒,荧光素进入视盘上的视网膜中央动脉,此时,动脉完全充满荧光素,并很快充满于黄斑部的细动脉。本期从动脉开始充盈到动脉全部充盈,这段时间 1.0～1.5 秒。本期内静脉不显荧光。荧光片上静脉血管呈黑色。

（三）动静脉期

当荧光素完全充盈动脉和静脉时,称为动静脉期。荧光素开始由后极部小静脉进入静脉,2～4 秒,为静脉早期。此后 2～4 秒后视网膜动脉荧光素基本排空,静脉血管荧光显示清晰。

（四）静脉期

小动脉中荧光素基本变浅或排空,直至消失。荧光素在静脉内全部充盈,这时荧光素浓度最高,血管荧光均匀一致。

（五）后期

视网膜及脉络膜静脉内的荧光逐渐变淡,消失。荧光素在静脉消退时和充盈时相反,是沿着静脉管壁的荧光首先消失。

荧光素不能通过视网膜毛细血管管壁。因此,荧光素在毛细血管内清晰可见,而荧光素能通过脉络膜毛细血管内皮细胞之间的空隙,并能渗透到血管管壁外形成淡的"背景荧光",即脉络膜荧光。

在生理状态下,荧光素不能穿过视网膜色素上皮层。因此,上述背景荧光是透过视网膜色素上皮层面显示的脉络膜荧光。视网膜和脉络膜这两个系统的荧光显影可能重叠,但并不相互混淆。

三、异常眼底荧光像

（一）循环动态的异常

（1）充盈迟缓。A-RCT 时间延长，多见于中央动脉阻塞、灌注压下降。静脉回流缓慢，多见于静脉阻塞。

（2）逆行充盈。

（3）充盈倒置。

（4）荧光遮蔽：当眼内有出血、机化物、增生组织存在时，都可形成遮蔽背景荧光。

（二）血管屏障功能的损害

血管屏障功能的损害主要表现为强荧光区：视网膜血管壁受损，屏障功能破坏，荧光素向血管壁外渗漏，使组织着色，形成一片强荧光区。

（三）视网膜血管的结构异常

1.荧光渗漏

多见于毛细血管扩张，荧光素渗入周围组织中。

2.荧光缺损

毛细血管阻塞的部位，呈现暗弱的无灌注区。此与荧光遮蔽不同，无灌注区内有新生血管芽的存在。

3.新生血管

当视网膜出现大片毛细血管无灌注区时，多在静脉侧或扩张的毛细血管上出现新生血管芽。荧光充盈时形成一个强荧光小斑，边缘模糊，新生血管芽成为新生血管叶，最后形成新生血管膜，而出现花边状荧光斑。

4.血管瘤

血管瘤为血管壁局限性膨胀呈壶腹状，发生在毛细血管壁的叫微动脉瘤，在造影时，微动脉瘤为点状高。荧光小出血点呈遮盖荧光，两者不要混淆。动脉瘤的另一种类型为大动脉瘤，形态较微动脉瘤大。荧光造影呈现圆点状强荧光。大动脉瘤常有渗漏，附近反应性扩张的毛细血管也有渗漏。

（李盼盼）

第四章

眼眶疾病

第一节 眼眶血管畸形

一、眼眶静脉曲张

眼眶静脉曲张是常见的眶内血管畸形。其畸形血管由大小不等的静脉构成,输入和输出血管均为静脉。畸形血管间缺乏或很少有增生的纤维组织联系。临床以体位性眼球突出为特征。分为原发和继发两种。原发者缺乏明显的前驱因素,静脉畸形扩张;继发者因静脉内压力增高,驱使静脉增粗、迂曲。一般眶静脉曲张系指原发者,其发生原因尚不明了,可能与胚胎时期血管发育异常有关,异常静脉呈囊状、蜂窝状或迂曲扩张,临床上比较多见。

(一)临床表现及分型

(1)典型体征是一侧性体位性眼球突出,常在低头、弯腰、咳嗽和憋气等颈内静脉压增高时发生眼球突出。多为轴性突出。眼球突出后出现眶内压增高的症状,如眶区胀痛、恶心、呕吐、眼睑遮盖眼球,一时性视力减退、复视、眼球运动障碍等。抬头直立后这些症状消失。

(2)由于长期眶内静脉充血,压迫脂肪组织,使之吸收,体积减小,直立时发生眼球内陷。

(3)婴幼儿时期发生的体位性眼球突出,扩张的眼上静脉压迫眶上裂,使之扩大,颅腔与眶腔沟通,引起眼球搏动。

(4)曲张的静脉偶可破裂出血,突发眼球突出,与体位无关。持续存在不能缓解,同时视力丧失、眼球固定、眼睑不能上举、恶心呕吐,出血可弥散至结膜下或皮下。

(5)眶尖部出血或血栓形成部可导致视力丧失和视神经萎缩。

(二)诊断

1.临床表现

典型的体位性眼球突出。

2.超声检查

头高位时探查显示正常。在颈部加压后,眼球向前突出的同时,球后脂肪内出现圆形、管状或形状不规则,大小不等之透声区,去除加压,眼球复位的同时,声腔消失。

3.CT 扫描

头高位时,可为正常表现或有静脉石,压迫颈内静脉,眶区出现软组织密度块影。

4.眼静脉造影

显示眶内造影剂斑块。

(三)鉴别诊断

与眼球突出的其他情况相鉴别。

(四)治疗原则

(1)症状轻者,不必进行损伤性治疗。注意避免低头用力、咳嗽、便秘等一切引起眼球突出的诱因。

(2)对于进展较快、症状明显、影响正常生活和工作时,则应予以处理。眶前部病灶,适用于硬化剂注射治疗或手术切除。眶后部特别是肌锥内静脉曲张应慎重考虑手术治疗。手术进路采用外侧开眶,切除紫红色病变,栓塞与海绵窦的通路。

二、颈动脉-海绵窦瘘

颈动脉-海绵窦瘘为颈动脉与海绵窦之间发生异常交通。常见原因如下:①外伤,可由颅底骨折或头部轻微外伤所致。②自发性,颈内动脉及其分支或颈外动脉的动脉硬化,以及动脉瘤或其他动脉壁病变,自发形成裂隙或破裂,主干或分支血液直接流入海绵窦。③先天性,颈内动脉分支与海绵窦间存在着胚胎动脉或动、静脉交通畸形,或先天性动脉壁薄而后破裂等所引起。如果形成的瘘口大,血液流量大,称为高流量瘘。如果形成的瘘口小,血液流量小,称为低流量瘘。

(一)临床表现

1.症状和体征

虽然颈动脉-海绵窦瘘的原发部位在颅内,但其症状和体征多表现在眼部。

2.不同程度的眼球突出

高流量瘘且伴有与心跳同步的搏动,眶前区闻及吹风样杂音。眼球突出方向为轴性或稍向下移位。压迫同侧颈动脉,搏动与杂音均消失。低流量瘘时搏动性眼球突出与血管性杂音均不明显。

3.巩膜表面静脉曲张

高流量瘘形成后,即刻出现明显结膜水肿和静脉曲张,低流量瘘则逐渐缓慢产生。巩膜表面静脉高度迂曲扩张,从角膜缘到穹隆部,放射状排列,深红色。

4.复视及眼球运动障碍

动眼、滑车、外展神经不全麻痹,其中外展神经不全麻痹最多见。

5.眼压增高

巩膜静脉窦充血和轻度或中度眼压增高。

6.眼底改变

视盘水肿,视网膜中央静脉曲张,压迫眼球可见静脉搏动。视网膜常有小量出血。

7.视力下降

不多见。可由视网膜出血、眼压升高或脉络膜脱离而引起。在高流量瘘,眼动脉中血流可逆流,长期缺血缺氧,可导致视神经萎缩、白内障和角膜变性,视力丧失。

8.头痛

约有半数患者主诉患侧头痛及眼眶痛。

(二)诊断

1.临床表现

根据头部外伤史、搏动性眼球突出和血管杂音、眼球表面静脉曲张和视网膜中央静脉压增高等临床表现可以诊断。

2.超声检查

可显示眼上静脉曲张与搏动、静脉血逆流、脉络膜脱离和眶内软组织结构肿胀四种特征。

3.CT 扫描

可见眼上静脉曲张,海绵窦扩大。

4.数字减影血管造影(DSA)

可显示颅内血管畸形,可清晰显示各级血管及其相互联系,可以确诊。

(三)鉴别诊断

(1)眶内动-静脉畸形:虽然症状和体征相似,但血管造影无颈动脉和海绵窦之间的交通。

(2)眶内静脉曲张。

(3)海绵窦血栓性静脉炎。

(四)治疗

1.低流量瘘

可自发痊愈,可反复压迫颈内动脉,促进痊愈过程。因此对病情轻微者只需随诊观察。

2.高流量瘘

可通过股动脉或眼上静脉介入性栓塞治疗。

3.继发青光眼的治疗

以药物降低眼压,必要时行眼外滤过手术。

三、动静脉血管瘤

动静脉血管瘤是胚胎时期血管形成缺陷造成的先天性动、静脉血管畸形。由动脉和静脉两种成分构成,两种血管之间为异常的小动脉、小静脉和动、静脉直接交通而成的血管团。

(一)临床表现

(1)畸形血管发生于眼眶前部或波及眼睑时,眼睑可呈不规则隆起,可扪及搏动性或震颤性肿物,皮下静脉迂曲扩张,压迫后肿物体积缩小。

(2)畸形血管位于球后者,引起搏动性眼球突出和血管杂音。开始时眼球突出程度较轻,逐渐进展,严重时眼球脱出于睑裂之外。

(3)多数患者眼底正常。可发生视盘水肿或萎缩。如伴有视网膜动静脉血管畸形的,可见血管高度迂曲扩张和异常吻合,视网膜水肿、渗出和出血。

(4)伴有颅内动静脉血管瘤者可引起脑出血、癫痫、头痛及进行性神经功能障碍。大量出血颅内压急剧增高,可突然头痛、恶心、呕吐、意识丧失引起脑疝死亡。也有后遗偏瘫、半身感觉障碍、失语等神经缺失。

(二)诊断

1.临床表现

根据搏动性眼球突出,血管杂音,紫红色肿物,结膜血管曲张、水肿,眼底可见畸形血管,且常伴有脑症状即可诊断。

2.超声检查

超声检查显示眶内形状不规则,边界不清的占位病变,肿物明显搏动,压迫变形。彩色多普勒可示眶内动脉血流入静脉内。

3.CT 扫描

CT 扫描显示眶内可见形状不规则的高密度块影,强化后血管显示为粗大的高密度条影,之间有不强化的间隔影。

4.血管造影

血管造影可显示颈内、颈外动脉系统的血管畸形。

(三)鉴别诊断

1.眶内动静脉瘘

搏动性眼球突出,眼球可还纳。超声检查见搏动的眼上静脉曲张。血管造影动脉期显示海绵窦及眼上静脉。

2.眼内供血丰富的肿瘤

搏动性眼球突出,眼球不能还纳。血管造影动脉期显示粗大眼动脉,动静脉期显示肿瘤,静脉期显示肿瘤及眼上静脉。

(四)治疗

(1)治疗困难,药物治疗无效。

(2)需手术治疗,分两步进行。先结扎或栓塞供血血管,然后切除肿物。一般血管栓塞后2周内进行第二次手术为宜。

四、眼眶动脉瘤

眼眶动脉瘤分为原发和继发两种。发生于眼眶的动脉瘤非常罕见。常见原因:①先天因素,局部血管壁薄弱,甚至缺乏肌层,可形成动脉瘤。②血管病,高血压和动脉硬化管壁发生病变,形成动脉瘤。③外伤、细菌感染、损伤血管壁也可引起动脉瘤,但甚为少见。眼眶动脉瘤多为颅内动脉瘤经眶上裂扩展到眶内。

(一)临床表现

1.原发于视神经管和眶尖部的动脉瘤

原发于视神经管和眶尖部的动脉瘤主要症状为视力减退,眶深部痛和头痛,视神经萎缩和眼球运动障碍。眼球突出常不明显,动脉瘤破裂可引起眶内大出血,急性眶内压升高,视力丧失,眼球突出,眼球固定,眼睑肿胀及皮下出血。

2.继发于颅内的动脉瘤

多发生于颈动脉的海绵窦前段和前床突下段,向眶上裂方向发展,延伸入眶尖部。常引起眼球轻度突出及眼球表面充血,眼球运动障碍。也可压迫视神经导致视力丧失。

（二）诊断

1.临床表现

临床甚为少见,其临床表现有近于占位病变或动静脉血管畸形,诊断比较困难。

2.X线片及CT扫描

显示视神经管扩张或眶上裂扩大。可见高密度肿物,强化非常显著。并可见骨压迫。

3.超声检查

可见眶尖囊性搏动性肿物。

4.数字减影血管造影（DSA）

可以特异性地显示血管瘤的动、静脉属性,供血情况及受累范围。

（三）鉴别诊断

应与引起眼球突出的其他情况相鉴别。

（四）治疗

1.动脉瘤蒂结扎

数字减影血管造影（DSA）发现动脉瘤的蒂,并予以结扎。

2.手术切除

适于颅内动脉瘤。

3.介入治疗

安全性相对较高,选择性强,微创,但价格较贵。

五、眶内动-静脉瘘

眶内动-静脉瘘,本病极为罕见,多因锐器自前方刺入眶尖部,损伤眼动脉和眼上、下静脉,形成动静脉异常交通。也可能是头颈部动静脉畸形的一部分。

（一）临床表现

与颈动脉-海绵窦瘘相同,但较轻缓。

（二）诊断

（1）根据外伤史、临床表现可以诊断。

（2）影像学特征:超声检查和CT可显示眼上静脉曲张、眼外肌肥大等继发性改变。数字减影血管造影（DSA）可显示动静脉之间瘘孔。根据动脉造影结果可以确诊。

（三）鉴别诊断

（1）眶内静脉曲张。

（2）海绵窦血栓性静脉炎。

（3）颈动脉-海绵窦瘘症状和体征相同,但较重。血管造影会发现在动脉与海绵窦之间发生异常交通。

（四）治疗

（1）多数患者无严重后果,不需要手术治疗。

（2）如体征明显,可利用脱离性球囊堵塞眼动脉。

（信兆亭）

第二节 眼眶炎症

一、眶蜂窝织炎

眶蜂窝织炎为眶内软组织的急性化脓性炎症,重症可导致视力丧失、颅内蔓延或败血症而危及生命。本病是由化脓性细菌感染引起,致病菌以金黄色葡萄球菌和溶血性链球菌多见,其他细菌尚有流感杆菌、类白喉杆菌、大肠埃希菌和厌氧菌等。多由邻近组织的化脓性病灶引起,如鼻窦、眼睑、颜面、牙槽或海绵窦炎症,或脓性栓子血行感染,也可通过眼眶穿通伤直接感染或植物性异物滞留所致。

(一)临床表现

(1)起病急骤,常伴有全身症状,如发热、寒战、周身不适、食欲缺乏。外周血嗜中性粒血细胞增多。

(2)眶区疼痛,眼球触痛或眼球转动痛。

(3)眼睑红肿、血管扩张。球结膜高度充血、水肿。

(4)眼球突出和眼球运动障碍,严重者眼球突出固定。

(5)视力减退:眼底视盘水肿、视网膜出血和静脉曲张及视神经萎缩均可引起视力减退,甚至视力完全丧失。

(6)眼眶炎症沿血行或直接向周围组织结构蔓延的临床表现:海绵窦血栓形成、脑膜炎、眼内炎、坏死性巩膜炎、败血症等。

(7)眶内脓肿:炎症局限可形成眶内脓肿,需要手术切开引流治疗。

(二)诊断

(1)典型的临床表现。

(2)超声探查见眶内脂肪密度增高,眼外肌肿大,眼球筋膜水肿,脓肿显示呈边界清楚的低回声区。

(3)CT扫描可发现:脂肪密度增高、眼睑水肿、眼环增厚、眼外肌肥大、鼻旁窦的炎症、骨膜炎等。可对眶内脓肿进行定位。

(4)血常规检查见白细胞计数增多,中性粒细胞比例增加。

(三)鉴别诊断

1.脓毒性海绵窦栓塞

脓毒性海绵窦栓塞又称急性海绵窦栓塞性静脉炎,本病起病急骤,发展迅速,头痛寒热,周身不适。眼部症状与全身症状同时出现。双眼先后发病,表现为眼睑和球结膜的高度水肿及静脉曲张、眼突出、眼球运动障碍或眼球固定,角膜、眼睑、眶上区痛觉丧失、眼底静脉曲张,视盘水肿和视力减退。海绵窦段颈内动脉交感神经丛受侵犯,发生Horner综合征,甚至瞳孔缩小。而眶蜂窝织炎一般限于单侧,对侧的瞳孔反射及视盘均为正常。

2.眶骨炎与骨膜炎

眶缘骨炎与骨膜炎时局部红肿、疼痛、烧灼感,眼球向病变对侧移位,转动时轻度受限。脓肿形成时可见充血性肿物,有波动感。破溃后形成瘘管,经久不愈。眶中部骨炎与骨膜炎时有眼球

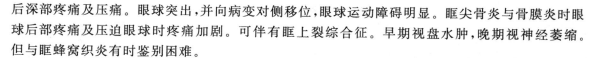

后深部疼痛及压痛。眼球突出,并向病变对侧移位,眼球运动障碍明显。眶尖骨炎与骨膜炎时眼球后部疼痛及压迫眼球时疼痛加剧。可伴有眶上裂综合征。早期视盘水肿,晚期视神经萎缩。但与眶蜂窝织炎有时鉴别困难。

3.眼球筋膜炎

浆液性眶筋膜炎多发生于双眼,突然发生,发展较快。可有疼痛,球结膜水肿、充血,可有眼球运动障碍。化脓性眶筋膜炎时眼球疼痛、水肿、眼球突出、眼球运动障碍,均比浆液性眶筋膜炎严重。但有时与眼球筋膜炎鉴别困难。

(四)治疗原则

(1)应做细菌培养,包括血、鼻、喉腔和鼻旁窦的培养。如有脑膜刺激症状及双侧眼睑肿胀应培养脑脊液。

(2)在未查明病原体之前,应尽早使用大剂量广谱抗生素静脉滴注,全身抗生素应持续应用2周。

(3)待细菌培养有结果后根据药物敏感试验选择有效药物。

(4)脓肿形成后切开引流,必要时行脓腔内抗生素灌洗。

二、急性眶骨炎与眶骨膜炎

急性眶骨炎与眶骨膜炎发生于眼眶骨和骨膜的炎症。可单独发生,也可同时发生。原发性骨膜炎最多见。多由鼻旁窦的炎症,通过血管周围间隙,或较薄的眶壁直接蔓延而来。也可见于猩红热、百日咳及远处脓毒栓子患者。

(一)临床表现

根据病变所在位置的不同可有不同的临床表现。

1.眶缘骨炎与骨膜炎

(1)局部红、肿、触疼痛。

(2)眼球向病变对侧移位。

(3)脓肿形成时可扪及有波动性肿物,破溃后形成瘘管,经久不愈。

2.眶中部骨炎与骨膜炎

(1)病灶位于眶缘与眶尖之间,有深部疼痛及压痛。

(2)眼球突出,眼球运动障碍。

3.眶尖部骨炎与骨膜炎

(1)视力减退。

(2)眼球后部疼痛及压迫眼球压迫痛。

(3)可伴有眶上裂综合征、眶尖综合征及视神经受压症状。

(二)诊断

(1)主要根据病史和临床表现诊断。

(2)X线片检查多显示正常,或有鼻旁窦密度增高。CT检查显示病灶区骨膜下积液、骨膜肥厚和骨破坏征象。

(三)鉴别诊断

1.眶结核性骨膜骨髓炎

病程缓慢,多见儿童、体弱及有结核病史或结核病家族史者。表现为眶缘局部隆起的边缘不清的软性肿物,有波动感。肿物破溃,可见米汤样液体及干酪样沉淀物溢出,溢液中可查见结核杆菌。形成的瘘管经久不愈。皮肤结核菌素试验阳性。X线及CT检查可见眶骨破坏或骨硬化。组织病理检查发现干酪坏死性肉芽肿。

2.泪腺瘘管

常开口在上眼睑外上方,瘘孔周围皮肤受瘘孔流出液的刺激而发生糜烂。如有继发感染可形成脓瘘,无骨质破坏。

(四)治疗原则

(1)应用广谱抗生素治疗。

(2)对脓肿及骨膜下积液行切开引流。

(3)清除坏死骨组织、切除瘘管。

三、眼球筋膜炎

眼球筋膜后起自视神经周围,向前至角膜缘附近。筋膜炎是发生在这层膜上及其囊内的炎症。眼外肌穿过筋膜,附着于巩膜表面,所以筋膜炎可有眼肌症状。临床上比较少见。一般分为浆液性和化脓性两种。前者多伴有风湿性关节炎、结节性动脉炎、红斑狼疮、复发性多发性软骨炎等全身免疫性疾病。后者多因眼球或邻近组织的化脓性炎症,或因局部外伤感染而引起,可伴有流行性感冒、肺炎或白喉等疾病。

(一)临床表现

1.浆液性

(1)多发生于双眼。

(2)发病急,进展较快。

(3)眼部疼痛,球结膜水肿、充血。

(4)如累及眼外肌,可有眼球运动障碍,且疼痛加剧。

(5)如发生于眼球后部,可有眼睑和结膜水肿,压痛较轻,轻度眼球突出,明显的眼球运动障碍。

(6)视力一般不受影响。

(7)超声检查可发现眼球壁外弧形暗区。CT检查可见眼球壁增厚。

2.化脓性

(1)眼部疼痛、水肿、眼球突出及眼球运动障碍,均比浆液性眼球筋膜炎严重。

(2)多能查到原发化脓灶。

(3)可有视力下降。

(4)有时脓液积存于结膜下,可在眼前部结膜下看到黄白色脓点。

(5)可引起眶内脓肿或眼内炎症。

(二)诊断要点

(1)浆液性筋膜炎多为双侧,化脓性筋膜炎为单侧。

(2)发病急,进展快,眼部疼痛,结膜水肿、充血,眼球运动受限。

(3)眼部超声检查可发现眼球壁外弧形暗区。

(4)CT检查可显示眼环增厚。

（三）鉴别诊断

眶蜂窝织炎为眶内软组织的急性化脓性炎症。其起病急骤，出现发热、寒战、周身不适等全身症状，眶区疼痛，压迫眼球或眼球转动时疼痛加重。眼睑红肿、发硬、血管曲张。球结膜高度水肿，眼球突出，眼球运动障碍，严重者眼球固定。眼底视盘水肿、视网膜出血和静脉曲张。如累及视神经可发生视力减退及视神经萎缩。

（四）治疗

1.浆液性

全身及眼部应用糖皮质激素治疗，局部应用抗生素。

2.化脓性

以广谱抗生素治疗为主。局部可行热敷及其他对症治疗，脓肿形成及时切开引流。

四、眼眶结核

眼眶结核指结核杆菌感染眶缘骨膜或眶内其他组织。分原发和继发两种。原发者结核杆菌经血运至眼眶，继发者由鼻旁窦、眼球、泪腺或泪囊的结核直接蔓延而来。本病好发于儿童和青年人，外伤常为诱因。多发生在眼眶外上和外下部位，呈慢性过程，最终由皮肤破溃，形成瘘管，久治不愈。患者一般无活动性肺结核。

（一）临床表现

（1）结核性骨膜炎多发生于儿童的眶外上缘或外下缘。局部红肿，如波及眼睑可引起上睑下垂。

（2）病程进展缓慢，可达数周或数月。

（3）扪诊可发现骨膜肥厚、压痛。眶缘不整齐，可扪及边界不清楚的软性肿物，有波动感，可形成寒性脓肿，缺乏明显的充血水肿。

（4）肿物可破溃，溢出米汤样液体及干酪样坏死物。溢液中可发现结核杆菌。破口可形成瘘管，屡愈屡破，增长大量瘢痕组织，愈合后皮肤与骨膜粘连，可引起睑外翻。

（5）成年人则可在眶内形成结核瘤，病变进展缓慢，初起有疼痛、溢泪，数月后出现眼球突出。位于眶前部的可扪及肿物，眶深部的可误认为炎性假瘤。可伴有眼球运动受限。常需要活检，以明确诊断。

（6）继发于眼球周围结构的结核，其原发病变更为明显，如泪腺肿大、泪囊炎或鼻旁窦炎。

（7）X线片或CT检查可见眶骨破坏或骨硬化。

（二）诊断

（1）主要根据眶部改变，骨膜增厚，寒性脓肿。

（2）有瘘管形成，溢出米泔样液体，内有结核杆菌。

（3）结核杆菌素试验阳性。

（4）CT检查显示眶骨破坏。

（三）鉴别诊断

1.眼眶部的其他感染

一般有红、肿、热、痛等急性炎症的表现。

2.泪腺瘘管

常开口在上眼睑外上方，瘘孔周围皮肤受瘘孔排出液的刺激而发生糜烂。如有继发感染可形成脓瘘。无骨质破坏。

(四)治疗原则

(1)抗结核药物治疗。

(2)手术切除腐骨及瘘管。

五、眶真菌性炎症

眶真菌性感染指在人体抵抗力降低时,真菌引起眼眶感染。多种真菌均可侵犯眼眶,但较常见的是毛霉菌和曲霉菌。此类感染源于腭、鼻和鼻旁窦。毛霉菌感染常见于糖尿病、癌症及其他免疫功能低下的患者,病理改变为组织坏死,对眼眶组织破坏性很大;曲霉菌感染常见于健康个体,病理改变为炎性肉芽肿,病程较慢。但偶可见发生于免疫受损患者的暴发型,病理改变出现组织坏死表现。

(一)临床表现

1.可因病变的位置不同而异

眼眶前部感染时,眼球向对侧移位,并可扪及肿物,肿物与皮肤粘连。病变发生于眶后部的,出现眶尖综合征,视力减退,眼球轴性突出,眼内外肌麻痹,上睑下垂,结膜水肿,面部疼痛。

2.眼眶毛霉菌感染

常表现为眶尖综合征,引起眼外肌麻痹,眼球突出和视力下降。还可有视神经炎、视网膜炎、视网膜中央动脉和睫状动脉阻塞。患者还可能有鼻甲、鼻中隔、眼睑和面部皮肤坏死和结痂。

3.眼眶曲霉菌感染

早期无明显表现,眼球突出常为其第一特征,病变发生于眶前部者,眼睑肿胀、充血、隆起,皮下硬性肿物,不能推动,渐进性、非轴性眼球突出,眼球移位,向病变方向运动受限。累及视神经时引起视盘水肿、萎缩,视网膜静脉曲张,视力下降。少数免疫功能受损患者可引起组织坏死及眶组织脓肿。

(二)诊断

(1)临床诊断困难,炎性肉芽肿内或脓液中发现真菌菌丝及真菌培养阳性明确诊断。

(2)CT 检查显示与鼻旁窦病变相连接的高密度型,伴有骨破坏。

(三)鉴别诊断

(1)与其他原因引起的眶尖综合征相鉴别:本病的病理检查可发现真菌菌丝。

(2)与其他原因引起眼球突出相鉴别。

(四)治疗

(1)抗真菌药物长期治疗:如两性霉素 B、氟康唑、伊曲康唑等抗真菌药物合理应用,疗程一般在1~3 个月。

(2)手术切除较大的肉芽肿组织。

六、眶梅毒

眶梅毒由梅毒螺旋体侵犯眼眶,发生眶骨、骨膜炎或树胶肿,均见于梅毒的第三期。本病已很少见。

(一)临床表现

(1)发生于眶缘的梅毒性骨膜炎多位于眶上缘,局部肥厚肿胀。疼痛和压痛,有时有三叉神经痛。

（2）眶后部骨、骨膜炎发生于眶顶，可有疼痛，夜间加重，有压痛。

（3）伴有树胶肿性浸润的可引起眼睑及球结膜水肿，眼球突出和眼球运动障碍。角膜感觉迟钝，常伴发虹膜炎、巩膜炎和视神经炎等。

（4）如病变累及视神经，会导致视力减退，视盘水肿、萎缩。

（5）病变侵犯眼外肌，则发生眼球转动受限及复视。

（二）诊断

（1）根据有不洁性病史和全身其他部位梅毒的临床表现，如下疳、皮疹等。

（2）梅毒血清学检查阳性。

（3）眶部疼痛，视力减退，眼球突出，眼球运动受限等。

（4）CT 检查显示骨膜肥厚，骨破坏，眶内软组织块影。

（三）鉴别诊断

有结核接触或结核病史。如为眶结核，眶内软组织受累后引起无痛性、进行性眼球突出。如为眶结核性骨膜炎，则肿物可破溃，溢出米汤样液体及干酪样坏死物。

（四）治疗原则

驱梅治疗，青霉素及广谱抗生素均有效。

（信兆亭）

第三节 眼眶肿瘤

眼眶肿瘤种类繁多，肿瘤可原发于眼眶组织，也可由邻近组织蔓延而来，或为远处的转移癌。

一、皮样囊肿和表皮样囊肿

皮样囊肿和表皮样囊肿是胚胎期表皮外胚层植入形成的囊肿，是一种迷芽瘤。多见于儿童，发生于青年人或成年人者多位于眶隔以后囊肿。囊肿由囊壁和囊内容物组成。皮样囊肿的囊壁为角化的复层鳞状上皮、毛囊和皮脂腺，囊腔含有脱落上皮、毛发及皮脂腺分泌物。表皮样囊肿的囊壁仅有表皮，囊腔内为角蛋白填充。

（一）临床表现

囊肿常位于外上或内上眶缘，增长缓慢，触诊为圆形肿物，表面光滑，无压痛，可推动，也可固定。囊肿如压迫眼球，可引起屈光不正，如侵蚀眶壁，可使眶顶或外壁缺损，并容易沿骨缝向颅内或颞窝蔓延。位于眶深部的囊肿，常表现为渐进性眼球突出并向下移位，偶尔囊肿破裂，引起严重炎症，颇似眶蜂窝织炎。

（二）诊断

根据病史及临床表现可作出诊断。超声图像多呈圆形或椭圆形，边界清楚，透声性强，可压缩，根据囊腔内容物的性质，内回声呈多样性。CT 检查可发现占位病变的形态和位置。

（三）治疗

必须采用手术摘除，应尽可能将囊壁去除干净。位于骨膜下者，囊壁刮除后用石炭酸腐蚀，

75％乙醇中和,生理盐水冲洗,以免复发。

二、海绵状血管瘤

海绵状血管瘤是眶内较常见的良性肿瘤,多见于成年人。肿瘤多位于肌锥内或视神经的外侧,近似圆球形,紫红色,有完整包膜,切面呈海绵状,有大小不等的血管窦构成。

(一)临床表现

常表现为无痛性、慢性进行性眼球突出,突出方向以肿瘤位置而定,视力一般不受影响。位于眶前部的肿瘤,局部呈紫蓝色隆起。触诊为中等硬度的圆滑、可推动的肿物。眶深部肿瘤虽不能触及,但按压眼球有弹性阻力。位于眶尖者,可压迫视神经,引起视神经萎缩及脉络膜视网膜条纹。晚期可出现眼球运动障碍、复视。

(二)诊断

根据病史、临床表现,结合超声、CT 及 MRI 影像检查多可确诊。

(三)治疗

对体积小、发展慢、视力好、眼球突出不明显者可观察。影响视力或有症状时,施行手术治疗。

三、横纹肌肉瘤

横纹肌肉瘤为儿童最常见的原发性眶内恶性肿瘤,大多在 10 岁前发病,平均发病年龄 7～8 岁。肿瘤发展快,恶性程度高,如得不到及时治疗,大部分患者于发病后 1～2 年死亡。

(一)临床表现

肿瘤好发于眶上部,也可见于球后或眶内其他部位,位于眶上方者常有上睑下垂,眼睑水肿,变色,眼球向前下方移位。如瘤细胞侵及皮下,可出现皮肤充血,肿硬,发热,眼球突出,可误诊为眶蜂窝织炎。如肿瘤侵及视神经和眼外肌,则视力丧失,眼球运动障碍。如不及时治疗,肿瘤可蔓及整个眼眶,累及鼻窦,甚至进入颅内。

(二)诊断

根据病史和临床表现,结合 CT、MRI 和 B 超等影像检查,能明确肿瘤的部位和范围,CT 检查在儿童如显示眶骨破坏则有助于诊断。

(三)治疗

治疗以往多采用眶内容剜出,目前已不再作为首选治疗手段,主要采用放射治疗和化学治疗相结合的综合治疗。通常放射治疗剂量为 45～60 Gy,疗程为 6 个周。化学治疗采用长春新碱、环磷酰胺等药物,疗程1～2年。

四、眼眶血管瘤

(一)毛细血管瘤

1.概述

毛细血管瘤多见于婴儿时期,又名婴儿型血管瘤。多发生于皮肤和皮下组织,头颈部好发,临床常表现为眼睑肥大性的血管瘤。发生率为新生儿的 1％～2％。多数可自发消退。

2.诊断

(1)症状:①最多发生于出生后 3 个月内,随后 3 个月增长较快。多数 1 岁后病变静止,可自

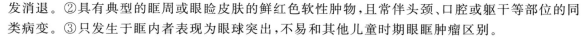

发消退。②具有典型的眶周或眼睑皮肤的鲜红色软性肿物,且常伴头颈、口腔或躯干等部位的同类病变。③只发生于眶内者表现为眼球突出,不易和其他儿童时期眼眶肿瘤区别。

(2)体征:按发生部位和范围可分为表层、深层和混合3种类型。①表层毛细血管瘤:仅限于真皮层,位于眼睑皮肤,形状不规则,边界清楚,稍隆起,鲜红色,表面有小凹陷,形同草莓,故名草莓痣。②深层毛细血管瘤:侵犯眼睑深部和眶隔之后,眼睑肥厚或扁平隆起,呈蓝紫色,哭闹时增大,严重者可致上睑下垂,影响视觉发育。③混合型者同时具有前两者的临床表现。

(3)辅助检查:①超声检查显示病变形状不规则,边界不清,内回声多少不等,强弱不一,可压缩。彩色超声多普勒检查具有一定特异性,可发现肿瘤内弥漫的点状彩色血流,并可探及动脉频谱。②CT检查时病变可位于皮下、眼睑和眶内,呈高密度,形状不规则,弥漫生长,边界欠清,与眼球呈“铸造征”。③MRI检查时 T_1 加权像为中信号,较眼外肌略低或等强度;T_2 加权像为高信号,强度较眼外肌高,有时表现为信号混杂或斑驳状,增强明显。

(4)鉴别诊断:①横纹肌肉瘤是儿童时期最常见的眶内恶性肿瘤,发病年龄较毛细血管瘤稍大,肿瘤生长迅速,几乎全部发生于眶内,眶周常可扪及质硬肿物,超声检查肿瘤内部有少量低弱回声,彩色多普勒超声检查可见肿瘤内粗大分支动脉血流。②静脉性血管瘤青少年时期常见,发展缓慢,可急性出血。少数可见皮下紫黑色肿物,超声检查肿瘤呈多个低回声腔,形状不规则,MRI显示瘤内液平面有助确诊。③绿色瘤是发生于儿童时期的造血系统恶性肿瘤,病情发展快,可单侧或双侧眼眶发病,表现为眼球突出移位,球结膜充血水肿,眶压增高,血常规和骨髓检查发现异常可以确诊。④前部脑膜脑膨出可为先天性眶骨缺损,或伴有神经纤维瘤病,特征为出生时或出生后不久内眦部鼻侧出现波动的、光滑的膨出物。或向外侧突入眶内而使眼球移位,轻轻压迫可使其压回颅内。肿物表面皮肤颜色正常,有时充血或表面血管扩张。超声检查显示为囊性病变,CT扫描可发现眶骨缺失。

3.治疗

毛细血管瘤因有自发消退倾向,应采用刺激或破坏性较小的治疗措施。

(1)皮质激素:病变范围较广泛,可口服泼尼松,1.5~2.5 mg/(kg·d),2周后逐渐减量,治疗14周(总量1 400~2 200 mg),约1/3患者可有显著改善。为避免全身用药的不良反应,可瘤内注射皮质激素,长效与短效激素混合使用效果较佳,注入量以不引起眶压增高为宜。可间隔4~6周反复注射。眶深部注射最好在全身麻醉下,在有经验的医师指导下进行,避免患儿哭闹和瘤内出血导致眶压升高。

(2)口服或局部涂抹普萘洛尔(心得安):普萘洛尔作为血管瘤的治疗用药是2008年由法国医师在治疗肥厚性心肌病合并血管瘤患儿时无意中发现的,鉴于普萘洛尔在治疗婴幼儿血管瘤方面疗效好,且不良反应轻,逐渐成为欧美国家和国内一些医疗中心治疗婴幼儿血管瘤,尤其是重症血管瘤的一线治疗药物。现有的经验显示:①治疗开始年龄越小,疗效越好,但不推荐新生儿期用药;②用药剂量为1.0~2.0 mg/(kg·d),分2~3次服用;③有关普萘洛尔疗程的具体时间尚无确切规定,国外多在2~17个月,国内多在1~18个月,通常需要用药6个月以上,至血管瘤增生期结束或者瘤体消退不再生长。最常见的不良反应有心率减慢、四肢发凉、血压降低、腹泻、睡眠改变等。大部分不良反应的症状表现轻微,经对症支持治疗或降低剂量即可缓解。

(3)瘤内注射硬化剂:适用于皮下较小或表层肿瘤,常见硬化剂有5%鱼肝油酸钠、50%尿素、无水乙醇或沸水、平阳霉素等。深层注射可致严重并发症,表层注射皮肤易遗留瘢痕。

(4)冷冻和激光治疗：适用于表层病变。冷冻足板直接接触肿瘤 1 分钟,冻融两次。

(5)放射治疗：表层肿瘤用^{90}Si(锶)或^{32}P(磷)敷贴器直接接触肿瘤,治疗 4～6 次。深层病变用 X 射线或^{60}Co(钴)照射。但放射性白内障、骨发育迟缓等并发症比较严重,不建议使用。

(6)手术适应证：手术适应证包括以下几方面：①保守治疗无效且病变较局限者；②肿瘤较大,上睑下垂,遮盖瞳孔,影响视力发育；③反复出血、感染的表层肿瘤控制感染后可切除,多需植皮；④外观畸形影响心理发育；⑤眶深部肿瘤、生长过快,需切除行病理检查。手术需准备输血,多经眼睑或眶缘皮肤切口。较大的肿瘤可适量切除大部分瘤体,避免因切除过多导致外观畸形或功能障碍,残余肿瘤可采用瘤体内皮质激素或平阳霉素注射治疗。

(二)静脉性血管瘤

静脉性血管瘤最常见于青少年时期,是由成熟的静脉血管组成的血管畸形,伴有纤维和脂肪组织,并非真性肿瘤。

1.概述

静脉性血管瘤病因不明,有学者认为是由毛细血管瘤发展而来,即大部分患者的毛细血管瘤在人生长过程中自发消退,约有 25%患者虽然纤维增生较多,毛细血管退化不全,而发展为较大的静脉,形成血管纤维组织团块。但此血管瘤常为多发,多见于眼睑、头颈部及口腔黏膜下,有患者出生时或出生不久发现肿瘤,因而可能是胎生后期或出生后血管异常增生所形成的错构瘤。

2.诊断

(1)症状：①儿童和青少年时期发病,女性多于男性。反复眼睑皮下出血史,眼球突出可急剧加重也可逐渐缓解,反复发作。肿瘤浅表时可见结膜下或眶周紫蓝色肿物。身体其他部位的皮下或黏膜下可发生同类病变。②眼球缓慢进展性突出,一般无体位性,肿瘤体积较大或引流血管较粗大时,可有轻微体位性。③肿瘤还可侵犯结膜下及眼睑、额部、颞部皮下,甚至眶周骨质等,出现相应症状。

(2)体征：①眼球突出可突然加重,伴有结膜水肿和充血,皮下或结膜下淤血,是由于瘤内出血或血栓形成的活塞作用所致。可反复出血。②眶周扪及中等硬度或软性肿物,呈紫蓝色,表面光滑,无压痛,低头时肿物体积可轻度增大或无变化。

(3)辅助检查：①超声检查显示肿瘤形状不规则,边界不清或不光滑,内回声多少不等,可见多个片状无回声区。探头加压,无回声区缩小或闭锁。约有 1/4 患者可探及静脉石,数量不等,表现为强回声光斑及其后部声影。标准化 A 超可见肿瘤内高低不等的反射波峰间有长短不等的平段,平段表示积血区。彩色超声多普勒可探及静脉血流信号或血流缺如。②CT 检查显示肿瘤形状不规则,边界不清,边缘多不光滑,密度均质或不均质,部分患者可发现数量不等的静脉石,呈圆形高密度影。如有出血,肿瘤与眼球可呈"铸造征"。③MRI 检查：信号成因复杂,与瘤内出血时间、瘤内液体成分、纤维间质多少有关,T_1加权像、T_2加权像都可呈低、中或高信号,不均质,表现为大小不等的弥漫的泡沫状影,瘤内出血沉淀可显示液平。

(4)鉴别诊断：①静脉曲张多数在成年发病,因导血管明显粗于静脉性血管瘤而得名。特征是端坐时眼球内陷,低头时眼球突出。影像学检查可发现病变加压前、后体积明显不同。②横纹肌肉瘤：静脉性血管瘤瘤内急性出血,需与生长较快的横纹肌肉瘤鉴别,后者行彩色多普勒超声检查可发现分支状动脉频谱。③炎性假瘤：当静脉性血管瘤瘤内急性出血时,眼球突出可突然增加,需要与发生于儿童期的炎性假瘤相鉴别,后者超声为弱回声,内部缺乏管腔状无回声区。彩

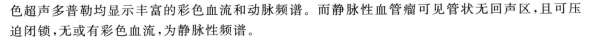

色超声多普勒均显示丰富的彩色血流和动脉频谱。而静脉性血管瘤可见管状无回声区,且可压迫闭锁,无或有彩色血流,为静脉性频谱。

3.治疗

(1)手术治疗:此类病变手术相对较困难,根据肿瘤位置和大小决定手术入路。因肿瘤无边界,包膜菲薄,粘连严重,发现肿瘤后应钝性分离,尽量使肿瘤减少破损,注意保护肌肉、神经等正常结构。侵犯眶尖、包绕视神经等重要结构的肿瘤可部分切除。术毕彻底止血,必要时放置引流条,缝合睑裂。

(2)放射治疗:对于不能完全切除的肿瘤可试行γ刀治疗。

(3)保守观察:症状不严重或病变较小者,包绕视神经等重要结构者,可观察随诊,注意避免剧烈活动或外伤。

（信兆亭）

第五章

眼睑疾病

第一节　眼睑位置与功能异常

一、倒睫

(一)定义

倒睫为睫毛倒向眼球的不正常状态。毛囊周围瘢痕收缩,以及各种原因引起的睑内翻(如睑缘炎、睑腺炎、眼睑外伤等)均能造成倒睫。多见于沙眼。

(二)诊断

(1)患者可有异物感、疼痛、畏光、流泪等不适感觉。多表现为眼睑痉挛,局部结膜充血,角膜浅层浑浊,新生血管形成。甚至出现角膜溃疡。

(2)发生在两眦角者自觉症状较轻,而眼睑中部的倒睫可引起明显刺激症状。做荧光素染色常可见角膜上皮有点状损伤。

(三)治疗

首先予以病因治疗。倒睫少时,可用睫毛镊拔除,或行倒睫电解术,彻底破坏毛囊,以免再生。倒睫多时,则需手术矫治。

二、睑内翻

(一)定义及分类

睑缘向眼球方向内卷,睫毛部分或全部倒向眼球的反常状态,称为睑内翻。按病因分类,可有以下几种。

1.痉挛性睑内翻

痉挛性睑内翻由眼轮匝肌痉挛性收缩所致。好发于下睑。老年人多见。另外,结膜炎、角膜炎的刺激,长期包扎眼睛也可成为本病诱因。

2.瘢痕性睑内翻

瘢痕性睑内翻由睑结膜及睑板瘢痕性收缩所致。常见于沙眼后,眼睑局部炎症或外伤也能

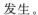

发生。

3.先天性睑内翻

先天性睑内翻由内眦赘皮、鼻根部发育不良、肥胖所致。常见于婴幼儿下睑内侧。

4.机械性睑内翻

睑发育异常、无眼球、小眼球和眼球萎缩,因对眼睑失去支撑力量而出现睑内翻。

(二)诊断

(1)异物感、疼痛、流泪明显。

(2)睑缘内翻,部分或全部睫毛倒向眼球,直接摩擦角膜、结膜。结膜充血明显。可发生角膜炎,甚至角膜溃疡。视力也可减退。

(三)治疗

病因治疗基础上,根据不同病情选择矫正方法。

(1)对先天性睑内翻,轻度者可随年龄增长趋向自愈,不急于手术。也可用短小橡皮胶布粘贴于下睑内侧皮肤,以起牵拉作用。重症者可用眼睑皮肤穹隆部穿线法矫正。

(2)轻度痉挛性睑内翻和睑板不甚肥厚者,可做 631 法矫正。睑板肥厚者,则选何兹术式为宜。对老年人的痉挛性睑内翻可行下睑皮肤切除术。重症者可加眼轮匝肌部分切除术。

(3)瘢痕性睑内翻的矫正方法,常用的有睑板楔形切除术、睑板切断术、睑板切除术。

(4)机械性睑内翻,可试配义眼或经基磷灰石义眼联合义眼植入,改善外观,又同时治疗了睑内翻。

三、睑外翻

(一)定义及分类

睑缘向外翻转、离开眼球的反常状态,称为睑外翻。根据不同病因,可分为以下几种类型。

1.瘢痕性睑外翻

由眼睑局部炎症或外伤尤其热烧伤、化学伤后形成瘢痕,收缩牵拉所致。

2.痉挛性睑外翻

多由眼轮匝肌痉挛所致,常见于眶脂丰满的幼儿或青年的下睑,结膜肥厚性变化、水肿或眼球高度突出时,也可发生本症。

3.老年性睑外翻

眼睑皮肤松弛所致,仅限于下睑。

4.麻痹性睑外翻

面神经麻痹所致,仅见于下睑。

(二)诊断

1.临床表现

轻重程度不一,溢泪为主要表现。轻者仅睑缘后部稍离开眼球,睑结膜并无外露(又名睑缘外旋)。重者可使泪点外翻,局部皮肤湿疹。更重者整个眼睑完全向外翻转,睑结膜完全暴露于外,结膜干燥、充血、肥厚,角膜上皮干燥、脱落,甚至引起暴露性角膜溃疡。

2.检查

常规检查视力,用放大镜或裂隙灯显微镜检查眼睑、结膜、角膜。

(三)治疗

在病因治疗基础上,要求溢泪患者向上轻拭泪液。有眼睑闭合不全角膜暴露者,应在结膜囊内涂以大量眼膏,保护眼球。保守治疗无效时,可做睑缘缝合术。对痉挛性睑外翻者可采用包扎疗法。对老年性睑外翻者可施行睑缘缩短术。对病程已久的麻痹性睑外翻者,可做外眦部睑缘缝合术。对轻度瘢痕性睑外翻者可选择"Z"字形缝合术。重症患者则在彻底切除瘢痕组织后,用游离植皮或转移皮瓣矫治。

四、内眦赘皮

(一)定义

内眦赘皮是遮盖内眦部垂直的半月状皱褶,在所有种族3～6个月的胎儿是常见的。发生在胚胎3～4个月,较为合理的学说归因于颅骨及鼻骨发育不良,使过多的皮肤形成皱褶。

(二)诊断

内眦赘皮经常是双侧的,皮肤皱褶起于上睑,呈新月状绕内眦部走行,至下睑消失。少数患者由下睑向上伸延。例外的可以是单侧的。皱褶也可以很宽,有时遮蔽内眦部,偶有遮盖鼻侧眼球影响一部分视野者。也可以很窄,仅留下一痕迹。患者两眼距离较远,鼻子低平,常被误认为是内斜视。有些无精打采的外貌。在鼻梁上皱褶中捏起皮肤内眦赘皮可暂时消失。

本症常合并上睑下垂、睑裂缩小、内斜视及向上运动障碍及先天性睑缘内翻。少数患者泪阜发育不全。

(三)治疗

轻者不须治疗,为美观可行整形术。如合并其他先天异常,应酌情手术矫正。

五、眼睑闭合不全

(一)定义

睑裂闭合受限或完全不能闭合,导致眼球部分外露的反常状态,称为眼睑闭合不全,又称"兔眼"。严重睑外翻、先天性上睑或者下睑过短或缺损、眼球病变或眶内占位病变造成的眼球突出、面神经麻痹则可引起麻痹性睑裂闭合不全。

(二)诊断

1.临床表现

除原发病表现外,有不同程度的溢泪。除有碍美观外,暴露的角膜干燥、上皮脱落、浑浊,甚至发生暴露性角膜溃疡。

2.检查

常规检查视力,用放大镜、裂隙灯显微镜检查眼前节情况。

(三)治疗

除病因治疗外,可采取局部保护措施,结膜囊内涂大量抗生素眼膏,以眼垫覆盖或做眼部"湿房"。亲水软性角膜接触镜对角膜也有很好的保护作用。必要时可做中央性睑缘缝合术。

六、上睑下垂

(一)定义及分类

提上睑肌功能不全或丧失,致上睑部分或全部下垂、睑裂变窄,称为上睑下垂。其病因如下。

1.先天性上睑下垂

先天性上睑下垂由动眼神经核或提上睑肌发育异常所致,为常染色体显性或隐性遗传。

2.后天性上睑下垂

继发于眼睑本身疾病、神经系统或其他全身性疾病,主要有以下几种。

(1)麻痹性上睑下垂:由动眼神经麻痹所致,多为单眼。

(2)交感性上睑下垂:由米勒肌功能障碍或颈交感神经受损所致,后者常致霍纳综合征。

(3)肌源性上睑下垂:多见于重症肌无力。

(4)机械性上睑下垂:由眼睑本身病变使眼睑重量增加所致。

(二)诊断

1.临床表现

(1)先天性上睑下垂者,双侧较多,可伴有眼睑其他先天异常或眼外肌麻痹;后天性上睑下垂者,则常有原发病的相应症状。

(2)自然睁眼向前平视时,双眼或单眼上睑遮盖角膜上缘超过 2 mm。若双眼瞳孔被遮,则患者视物呈仰头姿态或眉弓抬高,额部皮肤出现较深横皱纹。有时可伴有内眦赘皮、小睑裂等畸形。严重的先天性上睑下垂者可影响视功能发育,日久则发生弱视。重症肌无力所致者有晨轻暮重的特点,常伴其他眼外肌无力现象,眼球运动也受到不同程度的障碍。

2.检查

常规检查视力,用放大镜、裂隙灯显微镜检查眼前节情况,必要时验光检查。对重症肌无力可疑患者,可做新斯的明试验,以明确诊断。肌内注射新斯的明 0.5 mg,15～30 分钟后症状缓解者为阳性。

(三)治疗

(1)先天性上睑下垂未完全遮盖瞳孔者,可择期手术矫正;完全遮盖瞳孔者,应尽早手术矫正,以防产生弱视。提上睑肌肌力良好(8 mm 以上)或中等(4～7 mm)者,可考虑做提上睑肌缩短术;肌力弱(0～3 mm)者,可选择利用额肌力量的手术,如阔筋膜悬吊术、眼轮匝肌悬吊术等。

(2)后天性上睑下垂,应先做病因治疗,无效时再行手术。伴有其他眼肌麻痹或重症肌无力者,手术应慎重。

七、双行睫

(一)定义

双行睫为先天性睫毛发育异常。Begle 及 Szily 认为是远祖遗传征象之一。此种现象常在动物中发生。为显性遗传。

(二)诊断

1.临床表现

在正常睫毛后方另发生一行睫毛,此睫毛由睑板腺口内长出。数目少者 3～5 根,多者20 根。可在若干睑板腺口内无睫毛发生。常见于双眼上下,也有只发生于双眼下睑或单眼者。此副睫毛细软短小、色素少。但也有与正常睫毛相同者。排列规则,直立或向内倾斜。常引起角膜刺激症状。因副睫毛较细软,角膜上皮长期受刺激已能适应,所以有的儿童直到 5～6 岁因外观上有轻度"红眼"症状,才引起家长的重视。裂隙灯显微镜检查时角膜下半部可被染色。偶有合并睑缘外翻者。

2.病理检查

发现本病之睑板腺缺如,该处被睫毛囊所代替。

(三)治疗

如副睫毛少可行电解术。远期效果符合眼睑生理的功能与外观。

八、先天性睑裂狭小症

(一)定义

先天性睑裂狭小症的特征为睑裂较小。有学者认为是胚胎 3 个月前后由于上颌突起发育抑制因子量的增加与外鼻突起发育促进因子间平衡失调,故两眼内眦间距离扩大、下泪点外方偏位。本病为常染色体显性遗传。

(二)诊断

1.临床表现

本症之睑裂横径及上下径皆较正常明显变小。有的横径仅 13 mm,上下径仅 1 mm。常伴有内眦角之异常。

2.本症合并的其他先天异常

合并鼻梁低鼻根部宽者较多。有合并内眦赘皮及上睑下垂者。也有合并小眼球、小角膜、泪小管延长及泪小点向外偏位者。有的合并不同程度之智力缺陷。

(三)治疗

可行外眦切开内眦成形术,也有行隆鼻术者。合并有上睑下垂者行睑下垂手术。

九、先天性眼睑缺损

(一)定义

先天性眼睑缺损为较少见之先天异常。文献报告中女性多于男性。

(二)诊断

单眼者较多见。上睑缺损者较下睑者多见。也有右上下睑缺损伴左下睑缺损或双眼上下睑对称的四个缺损者。眼睑缺损的部位以中央偏内侧者占绝大多数。缺损之形状多为三角形,基底在睑缘,也有呈梯形或横椭圆形者。有报告内眦及外眦部缺如者,其缺损之幅度占睑裂之3/4,其宽度最大者为 7 mm。

(三)治疗

有学者曾利用睑缺损部本身的睑板及睑组织设计推移或滑行的带蒂组织瓣修复上睑缺损,取得了满意效果。

十、睑球粘连

(一)定义

睑球粘连是指睑结膜与球结膜间发生粘连,多由化学伤、灼伤所致。一些严重的眼病,如沙眼、溃疡性结膜病,以及复发性翼状胬肉也可发生本症。

(二)诊断

1.临床表现

睑、球结膜粘连程度轻重不一。轻者可无明显症状。粘连面积大者,常引起眼球运动障碍而

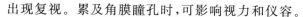

出现复视。累及角膜瞳孔时,可影响视力和仪容。

2.检查

常规检查视力,用放大镜、裂隙灯显微镜检查眼前节情况。

(三)治疗

(1)在治疗原发病的同时,要采取预防睑球粘连的措施,结膜囊内涂大量眼膏,玻璃棒经常分离创面,或在结膜囊内放置硅橡胶薄膜等。

(2)形成睑球粘连后,较轻者常无明显症状,不须治疗。范围较小的,可分离粘连后做自体结膜移植。范围较大的,则选自体口腔黏膜移植。对严重的角膜粘连者,可同时做板层角膜移植术。

（徐　霞）

第二节　眼睑先天异常

一、内眦赘皮和下睑赘皮

内眦赘皮是遮盖内眦部垂直的半月状皮肤皱襞,可能的病因是面部骨骼发育不良。儿童和亚洲人多见,皮肤皱襞有时遮盖鼻侧部分巩膜,常被误认为内斜视。最常见的是上睑的内眦赘皮,下睑赘皮是指平行于下睑缘的皮肤皱襞,多半占据下睑缘内 1/3,有时经内眦部向上垂直延伸,形成逆向内眦赘皮。随年龄的增长,鼻梁发育隆起,内眦赘皮和下睑赘皮可以消失。因此一般不需治疗,如为美观可行整形术,因为内眦赘皮是内眦部和鼻侧之间的纵向皮肤过紧引起,所以手术矫正的目的是松解纵向的牵拉,将横向的皮肤收紧。如合并其他先天异常者酌情手术矫正。

二、先天性睑裂狭窄综合征

先天性睑裂狭窄综合征是一种常染色体显性遗传性疾病,外显率高,常有连续的垂直传代史。其特征为睑裂狭小,合并有上睑下垂、逆向内眦赘皮、内眦距离过远、下睑外翻、鼻梁低平、上眶缘发育不良等一系列眼睑和颜面发育异常,病容十分特殊。日本人发病率较高。此病可分期进行整形手术。

三、双行睫

双行睫为正常睫毛根部后方相当于睑板腺开口处生长另一排多余的睫毛,可能为常染色体显性遗传。此副睫毛细软短小,色素少,排列规则,直立或向内偏斜。常引起角膜刺激症状,角膜下半部可被染色。双行睫较少,刺激症状不重者,可涂用眼膏或戴角膜接触镜保护角膜。冷冻治疗或电解脱毛法也可采用。刺激症状重者,可在显微镜直视下手术切除毛囊,然后将缘间部切口前后唇对合缝合。

四、先天性上睑缺损

先天性上睑缺损罕见,可能和胚胎期接触 X 线或萘等化学性致畸物有关,有的患者家族有血亲结婚史。上睑三角形缺损,也有呈梯形或椭圆形。缺损区较大,角膜失去保护,容易发生干燥或感染。手术修补以保护角膜和改善面容。

（徐　霞）

第三节　眼睑炎症

一、眼睑湿疹

(一)定义及分型

眼睑湿疹有急性和慢性两种。局部皮肤涂抹滴眼液、眼膏或其他不能耐受的刺激性物质时,常呈急性湿疹,是一种过敏性皮肤病。溢泪、慢性泪囊炎、卡他性结膜炎等则可引起慢性湿疹。

(二)诊断

(1)病变部位痒感明显。

(2)急性者初起时,睑皮肤肿胀充血,继而出现疱疹、糜烂、结痂。如有继发感染,则可形成脓疱、溃疡。慢性者,局部皮肤肥厚、粗糙及色素沉着。少数可并发结膜炎和角膜浸润。血液中常有嗜酸性粒细胞增多。

(三)治疗

停用有关药物,去除致病因素。局部糜烂、渗液时,采用 3% 硼酸溶液湿敷。局部丘疹而无渗出时,可外用炉甘石洗剂,已干燥的病变可外用氧化锌糊剂或四环素可的松眼膏。全身口服抗过敏药物,如苯海拉明、氯苯那敏(扑尔敏)、去氯羟嗪(克敏嗪),静脉推注葡萄糖酸钙。重症患者可加用口服皮质类固醇药物,并对症处理。

二、眼睑带状疱疹

(一)定义

眼睑带状疱疹,为带状疱疹病毒侵犯三叉神经的半月神经节或其第一、第二支,在其分布区域发生伴有炎性的成簇疱疹。各年龄及性别组均可出现,但多见于老人及体弱者。

(二)诊断

起病前常先有发热、疲倦、全身不适、神经痛、畏光、流泪等前驱症状。3 天后,三叉神经分布区出现皮肤肿胀、潮红、群集性疱疹。水疱可变干结痂,痂皮脱落后常留下瘢痕及色素沉着。病变区域可留有长期的感觉消失或异常。皮损局限于神经支配区域,不超过鼻部中线为眼睑带状疱疹的最大特征。有时同侧眼的角膜与虹膜也可同时累及。继发感染者,相应部位淋巴结肿大。

(三)治疗

发病初期局部可涂 1% 甲紫(龙胆紫)液或氧化锌物剂。也可用 0.1%～0.2% 碘苷(疱疹净)液湿敷或 3% 阿昔洛韦眼膏涂布。适当休息,给予镇静、止痛剂,以及维生素 B_1 及维生素 B_2。重

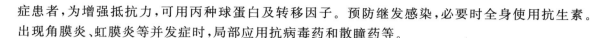

症患者,为增强抵抗力,可用丙种球蛋白及转移因子。预防继发感染,必要时全身使用抗生素。出现角膜炎、虹膜炎等并发症时,局部应用抗病毒药和散瞳药等。

三、单纯疱疹病毒性睑皮炎

(一)定义

单纯疱疹病毒性睑皮炎由单纯疱疹病毒所引起。这种病毒通常存在于人体内,当身体发热或抵抗力降低时,便趋活跃。因发热性疾病常常可以引起单纯疱疹发生,故又名热性疱疹。

(二)诊断

病变多发生于下睑部位,并与三叉神经眶下支分布范围符合。初发时睑部出现簇状半透明小疱组成的疱疹,约在 1 周内干涸,以后结痂脱落,不留下痕迹,但可复发。发病时有刺痒与烧灼感。如发生在近睑缘部位,也有可能蔓延到角膜。病变基底刮片,常证实有多核巨细胞。

(三)治疗

(1)局部保持清洁,防止继发感染。涂 1‰煌绿乙醇后涂氧化锌糊剂或抗生素软膏,以加速干燥结痂过程。

(2)病变蔓延至角膜,见单纯性角膜疱疹的治疗。

四、眼睑丹毒

(一)定义

丹毒是由溶血性链球菌感染所致的皮肤和皮下组织的急性炎症。面部丹毒常易累及眼睑,累及眼睑时称为眼睑丹毒,上下眼睑均可发病,并向周围组织蔓延。

(二)诊断

眼睑丹毒典型症状为皮肤局部充血(鲜红色)、隆起、质硬,表面光滑,病变边缘与正常皮肤之间分界清楚,周围有小疱疹包围,这是临床诊断的重要特征。眼睑常高度水肿,不能睁开,患部剧烈疼痛和压痛。耳前和颌下淋巴结常肿大,全身伴有高热。在病变过程中,如发现深部组织硬结化,应视为睑脓肿的前驱症状。睑部丹毒除可由面部蔓延而来以外,还可因睑外伤或湿疹继发性感染所致。抵抗力较强的患者,病变可于几天之内自行消退,但大多数情况,不经彻底治疗则病变可迁延数周之久,愈后无免疫力,遇到寒冷或创伤时,在原发灶上易复发。多次复发的结果慢慢会变成睑象皮病。

坏疽性丹毒是一种较严重的丹毒感染,一般都原发于眼睑部。这种丹毒可在几小时或几天之内引起眼睑深部组织坏死,表面覆盖一层黑色硬痂皮,几周后脱落。

睑部丹毒可通过面部静脉或淋巴组织向眶内或颅内蔓延扩散,造成严重后果。有的患者由于眼球和眼眶组织的破坏而导致视神经炎和视神经萎缩,以致失明。

(三)治疗

(1)局部紫外线照射,同时肌内或静脉注射大剂量青霉素。

(2)卧床休息。

五、睑缘炎

(一)概述

前部睑缘炎主要累及睫毛的基底部,而后部睑缘炎累及睑板腺开口处。传统上,临床将睑缘炎分为葡萄球菌性、脂溢性、睑板腺功能障碍(MGD)或多种因素共存型。葡萄球菌和脂溢性睑缘炎主要累及前部眼睑,可诊断为前部睑缘炎。而睑板腺功能障碍累及后部睑缘。本临床指南涉及了这三种类型的慢性睑缘炎。

各种类型的睑缘炎的症状有相当大的重叠。睑缘炎常导致与之相关的眼表炎症,如结膜炎、功能性泪液缺乏和角膜炎。睑缘炎也可使原有的眼表疾病如过敏和泪液水样层缺乏(干燥性角结膜炎,或 KCS)症状加重。睑缘炎慢性病程、病因不明及与眼表疾病共存的特点使其治疗较为困难。

葡萄球菌性睑缘炎特点为沿睫毛区有鳞屑和结痂形成。慢性炎症可间或发生急性恶化,导致溃疡性睑缘炎发生。还可能发生睫毛脱落并可累及角膜,出现点状角膜上皮缺损、新生血管形成和边缘性角膜浸润。

尽管在正常人群和睑缘炎的患者眼睑中分离出表皮葡萄球菌的阳性率都很高(89%～100%),但是在临床诊断为葡萄球菌性睑缘炎患者的眼睑分离出金黄色葡萄球菌的阳性率更高一些。表皮葡萄球菌和金黄色葡萄球菌均对葡萄球菌性睑缘炎的形成起到一定作用,但作用机制尚很不清楚。有报告说毒素的产生与睑结膜炎有关。然而,也有人发现金黄色葡萄球菌的毒素与疾病之间没有关系。也有免疫机制的相关报告。金黄色葡萄球菌细胞壁成分过敏可使发生睑缘炎。在 40%的慢性睑缘炎的患者中发现了对金黄色葡萄球菌的细胞介导的免疫功能增强,而正常人群则没有增强。在与葡萄球菌性睑缘炎相关的角膜炎发病中认为有细胞介导的免疫机制参与。葡萄球菌抗原自身可通过黏附于角膜上皮中的细菌抗原结合受体而产生炎症反应。

脂溢性睑缘炎的患者前部眼睑有脂性结痂,常在眼眉和头皮处也有脂溢性皮炎。

睑板腺功能失调的睑缘病变特征有皮下和黏膜交接处可见明显的血管,睑板腺口阻塞,睑板腺分泌少或浑浊,睑缘和睑板腺肥厚和粗糙及睑板腺囊肿,这些改变可最终致睑板腺萎缩。睑板腺功能障碍的患者还经常同时患玫瑰痤疮或脂溢性皮炎。有文献报告睑板腺功能障碍的患者与正常人相比,其睑板腺分泌物的成分有改变。

(二)流行病学

尽管目前已认识到睑缘炎是最常见的眼部疾病,但其特定人群中的发病率和患病率的流行病学资料尚缺乏。某中心对 90 例慢性睑缘炎的患者研究表明,患者平均年龄为 50 岁。与其他类型的睑缘炎相比,葡萄球菌性睑缘炎患者相对年轻(42 岁),多为女性(80%)。

1.睑缘炎相关情况和病因

有报告称葡萄球菌性睑缘炎中 50%患者患有干燥性角结膜炎。反之,在一个对 66 名干燥性角结膜炎患者的研究中发现,75%的患者患有葡萄球菌性结膜炎或睑缘炎。泪液缺乏所致局部裂解酶和免疫球蛋白水平的下降可使局部对细菌的抵抗力下降,从而易患葡萄球菌性睑缘炎。

25%～40%的脂溢性睑缘炎和睑板腺功能障碍患者和 37%～52%累及眼部的玫瑰痤疮患者伴有泪液缺乏。这可能由于脂质层缺乏导致泪液蒸发过强及眼表知觉下降所致。慢性睑缘炎患者出现角结膜干燥与泪膜中磷脂水平下降有相关性。玫瑰痤疮与上皮基膜异常和反复角膜上皮糜烂有关。

即使泪液分泌正常,睑板腺功能障碍的患者荧光素泪膜破裂时间也明显变短。这表明睑板腺分泌对维持泪膜的稳定性具有重要意义。各种类型的慢性睑缘炎临床特征之间的重叠,以及各种类型的睑缘炎均与泪液功能障碍有程度不同的联系,突出了睑缘炎和泪液功能障碍之间关系的复杂性,也表明了对有眼部刺激症状主诉的患者进行多种治疗的必要性。

脂溢性睑缘炎和睑板腺功能障碍患者的皮肤病变可能有共同的病因及易感因素。在一项研究中,95％的脂溢性睑缘炎患者同时患有脂溢性皮炎。在患有一种称为原发性(弥漫性)睑板腺炎的睑板腺功能障碍(MGD)的患者中,74％的患者患有脂溢性皮炎,51％的患者患有玫瑰痤疮(酒渣鼻痤疮)。

玫瑰痤疮是一种累及皮肤和眼部的疾病,常见于肤色较淡者。典型的面部皮肤表现为红斑、毛细血管扩张、丘疹、脓肿、皮脂腺突出和酒渣鼻。皮肤较黑的患者较难诊断玫瑰痤疮,是由于较难分辨出扩张的毛细血管和面部充血。玫瑰痤疮常被漏诊,部分原因是毛细血管扩张和面部充血等体征轻微。

异维A酸是一种治疗严重囊性痤疮的口服药,也可引起睑缘炎。据报告,23％的患者出现眼部不良反应,其中的37％表现为睑缘炎、结膜炎或睑板腺炎。口服异维A酸剂量为2 mg/(kg·d)的患者中43％出现睑缘结膜炎,口服剂量1 mg/(kg·d)的患者中20％患睑缘结膜炎。停药后绝大多数的患者病情改善。

角膜接触镜相关的巨乳头性角结膜炎患者发生睑板腺功能障碍的比率明显增加。巨乳头性角结膜炎的严重程度可能与睑板腺功能障碍的严重程度具有相关性。

表5-1列出可能产生睑缘炎症导致睑缘炎的病种。

表 5-1　与睑缘炎症有关的其他情况

病因	疾病名称	病因	疾病名称
细菌感染	脓疱病	免疫性疾病	异位性皮炎
	丹毒		接触性皮炎
			多形红斑
病毒感染	单纯疱疹病毒		天疱疮
	传染性软疣		类天疱疮
	带状疱疹病毒		Steven-Johnson 综合征
	乳头瘤状病毒		结缔组织病
	牛痘苗		盘状狼疮
			皮肌炎
寄生虫感染	阴虱		供体-受体疾病
皮肤病	鳞屑病	恶性眼睑肿物	基底细胞癌
	鱼鳞癣		鳞状细胞癌
	剥脱症		皮脂腺癌
	红皮病		黑色素瘤
			卡波氏肉瘤
			杀真菌剂肌炎
良性眼睑肿物	假性上皮细胞瘤样增生	外伤	化学伤
	角化症		热损伤
	鳞状细胞乳头状瘤		放射伤
	皮脂腺增生		机械性损伤
	血管瘤		手术损伤
	化脓性肉芽肿	中毒	药物性中毒

2.自然病史

睑缘炎是一种慢性病,可于儿童期发病,间歇性加重和缓解。葡萄球菌性睑缘炎随时间延长可减轻。一项研究表明,葡萄球菌性睑缘炎的患者平均年龄为 42 岁,有短期的眼部症状病史(平均 1.8 年)。患有脂溢性睑缘炎和睑板腺功能障碍的患者总的来说年龄较大一些,眼部症状持续时间相对长一些(6.5~11.6年)。严重的葡萄球菌性睑缘炎可最终导致睫毛脱落、眼睑瘢痕形成伴有倒睫、角膜瘢痕和新生血管形成。严重的眼部玫瑰痤疮患者可发展成浅层点状上皮病变,角膜新生血管化和瘢痕化。睑缘毛细血管扩张和睑板腺开口狭窄可见于无症状的老年人。

(三)预防和早期发现

适当的治疗和处理可缓解睑缘炎的症状和体征,防止造成永久的组织损害和视力丧失。对于类似睑缘炎表现的癌症,早期诊断和适当治疗可以挽救生命。

(四)诊治过程

1.患者治疗效果评价标准

睑缘炎的治疗效果评价标准包括以下几方面。

(1)防止视力丧失。

(2)尽量减少组织损伤。

(3)减轻睑缘炎的症状和体征。

2.诊断

所有的患者应定期对眼部情况做一个眼部综合的医疗评估。对有睑缘炎症状和体征患者的最初评估包括眼部综合医疗评估中的相关方面。睑缘炎的诊断常是基于患者的典型病史和特征性检查所见。辅助检查偶尔也有帮助。

(1)患者病史:在了解患者病史时询问如下问题将有助于获得所需信息。①症状和体征:如眼红,刺激症状、烧灼感、流泪、痒、睫毛根部结痂、睫毛脱落、睫毛黏附、不能耐受角膜接触镜、畏光、瞬目增多,这些症状在晨起时较重。②症状持续时间。③单眼或双眼发病。④加重因素:如吸烟、变应原、风、接触镜、湿度降低、视黄醛、饮食和饮酒等。⑤与全身性疾病相关的症状:如玫瑰痤疮、过敏。⑥目前和既往全身和局部用药情况。⑦最近与有感染的患者的接触:如虱病。

眼部病史应考虑既往眼睑和眼部手术史,以及放射和化学烧伤的局部外伤史。

全身性疾病病史应考虑皮肤病如皮疹、玫瑰痤疮、湿疹及用药情况(如异维 A 酸)。

(2)检查:体格检查包括视力测量、外眼检查和裂隙灯显微镜检查。

1)外眼检查应在光线好的房间内进行,特别注意以下情况。①皮肤,包括与玫瑰痤疮有关的如酒渣鼻、红斑、毛细血管扩张、丘疹、脓疱、面部皮脂腺肥大、皮炎、皮疹。②眼睑,包括睑缘充血/红斑;睫毛脱落、断裂或乱生;睫毛根部异常堆积物;溃疡;囊泡;过度角化;鳞屑;睑板腺囊肿/睑腺炎;瘢痕形成;眼睑外翻或内翻。

2)裂隙灯显微镜活体显微镜检查应注意以下方面。①泪膜:黏液层和脂质层的质量、泡沫形成。②前部睑缘:充血、毛细血管扩张、瘢痕形成、色素变动、角化、溃疡、囊泡、血液渗出物、虱病和肿块。③睫毛:位置不正、方向不正、缺失或断裂、虱卵和化妆品积聚。④眼睑后缘:睑板腺开口异常,如赘生物、后退、增生、阻塞;睑板腺分泌物情况如能否排出、黏稠度、浑浊度、颜色等;新生血管;角化;结节;增厚;结痂。⑤睑结膜:翻开眼睑,睑板腺的外观和腺管如扩张和炎症,睑板腺囊肿,充血,瘢痕,角化,乳头/滤泡反应,脂性渗出/浓缩物。⑥球结膜:充血,小泡,荧光素/孟加拉玫瑰红/丽丝胺绿点状着色。⑦角膜:荧光素/孟加拉玫瑰红/丽丝胺绿点状着色,浸润,溃疡

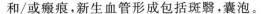

和/或瘢痕,新生血管形成包括斑翳,囊泡。

（3）诊断性试验:目前尚没有临床特异的睑缘炎的诊断性试验。然而,可对反复前部眼睑伴重度炎症的患者和对治疗反应不佳的患者进行睑缘细菌培养。

在症状明显不对称、治疗无效或睑板腺囊肿单一病灶反复发作且治疗不佳者应行眼睑活检,排除癌症的可能。在怀疑皮脂腺癌取病理前应咨询病理学家,讨论肿瘤可能播散的范围和做冰冻切片。新鲜的组织可能需用特殊的染色如油红-O寻找脂质。

临床症状可帮助区别葡萄球菌、脂溢性和睑板腺功能不良性睑缘炎,总结见表5-2。这些不同种类的睑缘炎的临床症状经常互相重叠,并与干眼症状相似。

表 5-2　睑缘炎分类症状描述

特征	前部眼睑		后部眼睑
	葡萄球菌性	脂溢性	睑板腺功能障碍
睫毛缺损	经常	很少	（—）
睫毛方向不正	经常	很少	病程长时可有
眼睑聚积物	硬痂	油性或脂性	油脂过多,可能为泡沫状
眼睑溃疡*	很少出现严重发作	（—）	（—）
眼睑瘢痕	可能发生	（—）	长期病程也不少见
睑板腺囊肿	很少	很少	偶尔至经常,有时多发
睑腺炎	可能发生	（—）	（—）
结膜	轻至中度充血,可能有小泡	轻度充血	轻至中度充血,睑结膜乳头样反应
泪液缺乏	经常	经常	经常
角膜	下方角膜上皮点状缺损,周边/边缘浸润,瘢痕,新生血管和血管翳变薄,小泡（尤其4～8点钟）	下方角膜上皮点状缺损	下方角膜上皮点状缺损,浸润,瘢痕形成,新生血管化,斑翳,溃疡
皮肤疾病	异位,很少	脂溢性皮炎	玫瑰痤疮

注: * 也可考虑单纯疱疹病毒;表内（—）表示在该类型的睑缘炎不出现这种特征。

3.治疗

尚无足够的证据可以明确推荐睑缘炎的治疗方案,患者必须明白在很多情况下是不能完全治愈的。下列治疗措施可有一定帮助:①热敷。②注意眼睑卫生。③抗生素。④局部应用糖皮质激素。

睑缘炎患者治疗的第一步是进行眼睑清洁,可有多种方法。一种方法是热敷几分钟来软化结痂粘连和/或加热睑板腺分泌物,然后轻轻按摩眼睑来促进睑板腺的分泌。仅有前部睑缘炎的患者和手灵活性较差的患者可能会忽略按摩。一般在患者方便的时候每天进行一次按摩即可。过多的眼睑按摩反而可能刺激眼睑。然而,有的患者发现每天反复进行热敷有效。有的患者在热敷后轻轻擦去眼睑的分泌物会更好。可使用稀释的婴儿香波或购买到的眼睑清洁棉签轻擦睫毛根部以进行眼睑清洁。有规律地每天或一周数天进行眼部清洁,经常可以缓解慢性睑缘炎的症状。要告知患者需终身注意眼部卫生,如果停止治疗的话,症状可能反复。

对于有金黄色葡萄球菌感染的睑缘炎,局部滴用抗生素如杆菌肽或红霉素可每天一次至数次,或睡前应用一次,持续一周至数周。根据病情严重程度不同决定用药的时间和频率。如果睑板腺功能障碍患者的慢性症状经眼部清洁后不能很好控制,可口服四环素。每天多西环素100 mg或四环素1 000 mg,当临床症状减轻(通常需2～4周)时可减量至每天多西环素50 mg或四环素250～500 mg,可根据患者病情的严重程度和对药物的反应停药。用四环素的理由是一些小型的临床试验报告四环素对缓解眼部玫瑰痤疮患者的症状有效,并可提高眼部玫瑰痤疮和睑板腺功能障碍患者的泪膜破裂时间。实验室研究还表明它可以降低表皮葡萄球菌和金黄色葡萄球菌脂酶的产生。四环素及相关药物可引起光敏反应、胃肠不适、阴道炎,在极少的情况下还可引起氮质血症。在大脑假瘤患者中已提示这一点,同时它还可以降低口服避孕药的药效,增强华法林的药效。20 mg缓释多西环素每天2次可减少不良反应。这些药物对孕妇、哺乳期及对四环素有过敏史的人禁用。儿童不宜用四环素,因为可使牙齿着色。可用口服红霉素替代。已有报告四环素和米诺四环素可使巩膜着色并引起结膜囊肿的发生。

短期内局部滴用糖皮质激素可改善眼睑或眼表的炎症,如严重的结膜充血、边缘性角膜炎或滤泡性结膜炎。一般每天数次用于眼睑或眼球表面。一旦炎症得到控制,应停药或减量,然后间断应用以改善患者症状。糖皮质激素应用最小有效剂量,并避免长期应用。应告知患者糖皮质激素的不良反应,包括眼压增高和发生青光眼的可能性。应用部位特异性糖皮质激素,如氯替泼诺,以及眼部穿透性弱的糖皮质激素如氟米龙,可减少这些不良反应。对于维持治疗的方案还有待进一步讨论。由于许多睑缘炎的患者伴有泪液缺乏,在眼部清洁和用药的同时应用人工泪液(每天2次)可改善症状。

对于不典型的睑缘炎或者药物治疗效果不理想的睑缘炎,应重新进行考虑。有结节样肿块、溃疡、大的瘢痕、局限的痂和皮炎鳞屑或急性炎症中间伴黄色的结膜结节提示可能为眼睑肿瘤。基底细胞癌和鳞状细胞癌是最常见的累及眼睑的恶性肿瘤。黑色素瘤和皮脂腺癌是位列眼睑第二位的恶性肿瘤。皮脂腺癌可能有多发病灶,可由于变形性骨炎样播散表现为严重的结膜炎症而难以诊断。

4.随诊

应告知有轻度睑缘炎的患者如果病情加重应及时复诊。随诊时间间隔应视病情严重程度、治疗方案和伴随疾病因素,如应用糖皮质激素治疗的青光眼患者等因素而定。随访时应注意随访间期的情况、视力测量、外眼检查和裂隙灯显微镜检查。如果应用了糖皮质激素治疗,应在数周内了解治疗的效果,测量眼压并了解患者用药的依从性。

5.医疗提供者和环境

睑缘炎的诊断和治疗需要较多的医学技术和经验。非眼科医师检查的睑缘炎的患者若发生如下情况之一应立即转诊至眼科医师:①视力下降。②中或重度疼痛。③严重或慢性眼红。④角膜受累。⑤反复发作。⑥治疗无效。

睑缘炎患者可在门诊进行治疗。

6.咨询/转诊

诊治睑缘炎患者的一个最重要的方面是教育他们认识到该病的慢性病程和反复发作的特性。应告知患者病情常可得到控制,但很少能根治。

六、睑腺炎

(一)定义及分类

睑腺炎是眼睑腺体及睫毛毛囊的急性化脓性炎症。多见于儿童及年轻人。根据发病部位不同,可分为外睑腺炎和内睑腺炎两种。化脓性细菌(以葡萄球菌多见)感染,引起睫毛毛囊皮脂腺或汗腺的急性化脓性炎症,称外睑腺炎;而引起睑板腺急性化脓性炎症的,则称内睑腺炎。

(二)诊断

1.外睑腺炎

睑缘部红、肿、热、痛,触痛明显。近外眦部者常伴有颞侧球结膜水肿。数天后,睫毛根部出现黄脓点,溃破排脓后痊愈。炎症严重者,常伴同侧耳前淋巴结肿大、压痛,或可伴有畏寒、发热等全身症状。

2.内睑腺炎

被局限于睑板腺内,眼睑红肿较轻,但疼痛较甚。眼睑红、肿、热、痛,睑结膜面局限充血、肿胀,2～3天后其中心可见黄脓点。自行穿破,脓液排出后痊愈。

(三)治疗

脓肿形成前,应局部热敷,使用抗生素滴眼液及眼膏。反复发作及伴有全身反应者,可口服抗生素类药物。脓肿成熟时需切开排脓。应注意:外睑腺炎,其皮肤切口方向应与睑缘平行;内睑腺炎,其睑结膜面切口方向须与睑缘垂直。切忌挤压排脓,以免细菌随血流进入海绵窦引起脓性栓塞而危及生命。

七、睑板腺囊肿

(一)定义

睑板腺囊肿是睑板腺排出管阻塞、腺内分泌物滞留,刺激管壁引起的睑板腺无菌性慢性炎性肉芽肿。

(二)诊断

(1)多偶然发现,一般无显著症状。囊肿较大时,可有沉重不适感,部分则有异物感。

(2)单发或多发,上睑尤多。眼睑皮下可扪及圆形、边界清楚、与皮肤不粘连的肿块,无压痛。相应的睑结膜充血,呈紫红或紫蓝色。如有继发感染,则其表现类似睑腺炎。反复发作的老年患者,应警惕睑板腺癌和横纹肌肉瘤之可能。

(3)切开后可见黏稠的灰黄色胶样内容物:符合前两项条件即可诊断睑板腺囊肿,第三项可加强诊断。若切开后内容物不是黏稠的胶样物质,而是脆碎的组织,必须进行病理检查。

(三)治疗

囊肿小者,可不予处理,任其自行吸收或消散。也可局部热敷,或用2%黄氧化汞眼膏涂布并按摩,以促进囊肿吸收。囊肿大者,需手术刮除,睑结膜面的切口方向须与睑缘垂直,彻底清除囊肿内容物并向两侧分离囊膜壁逐渐剥离。

八、睑板腺阻塞

(一)病因

睑板腺阻塞是指睑缘炎、慢性结膜炎或其他原因造成睑板腺排泄管阻塞,分泌物积存日久而钙化。

(二)诊断

(1)患者可有干痒感,有时有异物感。

(2)透过睑结膜可见点状及线条状黄白色凝聚物,日久形成小结石。

（三）治疗

病因治疗的同时可局部应用抗生素眼膏，并按摩。小结石突出于睑结膜面时，可在1‰丁卡因表面麻醉后，用尖锐小刀或注射针头剔除。

（徐　霞）

第四节　眼睑充血、出血与水肿

一、眼睑充血

眼睑充血可因眼睑皮肤的炎症、睑腺炎症、睑周围组织炎症的蔓延，虫咬、化学物质刺激、物理性刺激，如热、辐射等均可造成。睑缘充血为睑缘炎、屈光不正、眼疲劳、卫生条件差等均可引起。充血一般为亮鲜红色。

暗红色的充血为血液回流障碍，凡是血液回流障碍的疾病均可引起，常同时伴有眼睑水肿。

根据发病的原因治疗。

二、眼睑出血

造成眼睑出血的全身原因如咳嗽、便秘、高血压动脉硬化、败血症、有出血素质者、胸部挤压伤等，一般出血较局限。

造成眼睑出血的局部原因多为外伤，可以是眼睑直接外伤引起，也可以是眼眶、鼻外伤或颅底骨折引起，出血渗透到眼睑皮下，可以沿着皮下疏松的组织向四周蔓延，一直跨过鼻梁侵入对侧眼睑。严重的是由颅底骨折所致的出血一般沿着眶骨底部向鼻侧结膜下和眼睑组织渗透，多发生在受伤后的数天。眶顶骨折所致的出血沿提上睑肌进入上睑，眶尖骨折沿外直肌扩散，眶底骨折出血进入下睑。

随血量的多少，出血可为鲜红色、暗红色、紫红色或黑红色。

治疗方法如下：①少量浅层出血无须治疗，数天后可自行吸收。②出血多时，于当时立即作冷敷以停止出血，同时可使用止血药物如酚磺乙胺（止血敏）、维生素K、氨甲苯酸（止血芳酸）、三七粉或云南白药等。数天后不再出血时可做热敷促进吸收。③用压迫绷带包扎。④有眶顶、眶尖、颅底骨折需请神经外科会诊，治疗。

三、眼睑水肿

眼睑水肿是眼睑皮下组织中有液体潴留，表现为皮肤紧张、光亮感。

炎性水肿为局部原因，眼睑炎症或附近组织炎症如眼睑疖肿、睑腺炎、睑皮肤炎、泪囊炎、眶蜂窝织炎、丹毒、严重的急性结膜炎、鼻窦炎等。眼睑皮肤肿、红、局部温度升高，有时有压痛，可伴有淋巴结肿大，严重者全身畏寒、发热。

非炎性水肿为血液或淋巴液回流受阻。局部原因见眶内肿物。全身性疾病见于心、肾病、贫血，非炎性者皮肤色为苍白。

根据病因进行治疗。

（徐　霞）

第五节　眼睑皮肤病

一、病毒性感染

(一)眼睑热病性疱疹

1.病因

热病性疱疹又称单纯疱疹,是由单纯疱疹病毒Ⅰ型感染所致。常发生在流感、发热、肺炎等呼吸道感染同时有眼睑疱疹出现。

2.症状

(1)自觉局部症状轻微,有痒及灼热。

(2)典型的病损在红斑的基础上有成簇的粟粒或绿豆大小的水疱、壁薄、潴留液,破溃后形成糜烂或小溃疡,结痂、痊愈后不留瘢痕或留有暂时性色素沉着,常同时在口唇、鼻翼旁出现同样的病损。

(3)全身可有热病性传染病的症状。

(4)本病有自限性,一般1～2周可自愈,无免疫性,可再发。

3.治疗

(1)局部滴用阿昔洛韦眼药水和涂以眼药膏或碘苷(idoxuidine IDU,疱疹净)眼药水。

(2)有继发感染时可酌情加入抗生素。

(二)带状疱疹

1.病因

带状疱疹由水痘-带状疱疹病毒引起,初次感染表现为水痘,常见于儿童。以后病毒长期潜伏于脊髓后根神经节内,当机体抵抗力下降、免疫功能减弱或某种诱发因素致使水痘-带状疱疹病毒再度活化,侵犯三叉神经第一支或第二支引起眼睑带状疱疹,本病无免疫,当机体抵抗力再度下降,可再发病。

2.症状

(1)发病前可有发热、倦怠、食欲缺乏等前驱症状。

(2)病初起时在患侧三叉神经分布区发生皮肤灼热、神经痛,疼痛往往年龄越大,疼痛越重。有时剧烈难忍,疼痛可发生于皮疹出现前或与皮疹同时发生,疼痛常持续至皮疹完全消退,甚至持续数月、数年。

(3)皮疹病损在红斑基础上群集粟粒至绿豆大小水疱,有的中央有脐窝,疱内容清,严重时呈血性,水疱彼此融合,可发生坏死溃疡,皮疹多发生于三叉神经第一支支配区,第二支较少。发病为单侧是本病的特点,不越过鼻中线呈带状分布,向上达前额、头皮,侵犯鼻睫状神经时可并发角膜病变和虹膜睫状体炎,偶有眼肌麻痹。

(4)不发生坏死溃疡者水疱干瘪、结痂、遗留色素沉着,发生坏死溃疡者则留永久性瘢痕。

3.治疗

(1)局部用药:红斑水疱可用炉甘石洗剂、阿昔洛韦眼药水或碘苷眼药水,糜烂坏死用0.1%

雷夫奴尔湿敷,外用阿昔洛韦软膏或用喷昔洛韦乳剂每天 4～5 次,早期外用明显减少带状疱疹后神经疼痛的发生。

(2)全身用药:阿昔洛韦 200～800 mg 口服,每天 5 次,连服 10 天,有阻止病毒繁殖,缩短病程,减少神经痛的作用。严重的患者可静脉滴注阿昔洛韦,每公斤体重 5 mg,每 0.5 mg 加入注射用水 10 mL,充分溶解、摇匀,再用生理盐水或 5％葡萄糖液稀释到至少 100 mL,滴注不少于 1 小时,每天 3 次,连用药 10 天,或注射重组人干扰素 α-2a 有抗病毒作用。但此两种药合用要慎重。也可用调节免疫功能药物如转移因子皮下注射,1～2 支/次(每支2 mL),1 周或 2 周 1 次。

(3)激素类药物:在足够量的阿昔洛韦治疗下,病变在 3 天内口服泼尼松可减轻炎症及神经痛,开始量每天 30～40 mg,隔天递减,10～12 天内撤完。

(4)神经营养药及止痛药:可注射维生素 B_1、维生素 B_{12}。疼痛剧烈可口服索米痛片(去痛片)等。

二、细菌性感染

(一)毛囊炎

1.病因

毛囊炎是由金黄色葡萄球菌感染毛囊引起的炎症。

2.症状

(1)自觉痒痛,好发于年轻人,面部皮肤也有散发的毛囊炎。

(2)粟粒大的丘疹,顶端化脓呈小脓疱,不融合,破后有少量脓血、无脓栓,愈后不留瘢痕。

3.治疗

(1)外用消炎止痒药物,也可外用 0.5％林可霉素液或 0.2％碘伏。

(2)早期可用超短波治疗。

(3)根据病情可适当给予抗生素。

(4)反复发作的患者,应检查有无糖尿病、贫血等全身性疾病。

(二)眼睑疖肿和脓肿

1.病因

眼睑疖肿和脓肿是由金黄色葡萄球菌侵犯毛囊深部及周围组织引起皮肤炎症,发病与体质有关,与皮肤不洁、多汗和搔抓也有关系。

2.症状

(1)自觉灼热及疼痛明显。

(2)眼睑皮肤红肿、有硬结、触痛显著,严重时有发热、全身不适,数天后顶部发黄,疼痛加剧,耳前淋巴结肿大、压痛、破溃后有脓血流出。眼睑疖肿有脓栓(甚至有数个脓栓及多房性脓肿称为痈)。周围组织坏死形成腔隙,以后深部有肉芽组织充填,愈合后结瘢痕。

(3)睑部疖肿和脓肿受挤压后因睑及面部静脉无瓣,脓液有可能进入血液形成海绵窦脓栓,甚至脑脓肿、脓毒败血症等危及生命。

3.治疗

(1)局部治疗:早期热敷,超短波可缓解炎症、止痛。外用鱼石脂软膏。

(2)全身治疗:全身用抗生素首选耐青霉素类葡萄球菌感染的药物,如苯唑西林肌内注射 4～6 g/d,分 4 次给,或氯唑西林 2 g/d,肌内注射或口服每次 0.5 g,每天 4 次。或用头孢菌素类肌内注射或静脉滴注,如对青霉素类过敏可用林可霉素 0.6 mg 肌内注射,每天两次(注意肾功能)。或肌内注射克林霉素0.6 mg,分 2～4 次用(对林可霉素过敏者禁用)。因金黄色葡萄球菌对多种抗生素耐药,在严重的患者用以上药物均无效时,方可使用万古霉素,成人每次 500 mg 静脉滴注,每 8 小时 1 次。

(3)严禁挤压病变区。

(4)化脓后切开排脓,有脓栓者可用镊子轻轻取出,切口内放置引流条,每天换药,待脓汁排净后始取去引流条。

(三)眼睑丹毒

1.病因

眼睑丹毒为 β 型溶血性链球菌引起的急性眼睑皮肤炎症。多有皮肤轻微的损伤,细菌侵入感染由眼睑丹毒可扩散及面部,也可由面部丹毒引起眼睑丹毒。

2.症状

(1)发病前有畏寒、全身不适、继之发热。

(2)皮肤表面为略高于皮面的红色水肿性斑,表面紧张发亮,边界清楚,严重者可有水疱、压痛明显、局部皮肤温度升高。

(3)淋巴结肿大,遇寒冷或外伤可在原病灶复发。

3.治疗

(1)超短波、红外线有缓解炎症、止痛作用。

(2)局部用药:呋喃西林湿敷,外用抗生素软膏。

(3)全身用药:首选青霉素(40～80)×10⁵ U 静脉滴注,或用头孢菌素类滴注,也可用红霉素 1.0～1.5 mg 静脉滴注,或用头孢唑林钠(先锋霉素 V)6 mg 静脉滴注,也可用阿奇霉素 0.5 mg 口服,每天 1 次用药 5～7 天。

三、过敏性皮肤炎

(一)接触性皮炎

接触性皮炎是指皮肤接触外界某种物质后主要在接触部位发生炎症反应。引起本病的物质主要是化学性物质,根据发病机制可分为变态反应性接触性皮炎及刺激性接触性皮炎(能造成直接损伤,任何人接触均可发病,如强酸、强碱等,不属于过敏范畴,故不赘述)。

变态反应性接触性皮炎是由于接触变态反应原后引起第 IV 型变态反应(迟发反应),变应原多为小分子化学物质,本身多无刺激性,作用于皮肤后对少数具有特异性过敏体质的人引起发病,一般初次接触并不立即发病,而需要数小时或数天或更长时间的潜伏期,或反复接触后才发生接触性皮炎。

1.变应原

常为化工原料、染料、化妆品、洗涤剂,药品如碘、汞、磺胺类、丁卡因、普鲁卡因、抗生素、阿托品、毛果芸香碱或配制药品的赋形剂等。此外,染发剂、乌发剂中的对苯二胺是较常见的变应原。

2.症状

(1)发病前有接触化学物质的历史。自觉眼睑或眼睑附近的皮肤有剧烈的痒感、烧热感。全身症状不多,染发液或洗发水引起的皮炎伴有头皮剧痒(又称染发性皮炎)。

(2)发病急,轻时眼睑皮疹为红斑、稍水肿或有粟粒大小密集的红色丘疹,重者红斑肿胀,密集丘疹、水疱,甚至大疱、糜烂、渗出,临床上症状单一。

(3)一般皮肤的炎症仅限于接触部位,境界清楚,但可由于搔抓或渗液流出带到其他部位,而引起该处同样的炎症反应。

(4)发病有一定的潜伏期,多在 1~2 周痊愈,治愈后再接触再发病。

3.治疗

(1)局部用药:红斑可用炉甘石洗剂(注意勿进入眼内),水疱、渗液用 4% 硼酸水冷湿敷。如有继发感染可用 0.05% 呋喃西林冷湿敷,涂以 1% 氢化可的松霜,每天 2~3 次,渗液可涂 40% 氧化锌膏。

(2)全身用药:口服抗组织胺药如氯苯那敏(扑尔敏)4 mg,每天 3 次,或去氯羟嗪 25 mg 每天 3 次。为防止药物引起嗜睡、困倦,可用特非那定 60 mg,每天 2 次,或仙特明 10 mg,每天 1 次睡前服。

(3)激素类药物:病情严重者可酌情用泼尼松,每天 30~40 mg,炎症控制后在 2 周内撤完。

(4)病情严重也可静脉注入 10% 葡萄糖酸钙 10 mL,每天 1 次,或 5% 葡萄糖内加入维生素 C 2~3 mg,每天静脉滴注 1 次。

(5)有继发感染可全身用抗生素。

(6)不能确诊变应原者,可于皮炎痊愈后作做皮肤斑贴试验,寻找变应原,避免再次接触。

(二)眼睑湿疹

眼睑湿疹是一种常见的与过敏有关的皮肤病。发病原因比较复杂,变应原往往不易查清,眼睑湿疹可单独发病,也可是面部或全身湿疹的一部分。

1.症状

(1)自觉瘙痒剧烈,婴幼儿可以是身体他处有湿疹,同时眼睑有湿疹,有时夜间难以入睡,哭闹、烦躁,常搔抓。

(2)皮疹以潮红的丘疹及小水疱为主,严重时渗出、结痂,局限性皮疹境界不清楚,皮疹不断向外扩展,周围有散在丘疹水疱,治愈后有反复发作及慢性化的倾向。

(3)慢性泪囊炎或结膜炎分泌物的刺激引起的皮炎为暗红色或棕红色斑、融合增厚呈苔藓样改变,表面有脱屑、抓痕及血痂,表现为湿疹的慢性期改变,分泌物中酶为致敏因素。

2.鉴别诊断

变态反应性接触性皮炎应与急性湿疹相鉴别。前者病变多局限于接触部位,皮疹形态单一,境界清楚,病程是急性经过,去除接触性病因后,易治愈或自愈。再接触再发病。

3.治疗

(1)局部用药:与接触性皮炎相同,如有慢性泪囊炎、结膜炎,应及时治疗。

(2)全身用药:使用抗组织胺药同接触性皮炎,影响睡眠可给镇静,如氯丙嗪(非那根)、羟嗪(安泰乐)26~30 mg 睡前服,或口服安定。

(3)严重者可静脉给 10% 葡萄糖酸钙 10 mL 加维生素 C 0.5 mg,每天 1 次,一般不主张用激素类药物,合并感染可用抗生素。

四、其他

(一)眼睑血管神经性水肿

1.病因

眼睑血管神经性水肿又称巨型荨麻疹,原因不明,主要由于血管运动系统不稳定,有人认为与过敏、内分泌、毒素有关。

2.症状

(1)慢性血管神经性水肿影响皮下组织,形成绷紧的、圆形、非可凹性、边界不清楚的荨麻疹,表面皮肤正常,不痒。

(2)突然发病,持续几天或几周,周期性、无规律、无原因反复发作,有时每月 1 次,有时清晨,有时持续几年。

(3)发作几年后产生永久性组织增厚,组织学类似慢性炎性渗出和增生,有时有色素增生,重复发作几年皮肤和皮下组织形成可悬垂的皱褶。

3.治疗

假使找到病因,按原因治疗,消除病灶。

(二)眼睑皮肤弛缓症

1.原因

眼睑皮肤弛缓症原因不明。

2.症状

(1)以慢性复发性水肿为特点,男女同样发病,主要在青年人,特别是青春期,为双侧性。

(2)疾病开始常不被注意,上睑间歇性、周期性水肿,发作持续1~2 天,无痛、但皮肤稍发红,类似血管神经性水肿。

(3)以后发作变得频繁,皮肤变薄,产生永久性改变,皮肤松弛,如囊状悬垂达睑缘,甚至遮盖睫毛。

(4)皮肤随着下垂出现深的皱纹,变红棕色,更进一步发展到眶隔松弛,眶脂肪进入松弛的眼睑皮下,加重皮肤下垂,睑裂变窄。

3.鉴别诊断

老年性眼睑皮肤松垂,随年龄增长而松弛,无复发性水肿。

4.治疗

无特效方法防止复发,切除过多的皮肤,结合面部皮肤整容。

（徐　霞）

第六章

泪 器 疾 病

第一节　先天性泪器异常

先天性泪器异常主要是指胚胎发育过程中胎儿受到某些因素影响,泪器发育异常和功能异常。先天性泪器异常主要包括先天性泪腺异常和先天性泪道异常,有些患者同时伴有隐眼畸形、先天性无结膜、上睑下垂、内眦赘皮等眼部异常和全身其他器官的先天异常。

一、临床表现

(一)泪腺缺如

出生后无眼泪、畏光、结膜干燥、角膜浑浊等。病理检查见眼眶外上方穹隆部结膜上皮轻度向内生长,此处未分化为泪腺。

(二)泪腺瘘管

常开口于上眼睑外上方,相当于睑板上缘处。周围皮肤长有一圈睫毛样毛发。瘘孔周围皮肤受瘘孔排出泪液的刺激而发生糜烂。如有继发感染可形成脓瘘。

(三)泪腺囊肿

由于泪腺无导管开口于上穹隆,使眶外缘下可扪及波动性张力大的肿物,长期可引起眼睑肿胀,上睑下垂,眼球突出等。

(四)泪点和泪小管缺如或闭锁

泪点很小或完全缺如,或被结膜上皮覆盖而只呈一个凹坑。多伴有溢泪。

(五)多发泪点和泪小管

指正常泪点位置出现两个或两个以上泪点。这些泪点有的各通一个泪小管,有的共通一个泪小管,有的只是一个盲端。一般无症状。

(六)泪囊和鼻泪管闭锁

在临床上较常见,阻塞多在下口,阻塞后流泪分泌物多形成黏液囊肿或有脓性分泌物形成新生儿泪囊炎。

（七）泪囊瘘

瘘孔位于内眦韧带偏下方处，有清黏液流出，有时也可保持干燥，冲洗泪道可发现有液体从瘘口溢出，偶可引起泪道狭窄或堵塞。

二、诊断

（1）多为 1 岁以内的婴幼儿。

（2）有溢泪或无泪症状，有眼局部皮肤湿疹和继发感染，结膜干燥等。

（3）根据发现的泪腺或泪点异常的表现，可以作出诊断。

三、鉴别诊断

（一）后天的泪点、泪小管狭窄或阻塞等泪道疾病

在出生后并没有发现。

（二）慢性泪囊炎、泪腺肿物等

根据发生时间可以鉴别。

四、治疗

（一）先天性无泪者

治疗原发病，同时对症治疗，如眼部滴用人工泪液，保持眼表面湿润。

（二）泪腺瘘

将瘘管移植到结膜囊穹隆部，或将瘘管和与之相连的部分泪腺切除。

（三）泪腺囊肿

可手术切除。

（四）先天无泪点

单纯的泪点狭窄或闭锁可使用泪点扩张器将泪点穿通扩大，若无效则可做泪点切开成形手术或植入支撑管 3～6 个月；泪点外翻和异位可通过手术矫正。

（五）先天无泪小管

可行结膜泪囊造口术。泪小管狭窄阻塞可在泪点扩大后使用泪道探针探通，植入支撑管3～6 个月。

（六）多个泪点和泪小管

无症状时可不治疗。

（七）泪囊和鼻泪管闭锁

首先保守治疗，滴用抗生素滴眼液，每天 4～5 次，每天多次向下按摩泪囊区，冲洗泪道。无效者用较细的泪道探针探通。必要时行泪囊鼻腔吻合手术或植入泪道再通管治疗。

（吕建平）

第二节 泪 腺 病

一、急性泪腺炎

(一)概述

急性泪腺炎是泪腺的急性炎症,最常见的病原体为金黄色葡萄球菌或肺炎链球菌,也可见于某些病毒。病原体可以来自周围组织的化脓性炎症直接扩散,也可从远处化脓性病灶血行转移而来。儿童急性泪腺炎常并发麻疹、流行性腮腺炎、感染性单核细胞增多症及流行性感冒等传染病。

(二)临床表现

(1)多单侧急性发病,常见于儿童及青年,上睑颞侧泪腺区红肿、疼痛,有流泪或脓性分泌物。

(2)眶外上方局部肿胀、触痛,上眼睑呈S形弯曲,皮肤红肿,呈现炎性上睑下垂。眼球向下、内方移位,运动受限。

(3)同侧耳前淋巴结肿大,可有发热、头痛等全身不适症状。

(4)CT检查显示泪腺扩大,边缘不规则,但不累及鼻窦、眶组织及周围骨壁。

(三)诊断

(1)典型的临床表现可诊断。

(2)血常规化验进行白细胞计数和分类,分泌物涂片及细菌培养。

(3)眼球突出、运动受限或怀疑泪腺肿物的患者,行CT检查以排除泪腺肿物。

(四)鉴别诊断

1.睑腺炎

位于上睑颞侧的睑腺炎易与急性泪腺炎混淆。睑腺炎可触及上睑皮下结节,局部明显的局限性触痛。无发热等全身症状,白细胞计数正常。

2.眶蜂窝织炎

眼球突出,运动障碍,眼睑红肿,球结膜水肿明显。

3.急性结膜炎

该病多为双眼发病,上下睑结膜可见乳头滤泡形成,睑结膜充血,有黏稠的分泌物。

4.眼眶炎性假瘤

眼球突出,向下移位,运动受限。无发热,白细胞计数正常,但嗜酸性粒细胞计数升高。对抗生素治疗不敏感,全身应用糖皮质激素后症状明显改善。

5.泪腺恶性肿瘤

眼球向前下方移位,眼球突出,运动受限。可于泪腺区触及中等硬度的肿物。CT或MRI检查可显示肿物。

(五)治疗

1.细菌感染

(1)全身应用敏感抗生素,轻度患者可口服青霉素类或头孢类抗生素,中重度患者、伴有发热等症状的,应选用头孢类抗生素静脉注射治疗。根据细菌培养及药物敏感试验调整用药,抗生素需要完成7~14天的疗程。

(2)局部应用抗生素滴眼液及眼膏。

(3)如果发生脓肿,需要切开引流。睑部泪腺炎采用上睑外侧皮肤切口,眶部泪腺炎从上穹隆外侧结膜切开排脓。

2.病毒感染

(1)全身及局部使用抗病毒药物及镇痛药物治疗。

(2)冷敷。

二、慢性泪腺炎

(一)概述

慢性泪腺炎可由急性泪腺炎发展而来,也可由邻近组织炎症扩散而发生,是一种病程缓慢的增殖性炎症,多为双侧发生。多数见于良性的淋巴细胞浸润、淋巴瘤、白血病或结核等。双侧泪腺肿大伴有腮腺肿大,有结核、白血病、淋巴瘤等全身性疾病的,称为 Mikulicz 综合征。

(二)临床表现

(1)双侧发病,病情进展缓慢。

(2)眼睑外上侧可触及质硬肿物,可移动无压痛。伴有轻度上睑下垂。

(3)眼球向鼻下方移位,向外上方转动受限,可出现复视。但眼球突出少见。

(三)诊断

(1)双侧泪腺部肿物,上睑下垂,眼球运动受限。

(2)全身伴有结核、梅毒等病史。

(3)X 线检查泪腺区钙化液化等病灶,活组织检查可明确诊断。

(四)鉴别诊断

1.甲状腺相关性眼病

可有眼球突出、泪腺肿大等表现,大多有甲状腺功能的改变。

2.泪腺肿瘤

眼球突出,向鼻下方移位,部分患者可有疼痛。泪腺部可触及肿物。但泪腺肿瘤多为单侧,影像学检查可示肿物,予以鉴别。

(五)治疗

(1)针对病因进行治疗,首先药物治疗原发病。

(2)可做泪腺组织活检确定病变性质,如为良性淋巴上皮病变或泪腺肉样瘤病者可用皮质类固醇全身治疗。

(3)药物治疗无效者可考虑手术切除泪腺。

(吕建平)

第三节 泪 道 病

一、泪道阻塞

先天因素、创伤、烧伤、炎症粘连、异物、肿瘤或手术后瘢痕等均可造成泪道阻塞,可发生于泪点、泪小管、泪囊、鼻泪管等部位。

(一)临床表现

(1)流泪,由于流泪可造成内眦部皮肤潮红、粗糙,甚至出血糜烂。

(2)常伴有慢性结膜炎、湿疹性皮炎、下睑外翻。

(3)泪道冲洗不通或不畅,冲洗液反流,一般无泌物。

(4)泪道造影泪道完全不显影,或节段性显影,可发现堵塞部位。

(二)诊断

根据临床表现,以及冲洗泪道的结果,可以明确诊断。

(三)鉴别诊断

1.泪小管炎

流泪,眼红,结膜囊多量分泌物,泪道冲洗多通畅,泪点充血,肿胀。轻压泪小管处,有黏液脓性分泌物或颗粒状分泌物自泪点溢出。

2.慢性泪囊炎

流泪,压迫泪囊区有较多黏液脓性分泌物自泪点溢出。

3.泪道肿物

可触及肿物。

4.泪道周围组织结膜睑缘等炎症

有炎症的表现。

(四)治疗

1.泪点阻塞

可用泪点扩张器反复扩大泪点。若无效可行泪点切开成形术。

2.泪小管阻塞

先滴用抗生素滴眼液后用泪道探针探通,开始时可用较细探针,以后逐渐使用粗的探针,直到泪小管通畅。也可采用泪道激光探通术。必要时泪小管内留置塑料管支撑,保留 3～6 个月。

3.泪囊鼻泪管狭窄阻塞

在滴用抗生素滴眼液后用泪道探针探通,开始时可用较细探针,以后逐渐使用粗的探针,直到泪管通畅。或采用激光泪道疏通术治疗。如仍无效可再次激光治疗疏通,通畅后留置硅胶管 3～6 个月。

二、泪小管炎

(一)概述

泪小管炎是由沙眼衣原体、放线菌、白色念珠菌或曲霉菌感染引起的慢性炎症。可由结膜炎或泪囊炎感染泪小管所致,常与泪囊炎合并存在。

(二)临床表现

(1)下泪小管多见,常合并结膜炎或泪囊炎。

(2)眼红、溢泪、有分泌物,上下睑鼻侧轻触痛。

(3)泪小点发红、肿胀,周围皮肤发红。

(4)压迫泪囊区,有黏液性分泌物自泪小点溢出。

(5)早期冲洗泪小管可通畅,晚期表现为泪小管阻塞。

（三）诊断

（1）眼红、溢泪病史，合并结膜炎或泪囊炎。

（2）泪小点红肿，压迫泪囊有分泌物。

（3）分泌物涂片或培养有助于致病微生物的确诊。

（四）鉴别诊断

1.急性泪囊炎

急性发病，泪囊区明显红肿，触痛。红肿及疼痛程度较泪小管炎显著，可伴有全身症状。

2.鼻泪管阻塞

溢泪明显，泪小管及周围皮肤没有红肿及触痛表现。

3.结膜炎

结膜炎可有眼红及流泪表现，查体可见睑结膜乳头及滤泡形成，泪小点无红肿表现，压迫泪囊区无分泌物溢出。

（五）治疗

（1）去除阻塞的凝结物，早期可采用冲洗法，必要时行泪小管切开排出脓液。

（2）抗生素滴眼液彻底冲洗泪道，真菌感染者可使用 1：20 000 的制霉菌素溶液冲洗。

（3）根据致病菌，使用敏感的滴眼液局部治疗。

三、急性泪囊炎

（一）概述

急性泪囊炎由毒力较强的金黄色葡萄球菌或 β-溶血性链球菌或白色念珠菌引起，多为慢性泪囊炎的急性发作，也可直接发生。新生儿泪囊炎的致病菌多为流感嗜血杆菌，发展迅速，易演变为眶蜂窝织炎。

（二）临床表现

（1）起病急，患眼充血、溢泪，有脓性分泌物。

（2）泪囊区红、肿、热、痛，可波及眼睑结膜及面颊。轻压泪囊区可见同侧泪小点有分泌物溢出。

（3）颌下及耳前淋巴结肿大，全身可伴有发热。

（4）数天后红肿局限，形成脓肿，破溃后脓液排出，炎症减轻，局部可形成泪囊瘘管，经久不愈。

（5）感染未控制者，可演变为眶蜂窝织炎，甚至脓毒血症导致死亡。

（三）诊断

（1）慢性泪囊炎病史，突然发病。眼红、溢泪、脓性分泌物。

（2）泪囊区有红、肿、热、痛等急性炎症表现。

（3）伴有发热等全身表现，外周血中性粒细胞升高。

（4）分泌物涂片和培养以明确致病菌。

（四）鉴别诊断

1.急性筛窦炎

鼻骨表面疼痛、肿胀，患者前额部头痛，鼻塞，常有发热。

2.急性额窦炎

急性额窦炎累及上睑,前额部触痛,泪囊区无急性炎症表现,挤压泪囊无分泌物溢出。

(五)治疗

(1)控制感染,全身应用抗生素。对于病情较轻者,可给予青霉素类或头孢类抗生素口服,中重症伴有发热的患者需给予头孢类抗生素静脉注射。

(2)局部滴用抗生素滴眼液。

(3)脓肿出现波动感时,切开排脓,放置引流条。

(4)炎症局限后,可行局部微波理疗,慢性泪囊炎的患者行鼻腔泪囊吻合术。

(5)急性期忌行泪道冲洗或泪道探通,以免引起炎症扩散。

四、慢性泪囊炎

(一)概述

慢性泪囊炎是由于鼻泪管下端阻塞,导致泪囊内分泌物滞留,伴发感染而致泪囊慢性炎症。常见致病菌为肺炎链球菌、链球菌、葡萄球菌等。

(二)临床表现

(1)中老年女性多见,泪溢,黏液或脓性分泌物由泪小点溢出。

(2)挤压泪囊区有分泌物由泪小点溢出,泪囊可有轻度肿胀,可伴有压痛。

(3)冲洗泪道不通畅,分泌物由原泪点反流或下冲上返,加压后不通,有黏液或脓性分泌物冲出。

(4)长期溢泪可引起下睑皮肤潮红、湿疹。

(5)伴有结膜炎,若角膜受损可导致角膜炎,甚至角膜溃疡。

(三)诊断

(1)中老年女性,泪溢。

(2)挤压泪囊及冲洗泪道检查,泪道阻塞,有分泌物。

(3)泪囊碘油造影了解泪囊大小及阻塞部位。

(四)鉴别诊断

1.泪小管阻塞

患者泪溢,无黏液脓性分泌物溢出。碘油造影可明确阻塞部位。

2.泪囊肿物

可触及实性肿物,可伴有血性分泌物,影像学检查可发现肿物。

(五)治疗

(1)局部滴用抗生素滴眼液,滴药前挤压泪囊挤出分泌物。

(2)可用生理盐水加抗生素滴眼液冲洗泪道,每周1～2次,但疗效不确切。

(3)经系统治疗,泪囊无脓液一周后,可冲洗泪囊后用泪道探针行泪道探通术,或激光泪道疏通术进行治疗。

(4)治疗无效时,可采用鼻腔泪囊吻合术或鼻内镜下鼻腔泪囊造口术。术前需进行详细的鼻腔检查,明确在鼻中隔和鼻甲之间是否有足够的引流空间。若患者高龄或鼻腔泪囊吻合术手术禁忌,可行泪囊摘除术。

(5)泪道内镜直视下,泪道激光或环钻术可以直接探查阻塞部位及判断病变性质,直视下行泪道激光或环钻并配合泪道插管,可取得较好效果。

(6)内眼手术前必须冲洗泪道,如合并慢性泪囊炎,必须先予以治疗,以免内眼手术后引起眼内化脓性感染。

五、新生儿泪囊炎

(一)概述

新生儿泪囊炎是由于鼻泪管下端的胚胎残膜没有退化,阻塞鼻泪管下端,泪液和细菌潴留在泪囊内,由继发性感染所致。有 2%～4% 足月产婴儿可能有残膜阻塞,但绝大多数在出生后 4～6 周内残膜萎缩,泪道通畅。因骨性鼻泪管发育不良、狭窄所致者较为少见。

(二)临床表现

婴儿出生后即可发现患眼溢泪,伴有分泌物,有的泪囊部有肿块,压迫泪囊区可有黏液或脓性分泌物自泪小点溢出。

(三)诊断

(1)出生后出现患眼泪溢,伴有黏液或脓性分泌物。

(2)泪道冲洗显示泪道阻塞,有分泌物被冲出。

(四)鉴别诊断

淋病奈瑟菌结膜炎:新生儿可通过母亲产道感染。出生后 2～3 天发病,双眼流泪,大量黄色脓性分泌物。眼睑水肿、结膜充血可并发角膜溃疡及眼内炎。

(五)治疗

(1)局部按摩半岁内患儿可先行局部按摩(手指有规律地由泪囊向下按摩数次),挤出脓液后滴抗生素滴眼液,坚持数周,多能促使鼻泪管开放。

(2)按摩及抗生素滴眼液治疗 6 个月后仍无效,可行泪道探通术。

(吕建平)

第四节 泪器肿瘤

一、泪腺多形性腺瘤

(一)概述

泪腺多形性腺瘤是由上皮和间质构成的良性肿瘤,是最常见的泪腺上皮性肿瘤。

(二)临床表现

(1)多见于青壮年,单侧发病,病程长,生长缓慢。

(2)单眼进行性眼球突出,向下移位,向颞上方转动受限,患眼轻度上睑下垂。

(3)眶外上方可触及质硬肿物,无触痛,不能推动。

(4)少数患者由于肿物压迫眼球,出现散光,甚至出现视网膜水肿等表现而致视力下降及复视。

(5)X 线检查显示眶腔扩大或泪腺向外上方膨隆,边界清晰。CT 检查显示泪腺窝内圆形或类圆形高密度影,界清,光滑,内密度基本均质。骨壁可有压迫性骨凹陷及泪腺窝扩大。B超检查显示眶外上方圆形或类圆形占位,边界清晰,中等或强回声,无可压缩性。

(三)诊断

(1)病程进展缓慢,无痛。

(2)单侧泪腺区肿物,眼球突出,运动障碍。

(3)影像学检查显示肿物。

(4)病理学检查可见分化的上皮细胞构成的大量双层管状结构及形态各异的片状、条索状和乳头状上皮细胞巢,间质分化区可见大量的星形、梭形细胞和透明样、黏液样、假性软骨、钙化及骨组织结构。

(四)鉴别诊断

1.慢性泪腺炎

眼睑肿胀、疼痛,X线检查可见泪腺区钙化液化等病灶。

2.泪腺囊肿

泪腺囊肿多为外上方穹隆结膜的波动性肿物,质软,无压痛。B超检查可显示囊性病变,CT检查可见病变内密度低,包膜密度高,无增强现象。

3.泪腺脱垂

上睑外侧皮肤饱满,轻度上睑下垂。颞上眶缘下皮下可触及分叶状可移动的肿物,可用手还纳到泪腺窝,松手后又自行脱出。

(五)治疗

(1)无明显眼球突出和眼球运动障碍、视力无影响的,可密切观察。

(2)有明显临床症状的,需要完整切除肿瘤并做病理学检查。如有复发,可根据病情行扩大的局部切除、部分眶内容或全眶内容摘除术。

(六)预后

如手术切除彻底,预后良好。术后复发多见于术前穿刺或活检、术中肿瘤囊膜破裂或手术切除不彻底所致。复发次数与恶变机会成正比。

二、泪腺多形性腺癌

(一)概述

泪腺多形性腺瘤也称恶性混合瘤,临床表现类似泪腺多形性腺瘤,组织学上具有良性和恶性两种特征。

(二)临床表现

(1)多见于青壮年,单侧发病,病程短,生长迅速。可为长期的泪腺肿物突然增长,也可为已切除的泪腺多形性腺瘤复发。

(2)眼球突出,向下移位,向颞上方转动受限,患眼轻度上睑下垂。

(3)眶外上方粘连性肿物,边界不清,压痛明显。

(4)少数患者由于肿物压迫眼球,出现散光、视力下降,甚至出现视网膜水肿等表现。

(5)X线检查显示眶腔扩大,泪腺窝溶骨破坏。CT检查显示泪腺窝内圆形或类圆形高密度影,边界不清,局部骨破坏。晚期可见广泛骨破坏,病变向前、中颅凹及颞凹或鼻窦蔓延。B超检查显示泪腺区占位病变,内回声不均,声衰减较多,无可压缩性。

（三）诊断

（1）泪腺区肿物突然生长加速或切除的泪腺多形性腺瘤复发,肿物生长速度快。

（2）泪腺区质硬肿物,边界不清,压痛。

（3）影像学检查帮助诊断。

（4）病理学检查可见肿物包膜不完整或无包膜,组织学表现为良性肿瘤结构与恶变区混杂,恶变区表现为低分化腺癌、腺样囊性癌、鳞状细胞癌等。

（四）鉴别诊断

1.泪腺多形性腺瘤

生长缓慢,无压痛,肿物边界清晰。影像学检查无骨破坏。

2.慢性泪腺炎

眼睑肿胀,疼痛,X线检查可见泪腺区钙化液化等病灶。

（五）治疗

（1）一旦确诊立即行眶内容摘除术,范围包括泪腺窝骨壁在内。

（2）术前术后可辅以放射治疗。

（六）预后

泪腺多形性腺癌预后极差,易复发,常因侵犯颅内或转移而死亡。

三、泪腺腺样囊性癌

（一）概述

泪腺腺样囊性癌是泪腺恶性上皮性肿瘤中最常见的。恶性程度最高,易复发,预后差。

（二）临床表现

（1）多见于青中年女性,发病急,病史短。

（2）眼球突出、移位,泪腺区质硬肿物,压痛明显。

（3）伴有明显的自发痛和触痛,是由于肿瘤早期侵犯神经及邻近骨膜、骨壁引起的疼痛。疼痛是腺样囊性癌的主要症状。

（4）X线检查显示泪腺窝扩大及骨破坏。CT检查显示泪腺窝高密度占位病变,形状为扁平形或梭形沿眶外壁向眶尖生长,可明显增强。部分病变经眶上裂或眶顶蔓延至颅内。B超检查显示边界不清肿物,内回声不均匀,声衰减中等。

（三）诊断

（1）中青年女性多见,泪腺区质硬肿物,疼痛明显。

（2）眼球向前下方突出,运动受限。

（3）影像学检查示泪腺区肿物。

（4）病理学检查见肿物由群集成巢或条索状、核深染而胞质较少的小圆细胞组成。有时在一团团细胞中,可见大小不等、数量不一的囊性腔隙,形成典型的"筛状"结构。

（四）鉴别诊断

1.泪腺炎性假瘤

眶外上方红肿、疼痛,反复发作,皮质激素治疗效果显著。B超检查显示内回声缺乏。

2.泪腺的良性肿瘤

生长缓慢,无疼痛,影像学检查可予以鉴别。

（五）治疗

（1）一经确诊立即行眶内容摘除术，切除骨壁，并在无法切除的骨壁上行电灼或冷冻。复发的重要原因是骨壁受侵，术中需仔细处理骨壁。

（2）术后辅以局部放射治疗。

（3）选择敏感的抗肿瘤药物进行化学治疗。

（六）预后

腺样囊性癌预后极差，10 年存活率仅 20％。

四、泪囊肿瘤

泪囊肿瘤多为原发性，以恶性居多，多见于中老年，易扩展到周围组织。也可继发于邻近的睑结膜、眼睑、眼眶等组织器官。良性泪囊肿瘤较少见。

（一）临床表现

（1）溢泪。

（2）内眦部或泪囊区肿块，一般较硬，不可压缩，无触痛。但泪囊恶性肿瘤后期可有疼痛、鼻出血、眼球突出或全身症状。

（3）冲洗泪道通畅、部分通畅或可以探通，可伴有血性或黏液性分泌物反流。

（4）泪囊挤出分泌物后仍饱满，有弹性和波动感。

（5）如泪道阻塞后继发感染，可表现为急性泪囊炎或泪囊脓肿。

（6）影像学检查：X 线平片及泪道造影均显示泪囊不规则扩张、充盈、缺损，泪囊囊壁变形，周围骨质有破坏。

（二）诊断

泪囊肿瘤生长缓慢，初期常误诊为慢性泪囊炎或急性炎症。如抗炎治疗无效，可触及肿块时应怀疑为泪囊肿瘤。泪囊造影可有助于诊断。活组织病理检查可提供可靠的诊断依据。

（三）鉴别诊断

1.慢性泪囊炎

泪囊肿瘤的早期可有慢性泪囊炎的表现，容易误诊。泪囊造影可有助于鉴别诊断。X 线平片可显示泪囊周围的骨质破坏。

2.泪小管肿物

泪点肿物位置偏向外侧。

3.内眦部炎性病变

有急性炎症的表现，但无溢泪。

（四）治疗

（1）对良性肿瘤可手术切除，行泪小管鼻腔吻合术或泪囊单纯切除术，后期再行泪道重建手术。

（2）对恶性肿瘤应尽可能完全切除瘤体。手术后辅以放射治疗加化学治疗。

五、泪小管肿瘤

临床上泪小管肿瘤极少见，可分为良性肿瘤和恶性肿瘤。在良性肿瘤中以乳头状瘤最常见，其次是血管瘤。恶性肿瘤多为邻近组织扩散而来。

(一)临床表现

(1)溢泪,血泪。

(2)肿瘤可见有细蒂连接泪小管内,菜花状,呈红色或粉红色。

(3)泪小管睑缘部肿胀可触及肿物,质地柔软。

(4)冲洗泪道早期通畅,晚期狭窄阻塞有分泌物。

(5)晚期可向周围组织浸润转移。

(6)X线泪道造影检查泪小管占位性扩张,或狭窄、阻塞,管壁粗细不均。

(二)诊断

根据临床表现可以诊断。泪道影像学检查有助于诊断。

(三)鉴别诊断

1.泪道狭窄阻塞

有溢泪,但无肿瘤可见。

2.慢性泪小管炎及泪囊炎

有炎症的表现,有时可见泪点充血,凸起,肿胀外翻,类似肿瘤,但是挤压泪囊区会出现脓性分泌物或结石溢出,触诊无实体感。

(四)治疗

(1)良性肿瘤一般行手术切除治疗;术中尽量避免泪小管、泪点损伤。

(2)恶性肿瘤要根据肿瘤的类型、有无扩散转移等决定治疗方法。对较局限的可手术切除治疗;对周围浸润较大的肿瘤,不宜手术治疗,可采用直接放射治疗或术后放射治疗加化学治疗。

(吕建平)

第七章

结 膜 疾 病

第一节 结 膜 炎

一、细菌性结膜炎

正常情况下结膜囊内可存有细菌,大约 90％的人结膜囊内可分离出细菌,其中 35％的人更可分离出一种以上的细菌,这些正常菌群主要是表皮葡萄球菌(＞60％),类白喉杆菌(35％)和厌氧的痤疮丙酸杆菌,这些细菌可通过释放抗生素样物质和代谢产物,减少其他致病菌的侵袭。当致病菌的侵害强于宿主的防御功能或宿主的防御功能受到破坏的情况下,如干眼症,长期使用类固醇皮质激素等,即可发生感染。患者眼部有结膜炎症和脓性渗出物时,应怀疑细菌性结膜炎。按发病快慢可分为超急性(24 小时内)、急性或亚急性(几小时至几天)、慢性(数天至数周)。按病情的严重情况可分为轻、中、重度。急性结膜炎患者均有不同程度的结膜充血和结膜囊脓性、黏液性或黏脓性分泌物。急性结膜炎通常有自限性,病程在 2 周左右,局部有效治疗可以减少发病率和疾病持续时间,给予敏感抗生素治疗后,在几天内痊愈。慢性结膜炎无自限性,治疗较棘手。

(一)病因

常见的致病细菌见表 7-1。

表 7-1　各型细菌性结膜炎的常见病原体

发病快慢	病情	常见病原菌
慢性(由数天至数周)	轻至中度	金黄色葡萄球菌 Morax-Axenfeld 双杆菌 变形杆菌 大肠埃希菌 假单胞菌属

续表

发病快慢	病情	常见病原菌
急性或亚急性 （几小时至几天）	中至重度	流感嗜血杆菌 肺炎链球菌 Koch-Week 杆菌 金黄色葡萄球菌
超急性（24 小时内）	重度	淋病奈瑟菌 脑膜炎奈瑟菌

其他较少见的细菌有结核分枝杆菌、白喉杆菌等。

慢性结膜炎可由急性结膜炎治疗不当演变而来，也可能为 Morax-Axenfeld 双杆菌、链球菌或其他毒力不强的菌类感染后一开始就呈慢性炎症过程，发病无季节性。还可由不良环境刺激如粉尘和化学烟雾等、眼部长期应用有刺激性的药物、屈光不正、烟酒过度、睡眠不足等引起。很多患者同时存在睑内翻倒睫，以及慢性泪囊炎、慢性鼻炎等周围组织炎症。

（二）临床表现

急性乳头状结膜炎伴有卡他性或黏脓性渗出物者是多数细菌性结膜炎的特征性表现。起先单眼发病，通过手接触传播后波及双眼。患者眼部刺激感和充血，晨间醒来睑缘有分泌物，起初分泌物呈较稀的浆液性，随病情进展变成黏液性及脓性。偶有眼睑水肿，视力一般不受影响，角膜受累后形成斑点状上皮浑浊可引起视力下降。细菌性结膜炎乳头增生和滤泡形成的严重程度取决于细菌毒力包括侵袭力。白喉杆菌和溶血性链球菌可引起睑结膜面膜或假膜形成。

1.超急性细菌性结膜炎

超急性细菌性结膜炎由奈瑟菌属细菌（淋病奈瑟菌或脑膜炎奈瑟菌）引起。其特征为潜伏期短（10 小时至 2～3 天），病情进展迅速，结膜充血水肿伴有大量脓性分泌物。有 15%～40%患者可迅速引起角膜浑浊，浸润，周边或中央角膜溃疡，治疗不及时几天后可发生角膜穿孔，严重威胁视力。其他并发症包括前房积脓性虹膜炎、泪腺炎和眼睑脓肿。淋病奈瑟菌性结膜炎成人主要是通过生殖器-眼接触传播而感染，新生儿主要是分娩时经患有淋病奈瑟菌性阴道炎的母体产道感染，发病率大约为 0.04%。脑膜炎奈瑟菌性结膜炎最常见患病途径是血源性播散感染，也可通过呼吸道分泌物传播。成人淋病奈瑟菌性结膜炎较脑膜炎球菌性结膜炎更常见，而脑膜炎球菌性结膜炎多见于儿童，通常为双眼性，潜伏期仅为数小时至 1 天，表现类似淋病奈瑟菌性结膜炎，严重者可发展成化脓性脑膜炎，危及患者的生命。两者在临床上往往难以鉴别，两种致病菌均可引起全身扩散，包括败血症。特异性诊断方法需要培养和糖发酵试验。近年来，奈瑟菌属出现青霉素耐药菌群，因此药物敏感试验非常重要。

2.新生儿淋病奈瑟菌性结膜炎

新生儿淋病奈瑟菌性结膜炎潜伏期 2～5 天者多为产道感染，出生后 7 天发病者为产后感染。双眼常同时受累。有畏光、流泪，眼睑高度水肿，重者突出于睑裂之外，可有假膜形成。分泌物由病初的浆液性很快转变为脓性，脓液量多，不断从睑裂流出，故又有"脓漏眼"之称。常有耳前淋巴结肿大和压痛。严重患者可并发角膜溃疡甚至眼内炎。感染的婴儿可能还有并发其他部位的化脓性炎症，如关节炎、脑膜炎、肺炎、败血症等。

3.急性或亚急性细菌性结膜炎

急性或亚急性细菌性结膜炎又称"急性卡他性结膜炎",俗称"红眼病",传染性强多见于春秋季节,可散发感染,也可流行于学校、工厂等集体生活场所。发病急,潜伏期1~3天,两眼同时或相隔1~2天发病。发病3~4天时病情达到高潮,以后逐渐减轻,病程<3周。最常见的致病菌是肺炎双球菌、金黄色葡萄球菌和流感嗜血杆菌。病原体可随季节变化,有研究显示冬季主要是肺炎双球菌引起的感染,流感嗜血杆菌性结膜炎则多见于春夏季节。

(1)金黄色葡萄球菌:通过释放外毒素和激活生物活性物质如溶血素、溶纤维蛋白溶酶、凝固酶等引起急性化脓性结膜炎。患者多伴有睑缘炎,任何年龄均可发病,晨起由于黏液脓性分泌物糊住眼睑而睁眼困难,较少累及角膜。表皮葡萄球菌引起的结膜炎少见。

(2)肺炎双球菌:肺炎双球菌性结膜炎有自限性,儿童发病率高于成人。潜伏期大约2天,结膜充血、黏脓性分泌物等症状在2~3天后达到顶点。上睑结膜和穹隆结膜可有结膜下出血,球结膜水肿。可有上呼吸道症状,但很少引起肺炎。

(3)流感嗜血杆菌:流感嗜血杆菌是儿童细菌性结膜炎的最常见病原体,成人中也可见。潜伏期约24小时,临床表现为充血、水肿、球结膜下出血,脓性或黏液脓性分泌物,症状3~4天达到高峰,在开始抗生素治疗后7~10天症状消失,不治疗可复发。流感嗜血杆菌Ⅲ型感染还可并发卡他性边缘性角膜浸润或溃疡。儿童流感嗜血杆菌感染可引起眶周蜂窝织炎,部分患者伴有体温升高、身体不适等全身症状。

(4)其他:白喉杆菌引起的急性膜性或假膜性结膜炎,20世纪初开始使用白喉杆菌类毒素后发病率明显下降,如今白喉杆菌性结膜炎偶见于儿童咽白喉患者,最初眼睑红、肿、热、痛,可有耳前淋巴结肿大,严重患者球结膜面可有灰白色-黄色膜和假膜形成,坏死脱落后形成瘢痕。角膜溃疡少见,但一旦累及很容易穿孔。白喉毒素可致眼外肌和调节麻痹,干眼、睑球粘连、倒睫和睑内翻是白喉杆菌性结膜炎的常见并发症。本病有强传染性,需全身使用抗生素。

其他少见的急性化脓性结膜炎有摩拉克菌结膜炎在免疫力低下和酗酒人群中可见,假单胞菌属、埃希菌属、志贺菌和梭菌属等可引起单眼感染,眼睑肿胀,球结膜水肿,可有假膜形成,极少累及角膜。

4.慢性细菌性结膜炎

慢性细菌性结膜炎可由急性结膜炎演变而来,或毒力较弱的病原菌感染所致。多见于鼻泪管阻塞或慢性泪囊炎患者,或慢性睑缘炎或睑板腺功能异常者。金黄色葡萄球菌和摩拉克菌是慢性细菌性结膜炎最常见的两种病原体。

慢性结膜炎进展缓慢,持续时间长,可单侧或双侧发病。症状多种多样,主要表现为眼痒,烧灼感,干涩感,眼刺痛及视力疲劳。结膜轻度充血,可有睑结膜增厚、乳头增生,分泌物为黏液性或白色泡沫样。摩拉克菌可引起眦部结膜炎,伴外眦角皮肤结痂、溃疡形成及睑结膜乳头和滤泡增生。金黄色葡萄球菌引起者常伴有溃疡性睑缘炎或角膜周边点状浸润。

(三)诊断

根据临床表现、分泌物涂片或结膜刮片等检查,可以诊断。结膜刮片和分泌物涂片通过Gram和Giemsa染色可在显微镜下发现大量多形核白细胞和细菌。为明确病因和指导治疗,对于伴有大量脓性分泌物者、结膜炎严重的儿童和婴儿及治疗无效者应进行细菌培养和药物敏感试验,有全身症状的还应进行血培养。

（四）治疗

去除病因,抗感染治疗,在等待检查结果时,医师应开始局部使用广谱抗生素,确定致病菌属后给予敏感抗生素。根据病情的轻重可选择结膜囊冲洗、局部用药、全身用药或联合用药。切勿包扎患眼,但可配戴太阳镜以减少光线的刺激。超急性细菌性结膜炎治疗应在诊断性标本收集后立即进行,以减少潜在的角膜及全身感染的发生,局部治疗和全身用药并重。成人急性或亚急性细菌性结膜炎一般选择滴眼液。儿童则选择眼膏,避免滴眼液随哭泣时眼泪排除,而且其作用时间更长。慢性细菌性结膜炎治疗基本原则与急性结膜炎相似,需长期治疗,疗效取决于患者对治疗方案的依从性。各类型结膜炎波及角膜时应按角膜炎治疗原则处理。

1.局部治疗

（1）当患眼分泌物多时,可用无刺激性的冲洗剂如3％硼酸水或生理盐水冲洗结膜囊。冲洗时要小心操作,避免损伤角膜上皮,冲洗液勿流入健眼,以免造成交叉传染。

（2）局部充分滴用有效的抗生素眼水和眼药膏。急性阶段每1～2小时1次。革兰阳性菌所致者可局部使用：5 000～10 000 U/mL青霉素、15％磺胺醋酰钠、0.1％利福平、杆菌肽、甲氧苄啶-多黏菌素 B、0.5％氯霉素等眼药水频点和红霉素、杆菌肽-多黏菌素 B 眼膏等抗生素眼药膏。革兰阴性菌所致者可选用氨基糖苷类或喹诺酮类药物,如0.3％庆大霉素、0.3％妥布霉素、0.3％环丙沙星、0.3％氧氟沙星眼药水或眼药膏。在特殊情况下,可使用合成抗生素滴眼液。如甲氧苯青霉素耐药性葡萄球菌性结膜炎可使用5 mg/mL万古霉素滴眼液。慢性葡萄球菌性结膜炎对用杆菌肽和红霉素反应良好,还可适当应用收敛剂如0.25％硫酸锌眼水。

2.全身治疗

（1）奈瑟菌性结膜炎应全身及时使用足量的抗生素,肌内注射或静脉给药。淋病奈瑟菌性结膜炎角膜未波及,成人大剂量肌内注射青霉素或头孢曲松钠 1 g 即可,如果角膜也被感染,加大剂量,1～2 g/d,连续 5 天。青霉素过敏者可用大观霉素（2 g/d,肌内注射）。除此之外,还可联合口服 1 g 阿奇霉素或 100 mg 多西环素,每天 2 次,持续 7 天;或喹诺酮类药物（环丙沙星 0.5 g 或氧氟沙星 0.4 g,每天 2 次,连续 5 天）。

新生儿用青霉素 G 100 000 万 U/(kg·d),静脉滴注或分 4 次肌内注射,共 7 天。或用头孢曲松钠（0.125 g,肌内注射）、头孢噻肟钠（25 mg/kg,静脉注射或肌内注射）,每 8 小时或 12 小时 1 次,连续 7 天。

大约 1/5 外源性（原发性）脑膜炎球菌性结膜炎可引起脑膜炎球菌血症,单纯局部治疗患者发生菌血症的概率比联合全身用药患者高 20 倍。因此必须联合全身治疗。脑膜炎球菌性结膜炎可静脉注射或肌内注射青霉素。青霉素过敏者可用氯霉素代替。2 天内可有明显疗效。和脑膜炎球菌性结膜炎患者接触者应进行预防性治疗,可口服利福平每天 2 次持续 2 天,推荐剂量是成人 600 mg,儿童 10 mg/kg。

（2）流感嗜血杆菌感染而致的急性细菌性结膜炎或伴有咽炎或急性化脓性中耳炎的患者局部用药的同时应口服头孢类抗生素或利福平。

（3）慢性结膜炎的难治性患者和伴有酒糟鼻患者需口服多西环素 100 mg,1～2 次/天,持续数月。

（五）预防

（1）严格注意个人卫生和集体卫生。提倡勤洗手、洗脸和不用手或衣袖拭眼。

（2）急性期患者需隔离,以避免传染,防止流行。一眼患病时应防止另眼感染。

（3）严格消毒患者用过的洗脸用具、手帕及接触的医疗器皿。

（4）医护人员在接触患者之后必须洗手消毒以防交叉感染。必要时应戴防护眼镜。

（5）新生儿出生后应常规立即用1％硝酸银眼药水滴眼1次或涂0.5％四环素眼药膏，以预防新生儿淋菌性结膜炎和衣原体性结膜炎。

二、衣原体性结膜炎

衣原体是介于细菌与病毒之间的微生物，归于立克次纲，衣原体目。具有细胞壁和细胞膜，以二分裂方式繁殖，可寄生于细胞内形成包涵体。衣原体目分为二属。属Ⅰ为沙眼衣原体，可引起沙眼、包涵体性结膜炎和淋巴肉芽肿；属Ⅱ为鹦鹉热衣原体，可引起鹦鹉热。衣原体性结膜炎包括沙眼、包涵体性结膜炎、性病淋巴肉芽肿性结膜炎等。衣原体对四环素或红霉素最敏感，其次是磺胺嘧啶、利福平等。

（一）沙眼

沙眼是由微生物沙眼衣原体感染所致的一种慢性传染性结膜角膜疾病，潜伏期为5～12天，双眼发病，儿童少年时期多发。因其在睑结膜表面形成粗糙不平的外观，形似沙砾，故名沙眼。全世界有3亿～6亿人感染沙眼，感染率和严重程度同当地居住条件及个人卫生习惯密切相关。20世纪50年代以前该病曾在我国广泛流行，是当时致盲的首要病因，20世纪70年代后随着生活水平的提高、卫生常识的普及和医疗条件的改善，其发病率大大降低，但仍然是常见的结膜病之一。

1.病因

有关沙眼的病原学，曾有"立克次体、病毒、颗粒性野口杆菌、包涵体"等学说。1956年沙眼衣原体由我国病毒研究所汤非凡教授和北京市眼科研究所张晓楼教授共同合作采用鸡胚培养方法在世界首次成功分离，并将TE55（标准株）推广在世界范围内使用。沙眼衣原体的发现，明确了沙眼病原学，并促进了敏感药物的研创。1981年国际沙眼防治组织授予"国际沙眼金质奖章"予以表彰。

沙眼衣原体种内有3个生物变种（或亚种）：眼血清型包括A、B、Ba、C四个血清型；生殖血清型包括D、Da、E、F、G、H、I、Ia、J、K十个血清型；性病性淋巴肉芽肿血清型包括L1、L2、L2a、L3四个血清型。在自然条件下，沙眼衣原体仅感染人，地方性致盲沙眼通常由4个眼血清型A、B、Ba和C引起。我国张力、张晓楼等用微量免疫荧光试验对中国华北沙眼流行地区沙眼衣原体免疫型进行检测，结果表明我国华北地区沙眼流行以B型为主，C型次之。沙眼通过直接接触或污染物间接传播，节肢昆虫也是传播媒介。易感危险因素包括不良的卫生条件、营养不良、酷热或沙尘气候。热带、亚热带区或干旱季节容易传播。

2.临床表现

沙眼一般起病缓慢，临床症状轻重不等，病情因反复感染而加重，感染频次不同致使病程长短不一，或自愈，或持续数月，或延绵数年甚至数十年之久。急性沙眼感染主要发生在学前和低年学龄儿童，但在20岁左右时，早期的瘢痕并发症才开始变得明显。成年后的各个时期均可以出现严重的眼睑和角膜并发症。男女的急性沙眼的发生率和严重程度相当，但女性沙眼的严重瘢痕比男性高出2～3倍，推测这种差别与母亲和急性感染的儿童密切接触有关。幼儿患沙眼后，症状隐匿，可自行缓解，不留后遗症。成人沙眼为亚急性或急性发病过程，早期即出现并发症。

沙眼患者早期无自觉症状,或仅有轻微异物感,似有灰尘侵入眼内等眼部异物和不适感,表现为滤泡性慢性结膜炎,以后逐渐进展到结膜瘢痕形成。

急性期症状包括畏光、流泪、异物感,较多黏液或黏液脓性分泌物。可出现眼睑红肿,结膜明显充血,乳头增生,上下穹隆部结膜满布滤泡,可合并弥漫性角膜上皮炎及耳前淋巴结肿大。

慢性期无明显不适,仅眼痒、异物感、干燥和烧灼感。结膜充血减轻,结膜污秽肥厚,同时有乳头及滤泡增生,病变以上穹隆及睑板上缘结膜显著,并可出现垂幕状的角膜血管翳。病变过程中,结膜的病变逐渐为结缔组织所取代,形成瘢痕。最早在上睑结膜的睑板下沟处,称之为 Arlt 线,逐渐成网状,以后全部变成白色平滑的瘢痕。角膜缘滤泡发生瘢痕化改变临床上称为 Herbet 小凹。沙眼性角膜血管翳及睑结膜瘢痕为沙眼的特有体征。血管翳是发生在角膜上缘,由球结膜经过角膜上缘伸到角膜表面半月形的一排小血管,血管翳的底是灰色的,充血时则血管翳变厚,显而易见。最严重的可成全血管翳。角膜血管翳是沙眼最重要的一个特异性特征。倒长的睫毛持续地摩擦角膜引起角膜各种形状的不透明体如薄翳、斑翳或白斑。

重复感染时,并发细菌感染时,刺激症状可更重,且可出现视力减退。晚期发生睑内翻与倒睫、上睑下垂、睑球粘连、角膜浑浊、实质性结膜干燥症、慢性泪囊炎等并发症。症状更明显,可严重影响视力,甚至失明。

3.分期和诊断标准

多数沙眼根据乳头、滤泡、上皮下角膜炎,血管翳(起自角膜缘的纤维血管膜进入透明角膜形成)、角膜缘滤泡、Herbert 小凹等特异性体征,可以做出诊断。由于睑结膜的乳头增生和滤泡形成并非为沙眼所特有,因此早期沙眼的诊断在临床病变尚不完全具备时较困难,有时只能诊断"疑似沙眼",要确诊须辅以实验室检查。世界卫生组织要求诊断沙眼时至少符合下述标准中的2条:①上睑结膜 5 个以上滤泡;②典型的睑结膜瘢痕;③角膜缘滤泡或 Herbert 小凹;④广泛的角膜血管翳。

中华医学会眼科学会制定的沙眼分期和诊断标准:1979 年第二届中华医学会眼科学会制定了统一的沙眼分期和诊断标准,临床沿用至今。

(1)沙眼诊断:①上穹隆部和上睑板结膜血管模糊充血,乳头增生或滤泡形成,或二者兼有。②放大镜或裂隙灯显微镜下检查可见角膜血管翳。③上穹隆部和上睑结膜瘢痕。④结膜刮片有沙眼包涵体。在第一项的基础上,兼有其他 3 项中之一者可诊断沙眼。疑似沙眼者:上穹隆部及眦部睑结膜充血,有少量乳头增生或滤泡,并已排除其他结膜炎者。

(2)沙眼分期如下:①Ⅰ期——进行期,即活动期,乳头和滤泡同时并存,上穹隆结膜组织模糊不清,有角膜血管翳。②Ⅱ期——退行期,自瘢痕开始出现至大部分为瘢痕,仅残留少许活动性病变为止。③Ⅲ期——完全瘢痕期,活动性病变完全消失,代之以瘢痕,无传染性。

(3)沙眼分级标准:根据活动性病变(乳头和滤泡)占上眼睑结膜总面积的多少分为轻(+)、中(++)、重(+++)三级。占 1/3 面积以下者为轻(+),占 1/3~2/3 者为中(++),占 2/3 面积以上者为重(+++)。

(4)角膜血管翳分级:将角膜分为四等份,血管翳侵入上 1/4 以内为(+),1/4~1/2 者为(++),1/2~3/4 者为(+++),超过 3/4 者为(++++)。

为便于所有卫生工作者(包括基层医院)易于识别沙眼体征及其合并症,仅使用双筒放大镜(×2.5)和足够的照明(日光或者手电筒)即可进行检查,在社区内也可对沙眼的流行状况能够进行简单的调查和评估。1987 年世界卫生组织介绍了一种新的简单分期法来评价沙眼严重程度。

标准如下:①沙眼性滤泡(TF),上睑结膜 5 个以上滤泡,滤泡直径不小于 0.5 mm。②沙眼性剧烈炎症(TI):弥漫性浸润,上睑结膜明显炎症性增厚,遮掩睑结膜深层血管,乳头增生、血管模糊区>50%。③沙眼性瘢痕(TS):典型的睑结膜瘢痕形成。④沙眼性倒睫(TT):倒睫或睑内翻,至少一根倒睫摩擦眼球。⑤角膜浑浊(CO):角膜浑浊,部分瞳孔区角膜变得模糊不清致明显的视力下降(视力<0.3)。

其中 TF、TI 是活动期沙眼,要给予治疗,TS 是患过沙眼的依据,TT 有潜在致盲危险需行眼睑矫正手术。CO 是终末期沙眼。

4.实验室诊断

实验室诊断包括检测沙眼衣原体除结膜涂片、Giemsa 染色、Lugol 碘染色光镜下查包涵体。用荧光素标记的抗沙眼衣原体单克隆抗体直接染色,荧光显微镜下检查衣原体颗粒已广泛应用,另为酶联免疫吸附法(ELISA)检测衣原体抗原,如 ELISA 诊断试剂盒。微量免疫荧光技术(MIF)用以检测血清、泪液、分泌液中衣原体特异抗体类型及水平,还可监测 IgA、IgM、IgG 用于流行病学调查。

(1)结膜细胞学检查方法是实验室检查沙眼衣原体最传统的方法,沙眼细胞学的典型特点是可检出淋巴细胞、浆细胞和多形核白细胞。结膜刮片后行 Giemsa 染色可显示位于核周围的蓝色或红色细胞质内的包涵体。改良的 Diff-Quik 染色将检测包涵体的时间缩短为几分钟,操作简便,假阳性率高。

(2)衣原体分离培养:是诊断衣原体感染的金标准。四种衣原体均可用鸡胚卵黄囊接种分离,分离阳性率为 20%～30%,可用于初代培养但费时较多,较适宜用以恢复衣原体毒力。用细胞培养分离衣原体是目前分离衣原体最常用的方法。沙眼衣原体可在 McCoy、HeLa-229、HL、FL 等传代细胞生长。肺炎衣原体易在 H292、Hep-2、HeLa-229、McCoy、HL 细胞生长。采用 DEAE-葡聚糖、放线菌酮、细胞松弛素 B、胰酶和 EDTA、聚乙二醇等预处理细胞,标本离心接种等方法可提高分离阳性率。沙眼衣原体培养需要放射线照射或细胞稳定剂(如放线菌酮)预处理,通常在生长 48～72 小时后用碘染色单层细胞,或通过特殊的抗衣原体单克隆抗体检测,但技术要求高,广泛应用较难。

(3)分子生物学技术检测衣原体核酸有 DNA 探针核酸杂交法、PCR 法、巢式 PCR 法、连接酶链反应法(LCR)等都有高度敏感和高特异性,近年来有快速诊断试剂盒等问世,费用昂贵。

5.鉴别诊断

需和其他滤泡性结膜炎相鉴别。

(1)慢性滤泡性结膜炎:原因不明。常见于儿童及青少年,皆为双侧。下穹隆及下睑结膜见大小均匀,排列整齐的滤泡,无融合倾向。结膜充血并有分泌物,但不肥厚,数年后不留痕迹而自愈,无角膜血管翳。无分泌物和结膜充血等炎症症状者谓之结膜滤泡症。一般不需治疗,只在有自觉症状时才按慢性结膜炎治疗。

(2)春季结膜炎:本病睑结膜增生的乳头大而扁平,上穹隆部无病变,也无角膜血管翳。结膜分泌物涂片中可见大量嗜酸性粒细胞增多。

(3)包涵体性结膜炎:本病与沙眼的主要不同在于:滤泡以下穹隆部和下睑结膜显著,无角膜血管翳。实验室可通过针对不同衣原体抗原的单克隆抗体进行免疫荧光检测来鉴别其抗原血清型,从而与之鉴别。

(4)巨乳头性结膜炎:本病所致的结膜乳头可与沙眼性滤泡相混淆,但有明确的角膜接触镜配戴史。

6.治疗

治疗包括全身和眼局部药物治疗及对并发症的治疗。

(1)局部抗生素治疗:局部可选用0.1％利福平眼药水、0.1％酞丁胺眼药水或0.5％新霉素眼药水及红霉素类、四环素类眼膏,疗程为10～12周。

目前对感染性沙眼的推荐治疗方法有两种,一种是连续性治疗:1％的四环素眼膏每天2次,共6周;一种为间断性治疗:每天2次,每月连续5天,每年至少连续用药6个月;或者每天1次,每月连续10天,每年至少连续用药6个月。

(2)全身抗生素治疗:急性期或严重炎症性沙眼的患者应全身应用抗生素治疗,一般疗程为3～4周。可口服四环素1.0～1.5 g/d,分4次服用;或者多西环素100 mg,2次/天;或红霉素1 g/d分4次口服。7岁以下儿童和孕期妇女忌用四环素,避免产生牙齿和骨骼损害。一些研究显示,成年人一次性口服1 g阿奇霉素在治疗沙眼衣原体病中是有效的。该药物在组织中的药物浓度可保持8天。相对来说,阿奇霉素没有严重的不良反应,可以在6个月以上的儿童中使用。但孕期禁用。

为了达到长期消除致盲性沙眼的目的,世界卫生组织建议不同沙眼检出率的治疗原则见表7-2。

表7-2 不同沙眼检出率的治疗原则

检出情况	基本治疗	附加治疗
TF:低于5％	个体局部抗生素治疗	无附加治疗
TF:5％～20％	群体或个体/家庭局部抗生素治疗	对严重患者进行选择性全身抗生素治疗
TF:20％或以上或TI:5％或以上	群体局部抗生素治疗	对严重患者进行选择性全身抗生素治疗

* 群体治疗:患病群体的全部家庭中所有成员都接受治疗。

* 家庭治疗:家庭中有一或一个以上成员患有TF或TI,全部家庭成员都接受治疗。

手术矫正倒睫及睑内翻,是防止晚期沙眼致盲的关键措施。

7.预防及预后

沙眼是一种持续时间长的慢性病,现在已有600万～900万人因沙眼致盲。相应治疗和改善卫生环境后,沙眼可缓解或症状减轻,避免严重并发症。在流行地区,再度感染常见,需要重复治疗。预防措施和重复治疗应结合进行。世界卫生组织提出了有效控制沙眼的四个要素:手术、抗生素、眼部清洁和环境改善(SAFE战略)。具体内容如下。

(1)手术矫正沙眼倒睫最有效预防沙眼性盲的重要手段。

(2)抗生素治疗显著减少活动性沙眼感染人群。

(3)增加洗面和清洁眼部次数可有效防治沙眼相互传播。

(4)环境的改善,尤其水和卫生条件的改善是预防沙眼长期而艰巨的工作。

(二)包涵体性结膜炎

包涵体性结膜炎是D～K型沙眼衣原体引起的一种通过性接触或产道传播的急性或亚急性滤泡性结膜炎。包涵体结膜炎好发于性生活频繁的年轻人,多为双侧。衣原体感染男性尿道和女性子宫颈后,通过性接触或手-眼接触传播到结膜,游泳池可间接传播疾病。新生儿经产道分娩也可能感染。由于表现有所不同,临床上又分为新生儿和成人包涵体性结膜炎。

1.临床表现

(1)成人包涵体性结膜炎:接触病原体后 1～2 周,单眼或双眼发病。表现为轻、中度眼红、刺激和黏脓性分泌物,部分患者可无症状。眼睑肿胀,结膜充血显著,睑结膜和穹隆部结膜滤泡形成,并伴有不同程度的乳头增生,多位于下方。耳前淋巴结肿大。3～4 个月后急性炎症逐渐减轻消退,但结膜肥厚和滤泡持续存在,3～6 个月之后方可恢复正常。有时可见周边部角膜上皮或上皮下浸润,或细小浅表的血管翳(<2 mm),无前房炎症反应。成人包涵体性结膜炎可有结膜瘢痕但无角膜瘢痕。从不引起虹膜睫状体炎。可能同时存在其他部位如生殖器、咽部的衣原体感染征象。

(2)新生儿包涵体性结膜炎:潜伏期为出生后 5～14 天,有胎膜早破时可在出生后第 1 天即出现体征。感染多为双侧,新生儿开始有水样或少许黏液样分泌物,随着病程进展,分泌物明显增多并呈脓性。结膜炎持续 2～3 个月后,出现乳白色光泽滤泡,较病毒性结膜炎的滤泡更大。严重患者假膜形成、结膜瘢痕化。大多数新生儿衣原体结膜炎是轻微自限的,但可能有角膜瘢痕和新生血管出现。衣原体还可引起新生儿其他部位的感染威胁其生命,如衣原体性中耳炎、呼吸道感染、肺炎。沙眼衣原体可以与单纯疱疹病毒共感染,除了注意全身感染外,检查时还应注意眼部合并感染的可能性。

2.诊断

根据临床表现诊断不难。实验室检测手段同沙眼。新生儿包涵体性结膜炎上皮细胞的胞质内容易检出嗜碱性包涵体。血清学的检测对眼部感染的诊断无多大价值,但是检测 IgM 抗体水平对于诊断婴幼儿衣原体肺炎有很大帮助。新生儿包涵体性结膜炎需要和沙眼衣原体、淋病奈瑟菌引起的感染鉴别。

3.治疗

衣原体感染可波及呼吸道、胃肠道,因此口服药物很有必要。婴幼儿可口服红霉素[40 mg/(kg·d)]分 4 次服下,至少用药 14 天。如果有复发,需要再次全程给药。成人口服四环素(1.0～1.5 g/d)或多西环素(100 mg,2 次/天)或红霉素(1 g/d),治疗 3 周。局部使用抗生素眼药水及眼膏如 15%磺胺醋酸钠、0.1%利福平等。

4.预后及预防

未治疗的包涵体结膜炎持续 3～9 个月,平均 5 个月。采用标准方案治疗后病程缩短,复发率较低。

应加强对年轻人的卫生知识特别是性知识的教育。高质量的产前护理包括生殖道衣原体感染的检测和治疗是成功预防新生儿感染的关键。有效的预防药物包括 1%硝酸银、0.5%红霉素和 2.5%聚维酮碘。其中 2.5%的聚维酮碘点眼效果最好、毒性最小。

(三)性病淋巴肉芽肿性结膜炎

性病淋巴肉芽肿性结膜炎是一种由衣原体 L_1、L_2、L_3 免疫型性传播的结膜炎症。常由实验等意外感染所致,也见于生殖器或淋巴结炎急性感染期经手传播。

起病前多有发热等全身症状。局部淋巴结(耳前淋巴结、颌下淋巴结等)肿大、触痛。眼部典型症状为急性滤泡性结膜炎及结膜肉芽肿性炎症,睑结膜充血水肿,滤泡形成,伴有上方浅层角膜上皮炎症,偶见基质性角膜炎,晚期累及全角膜,形成致密角膜血管翳。重症者伴有巩膜炎、葡萄膜炎、视神经炎。淋巴管闭塞时,发生眼睑象皮病。

实验室诊断可用 Frei 试验,皮内注射抗原 0.1 mL,48 小时后局部出现丘疹、浸润、水疱,甚至坏死。结膜刮片可见细胞内包涵体,并可作衣原体分离。治疗方案参见包涵体性结膜炎。

(四)鹦鹉热性结膜炎

鹦鹉热性结膜炎少见,鸟类是鹦鹉热衣原体的传染源,人类偶然感染。最常见的感染人群是鸟类爱好者、宠物店店主和店员、家禽行业的工人。感染者最早出现肺部症状,表现为干咳和放射线影像肺部呈斑片状阴影,患者还有严重的头痛、咽炎、肌肉痛和脾大。眼部表现为上睑结膜慢性乳头增生浸润、伴上皮角膜炎。结膜上皮细胞内见包涵体,衣原体组织培养阳性,治疗同上。

三、病毒性结膜炎

病毒性结膜炎是一种常见感染,病变程度因个体免疫状况、病毒毒力大小不同而存在差异,通常有自限性。临床上按病程分为急性和慢性两组,以前者多见包括流行性角结膜炎、流行性出血性结膜炎、咽结膜热、单纯疱疹病毒性结膜炎和新城鸡瘟结膜炎等。慢性病毒性结膜炎包括传染性软疣性睑结膜炎、水痘-带状疱疹性睑结膜炎、麻疹性角结膜炎等。

(一)腺病毒性角结膜炎

腺病毒感染性结膜炎症是一种重要的病毒性结膜炎,主要表现为急性滤泡性结膜炎,常合并有角膜病变。本病传染性强,可散在或流行性发病。腺病毒是一种脱氧核糖核酸(DNA)病毒,可分为 31 个血清型。不同型别的腺病毒引起的病毒性结膜炎可有不同的临床表现,同样的临床表现也可由几种不同血清型的腺病毒所引起。腺病毒性角结膜炎主要表现为两大类型,即流行性角结膜炎和咽结膜热。

1.流行性角结膜炎

流行性角结膜炎是一种强传染性的接触性传染病,由腺病毒 8、19、29 和 37 型腺病毒(人腺病毒 D 亚组)引起。潜伏期为 5～7 天。

(1)临床表现:起病急、症状重、双眼发病。主要症状有充血、疼痛、畏光、伴有水样分泌物。疾病早期常一眼先发病,数天后对侧眼也受累,但病情相对较轻。急性期眼睑水肿,结膜充血水肿,48 小时内出现滤泡和结膜下出血,色鲜红,量多时呈暗红色。假膜(有时真膜)形成后能导致扁平瘢痕、睑球粘连。发病数天后,角膜可出现弥散的斑点状上皮损害,并于发病 7～10 天后融合成较大的、粗糙的上皮浸润。2 周后发展为局部的上皮下浸润,并主要散布于中央角膜,角膜敏感性正常。发病 3～4 周后,上皮下浸润加剧,形态大小基本一致,数个至数十个不等。上皮下浸润由迟发性变态反应引起,主要是淋巴细胞在前弹力层和前基质层的浸润,是机体对病毒抗原的免疫反应。这种上皮下浸润可持续数月甚至数年之久,逐渐吸收,极个别情况下,浸润最终形成瘢痕,造成永久性视力损害。结膜炎症最长持续 3～4 周。原发症状消退后,角膜浑浊数月后可消失。患者常出现耳前淋巴结肿大和压痛,且于眼部开始受累侧较为明显,是和其他类型结膜炎的重要鉴别点,疾病早期或症状轻者无此表现。需注意儿童睑板腺感染时也可有耳前淋巴结肿大。儿童可有全身症状,如发热、咽痛、中耳炎、腹泻等。

(2)诊断:急性滤泡性结膜炎和炎症晚期出现的角膜上皮下浸润是本病的典型特征,结膜刮片见大量单核细胞,有假膜形成时,中性粒细胞数量增加。病毒培养、聚合酶链反应(PCR)检测、血清学检查可协助病原学诊断。

(3)鉴别诊断如下:①流行性出血性结膜炎,70 型肠道病毒(偶由 A24 型柯萨奇病毒)感染引起,潜伏期短 18～48 小时(病程短 15～7 天),除具有结膜炎一般性症状和体征外,主要特征为结膜下出血呈片状或点状,从上方球结膜开始向下方球结膜蔓延。少数人发生前葡萄膜炎,部分患者还有发热不适及肌肉痛等全身症状。②慢性滤泡性结膜炎原因不明,常见于儿童及青少年,皆为双侧。下穹隆及下睑结膜见大小均匀,排列整齐的滤泡,无融合倾向。结膜充血并有分泌物,但不肥厚,数年后不留痕迹而自愈,无角膜血管翳。③急性细菌性结膜炎又称"急性卡他性结膜炎",临床表现为患眼红、烧灼感,或伴有畏光、流泪。结膜充血,中等量黏脓性分泌物,夜晚睡眠后,上下睑睫毛常被分泌物黏合在一起。结膜囊分泌物培养细菌阳性。

(4)治疗:必须采取措施减少感染传播。所有接触感染者的器械必须仔细清洗消毒,告知患者避免接触眼睑和泪液,经常洗手。当出现感染时尽可能避免人群之间的接触。治疗无特殊,局部冷敷和使用血管收缩剂可减轻症状,急性期可使用抗病毒药物抑制病毒复制如干扰素滴眼剂、0.1%碘苷、0.1%利巴韦林、4%吗啉胍等,每小时 1 次。合并细菌感染时加用抗生素治疗。出现严重的膜或假膜、上皮或上皮下角膜炎引起视力下降时可考虑使用皮质类固醇眼药水,病情控制后应减少皮质类固醇眼水的点眼频度至每天 1 次或隔天 1 次。应用中要注意逐渐减药,不要突然停药,以免复发;另外还要注意激素的不良反应。

2.咽结膜热

咽结膜热是由腺病毒 3、4 和 7 型引起的一种表现为急性滤泡性结膜炎伴有上呼吸道感染和发热的病毒性结膜炎,传播途径主要是呼吸道分泌物。多见于 4～9 岁儿童和青少年。常于夏、冬季节在幼儿园、学校中流行。散发患者可见于成人。

(1)临床表现:前驱症状为全身乏力,体温上升至 38.3～40.0 ℃,自觉流泪、眼红和咽痛。患者体征为眼部滤泡性结膜炎、一过性浅层点状角膜炎及上皮下浑浊,耳前淋巴结肿大。咽结膜热有时可只表现出 1～3 个主要体征。病程 10 天左右,有自限性。

(2)诊断:根据临床表现可以诊断。结膜刮片中见大量单核细胞,培养无细菌生长。

(3)治疗和预防:无特殊治疗。可参考流行性角结膜炎的治疗和预防措施。发病期间勿去公共场所、泳池等,减少传播机会。

(二)流行性出血性角结膜炎

流行性出血性结膜炎是由 70 型肠道病毒(偶由 A24 型柯萨奇病毒)引起的一种暴发流行的自限性眼部传染病,又称"阿波罗 11 号结膜炎"。1969 年在加纳第一次暴发,1971 年曾在我国大范围流行。该病在许多国家和岛屿发生过流行。

1.临床表现

潜伏期短 18～48 小时(病程短 15～7 天),常见症状有眼痛、畏光、异物感、流泪、结膜下出血、眼睑水肿等。结膜下出血呈片状或点状,从上方球结膜开始向下方球结膜蔓延。多数患者有滤泡形成,伴有上皮角膜炎和耳前淋巴结肿大。少数人发生前葡萄膜炎,部分患者还有发热不适及肌肉痛等全身症状,印度和日本曾报告个别患者出现类似小儿麻痹样下肢运动障碍。

2.诊断

急性滤泡性结膜炎的症状,同时有显著的结膜下出血,耳前淋巴结肿大等为诊断依据。

3.治疗和预防

无特殊治疗,有自限性,加强个人卫生和医院管理,防止传播是预防的关键。

四、免疫性结膜炎

免疫性结膜炎以前又称变态反应性结膜炎,是结膜对外界变应原的一种超敏性免疫反应。结膜经常暴露在外,易与空气中的变应原如花粉、尘埃、动物羽毛等接触,也容易遭受细菌或其他

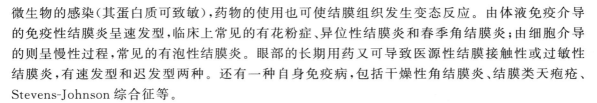

微生物的感染(其蛋白质可致敏),药物的使用也可使结膜组织发生变态反应。由体液免疫介导的免疫性结膜炎呈速发型,临床上常见的有花粉症、异位性结膜炎和春季角结膜炎;由细胞介导的则呈慢性过程,常见的有泡性结膜炎。眼部的长期用药又可导致医源性结膜接触性或过敏性结膜炎,有速发型和迟发型两种。还有一种自身免疫病,包括干燥性角结膜炎、结膜类天疱疮、Stevens-Johnson 综合征等。

(一)春季角结膜炎

春季角结膜炎又名春季卡他性结膜炎、季节性结膜炎等。青春期前起病,持续 5～10 年,多为双眼,男孩发病率高于女孩。该病在中东和非洲发病率高,温带地区发病率低,寒冷地区则几乎无患者报告。春夏季节发病率高于秋冬两季。

1.病因

尚不明确,其免疫发病机制是 I 型和 IV 型超敏反应。很难找到特殊的变应原。通常认为和花粉敏感有关。各种微生物的蛋白质成分、动物皮屑和羽毛等也可能致敏。近年来,发现春季角结膜炎患者角膜上皮表达细胞黏附分子 ICAM-1。泪液中可分离出特异性的 IgE、IgG,组胺和类胰蛋白酶升高,血清中组胺酶水平下降。因此发病机制和体液免疫(IgG、IgE)及细胞免疫都有关。春季角结膜炎也见于免疫球蛋白 E 综合征的患者。

2.临床表现

临床上把春季性角结膜炎分为睑结膜型、角结膜缘型及混合型 3 种。患者眼部奇痒,黏丝状分泌物,夜间症状加重。可有家族过敏史。

睑结膜型的特点是结膜呈粉红色,上睑结膜巨大乳头呈铺路石样排列。乳头形状不一,扁平外观,包含有毛细血管丛。下睑结膜可出现弥散的小乳头。严重者上睑结膜可有假膜形成。除非进行冷冻、放射治疗和手术切除乳头等创伤性操作,一般反复发作后结膜乳头可完全消退,不遗留瘢痕。

角结膜缘型更常见于黑色人种。上下睑结膜均出现小乳头。其重要临床表现是在角膜缘有黄褐色或污红色胶样增生,以上方角膜缘明显。

混合型睑结膜和角膜同时出现上述两型检查所见。

各种类型春季角结膜炎均可累及角膜,文献报告角膜受损发生率 3％～50％。以睑结膜型更为常,主要是由于肥大细胞及嗜酸性粒细胞释放炎症介质引起。角膜受损最常表现为弥漫性点状上皮角膜炎,甚至形成盾形无菌性上皮损害,多分布于中上 1/3 角膜称为"春季溃疡"。部分患者急性期可在角膜缘见到白色 Horner-Trantas 结节。结膜分泌物涂片和 Trantas 结节活检行 Giemsa 染色,可见大量嗜酸性粒细胞和嗜酸性颗粒。角膜上方可有微小血管翳,极少全周角膜血管化。该病和圆锥角膜可能有一定关系。

3.诊断

根据男性青年好发,季节性反复发作,奇痒;上睑结膜乳头增生呈扁平的铺路石样或角膜缘部胶样结节;显微镜下结膜刮片每高倍视野出现超过 2 个嗜酸性粒细胞,即可做出诊断。

4.治疗

春季结膜炎是一种自限性疾病,短期用药可减轻症状,长期用药则对眼部组织有损害作用。治疗方法的选择需取决于患者的症状和眼表病变严重程度。物理治疗包括冰敷,以及在有空调房间可使患者感觉舒适。患者治疗效果不佳时,可考虑移居寒冷地区。

局部使用糖皮质激素具有抑制肥大细胞介质的释放,阻断炎症细胞的趋化,减少结膜中肥大细胞及嗜酸性粒细胞的数量,抑制磷脂酶 A2,从而阻止花生四烯酸及其代谢产物的产生等多种功能。对迟发性超敏反应也有良好的抑制作用。急性期患者可采用激素间歇疗法,先局部频繁(如每 2 小时 1 次)应用激素 5～7 天,后迅速减量。顽固的睑结膜型春季角结膜炎患者可在睑板上方注射 0.5～1.0 mL 短效激素如地塞米松磷酸钠(4 mg/mL)或长效激素如曲安西龙奈德(40 mg/mL)。但要注意长期使用会产生青光眼、白内障等严重并发症。

非甾体抗炎药是环氧化酶的抑制剂,它可以抑制前列腺素的产生及嗜酸性粒细胞的趋化等,在过敏性疾病发作的急性阶段及间歇阶段均可使用,对缓解眼痒、结膜充血、流泪等眼部症状及体征均显示出一定的治疗效果。

肥大细胞稳定剂通过抑制细胞膜钙通道发挥作用。它可以阻止因抗原与肥大细胞膜上 IgE 交联而引起的炎症介质的释放。常用的有色甘酸二钠及奈多罗米等。最好在接触变应原之前使用,对于已经发作的患者治疗效果较差。目前多主张在春季角结膜炎易发季节每天滴用细胞膜稳定剂色甘酸钠或新一代药物萘多罗米钠肥大细胞稳定剂 4～5 次,预防病情发作或维持治疗效果,待炎症发作时才短时间使用激素进行冲击治疗。

抗组胺药(富马酸依美斯汀)可拮抗已经释放的炎症介质的生物学活性,减轻患者症状,与肥大细胞稳定剂联合使用治疗效果较好,可减轻眼部不适症状。

经过一系列药物治疗(抗组胺药、血管收缩剂)仍有强烈畏光以致于无法正常生活的顽固患者,局部应用 2%的环孢素 A 可以很快控制局部炎症及减少激素的使用量。但是在停药后 2～4 个月后炎症往往复发。0.05%FK506 可以抑制 IL-2 基因转录及 IgE 合成信号传递通路,对顽固性春季结膜炎有良好的治疗效果。

人工泪液可以稀释肥大细胞释放的炎症介质,同时可改善因角膜上皮点状缺损引起的眼部异物感,但需使用不含防腐剂的剂型。对花粉和其他变应原进行脱敏治疗效果尚不肯定。春季结膜炎伴发的葡萄球菌睑缘炎和结膜炎要给予相应治疗。

(二)过敏性结膜炎

过敏性结膜炎是由于眼部组织对变应原产生超敏反应所引起的炎症。专指那些由于接触药物或其他抗原而过敏的结膜炎。有速发型和迟发型两种。引起速发型的变应原有花粉、角膜接触镜及其清洗液等;药物一般引起迟发型,如睫状肌麻痹药阿托品和后马托品,氨基糖苷类抗生素,抗病毒药物碘苷和三氟胸腺嘧啶核苷,防腐剂硫柳汞和乙二胺四醋酸及缩瞳剂等。

1.临床表现

接触致敏物质数分钟后迅速发生的为 I 型超敏反应,眼部瘙痒、眼睑水肿和肿胀、结膜充血及水肿。极少数的患者可表现为系统性过敏症状。在滴入局部药物后 24～72 小时才发生的为迟发IV型超敏反应。表现为眼睑皮肤急性湿疹、皮革样变。睑结膜乳头增生、滤泡形成,严重者可引起结膜上皮剥脱。下方角膜可见斑点样上皮糜烂。慢性接触性睑结膜炎的后遗症包括色素沉着、皮肤瘢痕、下睑外翻。

2.诊断

根据有较明显变应原接触史,脱离接触后症状迅速消退;结膜囊分泌物涂片发现嗜酸性粒细胞增多等可以诊断。

3.治疗

查找变应原,I 型超敏反应经避免接触变应原或停药即可得到缓解。局部点皮质类固醇眼药水(如0.1%地塞米松)、血管收缩剂(0.1%肾上腺素或 1%麻黄碱),伴有睑皮肤红肿、丘疹者,可用 2％～3％硼酸水湿敷。近年来,研制的几种新型药物如非甾体抗炎药 0.5％酮咯酸氨丁三醇、抗组胺药 0.05％富马酸依美斯汀及细胞膜稳定剂萘多罗米钠点眼,可明显减轻症状。严重者可加用全身抗过敏药物,如氯苯那敏、阿司咪唑、抗组胺药或激素等。

(三)季节性过敏性结膜炎

季节性过敏性结膜炎又名枯草热性结膜炎,是眼部过敏性疾病最常见的类型,其变应原主要为植物的花粉。

1.临床表现

该病主要特征是季节性发作(通常在春季);通常双眼发病,起病迅速,在接触变应原时发作,脱离变应原后症状很快缓解或消失。最常见的症状为眼痒,几乎所有的患者均可出现,轻重程度不一。也可有异物感、烧灼感、流泪、畏光及黏液性分泌物等表现,高温环境下症状加重。

主要体征为结膜充血及非特异性睑结膜乳头增生,有时合并有结膜水肿或眼睑水肿,小孩更易出现。很少影响角膜,偶有轻微的点状上皮性角膜炎的表现。

许多患者有过敏性鼻炎及支气管哮喘病史。

2.治疗

(1)一般治疗:包括脱离变应原,眼睑冷敷,生理盐水冲洗结膜囊等手段。

(2)药物治疗:常用的有抗组胺药、肥大细胞稳定剂、非甾体抗炎药及血管收缩剂,对于病情严重,使用其他药物治疗无效的患者可以考虑短期使用糖皮质激素。多采用局部用药,对于合并有眼外症状者可以全身使用有抗组胺药、非甾体抗炎药及糖皮质激素。

3.脱敏治疗

如果变应原已经明确,可以考虑使用脱敏治疗。对于因植物花粉及杂草引起的过敏性结膜炎其效果相对较佳。但对于许多其他原因引起的过敏性结膜炎患者,其治疗效果往往并不理想。

4.预后

预后良好,多无视力损害,很少出现并发症。

(四)常年性过敏性结膜炎

常年性过敏性结膜炎远比季节性过敏性结膜炎少见。变应原通常为房屋粉尘、虫螨、动物的皮毛、棉麻及羽毛等。

1.临床表现

临床表现与季节性过敏性结膜炎相似。由于抗原常年均有,故其症状持续存在,一些患者有季节性加重现象。眼部症状通常比季节性结膜炎轻微。

检查时常发现结膜充血、乳头性结膜炎合并少许滤泡、一过性眼睑水肿等。一些患者可能没有明显的阳性体征。

2.治疗

治疗手段基本同季节性过敏性结膜炎。

由于变应原常年存在,因此通常需要长期用药。常用的药物为抗组胺药物及肥大细胞稳定剂,糖皮质激素仅在炎症恶化其他治疗无效时才使用,且不宜长期使用。

脱敏治疗效果往往很不理想,故很少采用。

3.预后

预后良好,多无视力损害,很少出现并发症。

(五)巨乳头性结膜炎

巨乳头性结膜炎发生与抗原沉积及微创伤有密切的关系,为机械性刺激与超敏反应共同作用的结果。

1.临床表现

该病多见于戴角膜接触镜(尤其是配戴材料低劣的软性角膜接触镜者)或义眼,以及有角膜手术病史(未埋线)或视网膜脱离手术史(填充物暴露)的患者。患者常首先表现为接触镜不耐受及眼痒,也可出现视蒙(因接触镜沉积物所致),异物感及分泌物等。

检查最先表现为上睑结膜轻度的乳头增生,之后被大的乳头(>0.3 mm)替代,最终变为巨乳头(>1 mm)。

巨乳头结膜炎很少累及角膜,少数患者可以出现浅点状角膜病变及 Trantas 斑。

2.治疗

(1)一般治疗:更换接触镜,选择高透气性的接触镜或小直径的硬性接触镜,缩短接触镜配戴时间;加强接触镜的护理,避免使用含有防腐剂及汞等具有潜在抗原活性的护理液;炎症恶化期间,最好停戴接触镜。义眼必须每天用肥皂清洗,在清水中浸泡,置于干燥的地方备用。对有缝线及硅胶摩擦者,如情况许可应加以拆除。

(2)药物治疗:常用的药物有肥大细胞稳定剂、糖皮质激素及非甾体抗炎药。糖皮质激素应尽量避免使用,但对于配戴义眼患者可以放宽使用范围。

3.预后

尽管治疗过程中症状及体征消退缓慢,但一般预后良好,很少出现视力受损。

(六)泡性结膜炎

泡性角结膜炎是由微生物蛋白质引起的迟发型免疫反应性疾病。常见致病微生物包括结核分枝杆菌、金黄色葡萄球菌、白色念珠菌、球孢子菌属,以及 L_1、L_2、L_3 血清型沙眼衣原体等。

1.临床表现

多见于女性、青少年及儿童。有轻微的异物感,如果累及角膜则症状加重。泡性结膜炎初起为实性,隆起的红色小病灶(1~3 mm)周围有充血区。角膜缘处三角形病灶,尖端指向角膜,顶端易溃烂形成溃疡,多在 10~12 天愈合,不留瘢痕。病变发生在角膜缘时,有单发或多发的灰白色小结节,结节较泡性结膜炎者为小,病变处局部充血,病变愈合后可留有浅淡的瘢痕,使角膜缘齿状参差不齐。初次泡性结膜炎症状消退后,遇有活动性睑缘炎、急性细菌性结膜炎和挑食等诱发因素可复发。反复发作后疱疹可向中央进犯,新生血管也随之长入,称为束状角膜炎,痊愈后遗留一带状薄翳,血管则逐渐萎缩。极少数患者疱疹可以发生于角膜或睑结膜。

2.诊断

根据典型的角膜缘或球结膜处实性结节样小泡,其周围充血等症状可正确诊断。

3.治疗

治疗诱发此病的潜在性疾病。局部类固醇皮质激素眼药水点眼如 0.1% 地塞米松眼药水,结核菌体蛋白引起的泡性结膜炎对激素治疗敏感,使用激素后 24 小时内主要症状减轻,继用 24 小时病灶消失。伴有相邻组织的细菌感染要给予抗生素治疗。补充各种维生素,并注意营养,增强体质。对于反复束状角膜炎引起角膜瘢痕导致视力严重下降的患者可以考虑行角膜移植进行治疗。

(七)特应性角结膜炎

特应性角结膜炎好发于有特应性皮炎病史的患者,在发生Ⅰ型速发超敏反应同时还伴有细胞介导的免疫抑制。因此患者容易合并单纯疱疹病毒或金黄色葡萄球菌感染。

1.临床表现

该病患者通常终年患病,好发于老年人。睑结膜中等大小的乳头,伴有上皮下纤维化,晚期形成结膜瘢痕,有时会发展成睑球粘连。慢性上皮病变损害角膜缘干细胞后,形成广泛的角膜新生血管。部分患者伴有晶状体后囊浑浊。

2.治疗

避免接触变应原。药物治疗同春季角结膜炎相似。合并病毒或细菌感染时给予相应治疗。极少数患者局部的药物治疗通常不能有效控制病情,需局部使用免疫抑制剂(如环孢素 A)。

(八)自身免疫性结膜炎

自身免疫性结膜炎可引起眼表上皮损害、泪膜稳定性下降,导致眼表泪液疾病的发生,严重影响视力。主要有 Sjögren 综合征、结膜类天疱疮、Stevens-Johnson 综合征等疾病。

1.Sjögren 综合征

Sjögren 综合征(Sjögren's syndrome,SS)是一种累及全身多系统的疾病,该综合征包括干眼症、口干、结缔组织损害(关节炎)。三个症状中两个存在即可诊断。绝经期妇女多发。泪腺有淋巴细胞和浆细胞浸润,造成泪腺增生,结构功能破坏。

(1)临床表现:SS 导致干眼症状。睑裂区结膜充血、刺激感,有轻度结膜炎症和黏丝状分泌物,角膜上皮点状缺损,多见于下方角膜,丝状角膜炎也不少见,疼痛有朝轻暮重的特点。泪膜消失,泪液分泌试验异常,结膜和角膜虎红染色及丽丝胺绿染色阳性有助于临床诊断。

(2)诊断:唾液腺组织活检有淋巴细胞和浆细胞浸润,结合临床症状可确诊。

(3)治疗:主要为对症治疗,缓解症状,治疗措施要有针对性。可采用人工泪液,封闭泪点,湿房镜等措施。

2.瘢痕性类天疱疮

瘢痕性类天疱疮病因未明,治疗效果不佳的一种非特异性慢性结膜炎,伴有口腔、鼻腔、瓣膜和皮肤的病灶。女性患者严重程度高于男性。部分有自行减轻的趋势。

(1)临床表现:常表现为反复发作的中度、非特异性的结膜炎,偶尔出现黏液脓性的改变。特点为结膜病变形成瘢痕,造成睑球粘连,特别是下睑,以及睑内翻、倒睫等。根据病情严重程度可分为Ⅰ期结膜下纤维化,Ⅱ期穹隆部缩窄,Ⅲ期睑球粘连,Ⅳ期广泛的睑球粘连而导致眼球运动障碍。

结膜炎症的反复发作可以损伤杯状细胞,结膜瘢痕阻塞泪腺导管的分泌。泪液中水样液和黏蛋白的缺乏最终导致干眼。合并睑内翻和倒睫时,出现角膜损伤,角膜血管化、瘢痕加重、溃疡、眼表上皮鳞状化生。

(2)诊断:根据临床表现,结膜活检有嗜酸性粒细胞,基膜有免疫荧光阳性物质(IgG、IgM、IgA)等可诊断。在某些类天疱疮患者的血清中可以检测到抗基膜循环抗体。

(3)治疗:治疗应在瘢痕形成前就开始,减少组织受损程度。口服氨苯砜和免疫抑制剂环磷酰胺等对部分患者有效。近年来有研究认为静脉注射免疫球蛋白可以治疗包括类天疱疮在内的自身免疫病。病程长者多因角膜干燥,完全性睑球粘连等严重并发症失明,可酌情行眼表重建手术。

3.Stevens-Johnson 综合征

Stevens-Johnson 综合征发病与免疫复合物沉积在真皮和结膜实质中有关。部分药物如氨苯磺胺,抗惊厥药,水杨酸盐,青霉素,氨苄西林和异烟肼;或单纯疱疹病毒、金黄色葡萄球菌、腺病毒感染可诱发此病。

(1)临床表现:该病的特征是黏膜溃疡形成和皮肤的多形性红斑,该病好发于年轻人,35 岁以后很少发病。患者主诉有眼疼刺激,分泌物和畏光等。双眼结膜受累。最初表现为黏液脓性结膜炎和浅层角膜炎,晚期瘢痕形成导致结膜皱缩,倒睫和泪液缺乏。继发角膜血管瘢痕化后影响视力。

(2)治疗:全身使用激素可延缓病情进展,局部激素使用对眼部损害治疗无效,还可能致角膜溶解、穿孔。结膜炎分泌物清除后给予人工泪液可减轻不适症状。出现倒睫和睑内翻要手术矫正。

五、药物性结膜炎

长期滴用缩瞳剂、抗生素(如庆大霉素、新霉素等)及含有刺激性防腐剂的其他滴眼液均可导致药物性结膜炎。

(一)临床表现

(1)眼痒,流泪。可有少量分泌物。

(2)结膜充血,有滤泡。

(3)氨基糖苷类抗生素、抗病毒成分及防腐剂的滴眼液,可引起下睑结膜的乳头反应。

(4)滴用阿托品、缩瞳剂、肾上腺素制剂、抗生素和抗病毒药物时,可出现滤泡反应。

(5)可伴有浅层点状角膜炎。

(二)诊断

根据眼部长期用药史和结膜的改变,可以诊断。

(三)鉴别诊断

沙眼:沙眼睑结膜乳头大小不一,结膜滤泡和角膜血管翳。而药物性结膜炎在停止用药数周后,症状和体征可消退。

(四)治疗

停止用药。

(徐 红)

第二节 结 膜 变 性

一、翼状胬肉

翼状胬肉是一种慢性炎症性病变,因形状似昆虫翅膀而得名,俗称"攀睛"或"胬肉攀睛"。多在睑裂斑的基础上发展而成。近地球赤道部和户外工作的人群(如渔民、农民)发病率较高,地理纬度与翼状胬肉有较大的关系,Cameron 发现翼状胬肉发病最高的地区为纬度 30°～35°。具体病因不明,可能与紫外线照射、烟尘等有一定关系。局部角膜缘干细胞受损,失去屏障作用可能也是发病基础。近年用免疫荧光法发现翼状胬肉组织内存在 IgE、IgG,而 IgE 的存在可能与Ⅰ型变态反应有关,组织学检查在翼状胬肉基质中有浆细胞和淋巴细胞浸润。也有人认为是结膜组织的增殖变性弹力纤维发育异常而产生的弹力纤维变性所致。

(一)临床表现

多双眼发病,以鼻侧多见。一般无明显自觉症状,或仅有轻度异物感,当病变接近角膜瞳孔区时,因引起角膜散光或直接遮挡瞳孔区而引起视力下降。睑裂区肥厚的球结膜及其下纤维血管组织呈三角形向角膜侵入,当胬肉较大时,可妨碍眼球运动。

按其发展与否,可分为进行性和静止性两型。进行性翼状胬肉头部隆起、其前端有浸润,有时见色素性铁线(Stocker 线),体部充血、肥厚,向角膜内逐渐生长。静止性翼状胬肉头部平坦,体部菲薄,静止不发展。

(二)诊断与鉴别诊断

检查见睑裂区呈翼状的纤维血管组织侵入角膜即可诊断。需与睑裂斑和假性胬肉相鉴别。睑裂斑通常不充血,形态与胬肉不同,底部方向相反,且不向角膜方向发展。假性胬肉通常有角膜溃疡或创伤病史,与附近结膜组织粘连,可在任何方位形成。

(三)治疗

减少外界环境的刺激因素对于预防翼状胬肉的发生有一定作用,毕竟日光中的紫外线与翼状胬肉的发生有密切关系,流行病学发现,在长期配戴眼镜的人群中,翼状胬肉的发生率较低,因此,配戴防护镜应该是预防翼状胬肉发生的简便易行的方法。胬肉小而静止时一般不需治疗,但应尽可能减少风沙、阳光等刺激。胬肉进行性发展,侵及瞳孔区,可以进行手术治疗,但有一定的复发率。手术方式有单纯胬肉切除或结膜瓣转移术,胬肉切除＋球结膜瓣转移、移植或羊膜移植术。联合角膜缘干细胞移植、自体结膜移植、β 射线照射、局部使用丝裂霉素等,可以减少胬肉复发率。近期研制出的 TGF-β 抑制剂可以通过抑制细胞增殖、胶原合成及炎症细胞浸润来控制翼状胬肉的发展。

二、睑裂斑

睑裂斑为睑裂区角巩膜缘连接处水平性的、三角形或椭圆形、隆起的、灰黄色的球结膜结节。鼻侧发生多且早于颞侧,多为双侧性。外观常像脂类渗透至上皮下组织,内含黄色透明弹性组织。一般是由于紫外线(电焊等)或光化学性暴露引起。目前眼睑闭合对睑裂区球结膜造成的重复性损伤也被认为是一个致病因素。

(一)临床表现

睑裂部接近角膜缘处的球结膜出现三角形隆起的斑块,三角形基底朝向角膜。睑裂斑通常是无症状,至多是美容的问题。偶尔睑裂斑可能会充血、表面变粗糙,发生睑裂斑炎。

(二)治疗

一般无须治疗。发生睑裂斑炎给予作用较弱的激素或非甾体消炎药局部点眼即可。严重影响外观、反复慢性炎症或干扰角膜接触镜的成功配戴时可考虑予以切除。

三、结膜结石

结膜结石是在睑结膜表面出现的黄白色凝结物,常见于慢性结膜炎患者和老年人。组织病理学检查显示结膜结石为充满上皮和角质素残留的上皮性包涵性囊肿,并非真正的"结石"。

(一)临床表现

(1)结膜上皮深层或表面白色细小硬结,单个或数个。

(2)如结石突出结膜表面时可磨损结膜或角膜上皮,从而引起异物感,角膜荧光素染色呈阳性。

(3)上睑结膜的结石多于下睑结膜。

(二)诊断

根据睑结膜表面白色坚硬小结节,可以诊断。

(三)鉴别诊断

睑结膜异物:不呈坚硬的小结节,可以拭去,在裂隙灯显微镜下检查易与结膜结石鉴别。

(四)治疗

(1)患者一般无自觉症状,无须治疗。

(2)突出结膜面结石,可在表面麻醉下用异物针或针头剔除。

(徐　红)

第三节　结膜囊肿与肿瘤

一、结膜囊肿

结膜囊肿在临床上并不少见。结膜囊肿应当定义为由结膜上皮组织构成囊壁、其中充填了液体物质。引起结膜囊肿的原因很多,大多数是由于手术、外伤、感染、慢性炎症刺激等造成的植入性上皮性囊肿,发生于结膜穹隆部囊肿的体积可以较大;部分囊肿是先天性的。在分类中,部分学者习惯将位于结膜下的包裹性囊肿也列入结膜囊肿的范畴。

临床常见的结膜囊肿按病因分类分为以下 2 种。

(一)先天性结膜囊肿

先天性结膜囊肿较少见。较小者见于结膜痣,痣本身含有小的透明囊肿。较大的结膜囊肿见于隐眼畸形,眼眶内有一发育很小的眼球及较大的囊肿,囊肿大时可充满眼眶。

1.症状

患者无特殊不适。

2.体征

先天性小眼球伴囊肿患者多无视力;部分患者眼窝表面找不到眼球,或很小的眼球位于下方穹隆部,余部为囊肿充填。结膜痣患者出生时结膜有隆起病灶,生长缓慢。

3.辅助诊断

无特殊,病理切片为诊断的金标准。

4.鉴别诊断

与结膜的实质性肿物相鉴别。与相邻组织的囊肿鉴别。

5.治疗

本病药物治疗无效,根据患者美容的需要,选择手术摘除,局部美容手术。

(二)获得性囊肿

获得性囊肿是结膜囊肿临床上最常见的类型,根据病因,有各种不同的临床表现。多数患者就诊原因为发现眼表肿物,部分囊肿是患者由于其他原因检查眼睛时偶然被发现。

上皮植入性结膜囊肿:由于结膜外伤、手术等原因,结膜上皮被植入到结膜下,这些上皮细胞增生成团,继之在中央部分发生变性,形成囊腔,囊壁由结膜上皮细胞组成,菲薄而透明,其中可见杯细胞。囊内为透明液体及黏液,囊肿的一侧与巩膜表面或有粘连不易移动,周围组织炎症反应轻;当在囊腔内存在细菌等微生物时,囊肿周围组织可能有急慢性炎症。

上皮内生性结膜囊肿:由于结膜受到长期慢性炎症刺激,上皮细胞向内层生长,伸入到结膜下组织。新生的上皮细胞团,中央部变性而形成囊肿,充以液体。囊肿好发于上睑及穹隆部结膜,也见于泪阜、半月皱襞、下穹隆及下睑结膜。

腺体滞留性结膜囊肿:由于慢性炎症浸润刺激,使结膜本身腺体的排泄口阻塞、封闭,腺体分泌物不能排出,滞留而形成囊肿。这种囊肿一般很小,多见于穹隆部结膜,也可见于泪阜处。

1.症状

患者无特殊不适,部分患者有结膜炎症表现,眼部异物感、流泪等。

2.体征

半透明或不透明的结节状、半球形隆起,周围结膜血管或充血;位于穹隆部的囊肿可以较大,表面淡紫色,可使用暴露穹隆法使囊肿突起入结膜囊。

3.辅助诊断

无特殊,病理切片为诊断的金标准。

4.治疗

本病药物治疗无效,选择手术摘除,当怀疑结膜囊肿为感染性,切除肿物时尽量保证肿物完整,根据病理诊断报告,考虑术后是否使用抗感染药物;当手术中囊肿壁有破溃时,尽量取囊内容物(液)涂片,确定有无病原体以便于进一步的治疗。

5.随诊

依据病理诊断结果采取相应治疗,为减轻手术后结膜反应,术中建议使用单股尼龙或丙纶线缝合,拆线时间为缝合后5~7天。当伤口有感染时,据伤口愈合状况预约复诊。

6.自然病程及预后

穹隆部的结膜囊肿会生长较快,体积较大;继发感染多见,手术摘除后复发较少。

7.患者教育

确定囊肿的原因很重要,发现囊肿,建议首选切除组织送病理检查。

二、结膜良性肿瘤

结膜肿瘤主要源于结膜上皮或黑色素细胞病变,结膜固有层的间质组织病变也可引起瘤样增生。与其他部位的肿瘤类似,结膜肿瘤包括错构瘤与迷芽瘤两类。除原发外,炎症等因素也可以导致组织肿瘤性生长。结膜肿瘤的主要组织类型见表7-3。

表 7-3　结膜肿瘤的主要组织类型

上皮性源性	鳞状细胞、基底细胞、黑色素细胞
间质性	血管、神经、纤维、脂肪、淋巴、肌肉
多种组织源性	迷芽瘤

(一)鳞状细胞乳头状瘤

结膜上皮增生,外生性生长。

1.症状

大部分患者没有症状,以发现眼球表面肿块或色素为主诉。

2.体征

多为暗粉红色,略隆起于结膜表面,桑葚状或菜花状,位于结膜表面,有时基底呈蒂状。

3.辅助诊断

裂隙灯显微镜角膜显微镜检查,肿瘤表面不平,似有多数小的乳头状结构,半透明,可以隐约看到瘤体内含扩张弯曲血管。

4.实验室诊断

手术切除标本送病理检查,诊断。

5.鉴别诊断

对所有结膜良性肿瘤来说,重要的是判断肿物的性质,除外恶性肿物。临床医师根据肿瘤的外观、生长速度等可以对病灶性质进行初步诊断,帮助确定手术方案,病理检查是诊断的金标准。

6.治疗

手术切除为首选治疗手段。目前有学者推荐局部冷冻与手术切除联合的治疗方案。

7.随诊

依据病理诊断结果采取相应治疗,为减轻手术后结膜反应,术中建议使用单股尼龙或丙纶线缝合,拆线时间为缝合后 5～7 天;当伤口有感染时,据伤口愈合状况预约复诊。

8.自然病程及预后

当肿瘤体积较大时,继发感染多见,手术摘除后可能复发,部分肿瘤恶变。

9.患者教育

确定肿物性质很重要,建议首选切除组织送病理检查。

(二)色素痣

属于良性黑色素细胞瘤。有先天性与获得性两类,病理学家 Peter 和 Folberg 博士,将成年人罹患的色素痣,归为原发性获得性结膜黑变病(PAM)的范畴。

1.症状

结膜色素性病灶,多无自觉不适。

2.体征

结膜表面棕黑色、蓝黑色或棕红色病灶,境界清晰,微隆起,表面平滑无血管。痣好发部位为角膜缘附近及睑裂部球结膜,缓慢增长。

3.辅助检查

无特殊。

4.实验室诊断

如手术切除,标本做病理诊断。

5.鉴别诊断

同前。

6.治疗

体积小,患者无感不适(包括生理与心理)的色素痣可以无须治疗。当痣突然增生,表面不平滑者或有出血、破溃等恶变的迹象时,应选择手术切除肿物。对于色素性肿物,临床上务求病灶一次性、全部、完整切除,切除病灶送病理检查。

7.自然病程与预后

色素痣大部分稳定,终身不变或极缓慢生长。部分患者有恶性变的倾向。

8.患者教育

发现结膜色素性肿物,要到医院就诊。切忌自行处理,建议不要使用刺激性药物和方法治疗。

(三)血管瘤

有毛细血管瘤和海绵状血管瘤。毛细血管瘤为先天性瘤,出生后生长缓慢或停止生长。一般范围较小,有时也波及眼睑、眼眶等邻近组织。海绵状血管瘤一般范围较广,位置较深,常为眼眶、眼睑或颜面血管瘤的一部分。有时合并青光眼,称为 Sturge-Weber 综合征。

(四)皮样瘤

皮样瘤为先天性良性瘤。好发于睑裂部角膜缘处。部分位于角膜浅层,部分位于结膜侧。瘤体与其下结角膜组织粘连牢固,呈淡红黄色,表面不平呈皮肤样、有纤细毛发。组织学检查含有表皮、真皮、毛囊、皮脂腺、汗腺等,手术切除,角膜部分作板层角膜移植修补。

(五)皮样脂瘤

为先天性瘤,因含大量脂肪故瘤体呈黄色,质软。好发于颞上侧近外眦部结膜下,与眶内组织相连。手术切除时,慎勿损伤外直肌。

(六)骨瘤

为先天性瘤。很少见,好发于颞下侧外眦部结膜下,质硬,多呈圆形,如黄豆大小。应与畸胎瘤区别。

(徐　红)

第四节　结膜恶性肿瘤

一、鳞状细胞癌

临床并不常见,本病变属于结膜鳞状上皮的病变,目前有部分学者将其归类为眼表鳞状细胞肿瘤(OSSN),可能与紫外线辐射有关。好发于上皮细胞性质移行的结合部。

(一)临床表现

患者开始时并无特殊不适,以后可能有眼干涩、局部充血等;病变通常发生在睑裂部,发生在角巩膜缘处的病变,病灶外观类似泡性角膜结膜炎。病灶表面有血管,增长较迅速,可表现为菜花状、鱼肉状、或胶冻状外观。结膜鳞状细胞癌病灶表面及周围结膜经常发生角化。在较少情况下,肿瘤可浸润进入眼内,并经淋巴转移到耳前淋巴结、颌下淋巴结及颈部淋巴结。

(二)诊断

病理诊断为本病诊断的金标准。

(三)治疗

临床首选手术切除病灶。在切除时,选用肿瘤非接触切除原则(NO TACHE),意为在手术中,切除缘距肿瘤肉眼病灶 2～3 mm。肿瘤的复发率与肿瘤切除缘是否无肿瘤细胞相关。目前也有采用手术切除病灶联合局部冷冻、局部化学治疗和局部放射治疗抑制肿瘤复发。

二、恶性黑色素瘤

这一名称在目前国际通用的教科书中已经很少使用,常用的名称是结膜黑色素瘤。

结膜黑色素瘤占眼表恶性肿瘤的约 2%。其大部分来源于原发性获得性黑变病(primary acquired melanosis,PAM),1/5 源于色素痣恶变,仅很少量为原发性黑色素瘤。

(一)临床表现

患者发现结膜表面黑色或灰褐黑色实质性病灶,伴有扩张的滋养血管;非色素性病灶呈现为表面平滑、鲜鱼肉样外观的结节。肿瘤的好发部位为角巩膜缘处的结膜表面。

(二)鉴别诊断

(1)较大的色素痣:痣生长慢,不侵犯周围组织,如角膜。

(2)眼内黑色素瘤穿破眼球壁:瘤体增长迅速,色黑,表面不平呈分叶状,结膜病灶与其下组织粘连牢固。

(3)色素细胞瘤:少见,先天性黑色病灶,通常不易在眼表移动。

(4)有色素的鳞状细胞癌:表面粗糙,隆起较明显的结节。

(三)治疗

根据肿瘤状态,采取单纯切除、局部化学治疗或扩大切除、放射治疗等手段。色素性肿瘤常早期血行扩散,切除后复发率高,易发生全身转移。制定手术切除治疗方案要慎重、考虑周全并与患者良好沟通。

三、卡波西肉瘤

发生于艾滋病(AIDS)患者。临床表现为孤立或多发,扁平斑状或结节状。瘤体呈红色、暗红或青紫色,常见的生长部位为下睑和下穹隆部,易被误诊为结膜下出血。

(徐　红)

第五节　角结膜干燥症

角结膜干燥症又称眼干燥症,是指任何原因引起的泪液质量或动力学异常导致的泪膜不稳定,引起眼部不适和眼表组织炎症的一类眼病。根据其病因可分为 4 类。①水样液缺乏性眼干燥症:主要由泪腺功能低下所致。②黏蛋白缺乏性眼干燥症:如 Stevens-Johnson 综合征、眼类天疱疮、沙眼和化学伤所致的眼干燥症。③脂质缺乏性眼干燥症:主要由于睑板腺功能障碍引起。④泪液动力学异常所致眼干燥症:如眼睑缺损、睑内外翻等导致瞬目不全时。临床上这 4 类眼干燥症可并存。干燥综合征属于泪液生成不足的眼干燥症,是一种慢性自身免疫病,分为原发性和继发性,以泪腺中大量淋巴细胞浸润、泪腺分泌功能被破坏为特征;继发性伴随系统性结缔组织病,如类风湿性关节炎、红斑狼疮等。

一、临床表现

(1)自觉症状比体征明显。有干涩感、异物感、烧灼感、眼痒、畏光、眼红、视物模糊等症状。对烟雾、风、热、湿度低或长时间用眼敏感。单眼或双眼发病。

(2)下睑缘泪条缺乏。正常时泪条宽度至少 1 mm。

(3)泪膜破裂时间缩短,<10 秒。

(4)Schirmer 试验,结果<10 mm/5 min。

(5)荧光素或虎红染色为角膜和结膜点状着染,通常位于睑裂部位。

(6)结膜囊和角膜前泪膜中有较多黏液或分泌物碎屑,角膜有丝状物附着。

二、诊断

根据病史、临床表现可以诊断。

三、鉴别诊断

(一)睑缘炎

睑缘结痂、增厚。常与眼干燥症同时发生。

(二)暴露性角膜炎

继发于面神经麻痹、外伤、化学伤、热灼伤、先天异常等情况。

四、治疗

(1)滴用人工泪液。根据干眼轻重程度调整滴药次数。

(2)睡眠时加涂眼膏。

(3)胶原塞或硅胶塞阻塞泪点或者泪道。

(4)应用促进泪液分泌药物,如口服溴己新(必嗽平)。

(5)重症干眼症可以考虑手术,唇腺或者颌下腺移植术。

(6)滴用低浓度(0.05%～0.1%)环孢素 A 滴眼液,每天两次。或者激素、非甾体抗炎药物。

（徐　红）

第八章

角膜疾病

第一节 细菌性角膜炎

细菌性角膜炎是 20 世纪 60 年代最主要的感染性角膜疾病,20 世纪 70 年代以后病毒性角膜炎、真菌性角膜炎、棘阿米巴性角膜炎迅速增多,但细菌性角膜炎仍是当前发病率和致盲率最高的感染性角膜病。细菌性角膜炎的发展趋势是机会感染、混合感染及耐药菌感染不断增多,给该病的诊断和治疗带来一定困难,眼科医师必须给予高度警惕和重视。

随着时代的变迁,细菌性角膜炎的致病菌也发生了很大变化,文献统计当前最常见(占 70% 左右)的致病细菌有四种,即革兰阳性球菌中的肺炎链球菌(Streptococcus pneumoniae,S)和葡萄球菌(Staphylococcus,S)革兰阴性杆菌中的铜绿假单胞菌(Pseudomonasaeruginosa,P)和莫拉菌(Moraxella,M)简称 SSPM 感染。此外,比较常见的致病菌还有链球菌、分枝杆菌、变形杆菌、黏质沙雷菌等,有增多倾向的致病细菌有厌氧性细菌、不发酵革兰阴性杆菌、放线菌等。

一、肺炎链球菌性角膜炎

肺炎链球菌性角膜炎是最常见的革兰阳性球菌所引起的急性化脓性角膜炎。具有典型革兰阳性球菌所特有的角膜体征,局限性椭圆形溃疡和前房积脓,故也称匐行性角膜溃疡或前房积脓性角膜溃疡。

(一)病因

1.致病菌

肺炎链球菌,是革兰阳性双球菌,大小为 0.5~1.2 μm。

2.危险因素

(1)有角膜上皮外伤史,如树枝、谷穗、指甲、睫毛等擦伤,或有灰尘、泥土等异物病史。

(2)长期应用糖皮质激素。

(3)慢性泪囊炎和配戴角膜接触镜也是引起本病的主要因素。

发病以夏、秋农忙季节为多见,农村患者多于城市。多发生于老年人,婴幼儿或儿童少见。

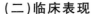

（二）临床表现

1.症状

起病急,表现为突然发生眼痛及刺激症状。角膜缘混合充血,球结膜水肿。

2.体征

（1）角膜损伤处（多位于中央）出现粟粒大小灰白色微隆起浸润灶,周围角膜浑浊水肿。1～2天后,病灶扩大至数毫米,表面溃烂形成溃疡,向周围及深部发展。其进行缘（溃疡的浸润越过溃疡边缘）多潜行于基质中,呈穿凿状,向中央匍行性进展,另一侧比较整齐,炎症浸润较静止。

（2）有时浸润灶表面不发生溃疡,而向基质内形成致密的黄白色脓疡病灶。伴有放射状后弹力膜皱褶形成。

（3）当溃疡继续向深部发展,坏死组织不断脱落,可导致后弹力膜膨出或穿孔。一经穿孔,前房将失去原先的无菌性,造成眼内感染,最终导致眼球萎缩。

（4）严重的虹膜睫状体炎反应也是本病特征之一,由于细菌毒素不断渗入前房,刺激虹膜睫状体,可出现瞳孔缩小,角膜后沉着物、房水浑浊及前房积脓。

（三）诊断

（1）发病前有角膜外伤、慢性泪囊炎或局部长期应用糖皮质激素病史。

（2）起病急,大多从角膜中央部出现浸润病灶。

（3）灰白色局限性溃疡呈椭圆形匍行性进展,很快向基质层发展,形成深部脓疡,甚至穿孔。

（4）常伴有前房积脓,病灶区后弹力层皱褶。

（5）病灶刮片发现有革兰染色阳性双球菌。结合角膜溃疡的典型体征,大体作出初步诊断。确诊仍需细菌培养证实有肺炎球菌感染。

（四）治疗

（1）首选青霉素类抗生素（1％磺苄西林）、头孢菌素类（0.5％头孢噻肟）等滴眼液频繁滴眼。氨基糖苷类抗生素（0.3％庆大霉素）容易产生耐药性,治疗中必须加以注意。重症患者可加上结膜下注射或全身给药。

（2）如存在慢性泪囊炎,应及时给予清洁处置或摘除。

（3）药物治疗不能控制病情发展或角膜穿孔者,应施行治疗性角膜移植术。

二、葡萄球菌性角膜炎

葡萄球菌性角膜炎是最常见的革兰阳性细菌感染性角膜病,临床表现多样,分为金黄色葡萄球菌性角膜炎、表皮葡萄球菌性角膜炎、耐药金黄色葡萄球菌性角膜炎、耐药表皮葡萄球菌性角膜炎及葡萄球菌性边缘性角膜炎等。

（一）病因

1.致病菌

葡萄球菌广泛分布于自然界、空气、水、土壤及人和动物的皮肤与外界相通的腔道中,菌体呈球形,直径为 $0.8\sim1.0\ \mu m$,细菌排列呈葡萄串状,革兰染色阳性。细菌无鞭毛,缺乏运动能力,不形成芽孢。根据色素、生化反应等不同,分为金黄色葡萄球菌和以表皮葡萄球菌为代表的凝固酶阴性葡萄球菌。前者可产生毒素及血浆凝固酶,故其毒力最强;后者毒性较小、不产生血浆凝固酶,一般不致病,但近年来已成为眼科感染的重要条件致病菌之一。

2.危险因素

同肺炎链球菌性角膜炎,一般有外伤或其他眼表病病史(如干眼症、单疱病毒性角膜炎等)。

(二)临床特征

1.金黄色葡萄球菌性角膜炎

(1)是一种急性化脓性角膜溃疡,临床上与肺炎链球菌所引起的匐行性角膜溃疡非常相似。

(2)具有革兰阳性球菌典型的局限性圆形灰白色溃疡,边缘清楚,偶尔周围有小的卫星灶形成,一般溃疡比较浅表,很少波及全角膜及伴有前房积脓。进展较肺炎球菌性角膜炎缓慢。

2.表皮葡萄球菌性角膜炎

(1)又称凝固酶阴性葡萄球菌性角膜炎,是一种医源性角膜感染病,多发生于眼局部免疫功能障碍的个体,如糖尿病、变应性皮肤炎、长期滴用糖皮质激素及眼科手术后的患者。

(2)发病缓慢,临床表现轻微,病变一般较局限,溃疡范围小而浅表,与金黄色葡萄球菌性角膜炎相比,前房反应较轻。很少引起严重角膜溃疡及穿孔。

3.耐甲氧西林金黄色葡萄球菌性角膜炎和耐甲氧西林表皮葡萄球菌性角膜炎

(1)近年来由于广泛使用抗生素,耐甲氧西林金黄色葡萄球菌逐年增多,80%~90%的金黄色葡萄球菌可产生青霉素酶,使青霉素 G 水解失活。几乎对每一种抗生素均可产生耐药性,对磺胺类及氨苄西林耐药者占 95%~100%;对氯霉素占 64.0%~71.4%;对四环素占 36%~40%。

(2)耐甲氧西林金黄色葡萄球性或耐甲氧西林表皮葡萄球菌性角膜炎的临床表现与金黄色葡萄球菌所致的角膜炎相同,多为机会感染,常发生于免疫功能低下的患者,如早产儿或全身应用化学治疗后发生;眼部免疫功能低下者,如眼内手术(角膜移植术、白内障等)后、眼外伤、干眼症、配戴角膜接触镜等。

4.葡萄球菌边缘性角膜炎

(1)多发生于葡萄球菌性眼睑结膜炎患者,是葡萄球菌外毒素引起的一种Ⅲ型变态反应(免疫复合物型)。

(2)中年女性较多见,时重时轻,反复发作,常伴有结膜充血及异物感。

(3)浸润病灶多位于边缘部 2、4、8、10 点处(即眼睑与角膜交叉处,该处免疫复合体容易沉积),呈灰白色孤立的圆形、串珠形或弧形浸润,位于上皮下及浅基质层。病灶与角膜缘之间有一透明区。反复发作后,周边部可有浅层血管翳长入浸润灶。很少引起角膜溃疡发生。

(三)治疗

1.葡萄球菌性角膜炎

一般采用头孢菌素类 0.5%头孢噻肟、青霉素类(1%磺苄西林),或氟喹诺酮类(0.3%氧氟沙星)眼液频繁滴眼。特别注意表皮葡萄球菌性角膜炎对于氨基糖苷类药物治疗效果较差。

2.耐甲氧西林金黄色葡萄球菌性角膜炎或耐甲氧西林表皮葡萄球菌性角膜炎

可采用二甲胺四环素和头孢甲氧氰唑进行治疗。近来文献推荐的方法采用 5%万古霉素溶于以磷酸盐作缓冲液的人工泪液中频繁滴眼,或万古霉素 25 mg 结膜下注射,每天一次,同时每天两次口服,每次 1 g,对早期患者有较好疗效。

3.葡萄球菌边缘性角膜炎

主要采用糖皮质激素 0.1%氟米龙和 1%磺苄西林或 0.3%氧氟沙星眼液交替滴眼,一般 1 周左右即可明显好转。重度患者除清洁眼睑缘外,还应联合结膜下注射或口服糖皮质激素。

4.其他

药物治疗不能控制病情发展或病变迁延不愈、有穿孔倾向者,应早期施行治疗性角膜移植术。

三、铜绿假单胞菌性角膜炎

铜绿假单胞菌性角膜炎是一种极为严重的急性化脓性角膜炎,具有典型革兰阴性杆菌所引起的环形脓疡的体征,常在极短时间内累及整个角膜而导致毁灭性的破坏,后果极其严重。一经发生,必须立即抢救。

(一)病因

1.致病菌

(1)铜绿假单胞菌为革兰阴性杆菌,大小为$(0.5\sim1.0)\mu m\times(1.5\sim3.0)\mu m$ 的直或微弯杆菌,有产生色素的性能,引起蓝绿色脓性分泌物。该菌广泛存在于自然界的土壤和水中,也可寄生于正常人皮肤和结膜囊,有时还可存在于污染的滴眼液中,如荧光素、地卡因、阿托品、匹罗卡品滴眼液等。有时甚至可在一般抗生素滴眼液(如磺胺)中存活。

(2)铜绿假单胞菌具有很强的致病性,主要致病物质是内毒素(菌细胞壁脂多糖)和外毒素(弹力性蛋白酶、碱性蛋白酶及外毒素 A)。实验证明,动物实验接种后,迅速在角膜繁殖,放出毒素和酶,并同时引起以中性粒细胞为主的浸润,导致角膜组织溶解及坏死。

2.危险因素

铜绿假单胞菌毒性很强,但侵袭力很弱,只有在角膜上皮损伤时才能侵犯角膜组织引起感染,最常见的发病危险因素如下。

(1)角膜异物剔除术后,或各种原因引起的角膜损伤(如角膜炎、角膜软化、角膜化学烧伤及热烧伤、暴露性角膜炎等)。

(2)配戴角膜接触镜时间过长,或使用被铜绿假单胞菌污染的清洁液或消毒液。

(3)使用被污染的眼药水和手术器械。

(二)临床表现

(1)症状:发病急,病情发展快,潜伏期短(6～24 小时)。患者感觉眼部剧烈疼痛、畏光流泪,视力急剧减退,检查可见眼睑红肿,球结膜混合性充血、水肿。

(2)起病急、来势猛,溃疡发生快。

(3)典型的环形浸润或环形溃疡形态及前房积脓。

(4)大量的黄绿色黏脓性分泌物。

(5)涂片检查发现有革兰阴性杆菌,培养证实为铜绿假单胞菌。

(三)治疗

(1)局部首选氨基糖苷类抗生素(如庆大霉素、妥布霉素、丁胺卡那霉素)或氟喹诺酮类抗菌药(氧氟沙星、环丙沙星)频繁滴眼,也可采用第三代头孢菌类抗生素(头孢噻肟、头孢磺啶、头孢哌酮)频滴或交替滴眼。白天每 30～60 分钟 1 次滴眼,晚上改用氧氟沙星眼膏或磺苄西林眼膏每 3～4 小时 1 次涂眼。

(2)重症患者可采用结膜下注射或全身用药。待获得药物敏感试验的结果后,应及时修正使用敏感的抗生素或抗菌药进行治疗。

(3)糖皮质激素的应用在大量有效抗生素控制炎症的情况下,适当应用糖皮质激素可以减轻炎症反应和瘢痕形成。口服泼尼松 10 mg，每天 3 次或地塞米松 15 mg 加入抗生素及葡萄糖中静脉滴注。但溃疡未愈合，荧光素染色阳性时局部忌用糖皮质激素治疗。

(4)其他治疗用 1‰阿托品散瞳，用胶原酶抑制剂和大量维生素对症治疗。病情重者在药物治疗 24～48 小时后，有条件则彻底清除病灶进行板层角膜移植。术后每天结膜下注射敏感抗生素可缩短疗程，挽救眼球。后遗角膜白斑者，则作穿透性角膜移植。

（茹秀华）

第二节　病毒性角膜炎

一、单纯疱疹病毒性角膜炎

单纯疱疹病毒(Herpes simplex virus，HSV)感染引起的角膜炎症称为单纯疱疹病毒性角膜炎(HSK)。它是由病毒感染、免疫与炎症反应参与、损伤角膜及眼表组织结构的复杂性眼病，也是当今世界上危害严重的感染性眼病之一，发病率占角膜病的首位，美国约有 50 万患者。此病的特点是多类型、易复发、发病与被感染的 HSV 株及机体的免疫状态有关。由于抗生素和皮质类固醇的广泛应用，其发病率有上升趋势。往往因反复发作而严重危害视功能，临床尚无有效控制复发的药物，因而成为一种世界性的重要致盲原因。

(一)病原学

HSV 分为两个血清型——Ⅰ型和Ⅱ型。Ⅰ型的感染部位是头颈部，大多数眼部疱疹感染是由此型病毒引起；Ⅱ型的感染部位是生殖器，偶或也引起眼部感染。近年来的研究发现 HSV-1 型也可感染腰部以下部位，而 HSV-Ⅱ型也可感染腰部以上部位。人是 HSV 唯一的自然宿主。单疱病毒对人的传染性很强，人群中的绝大多数均被它感染过，血清抗体阳性率约为 90%，用分子生物学方法在 75%～94% 的人三叉神经节可发现病毒的潜伏。Ⅰ型的常见传播途径是带毒成人亲吻子女或与子女密切接触，青少年或成人间的接吻，偶可因性交而致生殖器感染。Ⅱ型则以性接触为主，同样也可因性交而致眼部感染，新生儿可经产道感染。新生儿的Ⅱ型感染除累及眼部，也可波及皮肤、血液、内脏和中枢神经系统，并可致命。两型病毒感染的潜伏期相似，为 2～12 天，通常为 3～9 天。

(二)发病机制

原发感染是指病毒第一次侵犯人体，仅见于对本病无免疫力的儿童，多为 6 个月至 5 岁的小儿。在此之后，病毒终身潜伏在三叉神经节的感觉神经元内，在一些非特异刺激(感冒、发热、疟疾、感情刺激、月经、日晒、应用皮质类固醇、退翳治疗及外伤等)下诱发。

近年的研究发现，当角膜病变静止后，单纯疱疹病毒既可潜伏在三叉神经节的感觉神经元内，也可潜伏在角膜内，角膜是 HSV 的另一潜伏地。HSK 复发的详细机制尚不清楚，复发时，HSV 可能来源于潜伏在神经节细胞内的病毒再活化，通过轴浆运输到达角膜，或潜伏在角膜内的病毒再活化。

HSK 的发生复发及疾病在临床的表现类型主要与感染机体的 HSV 株有关，同时与机体的免疫状态也有一定的关系，因而 HSK 的复发常与机体的免疫功能状态发生变化有关。

浅层型的发病是 HSV 直接感染角膜上皮细胞,在细胞内增殖导致细胞变性坏死,脱落形成上皮缺损,形成典型的树枝状角膜炎,如进一步扩大加深,则可形成地图状角膜炎。

深层型的发病并非病毒的持续增殖,而主要是一种宿主对单疱病毒抗原的免疫反应,以细胞免疫为主的迟发性超敏反应。HSV 由上皮或内皮进入角膜实质后,炎症细胞、抗原抗体复合物或角膜实质内不断复制的病毒,致胶原板层溶解,产生不同类型的深层炎症,主要有免疫型和基质坏死性角膜炎。

(三)分类

单纯疱疹病毒性角膜炎目前仍无统一的分类方法,在不同的专著及文献其分类的方法不同,而且对同一病变的名称也不同。根据角膜的解剖及发病的病理生理分类对疾病的诊断及治疗均有较大的帮助,这种分类方法将 HSK 分为以下几种:①感染上皮性角膜炎,此型包括点状泡状角膜病变、树枝状角膜炎、地图状角膜炎及边缘性角膜炎。②神经营养性角膜炎,此型包括点状上皮糜烂及神经营养性溃疡。③角膜基质炎,此型包括坏死性或免疫性角膜基质炎。④角膜内皮炎,此型包括盘状、弥散或线状角膜内皮炎。根据机体的免疫状态及病毒的毒力,我们将 HSK 分为角膜上皮型、溃疡型、免疫反应型及变应型。

(四)临床表现

1.原发感染

HSK 的原发感染主要表现为角膜上皮型,常有全身发热和耳前淋巴结肿痛,眼部主要表现为滤泡性或假膜性结膜炎,眼睑皮肤的水疱或脓疱,点状或树枝状角膜炎,其特点为树枝短、出现晚、存在时间短(1~3 天),偶也可导致盘状角膜炎。

2.复发感染

根据炎症的部位可分为浅层型和深层型。浅层型包括点状、树枝状、地图状及边缘性角膜炎;深层型包括角膜基质炎及角膜内皮炎。复发感染的特点是不侵犯全身,无全身症状。

(1)点状、树枝状和地图状角膜炎:在诱因之后的数天内,眼部出现刺激症状,根据病变的部位可影响视力或对视力影响较少。角膜上皮层出现灰白色、近乎透明、稍隆起的针尖样小疱,可表现为点状或排列成行或聚集成簇,是为角膜疱疹。此期为时甚短,一般仅数小时至十数小时,因此常被忽略,有些患者在就诊时已改变。有时误诊为"结膜炎"。如及时发现和处理,痊愈后几乎不留痕迹。排列成行的疱疹,不久即扩大融合,中央上皮脱落,形成条状溃疡,并向长度伸展,伸出分枝,末端有分叉,形成典型的树枝状溃疡。在溃疡的边缘,水肿的角膜上皮细胞有活的病毒存在。炎症继续发展,也可形成边缘蜿蜒迂曲的地图样或星芒状溃疡。有时溃疡可有多个,排列成岛屿状。但不论形态如何,一般只做面的扩展,位于浅层。荧光素染色下,可清楚看到角膜溃疡上皮缺损处染成深绿色,而周围则被淡绿色渗透边缘所包围,说明这部分的上皮存在水肿、疏松现象,是为本病的特征。角膜感觉减退是疱疹性角膜炎的一个典型体征。感觉减退的分布取决于角膜病损的范围、病程和严重程度。病变部的角膜感觉常减低或消失,但其周围角膜的敏感性却相对增加,故主觉上有显著疼痛、摩擦感和流泪等刺激症状。多数浅层溃疡患者经积极治疗后,可在 1~2 周内愈合,但浅层实质的浸润需历时数周至数月才能吸收,留下极薄的云翳,一般影响视力较小。

树枝状或地图状溃疡愈合后,有时可见不透明的上皮细胞呈线条样或分枝崎状堆积,这种假树枝是在愈合过程中,更多的上皮愈合被先后从不同方向向病损区伸延并最终汇合的结果,此处的角膜上皮轻度隆起,但荧光素染色一般为阴性。随着时间推移,假树枝可变光滑并消失。不要误认为感染而继续应用抗病毒药物,因为药物的毒性可使之加重。事实上,长期抗病毒药物的应用本身就可产生假树枝和角膜炎。

少数未经控制的患者,病变可继续向深部发展,导致角膜实质层发生浑浊。浑浊主要是角膜实质的水肿和浸润,一般从溃疡底部开始,逐渐向深部蔓延,直至后弹力层。其色灰白,半透明,有时略带灰黄色调。由于水肿和细胞浸润,角膜可明显增厚。后弹力层及内皮层也出现肿胀粗糙或条状皱纹。常伴有虹膜炎反应,由于角膜浑浊、房水浑浊和 KP,常不能得到满意的观察,少数患者尚伴有前房积脓,此时瞳孔必须充分散大,防止后粘连。溃疡波及深部的患者,经积极治疗,溃疡愈合需 2~4 周时间,实质水肿及浸润的吸收,可长达数月。角膜长期处于炎症状态,可逐渐变薄,甚至溃疡穿孔。在溃疡阶段,极少数患者尚可继发细菌或真菌感染,应该引起注意。

由 HSV 感染引起的边缘上皮性角膜炎的溃疡灶与树枝状角膜溃疡相似,只是病灶位于角膜边缘,表现为相应处角膜缘充血,角膜基质浸润,并可有新生血管形成。患者的症状较重且对治疗的反应不理想。

(2)神经营养性角膜炎:神经营养性角膜炎可能由感染病毒或免疫反应引起,此种类型患者常伴有角膜的神经功能障碍或泪膜不正常,一般不是病毒感染的活动期,有些患者表现为无菌性溃疡。病灶可局限于角膜上皮表面及基质浅层,也可向基质深层发展,溃疡一般呈圆形、光滑的卷边,长时间变化不大。处理不正确可能会引起角膜穿孔。它的形成是多因素的,包括基膜损伤,基质内活动性炎症,泪液功能紊乱及神经营养的影响。抗病毒药物的毒性作用常是此种溃疡持续存在的原因。无菌性溃疡难以愈合,它的治疗首先是保护角膜上皮,最简单的方法是包扎患眼(或用治疗性软镜),停用所有药物,包括含有毒性防腐剂的各种人工泪液。必要时需要手术治疗。

(3)角膜基质炎:角膜基质炎虽然只占 HSK 初发患者的 2%,但占复发患者的 20%~48%。角膜基质可被多种因素影响,角膜上皮及内皮的病毒感染均会影响到角膜基质,引起角膜基质的水肿,对角膜上皮及内皮引起的角膜基质改变,其治疗主要是针对角膜上皮及内皮。角膜基质炎在临床的表现主要有两种类型,一种是由于病毒的直接感染引起的基质坏死性角膜炎,另一种主要为基质内的免疫反应(有些患者可能合并病毒的作用)引起的免疫性角膜基质炎。

基质坏死性角膜炎常见于那些多次复发的树枝状角膜炎,正在局部应用皮质类固醇治疗的盘状角膜炎,角膜表现为严重的基质炎症,伴有炎性细胞浸润、坏死、新生血管、瘢痕、偶尔变薄和穿孔。同时发生虹睫炎,偶尔有继发性青光眼。它的自然病程是 2~12 个月,病情重,目前尚无有效治疗方案,预后极差。

免疫性角膜基质炎的临床表现多种多样,主要表现为角膜基质的浸润及水肿,一般角膜上皮完整,可伴有免疫环,免疫环是抗原抗体复合物的沉积,对于反复复发患者会出现新生血管,由于一些患者的角膜基质病变表现为圆盘形,所以许多学者将此型称为盘状角膜炎。根据其病理生理机制,盘状角膜炎主要是由于角膜内皮的病变导致的角膜基质水肿,因此我们现将其放在角膜内皮炎中叙述。

(4)角膜内皮炎:角膜内皮炎主要表现为视力下降、畏光、疼痛,检查可见结膜充血、角膜后 KP、角膜基质及上皮水肿及虹膜炎,角膜内皮炎患者一般不伴有角膜基质的浸润,这是与角膜基质炎相鉴别的重要体征,同时此类患者也很少有角膜新生血管形成,只有病程长,反复发作的患者才会出现角膜的新生血管。根据角膜后 KP 的分布及角膜基质、上皮水肿的形态可将角膜内皮炎分为盘状、弥散形及线形三种类型。

盘状角膜炎绝大多数是由 HSV 的直接侵犯和局部的免疫反应所引起,也可见于带状疱疹、水痘、牛痘、流行性腮腺炎或化学损伤性角膜炎。患者大多以往有过复发的病史,初次发作者较少。充血及刺激一般较溃疡型轻,甚至可以毫无症状。患者就诊时常主诉视力模糊,眼部略有发胀感。

盘状角膜炎是位于角膜中央或近中央处的圆形水肿,直径为 5～8 mm,通常以 6～7 mm 者居多。灰白色,略带半透明,中央部位较淡,而边缘处较浓密,犹如"钱币"状。偶尔也可见到免疫环,是由中性粒细胞环绕盘状水肿的边缘形成。裂隙灯显微镜下检查,水肿在角膜实质深层为主,角膜增厚可达角膜厚度的 1/4 乃至一倍以上,伴有后弹力层皱纹及内皮粗糙增厚现象。大小不等的 KP 黏附于角膜内皮,少数患者尚有房水浑浊或前房积脓。角膜上皮一般正常,荧光素不着色。但有些炎症严重的患者,角膜上皮呈现毛玻璃样水肿,滴荧光素后,在裂隙灯显微镜下检查,呈现细点状着色。除盘状浑浊外,也可表面为地图形、弥漫性、局限性、环形、马蹄形等。形状虽有不同,但病理改变基本一致。

盘状角膜炎病程较长,通常为 2～6 个月。在炎症阶段,视力高度减退,但通过合理的使用抗病毒类药物与激素类药物,水肿大部分可以吸收,留下较淡的瘢痕,多数患者仍能保持有效视力。另一种情况是,在盘状角膜浑浊的基础上,角膜表面可以出现树枝状或地图状溃疡,与深部炎症同时存在。有时,尚可并发单疱性葡萄膜炎,出现继发性青光眼,长期炎症的存在,又可促使新生血管长入。

弥散形及线形角膜炎的临床表现与盘状角膜炎基本相同,只是角膜后 KP 呈弥散分布或呈线形分布。

总之,HSK 的危害性在于炎症的反复发作和长期不愈。造成角膜细胞的严重破坏,最后为瘢痕组织所替代。大量的新生血管也是影响视力的主要因素。不恰当的使用激素,也是促使病情恶化的另一原因。至于葡萄膜炎、继发性青光眼,和继发细菌或真菌感染等情况,它们的严重性更是不言而喻的。

(五)诊断

目前 HSK 的诊断多依靠病史和角膜病变的形态做临床诊断,反复发作史是重要的诊断依据。实验室诊断不是必需的临床诊断条件,常用的实验室诊断技术如下。

1.血清学检查

常用中和试验、补体结合试验。对原发感染可作肯定诊断,但不适用于复发感染。

2.免疫组织化学检查

使用 HSV-1 的单克隆抗体诊断药盒,进行包括免疫荧光染色和酶免疫测定,能在少于4 小时内对上皮刮片作病原学快速诊断,结果极为可靠。

3.病毒分离

病毒分离是本病最可靠的病因诊断,常用方法有泪液拭子或角膜病变组织刮片,进行兔肾细胞(RK)培养,进行病毒分离。

4.电镜技术

寻找病毒颗粒。

5.核酸杂交技术

如 PCR 技术,敏感度较高,但有假阳性结果。

6.其他

尚有免疫功能状态和荧光素通透系数等检查。

（六）治疗

不同的病变阶段，采用不同的治疗方法。在角膜疱疹或浅层炎症早期阶段，应迅速控制炎症。

1.药物

（1）抗病毒药物：目前对 HSK 的治疗主要还是以抗病毒药物为主。①碘苷：又名疱疹净（IDU）。仅抑制 DNA 病毒，对 RNA 病毒无作用。1962 年首先应用于临床，只对浅层病变有效。该药毒性大、渗透性差，易产生耐药性，主要适用于初次发作患者。近年来新的抗病毒药物出现，使此药的应用减小。对多次复发患者，选用效果更好的药物为宜。②氟苷：又名三氟胸腺嘧啶核苷（F3T），抗病毒作用比阿糖胞苷及碘苷强，可用于治疗浅层及深层 HSK，眼内通透性好，全身应用毒性较大，仅局部应用，1％氟苷局部应用可引起角膜上皮病变。③阿糖胞苷：主要抑制 DNA 病毒，对 RNA 病毒作用不大。治疗 HSK 有一定效果，但对正常细胞毒性大，故常用它的衍生物环胞苷（CC），眼水为 0.1％及 0.05％，眼膏 0.1％。④无环鸟苷：又名阿昔洛韦（ACV），为比较有效的选择性抗病毒药物，特别是对于疱疹病毒，有明显的抑制作用。1979 年起应用于临床，国内外文献报告，不但疗效好，且不良反应小。常用剂型为 3％眼膏和 0.1％无环鸟苷眼水。口服 ACV 是近年来研究较多的一种治疗方法，此方法不仅具有治疗 HSK 的作用，同时具有预防 HSK 复发的作用，一些作者在 HSK 患者行角膜移植手术后采用口服 ACV 一年以预防 HSK 的复发。此外对于基质型 HSK，长时间口服 ACV 也能预防其复发。⑤丙氧鸟苷：又名更昔洛韦（GCV），对 HSV 的抑制作用与 ACV 相当，对于 HSK 具有较好的疗效，且对多种抗 HSV 药物产生耐药性患者也有治疗效果。眼药水的浓度是 0.1％～3.0％。⑥三氮唑核苷：又名病毒唑，为广谱抗病毒药，疗效较好，且对正常细胞毒性颇低。眼水为 0.1％及 0.5％，眼膏 0.5％。⑦其他抗病毒药物：如阿糖腺苷（Ara-A）等，对治疗 HSK 也有一定效果，但临床尚需要观察。至于吗啉胍（ABOB），多数眼科医师认为疗效不佳。

（2）肾上腺皮质激素：因它有抑制角膜免疫反应和抗炎作用，常用于 HSK 的治疗，但应掌握如下原则。①感染上皮性角膜炎：此型包括点状泡状角膜病变、树枝状角膜炎、地图状角膜炎、边缘性角膜炎及神经营养性角膜炎禁用皮质激素，因其能激活病毒和胶原酶活性，促进病毒繁殖，使病变向深层发展。它还能抑制上皮再生，甚至造成溃疡穿孔。②坏死性或免疫性角膜基质炎：对于坏死性角膜基质炎应根据情况选择是否应用激素，如伴有免疫反应患者可应用激素，但以病毒感染引起者不应使用激素，如对此类患者使用激素可能会引起病情恶化。对于因免疫反应而导致的免疫性角膜基质炎患者，局部应用激素有治疗的意义。角膜内皮炎包括盘状、弥散或线状角膜内皮炎，此种类型 HSK 与免疫功能异常明确相关，可应用激素。但应用激素时应同时应用抗病毒药物。应用激素次数应根据病情的严重程度而确定，在发病的早期，抗病毒药及激素局部应用为每天4～5次，当病情控制后，通常 7～10 天，将抗病毒药及激素用药的次数改为每天 3次，用一周后改为 2次，再一周后改为 1～2 次维持约 3个月。应用皮质激素期间，最好 1～2 天用荧光素着色一次，如有溃疡出现，立即停用，按溃疡处理。当炎症完全消退后，抗病毒药物和皮质激素的次数需逐步减少，最后完全停用。③过量的使用抗病毒药，不但无助于预防炎症的复发，而且会产生耐药性，影响复发时用药的疗效，同时抗病毒药物还会对眼表产生毒性；过量的使用激素也会导致眼表上皮细胞的毒性，有时会出现浅层 HSK。局部应用的皮质激素有 1％地塞米松眼水、眼膏，均可每天 2～4 次。

（3）免疫调节剂：利用它试图调节机体的免疫功能或增强抵抗力，可用于治疗 HSK。常用药

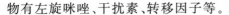

物有左旋咪唑、干扰素、转移因子等。

2.手术

对于 HSK 的手术治疗主要分为两种情况,一是药物治疗效果不明显、长时间不愈合或患者出现角膜明显变薄或穿孔,要进行治疗性角膜移植手术或用相应的手术方法促进愈合;二是角膜炎症已完全愈合,遗留角膜斑痕影响视力,应进行光学性角膜移植手术恢复视力。

在第一种情况下,可根据患者的病情及当地的医疗条件选择:①病灶清创术的原理是通过物理或化学的方法来清除感染细胞和病毒。目前常采用的是机械清创,但注意尽量不要损伤 Bowman 膜,以减少瘢痕形成。化学清创目前已不提倡应用,因为它会损伤角膜基质,增加瘢痕组织,以及延缓上皮愈合和导致内皮变性。清创后,一般对患眼行加压包扎,这有利促进上皮愈合和减轻症状;此外,包扎升高了眼球表面温度,还能抑制病毒繁殖。②结膜瓣遮盖术主要适用于患者长时间不愈合且溃疡灶位于光学区以外的患者,可很快使病情稳定。③羊膜覆盖手术适用于病灶位于角膜中央及旁中央的长时间不愈合患者,羊膜覆盖手术能促进此类患者尽快愈合,但对于伴有细菌或真菌感染者不能用此方法。④当角膜已穿孔或将要穿孔时,应选用治疗性角膜移植手术,一般采用穿透性角膜移植,板层角膜移植只适合于周边极小穿孔患者。

对于第二种情况,采用光学性角膜移植手术恢复患者的视力,一般采用穿透性角膜移植,因为板层角膜移植不能完全清除角膜中的病毒。手术的时机一般在 HSK 病情稳定后进行,以炎症消退后 3 个月或以上较为稳妥。

无论是第一种情况还是第二种情况下进行手术,在手术前后均应全身应用抗病毒药物,如口服无环鸟苷,以减小炎症及预防 HSK 复发。

二、带状疱疹性角膜炎

眼部带状疱疹可合并眼睑炎、结膜炎、角膜炎、巩膜炎、葡萄膜炎、视网膜病变(急性视网膜坏死)、视神经炎、眼肌麻痹等。其中 60% 可发生带状疱疹性角膜炎。

(一)病因

(1)本病是由水痘带状疱疹病毒(VZV)复发感染所致、病毒潜伏于三叉神经节中。当机体细胞免疫功能下降或在其他外界刺激诱导下,病毒即被激活、繁殖而发病。

(2)发病机制是下列某一种因素或共同作用的结果:①病毒对角膜的直接侵犯;②宿主对完整病毒或病毒抗原在角膜内发生炎性反应;③机体对改变了的自身组织发生自体免疫反应;④由于角膜知觉减退,眼睑异常及角膜表面泪液膜改变,发生继发性改变。与 HSV 性角膜病变不同的是,VZV 性角膜炎未能作出满意的动物模型,妨碍了对其进行进一步的深入研究。

(二)临床表现

1.全身表现

带状疱疹之前驱症状包括全身不适、发热、寒战及沿神经皮肤分布区疼痛,皮肤发生线状排列的小水泡;伴发神经痛,丛麻感、刺痛感到极度持续疼痛。皮疹延续数月,神经痛可延续数年。带状疱疹与 HSV 不同,侵犯真皮,水泡治愈后残留永久性瘢痕。

2.角膜表现

眼带状疱疹中,大约有 60% 可引起角膜病变,VZV 对三叉神经第一支极易侵犯,角膜炎的发生多在皮疹出现以后发生,尤其是鼻尖或鼻翼出现带状疱疹,为鼻睫状支神经受侵犯的征兆,随后必发生角膜炎与虹膜炎。其角膜炎的表现多种多样,主要有以下几种类型。

（1）表层粗点状角膜炎：是带状疱疹性角膜炎的最早期表现，皮疹出现后数天内发生。角膜表面呈现粗大的、略高出角膜表面的浑浊点，多发生于角膜周边部，表面常附有黏性分泌物，对荧光素呈现不规则着色，虎红染色更为明显，脱落后不形成溃疡。这些不规则的浑浊点是浑浊的上皮细胞聚集而成，可能是病毒侵犯的结果，也可能是病毒在上皮细胞内繁殖的结果。有的患者可在其细胞核内查到病毒包涵体。

（2）上皮下浸润及钱币状角膜炎：表层点状角膜炎可在几天之内自行消退，有的很快互相结合形成上皮下浸润，并进一步形成钱状角膜炎。后者被认为是带状疱疹性角膜炎的典型病变。

（3）假树枝状角膜炎：伴随于眼带状疱疹出现的树枝状角膜炎，因其形态和 HSV 性树枝状角膜炎极为相似，其主要区别是角膜病变轻微，略高起于角膜表面，轻、中度荧光素染色，而不像 HSK 呈沟状凹陷，染色明显；其树枝状病变的末端不像 HSK 那样有球形膨大。故称为假树枝状角膜炎而加以区别。

（4）黏斑性角膜炎：是一种慢性角膜炎的特殊类型，大约 5％的带状疱疹患者会出现此种角膜病变。发病时间差异很大，从出疹后 7 天至 3 年均可出现，但多数在 2～7 个月之间出现。其典型改变的角膜表面由微隆起的黏液物质构成的斑点状病灶，有时可出现线状或树枝状病变，边缘清楚，通常是多发性的，可出现于角膜表面的任何部位，其大小和形状每天都可改变。乙酰半胱氨酸可将其溶解。荧光素呈中等着色，虎红染色鲜艳。发病机制不很清楚，可能与泪液膜异常、角膜感觉神经麻痹及眼睑闭合不全等因素有关。

（5）神经麻痹性角膜炎：在剧烈的三叉神经痛的同时，角膜感觉全部消失，病愈后可延续数月至一年之久，甚至长期不恢复。长期感觉障碍大约有 9％的患者可引起神经营养性角膜炎的发生。严重者可导致角膜溃疡、继发细菌感染，出现角膜脓疡或前房积脓。

（6）盘状角膜基质炎：数月后上皮下浸润可向基质深部发展，形成富于新生血管的角膜基质炎或盘状角膜基质炎。裂隙灯显微镜检查角膜后弹力膜皱褶，光切面浸润水肿增厚，浑浊区角膜后壁常留有类脂质沉积物，经久不吸收，可能是角膜基质细胞的异常代谢产物，此点可与 HSK 及牛痘病毒所引起的盘状角膜基质炎相鉴别。有时还可出现角膜葡萄膜炎或角膜内皮炎（用镜面反射法检查，可以发现角膜内皮有滴状的改变）。

（三）诊断

1.临床诊断

出现皮肤、眼部和角膜的特有体征时，一般不难诊断。体征不典型、皮疹较少的患者，常误诊为 HSK。作者认为当出现角膜炎或其他眼部体征，同时具备下列各特征时，应怀疑 VZV 所致。

（1）既往有单侧颜面部皮疹病史。

（2）该区皮肤残留瘢痕或茶褐色沉淀物。

（3）虹膜萎缩。

（4）前房角色素沉着（较其他葡萄膜炎色素浓厚）。

2.实验室诊断

（1）急性期取结膜及角膜上皮刮片查巨噬细胞及核内嗜酸性包涵体，但不能与 HSV 相鉴别。

（2）必要时从结膜囊内和取水泡内液体作病毒分离。兔角膜接种不致病，此点可与 HSV 相鉴别。

（3）血清中和抗体的测定：病后 4 天可测出，2 周达高峰，一年后降至不能检测的水平。

（4）荧光抗体染色技术：取病变角膜上皮刮片，直接用荧光抗体染色检查，可证明被感染的细胞内有病毒感染。由于标记荧光抗体有特异性，故可与 HSV 相鉴别。

（四）治疗

1.表层点状角膜炎和树枝状角膜炎

抗病毒药物无环鸟苷（阿昔洛韦、ACV、0.1％眼水和 3％眼膏）、丙氧鸟苷（更昔洛韦、GCV、0.1％～3.0％眼水）频繁滴眼，但疗效尚不能肯定。对伴有较重结膜炎的患者，可并用糖皮质激素滴眼。此外，还应滴抗菌药眼膏，以防混合感染。

2.盘状角膜基质炎

主要应用糖皮质激素（0.1％地塞米松、0.1％氟米龙）滴眼或结膜下注射。滴眼以能控制症状的最低浓度、最少滴眼次数为原则。

3.角膜葡萄膜炎或虹膜睫状体炎

除阿托品散瞳及糖皮质激素外，还应口服吲哚美辛等非甾体激素消炎剂，长期局部和全身应用糖皮质激素，可抑制免疫反应，促使病情恶化或病毒扩散，故必须慎用。

4.神经麻痹性角膜溃疡

停止使用抗病毒药物和糖皮质激素眼液，各种抗菌药眼液中因含有防腐剂也应禁止使用。局部滴用不含防腐剂的人工泪液或上皮生长因子（EGF、bFGF）等，纱布绷带包扎、配戴软性角膜接触镜或暂时睑缘缝合均有一定效果。

5.黏斑性角膜炎

局部应用糖皮质激素药物可控制其进一步引起虹膜炎及角膜基质炎，同时应用胶原酶抑制剂滴眼（10％乙酰半胱氨酸）可融解黏斑，必要时局部滴用人工泪液或行睑缘临时缝合术。

（茹秀华）

第三节　真菌性角膜炎

真菌性角膜炎是严重的致盲眼病，发病率高又多与植物外伤有关，因此在我国这个农业大国里，农民患病率占首位。统计资料表明，真菌性角膜炎行穿透性角膜移植治疗者中，农民占 85.2％。由于临床上缺乏有效的抗真菌药物，因此，患者的病程长，角膜感染严重，有的甚至合并穿孔。近年来，角膜真菌感染有增加趋势，1997 年前在北方进行的穿透性角膜移植术中，HSK 占首位，为 40.5％，真菌性角膜炎占 33.2％；而 1999 年，真菌性角膜炎行穿透性角膜移植术占 45％，而 HSK 占 15％。

一、致病菌

真菌性角膜炎的主要致病真菌，国外报告主要是白色念珠菌、曲霉菌和其他丝状菌，而国内对真菌性角膜炎培养和菌种鉴定结果，主要是镰刀菌占 70％，曲霉菌占 10％，白色念珠菌占 5％，其他占 15％。真菌感染角膜有三种途径：①外源性，常有植物、泥土外伤史；②眼附属器的感染蔓延；③内源性，身体其他部位深部真菌感染，血行扩散。大多数学者认为真菌是一种条件致病菌，因为正常结膜囊内培养出真菌,检查阳性率高达 27%,但不发病,只有长期使用抗生素,致结膜囊内菌群失调或长期应用糖皮质激素,使局部免疫力低下,角膜的外伤等情况下,才引起真菌性角膜炎。

根据真菌性角膜炎的临床表现结合相应的病理学改变,目前可以把真菌性角膜炎大体上分为两种形式:①水平生长型,真菌为表层地毯式生长,对抗真菌药物效果好,刮片阳性率高,是板层角膜移植的适应证。②垂直和斜行生长型,为临床较严重的真菌感染,有特异的真菌感染伪足、卫星灶等,抗真菌药物往往无效,板层移植为禁忌,PKP 时要尽可能切除病灶外 0.5 mm 范围以上,才能有把握控制炎症。

二、发病机制

目前对真菌在角膜内感染的发病机制缺乏系统深入的研究,零星的研究表明真菌本身的毒力即侵袭力和机体防御异常是真菌感染发生的两大因素。目前认为真菌的黏附,特别与宿主上皮的黏附是真菌感染角膜的第一步,最近的研究结果表明,不同感染中真菌对角膜上皮有不同的黏附力。一些研究还发现真菌在感染宿主的过程中,通过分泌一些特异性酶降解破坏宿主细胞膜,达到侵袭和扩散的目的。病原性真菌分泌的酶类目前研究较多的有磷酸酯酶和降解肽类的金属蛋白酶。对几种常见致病真菌的蛋白酶进行研究,发现不同真菌在感染的不同时期分泌蛋白酶的量是不一样的。

三、临床表现

相对细菌感染性角膜炎,真菌性角膜炎发病和进展缓慢。早期描述其临床性时,多表现为角膜上相对静止的病灶,但目前临床上滥用抗生素、抗病毒及糖皮质激素类药物后,典型病程的真菌性角膜炎已少见,而临床常见到的真菌性角膜炎的浸润、溃疡发展已较快,有的 1 周内可感染到全角膜,所以不能以病程作为一个主要临床指标来判断是否为真菌感染。

真菌性角膜炎典型的角膜病变如下:①菌丝苔被表现为角膜感染病灶呈灰白色轻度隆起,外观干燥,无光泽,有的为羊脂状,与下方炎症组织粘连紧密。②在感染角膜病灶周围有伪足,像树枝状浸润。③卫星灶为角膜大感染灶周围,出现与病灶之间没有联系的小的圆形感染灶。④免疫环,常表现为感染灶周围的环形浸润,此环与感染灶之间有一模糊的透明带。⑤约有 50% 患者可见到角膜内皮面有圆形块状斑,常见于病灶下方或周围。⑥前房积脓是判断角膜感染深度的一个重要指标,有前房积脓时说明感染已达角膜基质层,有的甚至是部分菌丝已穿透后弹力层。前房的脓液在角膜穿孔前,只有 15%～30% 脓中有菌丝,大部分为反应性积脓,当出现角膜穿孔,前房脓液中高达 90% 有真菌菌丝存在。

根据对不同感染真菌性动物模型的研究,不同感染真菌在角膜的感染方式不同,也存在不同的临床表现,如白色念珠菌性角膜炎早期显示浅层角膜病变,轻度隆起,病情发展缓慢,病变区灰白色,可见伪足和卫星灶,病变周围有明显的细胞浸润。茄病镰刀菌性角膜炎显示毛玻璃样增厚,呈现表面隆起的干燥的灰白色病灶,病灶周围浸润不明显。曲霉菌性角膜炎,角膜病灶显示徽章样改变,周边病变浓密而中央稍淡,病情发展迅速,3 天时即出现前房积脓。

四、诊断

(一)病史

角膜常伴有植物、泥土等外伤史,眼及全身长期应用糖皮质激素及广谱抗生素史。

（二）典型的临床表现

主要是眼部的典型体征。

（三）实验室检查

1.刮片染色法

（1）10％～20％氢氧化钾湿片法。

（2）Gram 染色：①刮片方法同上；②染液和染色方法同细菌学检查。

2.组织病理检查

（1）角膜活检组织或行角膜移植取下的组织片。

（2）过碘酸雪夫(PAS)染色,光学显微镜下见丝状菌,类酵母菌染为红色。

3.真菌培养和鉴定

（1）常用培养基：沙氏培养基、土豆葡萄糖培养基、巧克力琼脂平板培养基。

（2）培养温度：22～28 ℃,湿度 40％～50％。

（3）pH：4.0～6.0。

（4）时间：20 天～1 个月。

结果分析：依据真菌生长速度,菌落外观丝、孢子或菌细胞形态特征等进行鉴别。

4.共焦显微镜检查

共焦显微镜是一种新型、无创伤性检查设备,它可以在活体上对角膜行三维水平扫描,并提供高清晰和放大倍率的角膜各层面图像。从细胞水平上对活体角膜的病理生理进行直接观察。对真菌性角膜炎的诊断研究结果显示,可达到 96％的阳性率,并能对真菌性角膜炎抗真菌药物治疗的效果进行监控,对真菌性角膜炎的诊断和研究的很有帮助。

五、治疗

（一）药物治疗

1.两性霉素 B

两性霉素 B 是从链丝菌培养液中分离得到的多烯类抗真菌药物,体外实验证实多烯类是目前抗真菌（丝状菌、酵母菌）活性最高的药物。多烯类药物与真菌细胞膜中的麦角固醇结合,使细胞膜通透性和电解质平衡改变,导致真菌停止生长。由于哺乳动物细胞（如红细胞、肾小管上皮细胞等）的细胞膜含固醇,故全身应用时可导致溶血和肾脏等器官的毒性反应。

两性霉素 B 在临床上应用已久,静脉注射后血中的两性霉素 B 90％以上与血浆蛋白结合,因此不能透过血-房水屏障,且全身应用毒副作用大,眼用制剂在角膜内穿透性差,对深部角膜感染合并前房积脓者效果不佳。常用两性霉素 B 滴眼,感染严重时,每小时 1 次,晚上用两性霉素 B 眼膏。

2.新型三唑类

三唑类药物通过与细胞内的细胞色素 P$_{450}$结合,抑制真菌细胞膜上麦角固醇的生物合成,从而损害真菌细胞膜的结构和功能,同时使细胞内过氧化物大量堆积,造成真菌死亡。

氟康唑是一种临床上广泛应用的广谱、高效、安全的三唑类药物,动物和临床试验证实口服氟康唑对眼部念珠菌、隐球菌、曲霉菌及球孢子菌感染有效。常用氟康唑眼水,眼部应用刺激小,连续滴眼 2 个月,未见明显毒副作用。

伊曲康唑为粉蓝色胶囊,内含 100 mg 伊曲康唑。真菌性角膜炎的应用为 200 mg,每天一次,总疗程不超过 3 周。最常见不良反应有肝功能损害及胃肠道反应。

3.那他霉素

那他霉素是从链丝菌培养液中分离的四烯类抗真菌药物,为广谱抗真菌抗生素,对曲霉菌、念珠菌、镰刀菌等均有效,抗真菌的原理与两性霉素 B 相同。由于那他霉素难溶于水。临床常用混悬液,但此液对角膜结膜通透性极差,因此,滴眼液仅用于治疗浅表的角膜感染灶。目前临床上常用的为 5%混悬液或 10%眼膏。

4.免疫抑制剂

研究发现许多真菌的天然代谢产物具有对其他真菌的毒性作用,从而抑制共生真菌的竞争生长。环孢霉素 A(CsA),FK506 和西罗莫司(雷帕霉素),可作为免疫抑制剂抑制 T 细胞激活的信号传导途径,还能作为毒素抑制与其竞争的真菌的生长。

5.其他

洗必泰葡萄糖酸盐已广泛应用于临床近 40 年,对许多革兰阳性、阴性细菌、阿米巴原虫、沙眼衣原体具有抑制作用。1996 年 Martin 通过体外、体内实验证实 0.2%洗必泰溶液具有良好的抗真菌作用。随后临床随机对照观察显示 0.2%洗必泰溶液治疗轻中度真菌性角膜炎效果优于0.25%和 0.50%那特真眼水,尤其对镰刀菌感染有效,对曲霉菌感染效果较差,眼局部耐受性良好,未见组织毒副作用,而且价格低廉易得。尤其对于病原菌尚不明确或可疑混合感染的患者,可将洗必泰溶液作为一线药物选择。

6.联合用药

细菌感染时药物的选择及联合用药方案已研究得较为深入。对抗真菌药物联合应用的研究多限于体外实验和动物实验,人体试验观察极少。目前较为确定的是氟尿嘧啶与两性霉素 B 或氟康唑联合应用有协同作用,能减少药物用量,降低毒副作用,并延缓氟尿嘧啶耐药性的产生。分析为后两者破坏真菌细胞膜,从而利于前者穿透,进入真菌细胞发挥作用。利福平和两性霉素 B 合用也有协同作用。伊曲康唑与两性霉素 B 或氟尿嘧啶合用治疗念珠菌、曲霉菌和隐球菌感染有协同作用,伊曲康唑与氟康唑合用与单用伊曲康唑效果相同。

(二)手术治疗

1.板层角膜移植术

所有真菌性角膜炎,除非合并穿孔或有穿孔趋势者,都应先联合多种抗真菌药物进行治疗,并可辅以 1~2 次局部清创处理,然后根据治疗的转归、病灶的大小、部位、深度及视力等因素决定是否需行角膜移植手术及选择手术的方式。选择部分板层角膜移植手术的适应证如下。

(1)药物治疗一周以上无效,同时不合并前房积脓的中浅层溃疡。

(2)对药物治疗有效,其中选择经治疗后前房积脓消失,病灶位于角膜基质的中浅层,视力严重下降至 0.1 以下者,尤其适宜于溃疡直径较大或偏中心的中浅层角膜溃疡。

2.穿透性角膜移植

真菌性角膜炎的穿透性角膜移植手术时机尚没有一个统一而明确的标准,术者多是根据当时的病情和结合自己的经验做出的。行穿透性角膜移植术基本掌握以下原则:①局部和全身联合应用抗真菌药物治疗 48~72 小时无明显疗效。②角膜溃疡直径>6 mm,病变深度到达深基质层,视力低于 0.1,局部药物治疗疗效不明显或前房积脓不断增加者,或溃疡面有扩大趋势者。③角膜溃疡到达后弹力层或穿孔者。

(茹秀华)

第四节　角膜基质炎

角膜基质炎是指在角膜基质层的非溃疡性和非化脓性炎症,主要表现为角膜基质炎性细胞渗出、浸润,并常有深层血管化形成,角膜上皮和浅基质层一般不受影响。虽然本病远不如角膜溃疡性炎症多见,但也是损害视力的常见原因。

一、病因与发病机制

角膜基质炎可能与细菌、病毒、寄生虫感染有关。梅毒螺旋体、麻风杆菌、结核杆菌和单纯疱疹病毒感染是常见的病因,虽然致病微生物可以直接侵犯角膜基质,但大多数角膜病变是由于感染所致的免疫反应性炎症。

二、临床表现

(一)一般临床征象
眼部有疼痛、流泪及畏光,伴有水样分泌物和眼睑痉挛。视力轻度到重度下降,睫状充血。

(二)角膜的病变取决于疾病所处的阶段及持续时间。
一般说来,上皮完整,但上皮常常处于水肿状态。早期,可有弥漫性的或扇形的、周边程度较低的基质浸润,内皮层伴有或不伴有 KP。随着基质层炎症反应的加重,基质层和上皮层变得水肿加剧,常呈毛玻璃样外观。前房反应也可加重,患者的症状也加剧。新生血管常侵入基质层内。

根据严重程度,整个病变可能局限于角膜周边部,也可能向中央发展波及整个角膜。如果在几周甚至数月之后不进行治疗,基质炎的炎症和血管化将达到高峰,然后消退,逐渐地血管闭塞,角膜永久性瘢痕形成。

(三)特异性征象
1.梅毒性角膜基质炎

可分为三期:①浸润期;②血管新生期;③退行期。活动性梅毒性基质炎第一个显著的征象是轻微的基质层水肿,少量的内皮层 KP。严重的疼痛,清亮透明的分泌物及畏光等,预示着炎症浸润的开始。

典型的间质性基质层炎症常常从周边开始,在上方呈扇形分布。稀疏的、灰白色的基质层浸润扩大并融合。在此期,上皮层水肿及小水泡形成。这个过程可能局限在角膜的某一部分或整个角膜变浑浊,呈典型的毛玻璃样外观。在新生血管期,浸润变得更加浓密,血管从周边部侵入深基质层。血管内生和炎症可能局限在周边部呈扇形,或在几周甚至几个月后向中央发展侵犯整个角膜,使呈红色色调,称为 Hutchinson 橙红斑。一旦整个角膜血管化,病程可能已达到顶峰,预示进入吸收期。1~2 年后,如果不治疗,炎症开始消退,周边部开始变透明。角膜内血管闭塞、角膜瘢痕持续存在。内皮细胞层和后弹力层可能有持续性的皱褶、疣状赘生物、角膜后玻璃状的嵴状物及可延续进入前房的纤维束。通常这种现象只在病变静止期能看到。

先天性梅毒性角膜基质炎通常累及双侧角膜,75%以上患者在 1 年之内第 2 只眼开始发病。大约 9%的患者有炎症复发。后天性角膜基质炎通常发病较轻,病灶较局限。

此外,先天梅毒性角膜基质炎,常同时伴有先天性梅毒其他典型的特征,即 Hutchinson 齿及重听(或耳聋)连同角膜基质炎,称为 Hutchinson 三联征。

2.细菌感染

结核杆菌很少并发角膜基质炎,然而,应该排除这种细菌感染的可能性。这种基质角膜炎趋向于周边部,并且常呈扇形分布及伴有扇形角巩膜炎。不像梅毒性角膜炎,这种角膜炎的炎症影响前中基质层,浓密的浸润占主导地位,有时呈现结节状、脓肿样浸润。血管化通常限于前基质层;然而,通常血管管径较大,且呈弯曲状。病程迁延,残余的角膜瘢痕较厚,原因是严重的炎症反应导致了比较重的角膜细胞坏死。

3.麻风以多种方式累及角膜

因颅神经功能失调或眼睑结构的变化导致了角膜暴露。表层无血管性的角膜炎是麻风具有特征性的损害,通常从颞上象限开始。开始小而分散的上皮下浑浊或前基质层浑浊,以后融合变成弥散性的前基质层浑浊。最后,血管侵入,向角膜浑浊区延伸,形成特征性的麻风血管翳。

三、诊断

角膜基质炎的病因诊断主要取决于病史、眼部及全身检查。

(1)急性梅毒性角膜基质炎是先天性梅毒的晚期表现之一。大多数发生于 5~20 岁,但也可以早至出生时,晚至 50 岁。梅毒血清学检查阳性。眼部征象包括"胡椒盐"状的脉络膜视网膜炎或视神经萎缩,或其他先天性梅毒晚期症状的出现,均提示本病的存在。一些其他的晚期梅毒表现,包括 Hutchinson 牙齿和骨骼的畸形、第Ⅷ对脑神经受累导致耳聋、精神发育迟缓及行为异常等。性病史、中枢神经系统症状加上梅毒血清学检查阳性,即可确诊后天性梅毒。

梅毒血清学检查常用的有补体结合试验(如 Wasser man 试验)和沉淀试验(如 Kahn 试验)等。这些试验对于各期梅毒的诊断,治疗效果的判断及发现隐性梅毒均有重要意义。

(2)结核性角膜基质炎的病因诊断取决于眼部所见、梅毒血清学检查结果阴性、结核菌素试验阳性及全身性结核感染的病史。

(3)麻风性角膜基质炎的病因学诊断,眼科医师难以做出初诊,要依据皮肤科医师的协助。面部有典型的"狮样面容",眼睑皮肤增厚,秃睫,面神经麻痹是常见的晚期征象,可形成兔眼和睑外翻。角膜神经可发生节段性的增粗,形成"串珠"状。虹膜表面可以出现小砂石状的乳白色结节,在睑裂处角巩膜缘的巩膜侧有黄色胶样结节及角膜颞侧浅层血管翳等可确定诊断。

四、治疗

(1)梅毒性角膜基质炎是全身梅毒病症的局部表现,应从全身进行驱梅治疗。世界卫生组织已提出了全身驱梅治疗的原则。

局部使用 0.1%地塞米松眼药水滴眼,2 小时 1 次,炎症消退后减量,但应继续维持滴眼数周后逐渐减量停药,以防复发,还可用 1%环孢素 A 眼水,每天 4 次。为预防葡萄膜炎及其并发症的发生,应使用 1%阿托品溶液滴眼散瞳。通过早期适当的治疗,85%以上的患者视力恢复或提高。对于角膜炎症消退后遗留的瘢痕,视力低于 0.1 者,可考虑行穿透性角膜移植术,这种手术的成功率较高,90％以上的患者术后有明显的视力改善。

(2)结核性角膜基质炎,首先应用全身抗结核治疗。同时,眼部治疗基本同梅毒性角膜基质炎。

(3)麻风性角膜基质炎,世界卫生组织已制定了治疗麻风的标准。因为这种病原生长极其缓慢,患者可能需要长时间甚至终身的治疗。角膜病变的治疗基本同梅毒性角膜基质炎,但穿透性角膜移植术并非总是治疗该病的适应证,特别是对于严重的眼睑畸形,面神经麻痹或干眼症的患者应慎重考虑。

(茹秀华)

第五节 角膜扩张性病变

一、球形角膜

球形角膜是一种出生时即存在以角膜变薄并呈球形隆起的先天性角膜病变,临床上罕见,多为常染色体隐性遗传。

(一)病因

目前病因不明。一般认为是与扁平角膜发病原因相反的一种发育异常,也有人认为该病是大角膜的一种异型或水眼病变过程终止所致。还有人认为,此病与圆锥角膜的发病有着密切的关系,临床上有双眼球形角膜的父亲其儿子患双眼圆锥角膜的报告。

(二)临床表现

角膜均匀变薄并呈球状隆起,尤其在周边部,约为正常角膜厚度的 1/3,有时合并巩膜组织变薄而形成蓝色巩膜。但角膜透明,直径一般正常。如有后弹力层破裂,可发生角膜水肿、浑浊。病变为静止性,一般不发展,无明显自觉症状,可有屈光不正存在。

(三)诊断

(1)角膜均匀变薄呈球状隆起,但透明,直径正常。

(2)后弹力层破裂时,角膜急性水肿、浑浊。

(3)如合并巩膜组织变薄可形成蓝色巩膜。

(四)鉴别诊断

1.圆锥角膜

角膜中央部进行性变薄并向前呈圆锥状突出;进行性视力减退和严重的不规则散光。裂隙灯显微镜检查可见圆锥底部角膜浅层有 Fleischer 环,如角膜后弹力层破裂,角膜水肿、浑浊。

2.先天性前葡萄肿

出生后即可见角膜浑浊,并向前膨隆,葡萄膜黏附于角膜背面,嵌顿的虹膜隐约出现于菲薄的角膜之后,使角膜发蓝色。

(五)治疗

目前尚无治疗方法,但应嘱患者注意保护眼球,防止外伤,以免引起眼球破裂。

二、后部圆锥角膜

后部圆锥角膜为罕见的角膜后表面异常,单眼发病,迄今报告的所有患者均为女性,无遗传倾向。

(一)病因

病因不明,可能是胚胎期由某种原因使中胚叶发育不良所致。

(二)临床表现

患者出生时即存在角膜后表面弧度增加,甚至呈锥状,但前表面弧度则保持正常,使角膜中央区相对变薄。角膜基质层可能透明,也可能浑浊。如不伴有角膜基质层浑浊者,尚能保持较好视力。根据角膜受累的范围可分为局限型和完全型。病变常为静止性,用裂隙灯显微镜光学切面检查可明确诊断。患者常有不规则散光,用检影法检查呈现剪动影。

(三)诊断

主要根据患者角膜后表面弧度增加而前表面弧度正常,角膜中央区相对变薄。患者有不规则散光,检影法验光检查呈现剪动影而诊断。

(四)鉴别诊断

本病主要应与圆锥角膜鉴别。后者表现为青少年时期起病,角膜中央部进行性变薄并向前呈圆锥状突出,角膜前后表面弧度均增加。伴有进行性视力减退和严重的不规则散光。裂隙灯显微镜检查可见圆锥底部角膜浅层有 Fleischer 环,严重者角膜后弹力层破裂,角膜水肿、浑浊。

(五)治疗

目前尚无治疗方法。

三、Terrien 角膜边缘变性

Terrien 角膜边缘变性是一种发生于角膜边缘部的非炎性缓慢进展的角膜变薄性疾病。

(一)病因

本病被认为可能与神经营养障碍或角膜缘部毛细血管的营养障碍有关。近年来被认为是一种自身免疫病。

(二)病理

本病主要是基质层纤维变性,同时有胶原纤维脂质浸润,上皮细胞增生,基膜和前弹力膜破坏,甚至消失。

角膜基质层变薄,纤维板层结构数目明显减少,新生的肉芽组织及新生的血管伸入。后弹力膜撕裂、缺损或增厚,内皮细胞数天减少,细胞变性。

病变区各层组织均有明显的类脂沉着,常可见到淋巴细胞与浆细胞浸润。

(三)临床表现

10～30 岁发病,多为双眼发病,但病程进展不一致,从发现病变致角膜变薄有时可达 10～20 年。男性多于女性。

病变多发生于上半周角膜缘部,也可发生于其他部位或波及全周。早期可无自觉症状,随着病变的发展,可出现轻度刺激征和异物感,但不影响视力。病变晚期,由于病变区角膜膨隆,产生明显的散光而导致不同程度的视力下降。

根据病变的发展,可分为四期。

1.浸润期

角膜周边部出现宽 2～3 mm 的浑浊带,伴有新生血管生长,病变区球结膜轻度充血。

2.变性期

病变区角膜变薄,形成一沟状凹陷。

3.膨隆期

病变区角膜继续变薄,出现单个或多个菲薄囊泡样膨隆区,多位于 10 点、1 点及 5 点处。

4.圆锥角膜期

病变区角膜张力下降,在眼压的作用下病灶向前膨出。并波及中央出现圆锥角膜样改变。严重者组织变薄如纸,当压力过猛或咳嗽时,病变区破裂,导致角膜穿孔,虹膜膨出,继而发生粘连性角膜瘢痕。

裂隙灯显微镜下,病变区角膜明显变薄,有新生血管伸入,正常角、结膜结构消失,而上皮层增厚,其他各层模糊不清。

(四)诊断

(1)典型者需具备角膜周边有灰白色浸润、新生血管、脂质沉着、角膜变薄、角膜沟、角膜膨隆及散光。

(2)非典型者假性翼状胬肉、复发性边缘性角膜炎及中央角膜浑浊变薄。

(五)治疗

目前尚缺乏有效药物治疗。早期散光可以用光学眼镜矫正。反复发作的炎性改变,可用类固醇皮质激素治疗,也可试用三氯醋酸烧灼或其他方法烧灼,以减轻散光。

病变晚期,可行结膜瓣遮盖术或板层角膜移植术,手术范围必须大于角膜病变,否则术后仍有复发和继续发展的可能。

四、角膜边缘透明变性

角膜边缘透明变性是一种发生于角膜下方周边部的少见的非炎症性疾病。由于角膜变薄隆起,可引起高度不规则散光,同时可使后弹力膜破裂导致角膜水肿。

(一)病因

病因不明。因其组织学和超微结构的改变与圆锥角膜相似,故有人认为该病变是局限于周边部的圆锥角膜。

(二)临床表现

本病多发生于 20～40 岁年龄的中青年,男女发病率相近,病程进展缓慢,病变可持续数十年。通常有与高度不规则散光有关的视力下降。多在出现畏光、流泪而就诊。

本病多发生在双眼角膜下方,可见宽约 1.2 mm 呈新月形的基质变薄区,与角膜缘之间有 1～2 mm 的正常区域。紧靠变薄区之角膜上皮可出现微小囊样水肿和基质层水肿,可累及视轴区。水肿区后弹力膜可呈灶性、旋涡性或斜行破裂或脱离。

Rodrigues 发现角膜上皮层有不规则增厚,前弹力膜有瘢痕形成,基质层变薄且内皮缺损。部分患者可发生急性角膜水肿。

角膜边缘透明样变性发生角膜水肿的机制,是因为内皮屏障功能丧失而导致后弹力膜破裂或脱离的结果,这可能是由角膜扩张变形所致。

（三）治疗

因本病可引起高度不规则性散光，可戴用角膜接触镜矫正视力。部分患者需行板层或大口径的穿透性角膜移植术。

（茹秀华）

第六节　角膜变性与营养不良

角膜变性是一种较常见的角膜病，以往常将其与角膜营养不良混为一起，其实它们是临床上两种性质不同的角膜病。前者是继发于炎症、外伤、代谢或老年性退化等一系列复杂变化，而病因又不十分清楚的角膜病变。多为后天获得性疾病，无家族遗传性。其发病时间较晚，多数为成人罹病。单眼或双眼均可发病，有时可伴有角膜新生血管。因此，角膜变性是继发性角膜组织退化变质并使其功能减退的角膜病变。而角膜营养不良是一系列与家族遗传有关的原发性、具有病理组织学特征的角膜病变，一般不伴有其他眼部或全身性疾病。目前认为是正常角膜组织中的某种细胞受到某种异常基因决定而使其结构和功能受到进行性损害的过程。发病年龄较早，大多数在 20 岁以前，病情进展颇为缓慢。大多数为双眼对称性，好发于角膜中央，不伴有任何炎症现象，不发生新生血管。病理特征性改变为双眼角膜有异常物质沉积。

角膜变性的临床意义多数不甚重要，有些还是正常的老年变化过程，如角膜老年环等，因而在临床上常被疏忽。

一、角膜老年环

临床上多见于老年人，据统计，60～69 岁人群中 80％有此环，70～79 岁者占 90％，而 80 岁以上几乎皆具此环。在 30 岁以下者也可发病，称为"青年环"。

（一）病因

过去认为高脂蛋白血症引起的脂质代谢紊乱是本病的原因，但近年来的研究报告表明老年环与高脂蛋白血症并非绝对平行。可见其病因较为复杂，角膜组织结构及代谢方面的老年变化可能是其发病的基础。角膜缘毛细血管的退行性变，血清溶脂能力降低，脂质代谢紊乱等因素，均为形成老年环的条件。

（二）临床表现

为双眼对称发病，若出现单眼发病时，在未出现病变侧，可能有颈动脉阻塞性疾病。该环为角膜周边出现宽 1.5～2.0 mm 的灰白色浑浊区，其形成是先下、上，而后内、外，最后联合成环形。其外界与角膜缘之间有一条狭窄透明带（0.3～1.0 mm）相隔，内界则较模糊。裂隙灯显微镜下见浑浊位于后弹力膜前的深基质层内。

（三）病理

冰冻切片用苏丹Ⅲ染色时，可见角膜环是由油滴状脂质构成。光镜下显示前弹力膜、基质浅层有类脂颗粒沉着，但均局限于变性的区域内。对于变性时间较长者，类脂颗粒可向基质深层的纤维板层扩散，内皮层偶尔可见此类颗粒。脂质主要沉着于周边角膜，以前弹力膜为最多，其次为后弹力膜，而在基质板层间则相对较少。细胞内未见脂质。组织化学与免疫荧光法证明沉积于角膜环的脂质是低密度脂蛋白。

(四)治疗

因其无自觉症状,对视力不受影响,故无须治疗。

二、带状角膜病变

带状角膜病变或角膜带状变性又称为钙沉着性角膜病变,是一种钙质沉着性角膜变性。由Dixon于1848年最先报告。

(一)病因

带状角膜病变常发生于较严重慢性眼病的后期,如葡萄膜炎、角膜基质炎、青光眼及眼球萎缩等,尤其伴有青年性类风湿性关节炎的葡萄膜炎患者。有钙、磷代谢紊乱的全身性疾病,如甲状旁腺功能亢进使血钙增高,慢性肾衰竭等可引起血清钙、磷代谢障碍使钙盐沉着于角膜,也易引起本病。此外维生素D中毒、慢性与汞或甘汞等物质接触(汞可引起角膜胶原纤维变化致钙质沉着变性)、遗传性因素(如原发遗传性带状角膜病变)等也可发生此病。钙盐于碱性环境中更易沉着,对干眼症或暴露性角膜炎患者,其泪液中二氧化碳减少趋于碱性,若出现带状角膜病变,其病情进展比一般患者迅速。有报告在视网膜脱离复位及玻璃体手术注入眼内硅油后可引起本病,可能由房水循环障碍所致。也有人认为长期局部应用泼尼松或磷酸地塞米松等类固醇皮质激素类药物,由于增加了泪液和角膜基质的磷酸盐浓度,也可促使本病发生。

(二)临床表现

本病可发生于各种年龄,多为单眼,也可双眼发病。病变缓慢发展,可长达10年。初期的角膜浑浊极轻微,肉眼不易发现。浑浊明显时可见其位于睑裂部暴露区角膜,相当于前弹力膜水平,分别在鼻、颞侧近周边处,陆续出现钙质性灰白色或白色浑浊斑,浑浊区与角膜缘之间有一条约1 mm的狭窄透明带将其隔开。浑浊区的中央侧较模糊,可向中央缓慢地扩展。经多年变化后两端浑浊才能相接,融合成3~5 mm宽的带状病变。有时可伴新生血管生长。裂隙灯显微镜检查可见浑浊钙斑内有透明小孔,是三叉神经穿过前弹力膜的通道。浑浊区由上皮下、前弹力膜及基质浅层的沉着物所构成。浑浊斑可逐渐致密、增厚,使其上方的上皮隆起,粗糙不平,甚至发生上皮糜烂,引起畏光、流泪及眼磨痛等刺激症状。晚期患者的视力可明显减退。

(三)病理

早期在前弹力膜周边部有局灶性嗜碱性点状钙质沉着,上皮细胞基膜也呈嗜碱性着色。随病情向中央发展,前弹力膜进一步钙化并出现断裂,浅基质也可有类似改变。而代之以无血管的纤维组织,透明质样物进入。前弹力膜钙质沉着及钙化断片可伸入上皮细胞层使之变成厚度不均,且常有上皮下纤维增生的组织。电镜下前弹力膜内有大小不一的高电子密度的钙化小球及斑点。有的周边部钙化小球的电子密度较中央部为浓密,有的则中央较浓密,周边较淡。

(四)治疗

轻症患者无须治疗。当发生上皮糜烂引起刺激症状时,可配戴软性角膜接触镜。病变较严重影响视力及美容时,可应用0.37%依地酸二钠(乙二胺四乙酸二钠,EDTA-Na$_2$)点眼,每天4~6次。点药前最好用海绵棒轻轻将钙质沉着物擦掉。有人采用金刚磨石来磨光钙沉淀物取得较好效果。也可在表麻下先削除角膜上皮,再在病变处敷以浸有EDTA-Na$_2$(0.01~0.05 M)的纤维海绵片,数分钟后再刮除钙质。可重复多次直至刮净钙质为止。术后应涂消炎眼膏,局部加压包扎至上皮再生为止。此外,对较严重患者,还可考虑作光学性虹膜切除,角膜表层切除联合羊膜移植或板层角膜移植。对眼球萎缩无光感者,为解除痛苦可作眼球摘除。对继发于全身性疾病者,还必须重视治疗原发病,以减少复发。

三、Terrien 角膜边缘性变性

Terrien 角膜边缘性变性是一种发生于角膜边缘进展较慢的非炎症性角膜变薄病变。也称为角膜周边部沟状变性或扩张性角膜边缘营养不良。此病由 Terrien 于 1900 年最先报告。迄今国内外文献已有相当多的报告。

(一)病因

确切病因尚不清楚,据认为可能与内分泌紊乱、结缔组织病眼部表现、神经营养障碍或角膜缘毛细血管营养障碍等因素有关。近年来有人认为是一种自身免疫病。

(二)临床表现

本病约 75%患者为男性,多数在 20~40 岁发病。通常双眼同时受累,但病情进展和轻重常不一致。病程较长而进展缓慢,有时可达 20 年或更久。年长患者的角膜变薄进展速度更慢。病变多开始于角膜上方,早期形似老年环,在周边出现细小点状基质层浑浊,此浑浊与角膜缘平行且与之存在一间隔,有血管自角膜缘通过此间隔伸入浑浊区。在血管翳末端有黄白色条状脂质沉着。病变区缓慢地进行性变薄,呈弧形沟状凹陷带,病变可向中央及两侧扩展。沟的靠角膜中央侧边缘陡峭,靠周边侧呈斜坡状,沟的底部角膜甚薄,在眼压作用下向前膨隆。角膜上皮通常保持完整。早期因缺少自觉症状,常被忽略。随着病情的逐渐发展可出现轻度刺激症状,如畏光、流泪及异物感等。晚期由于角膜病变区向前膨隆,产生明显的角膜散光而有不同程度的视力下降。偶有因轻微外伤或自发性地引起角膜最薄处穿孔。随着病情发展,Francois 将其分为四期。

1.浸润期

上方角膜周边部出现与角膜缘平行的 2~3 mm 宽灰白色浑浊带,伴有新生血管长入。周围的球结膜轻度充血扩张。

2.变性期

病变波及基质层,组织发生变性而变薄,渐被融解吸收,沟槽内有脂质沉着,浅层组织形成一条弧形血管性沟状凹陷带。

3.膨隆期

病变区角膜继续变薄,出现单个或多个 1.5~3.0 mm 或更宽的菲薄囊泡样膨隆区,呈小囊肿样外观。此时可有显著的逆规性散光。

4.圆锥角膜期

在眼压作用下,因病变区组织张力显著下降,使角膜膨隆呈圆锥状,病变可波及中央或旁中央,呈现圆锥角膜样外观。此时当咳嗽或轻微外伤,有时甚至自发性发生菲薄处角膜破裂,致房水外流,虹膜脱出,继之发生粘连性角膜白斑。严重者有报告角膜破裂后发生虹膜、晶状体及玻璃体脱出。若不及时处理可毁坏眼球。

(三)病理

病变处角膜明显变薄,基膜及前弹力膜受到严重破坏,甚至消失。基质层胶原纤维发生退变及脂质浸润,有结缔组织及血管形成。后弹力膜向前膨出处仅与上皮层相隔一薄层纤维血管性结缔组织。上皮层及内皮细胞层尚保持完整。电镜下基质层被具有高度溶酶体酶活性的细胞所破坏。

(四)治疗

目前尚缺乏有效药物治疗。早期可用光学法矫正散光。反复发作的炎症病变可考虑应用类固醇皮质激素治疗。曾有人用间隔烧灼病变区方法以降低角膜散光,因烧灼的时间、温度难于掌握,现已少使用。应用板层角膜移植或表层角膜镜片术,可获较好的疗效。据学者经验,应尽早施行部分板层角膜移植,选用较厚包括少许巩膜的角膜移植片,作较病变范围稍大的移植,不但能降低角膜散光,提高视力,而且能较有效地控制病情发展,可预防角膜穿破。

四、大泡性角膜病变

角膜内皮细胞特有的液体屏障和活跃的离子泵功能对于维持角膜的半脱水状态、正常厚度及透明性起着关键作用。角膜内皮细胞大量非正常死亡和丢失,将引起不同程度的角膜水肿,当角膜内皮的损失超过了其极限扩展移行能力时,就导致角膜不可逆的水肿和浑浊,即大泡性角膜病变。常见的原因为眼球前段手术尤其是白内障摘除、人工晶体植入、无晶体眼玻璃体接触角膜内皮、绝对期青光眼、单疱病毒或带状疱疹病毒感染损伤内皮、角膜内皮营养不良等。

(一)临床表现

患者多有上述病史,患眼雾视,轻症者晨起重,午后可改善。重者刺激症状明显,疼痛流泪,难以睁眼,特别是角膜上皮水泡破裂时最为明显。裂隙灯显微镜检查见角膜基质增厚水肿,上皮雾状或有大小不等水泡,角膜后层切面不清或皱褶水肿。病程久者角膜基质新生血管形成,基质层浑浊,视力明显减退。

(二)治疗

早期可局部应用高渗药物(如5%氯化钠盐水或眼膏,20%葡萄糖软膏等)辅以消炎抗感染局部用药。清晨时也可用吹风机助其角膜前表面的水分蒸发。配戴角膜软接触镜可减轻磨痛并可增加视力,但需警惕感染。后期视力严重受损时可施行穿透性角膜移植术。对于已无视功能的疼痛性大泡性角膜病变,可采用角膜层间灼烙术,羊膜移植或结膜瓣遮盖以减轻症状。

五、角膜营养不良

正常角膜组织受某种异常基因的作用,而使其结构和/或功能受到进行性损害的过程,称之为角膜营养不良。

角膜营养不良为遗传性眼病,大多为常染色体显性遗传,但其外显率与表现度有时不同。角膜营养不良一般不伴全身性疾病,是原发于角膜上的病变。发病年龄一般较早,但病情进展极为缓慢。角膜营养不良为双眼对称性疾病,病变好发于角膜中央部,不伴炎症也无新生血管,但具有某些特征性形态。一般结合病史及眼部表现可初步作出临床诊断。

角膜营养不良种类繁多,文献报告已达20多种,其中较常见者如下。

(一)上皮基膜营养不良

Vogt首先报告本病的角膜病变呈指纹状外观,以后Cogan等又描述为点状和地图状形态,故上皮基膜营养不良又称为地图状-点状-指纹状角膜营养不良,是前部角膜营养不良类中最常见的一种角膜病。可以引起复发性角膜糜烂,角膜受轻微损伤后不易愈合。由于表面不平,常使视力下降。本病多无遗传表现,少数患者为常染色体显性遗传。在有家族性的患者中,可于4～8岁即开始出现复发性角膜上皮糜烂的症状,但其发作频度随年龄的增长而逐渐减少。

1.病因

本病主要由于上皮细胞基膜异常,引起上皮细胞与基膜黏附不良并发生退变所致。

2.临床表现

本病主要见于成人,40岁至70岁多见,女性稍多。本病为双眼病(也可为单眼),但双眼出现的角膜病变形态各异且不对称。在整个病程中,病变有时呈现出多变性。其大小、形状、部位时有变化,或为点状,或为地图状,也可出现指纹状或泡状多种形态。这几种形态可单独存在,但多数患者同时存在两种以上病变形态。每种形态都可自发地时消时现,并可变换病变位置、大小与形状。本病症状轻微,如发生角膜上皮糜烂可出现磨痛、畏光与流泪症状,也可因角膜前表面不平而使视力变模糊。患者如无家族史,可自发改善症状,预后较好。

3.病理

病变处的上皮细胞基膜明显异常,增厚并呈多板状,且迷离至上皮细胞层之间,使上皮细胞层分成前后两部分。前部分上皮细胞近异常基膜者,不与基膜形成半桥粒体连合,因而易于脱落。后部分上皮细胞靠近异常基膜者退变、液化、空泡化而形成囊肿样物。因其中含有退化变形的细胞核,细胞质与脂质等碎屑,故为"假囊肿",是临床上所见到的点状病变。异常上皮细胞基膜内,含有微细的纤丝颗粒物质,形成多个突起。临床上见到的地图状病变即为此异常上皮基膜与其前部分上皮细胞组成的片状结构。临床上的指纹状病变则为异常上皮基膜的多个突起与其前部上皮细胞组成的弯曲条状排列所致。临床上的泡状病变则为在正常上皮细胞基膜与Bowman层间有一块纤维颗粒蛋白样物质堆集,将其上的上皮细胞层抬高所致。

4.治疗

局部应用润滑剂或高渗药物,可减轻部分症状。复发角膜糜烂时,应予以垫盖。配戴角膜接触镜,虽可改善症状和提高视力,但有继发感染的潜在危险。

当药物治疗无效时,可行机械式或PTK准分子激光切削法,去除病变的角膜上皮及其异常的基膜。

(二)颗粒状角膜营养不良

1.病因

本病为常染色体显性遗传,外显率约为97%。经遗传连锁分析,已知本病是位于第5号染色体长臂5tt31上的转化生长因子1L诱导基因(TGFBl)(BIGH3)的产物,命名角膜上皮素(kerato-epithelin,KE)者,发生错义突变(R555W)所致。可能因此使角膜上皮细胞不能正常合成或加工其生物细胞膜,以致上皮细胞基膜功能缺欠,使异常形成的沉着物在基质浅层沉着。

2.临床表现

童年开始发病,但一般无症状,不引起注意,往往到中年才被发现,男女均可罹病。本病为双眼对称性角膜病变。在裂隙灯显微镜下可见中央部角膜实质浅层有多个散发的、灰白色小点组成的面包渣样浑浊。病变缓慢进展。浑浊逐渐加多,融合变大。浑浊之间角膜透明,形成局限的雪片状、星状、圈状、链状等不同形状的边界清楚而不规则的浑浊,其大小、数量、个体间有差异。随着年龄的增长,病变可向四周及深部扩展,但周边部2~3mm始终保持透明。50岁后浑浊病变之间原为透明的地方,也开始轻度浑浊,略呈毛玻璃状,视力开始减退。角膜表面一般较光滑,少数患者角膜表面轻微不平,偶可引起角膜上皮糜烂。

3.病理

光镜下可见角膜实质浅层或上皮下,出现一种着色深、嗜酸性杆状或梯形透明质沉着物。用

Masson 二重染色,沉着物呈亮红色;上皮细胞层、De seemet 膜与内皮细胞层未受侵犯。电镜下,可见出现在实质浅层或上皮下的沉着物,为不规则的杆状(100~150 pm 宽)的高电子密度结构。其四周绕以管状微丝(8~10 nm 直径)。组织化学法证明此沉着物可能是一种非胶原性纤丝蛋白,含有酪氨酸、色氨酸、精氨酸及含硫氨基酸。此外,沉着物中还有磷脂存在。免疫组织学染色证明对微丝蛋白抗体呈阳性反应。

4.治疗

早期无症状,视力好无须治疗。晚期当病灶融合出现较大面积浑浊影响视力时,可行穿透或板层角膜移植,术后一般效果较好。但有报告板层移植后半年至 1 年,层间有病灶复发,且复发后预后更差。

(三)Fuchs 角膜内皮营养不良

本病的特点是在角膜内皮细胞与 Descemet 膜之间,缓慢地由中央向周边,进行性地形成滴状赘疣。当其增大并向前房突出时,角膜内皮细胞被挤长并脱落,由邻近内皮细胞扩展覆盖缺损区。由于角膜内皮细胞数目日渐减少,密度降低,六角形百分比下降,细胞形态变异,而导致原发性角膜内皮失代偿,产生大泡性角膜病变。

1.临床表现

本病发病晚,常于中年后开始发病,女性较男性多。病情进展极为缓慢。本病分为三期,先后可达20 年或更长的时间。

(1)第一期:角膜滴状赘疣又名"滴状角膜"期。本病为双眼病,但双侧常均匀对称。此期患者无自觉症状,采用裂隙灯显微镜直接照明法检查时,可见角膜中央部的后表面有多个细小的、向后突起的滴状赘疣,略带青铜色;用后照明法时,显示在内皮表面,有散在的、圆形、折光性金色小凹;用与角膜相切的宽光带照明法时,可见 Descemet 膜呈现金箔状变厚,并具一些不规则的灰色浑浊斑点于其上。采用内皮镜检查时,可见在内皮细胞正常镶嵌形态下出现一些黑区。角膜滴状赘疣的出现并不意味着它具有本病的诊断体征,因为多数情况下,它并不发展成 Fuchs 角膜营养不良,而只是老年性角膜内皮细胞退变所产生的产物。角膜滴状赘疣也可以是本病的早期表现,随着病情的进展,滴状赘疣的数量可逐渐加多,互相融合并向周边部扩展,侵及全角膜的后面。内皮细胞生物泵的功能一旦丢失,则进入本病的第二期。

(2)第二期:实质性与上皮性水肿期也即原发性角膜失代偿期。此期患者视力下降,出现疼痛并进行性加剧。当角膜内皮细胞密度下降,角膜内皮生物泵功能失常后,裂隙灯显微镜下可见角膜水肿从 Descemet 膜前的实质层开始,Descemet 膜出现皱褶,角膜厚度增加,实质层如毛玻璃样轻度浑浊。继而角膜上皮呈微囊状水肿,角膜表面不平,患者常在清晨时视力恶化,日间由于角膜前表面的水分被蒸发,上皮水肿有所好转,视力因而改善。当眼压增高时,上皮水肿加剧。角膜上皮与上皮下水肿可融合成水泡及大泡,泡破后眼部剧疼。

(3)第三期:结疤期。角膜长期水肿可导致角膜血管新生,而在上皮下弥漫地形成结缔组织层。多次反复发作大泡破裂者,更易形成瘢痕。角膜结疤后知觉减退,上皮水肿减轻,疼痛有所缓解,但视力更趋下降。

2.治疗

第一期无须治疗。角膜内皮失代偿的治疗参考大泡性角膜病变。

（茹秀华）

第七节 角膜肿瘤

一、角结膜皮样瘤

角结膜皮样瘤是由一种类似肿瘤的先天性异常脂肪组织构成,来自胚胎性皮肤,属典型的迷芽瘤。

(一)临床表现

出生就存在的肿物,随着年龄增长和眼球发育略有增大。肿物多位于角巩膜颞下方,少数侵犯全角膜。外表色如皮肤,边界清楚,可有纤细的毛发存在。较大皮样瘤常可造成角膜散光,视力下降。中央部位的皮样瘤可造成患眼的弱视。Goldenhar综合征伴有上睑缺损、副耳或眼部其他异常。

(二)治疗

角结膜皮样瘤治疗以手术切除为主,肿物切除联合板层角巩膜移植是最理想的手术方式。手术前后应及时验光配镜,对矫正视力不良者应配合弱视治疗,以期达到功能治愈。

二、上皮内上皮癌

上皮内上皮癌又称角膜原位癌或Bowen病病程缓慢的上皮样良性肿瘤。

(一)临床表现

多见于老年,单眼发病,病程缓慢。病变多好发于角膜结膜交界处,为缓慢生长的半透明或胶冻样新生物,微隆起呈粉红色或霜白色,表面布满"松针"样新生血管,界限清楚,可局限生长。活检及组织病理学可确诊。

(二)治疗

可行肿瘤切除联合板层角膜移植术。博莱霉素结膜下注射也有较好的疗效。

三、角结膜鳞癌

角结膜鳞癌是一种原发性上皮恶性肿瘤,也可由上皮内上皮癌迁延多年,恶变而来。

(一)临床表现

多发于中老年男性。通常睑裂区角膜缘为好发部位,尤以颞侧常见。肿瘤呈胶样隆起,基底宽富有血管。肿瘤可向球结膜一侧深部发展,或在角膜面扁平生长迁延。少数向眼内蔓延甚至侵犯眼眶组织。也可沿淋巴管向全身其他部位转移。继发感染时,可有浆液脓性分泌物,淋巴引流区淋巴结肿大压痛。组织病理学检查可以确诊。

(二)治疗

病变早期未突破前弹力层时,行广泛的结膜和角膜板层切除。施行"非接触"的病灶切除,即在肿瘤侵犯区域边缘外1～2 mm的正常结膜及角膜处划界,然后开始剥离,使肿瘤完全游离后切除,可达到根治目的。眼内组织或眼眶组织被肿瘤侵犯者需行眼球摘除或眶内容剜除术。

(茹秀华)

第九章

巩膜疾病

第一节 巩 膜 炎

巩膜炎或称深层巩膜炎,为内源性抗原抗体免疫复合物所引起,且多伴有全身胶原病,故属于胶原病范畴,与自身免疫有关。较巩膜外层炎少见,但发病急,且常伴发角膜及葡萄膜炎,其病情及预后远较巩膜外层炎更为严重。常见于 20～60 岁,女性多见。巩膜炎多好发于血管穿过前部巩膜处,而于赤道后部的巩膜炎,因不能直接见到且血管少,发病也少,容易被忽略。巩膜炎依部位可分为前巩膜炎及后巩膜炎。

一、前巩膜炎

前巩膜炎是巩膜炎中常见的。多发于青年或成年人,女性多于男性,双眼可先后或同时发病。每次发作可持续数周,反复发作。

可分为以下 3 种类型。

(一)结节性前巩膜炎

此型占巩膜炎的 44%,患者表现为剧烈的眼痛,向眼眶周围放射,可伴有眼球压痛。局部巩膜充血,炎症浸润,肿胀,形成结节,结节可为单发或多发,呈深红色,质硬,有压痛,不能推动。浸润性结节可以围绕角膜而蔓延相接,形成环形巩膜炎。此时全眼球呈暗紫色,间有灰白色结节,吸收后留下绀色薄瘢。病程较短者数周或数月,长者可达数年。浸润渐被吸收而不破溃,巩膜变薄呈暗紫色或瓷白色,在眼压作用下形成部分巩膜膨隆或葡萄肿,如出现畏光、流泪症状,应考虑有合并角膜炎及葡萄膜炎,其结果常严重损害视力。

(二)弥漫性前巩膜炎

本病是巩膜炎中较良性的,很少合并严重的全身性疾病。表现为巩膜突发弥漫性充血及巩膜组织肿胀,严重者可出现结膜高度水肿,易扩散。病变范围可限于一个象限或占据全眼球前部,且多伴发巩膜表层炎。

(三)坏死性前巩膜炎

本病也称炎症性坏死性巩膜炎。此型临床上虽比较少见,但破坏力较大,常引起视力损害,也是全身严重胶原病的先兆。病程迁延缓慢,约半数患者有并发症及视力下降,眼球压痛约占半数。病变早期表现为局限性炎症浸润,病灶边缘较中心反应重,表现为急剧充血,血管迂曲及阻塞。病灶及其周围出现无血管区,病变的发展可限于小范围内,也可发展成大面积坏死。病变愈后该处巩膜仍继续变薄,可透见葡萄膜色素呈蓝紫色,除非眼压持续高达 4.0 kPa(30 mmHg),一般不形成葡萄肿。

(四)穿孔性巩膜软化

此型是一种炎症征象不明显的坏死性巩膜炎,也称非炎症性坏死性巩膜炎,是一种较为少见的特殊类型巩膜炎,病情隐蔽,几乎毫无症状,约半数患者与类风湿关节炎或强直性多关节炎有关,眼病可先于关节炎病。50 岁以上女性多见。病变一眼为双侧性,但其表现程度不一。病程发展缓慢,但也有表现急剧,于数周内导致失明者。本病很少伴有炎症或疼痛反应,病变的特点为发生在角膜缘与赤道部的巩膜上,有黄或灰色斑,角膜一般不受影响。主要表现为进行性巩膜变薄、软化及坏死,坏死组织一经脱落巩膜可完全消失,在残留的巩膜组织中的血管明显减少,从外表上看呈白色搪瓷样。由于坏死而造成的巩膜缺损,可被一层可能来源于结膜的很薄结缔组织所覆盖,除非眼压增高,一般不见葡萄膜肿。无一例有眼压痛。缺损区没有组织再修补,最终导致穿孔,葡萄膜脱出。

二、后巩膜炎

后巩膜炎是指发生于赤道后部及视神经周围巩膜的炎症。其严重程度足以导致眼球后部组织的破坏,一般眼前部无明显改变,且临床表现多样性和隐蔽性,故诊断较困难。本病也是女性多于男性,并常见于中年人。

(一)临床表现

1.症状

(1)后巩膜炎最常见的症状有程度不同的疼痛、视力减退、眼红,但也有一些人没有明显症状,或仅有这些症状中的一种。严重者有眼睑水肿,球结膜水肿,眼球突出。眼外肌受累可致眼球运动障碍及复视。后巩膜炎者都有前部巩膜受累,表现有穹隆部浅层巩膜血管扩张、斑片状前巩膜炎、结节性前巩膜炎。也可没有眼部充血。但有疼痛和眼充血的病史。

(2)视力减退也是常见的症状之一,其原因是伴有视神经视网膜病变。另外,后巩膜弥漫性增厚导致眼轴缩短,近视减轻或远视增加,出现视疲劳,更换镜片可使症状缓解。

(3)眼球突出、上睑下垂和眼睑水肿,可见于重症巩膜周围炎,这种炎症常扩散到眼外肌或眼眶。因眼外肌炎症可有眼球转动痛或复视,这些症状合并在一起就被称为巩膜周围炎、巩膜球筋膜炎和急性前部炎性假瘤,还可继发青光眼。

还有一种较浅表的病变为眼球筋膜炎,而巩膜则无明显炎症,称之为胶冻性眼球筋膜炎。球结膜呈半胶冻状橙红色水肿,如鱼肉状,触之稍硬,压迫是有轻度凹陷,病变可延伸到角膜缘,而眼内仍然正常。若病情严重,病变可侵及巩膜而为胶冻状巩膜炎。

2.眼底病变

(1)界限清楚的眼底肿块:局限性巩膜肿胀区可引起脉络膜隆起。通常围以同心的脉络膜皱褶或视网膜条纹。这类炎症结节常伴有眶周围疼痛,但也有患者无症状,在查体时被发现。

(2)脉络膜皱襞、视网膜条纹和视盘水肿:这是巩膜炎的主要眼底表现。患者常伴有轻度疼痛或穹隆部眼球表层血管充血,邻近视盘的巩膜炎症,偶可致视盘水肿。有些可见略呈球形的脉

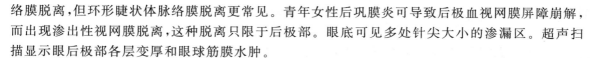

络膜脱离,但环形睫状体脉络膜脱离更常见。青年女性后巩膜炎可导致后极血视网膜屏障崩解,而出现渗出性视网膜脱离,这种脱离只限于后极部。眼底可见多处针尖大小的渗漏区。超声扫描显示眼后极部各层变厚和眼球筋膜水肿。

(二)诊断

对原因不明的闭角型青光眼、脉络膜皱褶、视盘水肿、界限清楚的眼底肿块、脉络膜脱离和视网膜脱离等,均应想到此病的可能。除病史及全身和局部的特征性体征可作为诊断依据外,进行相应的全身系统检查及实验室检查也是必要的。

1.全身检查

胸部、脊柱、骶髂关节的 X 线检查。

2.实验室检查

血常规、血沉、肝功能、血清尿酸测定、梅毒血清学试验、结核菌素皮内试验等。免疫指标:类风湿因子、外周血 T 细胞亚群、外周血免疫球蛋白、免疫复合物测定、抗核抗体、补体 C_3 等。

3.巩膜炎的前节荧光血管造影

Watson 首先将荧光血管造影应用于巩膜炎的诊断,认为典型的弥漫性或结节性巩膜炎,荧光血管造影显示血管床的荧光增强与通过时间减低,即在充血的血管显示只有很少或没有血液通过。在具有明显炎症的弥漫型、结节型和坏死型巩膜炎中,发生闭塞的是小静脉,而在穿孔性巩膜软化其阻塞的则是小动脉,特别是深部巩膜丛的小动脉。

4.荧光素眼底血管造影

有视网膜下渗出液者,荧光血管造影早期可见脉络膜背景荧光呈斑驳状,继而出现多个针尖大小的强荧光区,随后此强荧光区逐渐变大变亮。造影晚期这些病灶的荧光素渗入视网膜下。

5.超声检查

B 超检查可见球后部变平,各层变厚及球后水肿。若球后水肿围绕视神经,则可见"T"形征,这种体征表示沿巩膜扩展的水肿与正常圆形视神经阴影成直角。超声检查是诊断后巩膜炎症肥厚不可缺少的方法。

6.CT 检查

CT 检查显示巩膜厚度,注射增强剂可使其影像增强,也可见球后水肿,但非特异性。

(三)鉴别诊断

本病症状与眼眶蜂窝织炎难以区别。其鉴别要点在于本病的水肿程度较蜂窝织炎为明显,而蜂窝织炎的眼球突出,则又较后巩膜炎为显著。

(四)治疗

巩膜炎的治疗原则,首先应明确病因,进行对因治疗,并预防复发。增强营养改善全身情况也是必要的。

1.弥漫性和结节性巩膜炎

病程迁延,除局部给药外,应加服皮质类固醇制剂。如并发葡萄膜炎应及时给予散瞳剂。

2.坏死性巩膜炎

病情严重,血管丛大部分闭锁。

(1)如梅毒、结核、麻风病等,首先应针对病因的特效疗法及配合短疗程的全身非皮质类固醇消炎剂治疗,如羟保泰松或吲哚美辛口服。

(2)如 1 周内无效,巩膜出现无血管区,则应给予足够剂量的皮质类固醇制剂,如泼尼松(强的松)或地塞米松口服,以抑制病变的坏死过程,且减轻疼痛。病情好转后减量,直至疾病完全消退。

(3)严重者需用免疫抑制剂如环磷酰胺。近年来有人报告,使用环孢素,能选择性地作用于辅助性T细胞,发挥其免疫抑制作用,且无骨髓毒性,并已能将其配制成局部滴眼剂应用于临床。伴有全身免疫系统疾病的患者应同时针对全身性疾病治疗。

(4)深层巩膜炎患者禁忌结膜下注射,以防止巩膜穿孔。

(5)手术治疗只适用于确定炎症的根源是自身免疫病,切除坏死组织,可以清除抗原来源,同时植入同种异体巩膜,也是有效的治疗手段。

(吕建平)

第二节 巩膜外层炎

一、定义

巩膜外层炎为巩膜表层组织和球筋膜的炎症,常发生于角膜缘至直肌附着线的区域内。女性发病率是男性的2倍,好发于20～50岁,临床上有两种类型:周期性巩膜外层炎和结节性巩膜外层炎。

二、病因

本病与外源性抗原抗体所致变态反应有关。约30%患者合并有全身变态反应性疾病,如结节性红斑、接触性皮炎等。部分患者合并有全身代谢性疾病,如痛风。有时发现女性患者发病与月经周期同步变化,故推测可能与内分泌失调有关。

三、诊断

(一)临床表现

1.结节性巩膜外层炎

(1)每次发病持续4～5周,易复发。

(2)巩膜表层有局限性结节隆起,直径约数毫米,呈暗红色,结节可有数个。结节周围结膜充血、水肿。有疼痛、压痛及轻度刺激症状。常合并轻度虹膜炎。

(3)部分患者伴全身性疾病,如风湿性关节炎、痛风等。

(4)大多数患者不一定要进行有关免疫学实验检查,但类风湿因子、尿酸或其他免疫学检查在诊断不明时仍应进行。

2.周期性巩膜外层炎

(1)呈周期性发作,间隔1～3个月,每次发病通常持续7～10天,病程可能持续3～6年或更长,妇女月经期发作多见。

(2)发病伴有轻度刺激症状,视力多不受影响,可伴有神经血管性眼睑水肿。

(3)病变部位巩膜表层和球结膜呈弥漫性水肿,紫红色。复发部位不固定。

（二）鉴别诊断

1.泡性结膜炎

结膜鲜红色充血，结节能随结膜移动。

2.深层巩膜炎

眼部疼痛剧烈，常有多个结节，易蔓延至角膜形成硬化性角膜炎。常向深部蔓延而引起葡萄膜炎。炎症消退后，病变区巩膜结瘢变薄，呈淡蓝色，重症者可形成巩膜葡萄肿。

四、治疗

（1）针对病因治疗。

（2）局部应用皮质激素滴眼液，并口服非类固醇消炎药，如吲哚美辛等。必要时口服皮质类固醇药物。

（吕建平）

第十章

葡萄膜疾病

第一节　葡萄膜的先天异常

一、无虹膜

无虹膜是少见的眼部先天畸形,表明其发育停滞于原始状态,凡肉眼在前房周边能看到部分虹膜组织者称为部分性无虹膜;如果用前房角镜检查才能看到少许虹膜残端者称为无虹膜。无虹膜几乎都是双眼受累,不仅虹膜异常,并常伴有角膜、前房、晶状体、视网膜、视神经异常。发病原因不明,多表现为常染色体显性遗传。

(一)临床表现

临床上因瞳孔极度开大,常有畏光,眼裂变小,并由于各种眼部异常而引起视力减退,中心凹缺如,视细胞受光损伤,视力低下。瞳孔极大占据全角膜范围,在角膜缘内可见到晶状体赤道部边缘,有时可见到悬韧带及其后房的睫状突。无虹膜可伴发其他眼部异常。

1.角膜浑浊

较早出现角膜浑浊,往往伴有细小放射状浅层血管,侵犯角膜周边部;有的患者为先天性小角膜。

2.青光眼

常规做房角镜检查是必要的,可见卷缩状宽窄不等的虹膜残根。疾病早期小梁网往往正常,但可逐渐引起房角关闭,虹膜残根如同前粘连向前伸到小梁的滤过区,掩盖小梁网的大部分而引起青光眼;或由于晶状体移位。

3.白内障

出生时有轻的前后皮质浑浊,逐渐发展,严重者需要手术治疗。

4.晶状体异位

56%患者有晶状体异位。

5.斜视

比较多见,患者常有屈光不正,多为远视,应当检查屈光不正,提高视力。

6.眼球震颤

眼球震颤是继发于黄斑发育不良。

本病患者可伴有全身异常如骨骼畸形,颜面发育不良、泌尿系统先天异常、发育迟缓及Wilms肿瘤。Wilms肿瘤是肾脏恶性肿瘤,常染色体显性遗传,有人报告Wilms肿瘤患者1%有无虹膜病。更易发生于散发性先天无虹膜者。

(二)治疗

无特殊疗法,防止强光刺激可带黑镜。应当注意并发症以便及时治疗如青光眼等。

二、虹膜缺损

虹膜缺损有两种,一种是先天性葡萄膜缺损,在胚裂区从脉络膜到虹膜缺损,由先天胚裂闭锁不全所致。另一种是在胚裂封闭以后发生的缺损称为单纯性虹膜缺损,病因不明,与视杯发育过程中切迹有关,由于中胚叶的机械性阻塞或外胚叶生长的原发性发育异常及晶状体纤维血管膜异常生长使视杯在此处不能向前生长而形成虹膜缺损。虹膜整个节段缺损直至睫状体缘者称为全部性缺损,否则为部分性缺损,部分性缺损可表现为瞳孔缘的切迹、虹膜孔洞和虹膜根部缺损。如果缺损累及虹膜组织的全厚层,称为完全性虹膜缺损;仅累及外胚叶或中胚叶部分者称为不全性虹膜缺损。

(一)先天性典型虹膜缺损

先天性典型虹膜缺损是位于虹膜下方为完全性虹膜缺损。瞳孔向下伸展到角膜缘,并且越向下伸展越变窄,形成尖向下的梨形瞳孔;瞳孔上缘略向下移位,瞳孔缘的边缘色素缘和瞳孔括约肌一直由瞳孔缘沿缺损部延续到角膜缘。这是与手术造成的虹膜缺损的主要区别点。本病常伴有其他眼部先天畸形如脉络膜缺损,而使视力减退。

(二)单纯性虹膜缺损

单纯性虹膜缺损为不合并其他葡萄膜缺损的虹膜缺损。

(1)完全性虹膜缺损:有三种类型。①切迹样缺损,比较多见,常发生于虹膜下方典型性缺损的位置,为轻度完全性缺损。②虹膜孔型,单一虹膜孔比较多见,在瞳孔开大时被动地关闭,瞳孔缩小时张开。③虹膜周边缺损,瞳孔正常。缺损的虹膜孔较小,呈圆形、裂隙状或三角形。

(2)不完全性虹膜缺损:也有三种类型。①虹膜基质和色素上皮缺损,但有虹膜-瞳孔板层结构残余称为桥形缺损,有丝网状薄膜组织架于虹膜缺损处。或在缺损处有粗大条索。②虹膜基质缺失而色素上皮存在,称为虹膜小窝,为虹膜隐窝中的两层中胚叶组织完全缺如,小窝底部为黑色素上皮。③虹膜色素层缺损,在虹膜实质发育不全处用检眼镜能看到眼底红光反应。

三、瞳孔残膜

胚胎时晶状体被血管膜包围,到胚胎7个月时该膜完全被吸收消失。但有时在出生后晶状体前囊上残存一部分称为瞳孔残膜。

(一)临床表现

瞳孔残膜颜色与虹膜色相同,主要有丝状和膜状两种。前者一端连在虹膜小环部,另一端连到瞳孔区晶状体前表面或角膜后壁。这一点与炎症后粘连不同;膜状者起于虹膜小环部,占据部分瞳孔。瞳孔膜残留一般不影响瞳孔运动,除致密的膜外,一般不引起视力障碍。

(二)治疗

影响视力的厚瞳孔膜需要手术或激光治疗。

四、脉络膜缺损

脉络膜缺损是指脉络膜有局部缺损,为比较常见的先天性眼底异常。典型的脉络膜缺损是由于眼泡胚裂闭锁不全,脉络膜发育不良,致使脉络膜和 RPE 完全缺损,可有遗传性。非典型脉络膜缺损的病因和性质尚无统一的意见,一般认为可能是外胚叶或中胚叶发育异常;子宫内期脉络膜炎症也可能与之有关。

(一)临床表现

1.典型脉络膜缺损

多为双眼,也可有单眼,往往合并其他眼部异常,导致视力不佳。缺损位于视盘下方,与其下缘之间有一宽窄不等的正常区;有的患者其上方也可包括视盘在内,下方边缘直达眼底周边部。缺损的面积大小不一,一般大于数 PD,大者可超过一个象限。视野检查可见与缺损一致的扇形缺损。缺损区无脉络膜,通过菲薄的视网膜可见巩膜,显示白色或灰白色,在缺损区有时可见色素或少许脉络膜血管。缺损的边缘齐整清楚,其周边部有色素。有时缺损区凹陷,视网膜血管进入凹陷区时向下弯曲,称为膨出性脉络膜缺损。脉络膜大缺损表面可有横条色素带分隔成数区,或者在视盘下方有孤立的一个或数个缺损,排列成行,大小不等,呈不规则圆形或横椭圆形称为桥形脉络膜缺损。在脉络膜缺损处的视网膜常有萎缩变性,有时由裂孔或组织牵引而引起视网膜脱离,由于没有正常眼底颜色作为背景,很难发现视网膜破孔和视网膜脱离,需要仔细检查眼底。有人认为脉络膜缺损处如有出血斑时,裂孔往往在其附近。

脉络膜缺损常伴有其他先天异常如小眼球、虹膜、视神经、晶状体缺损及黄斑部发育异常,因而视力不良,并可伴有斜视和眼球震颤。

2.非典型脉络膜缺损

较少见,多为单眼。缺损可位于眼底任何部位,发生于黄斑者称为黄斑部缺损,中心视力丧失,这是最多见的非典型脉络膜缺损,缺损部的表现与典型者相似,巩膜暴露为灰白色并有色素沉着;非典型脉络膜缺损需要与陈旧性脉络膜病灶相区别,后者形状不一,边缘不整齐,往往不是单一的,萎缩区有瘢痕组织和大量色素增生,不伴有其他先天异常。

(二)治疗

无特殊疗法。并发视网膜脱离者考虑手术治疗,应注意封闭脉络膜缺损的边缘部,脉络膜缺损范围较大,后部边缘部不易封闭,故治疗效果较差。

现有激光治疗和玻璃体视网膜手术治疗方法。

1.激光治疗

根据破孔和视网膜脱离不同考虑不同措施:①如果缺损区有破孔尚无视网膜脱离,或有脱离仅限于缺损区可考虑激光封闭缺损边缘。②如果脱离已波及缺损区外,可先试行保守治疗促进视网膜下液吸收,以利激光照射;如果不能吸收可先放水,视网膜复位后再激光照射。③如果发病时间较长,脱离范围较广而高,卧床后不恢复,玻璃体有浓缩现象,术中一般需要放水,巩膜折叠部置入填充物,手术不易达到的缺损区近视盘边缘,在视网膜复位后可补充激光治疗。

2.玻璃体视网膜手术

如果脉络膜缺损处的视网膜破孔不易发现或有严重的增殖性玻璃体视网膜病变可考虑玻璃

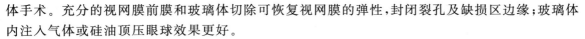

体手术。充分的视网膜前膜和玻璃体切除可恢复视网膜的弹性,封闭裂孔及缺损区边缘;玻璃体内注入气体或硅油顶压眼球效果更好。

（徐　霞）

第二节　葡萄膜退行性改变

一、虹膜角膜内皮综合征

Harm 首先描述一种涉及虹膜萎缩和青光眼的疾病,称为原发性进行性虹膜萎缩。以后 Chandler 报告一种虹膜萎缩伴有角膜营养不良,临床表现有角膜水肿和青光眼称为 Chandler 综合征。Cogan-Reese 又报告单眼青光眼患者虹膜上有很多结节样虹膜痣,认为与 Chandler 综合征很相似。Schield 认为以上三种类型是同一性质疾病。因为有的患者开始是 Chandler 综合征,以后发生虹膜萎缩孔,并发现原发性进行性虹膜萎缩也可有虹膜结节。Yanoff 明确提出将三者总称为虹膜角膜内皮综合征(iridocorneal endothe lial syndrome,ICE)。

(一)病因和发病机制

1.炎症或血管学说

现已证明本病虹膜血管有不同程度闭塞,但其改变的原因不明,可能是先天性,也可能是由某种因素所致。

2.Campbell 膜学说

Campbell 根据临床观察和组织病理提出原发性虹膜萎缩是由角膜内皮细胞异常开始的,产生一层由单层内皮细胞和后弹力膜样组织的膜。这种膜伸展越过前房角到虹膜表面。由于膜的牵引可引起虹膜周边前粘连和瞳孔向粘连处移位变形,以及引起虹膜萎缩、虹膜孔形成。另外,可能继发于虹膜缺血而引起溶解性孔。由于膜影响角膜内皮功能而引起角膜水肿;由于虹膜前粘连及膜的阻塞房角而引起青光眼。

(二)临床表现

1.原发性进行性虹膜萎缩

多为单侧,好发于青年或成年女性。病变在不知不觉中进展,无自觉症状,直到数年后眼压高才被发现。开始瞳孔有偏中心改变,随着病情的进展,逐渐向周边部移位,萎缩加重,进而色素上皮松解消失,发生虹膜穿孔,形成假性多瞳症。裂孔变大或相融合而形成巨大裂孔,虹膜大部消失。严重者仅遗留实质层条索;轻者组织疏松,颜色变浅。大多数患者都有前粘连。初起时呈细小锥形,基底逐渐变大,向角膜边缘部进展。瞳孔常向虹膜前粘连处移位,有时虹膜被牵引向前,离开晶状体,这种牵引更促进虹膜孔的形成。

2.Chandler 综合征

角膜后壁有特殊的细小斑点状、滴状改变,常伴有角膜水肿,异常的内皮细胞覆盖在角膜后面、小梁网和虹膜表面。裂隙灯显微镜下呈弥漫的角膜内皮点彩样改变或呈细小金箔样斑点。角膜内皮镜下内皮畸形、多形态,并有无内皮细胞的暗区,有轻度虹膜萎缩,仅限于虹膜实质表层弥漫萎缩,不形成孔;也可有虹膜前粘连,程度不等,从针尖大到较宽的前粘连;中等眼压升高。

本病对探讨单眼青光眼原因很重要。对每个单眼青光眼患者都应详细检查角膜后壁。

3.虹膜痣(Cogan-Reese 综合征)

Cogan 首先报告单眼青光眼患者虹膜上有较多的结节样突起,角膜内皮营养不良和角膜水肿,有不同程度的虹膜萎缩,有时也有虹膜前粘连,但虹膜很少穿孔有虹膜色素性小结节或弥漫性色素病变,初起时表现为少量细小淡黑色或黄色结节,以后结节逐渐变大为棕黑色或暗棕色有蒂的结节。眼压正常或稍高。

(三)诊断与鉴别诊断

1.诊断

根据临床表现。

2.鉴别诊断

(1)角膜内皮异常的鉴别疾病:①Fuchs 角膜内皮营养不良症,多为双眼,角膜内皮异常,但无虹膜萎缩和虹膜前粘连。②角膜后多形性营养不良症,角膜后壁可见成串的小泡,有时在后弹力膜可见赘生物,但本病为双侧性,有家族史。

(2)虹膜萎缩的鉴别疾病:①先天性虹膜实质发育不良,自幼房角发育不良,有青光眼和虹膜异常,瞳孔括约肌色浅,多不进展。常染色体显性遗传。②Rieger 综合征,有广泛的周边前粘连,瞳孔移位和虹膜孔。全身表现为先天性缺齿,上颌发育不良。有家族史。

(3)虹膜结节和色素性改变的鉴别疾病:①神经纤维瘤,虹膜常有大小不同的结节和色素沉着,为双侧性。②虹膜恶性色素瘤,病变较大并多发。

(四)治疗

主要针对角膜水肿和继发性青光眼治疗。如药物不能控制眼压,需进行手术治疗,以滤过性手术为主;对严重角膜水肿可考虑穿透性角膜移植术。

二、回旋形脉络膜萎缩

(一)病因和发病机制

回旋形脉络膜萎缩为脉络膜、视网膜进行性萎缩性疾病,有遗传性,1/3 患者有双亲血族联姻,多为常染色体隐性遗传,常伴有脑、肌肉异常改变。Kakki 认为本病与高鸟氨酸血症有关。这是由于鸟氨酸酮转氨酶(orthine ketoacid transminase,OKT)的活性不足或缺乏所致。又有研究提出牛眼视网膜之鸟氨酸转化为脯氨酸主要是由于 OKT 的作用。可能导致脉络膜视网膜内脯氨酸缺乏而引起眼底改变。眼部改变是全身代谢障碍的一部分。

(二)临床表现

多见于 20~30 岁,男女均可患病,病程缓慢,常累及数人。早期有夜盲,视力逐渐减退,视野收缩,当病变累及黄斑时,视力极度低下,甚至仅剩光感。ERG 低于正常,最后消失,EOG 异常。眼底表现颇为特殊,即开始在赤道部有萎缩,常呈不规则圆形、多角形、扇贝形和各种奇形改变,在病变之间眼底正常。病变区的脉络膜毛细血管和色素上皮完全消失,可见脉络膜大血管和视网膜色素紊乱。随着病程进展,萎缩区由周边向后极扩展,常形成一环形带,因而出现环形暗点,极周边的眼底正常。随后萎缩区又进一步向视盘及周边部扩大,仅黄斑因有致密的脉络膜毛细血管丛得以长时间保持正常,但最后也发生萎缩,全眼底呈黄白色,散布有小色素斑,周边部更致密,有时呈天鹅绒样棕色色素增生,视网膜血管变细,视盘色变浅,常伴有白内障。

（三）治疗

随着本病的生物化学的研究,对以往认为无法治疗的本病提出下列治疗方案。

1.增加剩余酶的活力

应用高水平的辅助因子。这种物质在酶的降解方面是一种辅助因子也是对 OKT 的辅助因子,是食物维生素 B_6 的活动型。因此提出以维生素 B_6 治疗以增加残余酶的活力,可以减少血内鸟氨酸,每天维生素 B_6 300~700 mg,1 周内血浆鸟氨酸水平下降 45%~50%。

2.限制鸟氨酸的先驱物

主要限制精氨酸,因为精氨酸是来自蛋白因而应采取低蛋白饮食。但这种方法也不是没有危险的。

3.调整缺乏的物质

血浆内鸟氨酸升高,血浆中赖氨酸、谷氨酸和肌酸要减少,因此需要补充肌酸、赖氨酸。OKT 活性下降,视网膜脉络膜内脯氨酸缺乏,更应补给脯氨酸,每天服用 2~3 g。也可用赖氨酸每天 2.5~5.0 g,以降低血浆内的鸟氨酸。

三、原发性脉络膜硬化

（一）病因

原发性脉络膜硬化是一种在脉络膜发生的弥漫性或局限性变性改变并伴有视网膜变性和色素性改变,有家族史和不同的遗传形式,多见于老年人,但不常伴有全身性动脉硬化和脉络膜血管硬化,而是眼底如同大脉络膜血管的硬化表现,这是由于血管周围组织、毛细血管消失和 RPE 变薄的萎缩背景下脉络膜大血管明显暴露出来,有三种类型。

（二）临床表现

1.弥漫性脉络膜硬化

弥漫性脉络膜硬化是少见类型,常侵及全眼底。往往为常染色体显性遗传,也有隐性或性连锁遗传者。近年来生化研究结果表明本病为光感受器的某些遗传生物学改变,主要异常改变为环磷酸腺苷(cAMP)浓度升高,光感受器间维生素 A 结合黏蛋白(IRBP)减少。本病发病较晚,一般中年期起病,但也有发生于青年者,到 40 岁时形成广泛脉络膜视网膜萎缩。有进行性视力减退、夜盲及视野收缩,可发生环形暗点,常呈管状。病种进展缓慢,最后视力可仅为手动。眼底早期有水肿和色素及小的奶油状色素斑,随着年龄的增长,病变由视盘或黄斑附近开始,以后逐渐扩展,到 60 岁全眼底被侵犯,呈弥漫性萎缩豹斑状,后极部更明显。由于视网膜色素上皮萎缩,脉络膜毛细血管消失,透露出硬化的脉络膜大血管,其中有些已闭锁呈白色索条状;有的在灰白色血管中尚有细窄的血管柱,在血管明显硬化的脉络膜萎缩区往往露出白色巩膜。视盘呈蜡黄色,视网膜血管变细,眼底常伴有散在的色素斑。也可有色觉异常,ERG 低于正常,最后消失,EOG 明显异常,有不典型暗适应改变。

2.视盘旁和中心性脉络膜硬化

多为常染色体隐性遗传。病变开始于视盘周围,相当于视盘附近的血管环的小分支受累,使视盘周围的脉络膜发生萎缩,病变区边界不清,病变扩展的程度不同,有时很广泛,可累及黄斑部和后极部;有时很轻微如同老年晕。暗适应受影响,但无完全性夜盲。

3.中心性晕轮性脉络膜萎缩

本病仅限于黄斑部,多为双侧性,有家族史,最早可在 15 岁发病,黄斑部有渗出和水肿,到

20～30岁眼底改变明显,50岁以后黄斑部出现圆形、椭圆形,境界清楚2～4PD的局限性萎缩区,其中 RPE 和脉络膜毛细血管消失,仅有的脉络膜大血管也变细,偶有闭锁呈亮的白条状。荧光血管造影脉络膜大血管边缘部由于色素脱失表现为强荧光。视网膜血管正常。有绝对性中心暗点,周边视野正常,无夜盲。

(三)诊断与鉴别诊断

根据双眼对称性改变,有家族史及眼底特殊性改变,多能作出诊断。病变广泛者如弥漫性萎缩应与视网膜色素变性和其他视网膜变性疾病区别;中心部的萎缩应与老年性黄斑变性和后极部炎症病变鉴别。本病无特殊疗法。

四、无脉络膜症

(一)病因和发病机制

无脉络膜症是遗传性进行性脉络膜视网膜变性,为一种中间性连锁的遗传病。男性病变典型、严重且为进行性;女性病变轻且不进展,视力很少减退。疾病通过女性传递给后代,为一种进行性毯层脉络膜营养不良。

(二)临床表现

本病为双侧性。男性患者自觉症状明显,5～10岁开始有夜盲,视力、视野逐渐有改变,晚期完全失明。眼底改变男性明显,多在儿童时期即出现周边部椒盐状视网膜色素上皮退行性改变,并有散在的色素斑点。病变进展,脉络膜血管及色素上皮萎缩,出现小区域的脉络膜大血管暴露。这种改变从周边部向后极部发展。随着年龄的增长脉络膜血管逐渐消失,一般在50岁之后几乎全部色素上皮被破坏,脉络膜萎缩,血管消失以致巩膜暴露,最后眼底为均匀一致的白色反光,仅在中央区有限界不清的淡棕红色或眼底周边有岛状淡红色区能残留一段时间。视网膜动脉变细,视神经乳头晚期萎缩;玻璃体可发生液化,有点状、纤维状浑浊或灰白胆固醇样结晶及细小棕色素点。

女性携带者的眼底表现与男性患者年轻时的早期改变相似,眼底周边有椒盐状萎缩,也可见色素斑,但病变多不进展。男性患者有色盲,ERG、EOG 晚期都明显异常。女性视功能多为正常,偶尔有异常也比男性患者为轻。

(三)诊断与鉴别诊断

根据家族发病史、典型眼底改变及电生理检查,可以作出诊断。应与视网膜色素变性相鉴别,特别是非典型患者与本病中期改变有相似之处,应当注意。另外应与严重的脉络膜硬化相区别。本病目前尚无特殊疗法。

（徐　红）

第三节　感染性葡萄膜炎

感染性葡萄膜炎有各种原因,很多病原体可引起葡萄膜炎,现将常见者介绍如下。

一、眼内炎

眼内炎是严重眼病。仅前节感染称为化脓性虹膜睫状体炎。炎症波及视网膜、脉络膜和玻

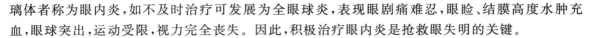

璃体者称为眼内炎,如不及时治疗可发展为全眼球炎,表现眼剧痛难忍,眼睑、结膜高度水肿充血,眼球突出,运动受限,视力完全丧失。因此,积极治疗眼内炎是抢救眼失明的关键。

(一)病因和发病机制

1.外因性眼内炎

外因性眼内炎是病原体由外界直接进入眼内,如眼球穿通伤、内眼手术及角膜溃疡穿孔等。手术后感染多由于使用污染的敷料、药液和手术的植入物如人工晶状体、视网膜脱离手术时的环扎物等。伤口愈合不良、眼组织嵌顿更有危险性。手术晚期感染多由于抗青光眼手术渗漏泡感染引起。外因性眼内炎以细菌感染为多见,如革兰阳性菌,依次为白色葡萄球菌、金黄色葡萄球菌、链球菌;革兰阴性杆菌如铜绿假单胞菌较为常见。外因性真菌性眼内炎比细菌性为少见,多由念珠菌感染。

2.内因性眼内炎

病原体是通过血流进入眼内或称转移性眼炎。病菌来自眼外感染病灶或败血症,从视网膜血管经内界膜进入玻璃体;致病因子也可来自睫状体平坦部血管,先引起晶状体后间隙和前玻璃体浑浊。内因性感染与某些特殊因素有关,如血液透析、静脉补充营养、或曾用过免疫抑制剂等,年老体弱及重病患者更易患病。真菌性内因性眼内炎比细菌性多见。病原体以白色念珠菌为多见,其次是曲霉菌。细菌性内因性眼内炎较为少见,可能是由于对细菌性感染容易及时控制,不致累及眼球,按常见的细菌是金黄色葡萄球菌、链球菌、肺炎双球菌等。

(二)临床表现

1.细菌性外因性眼内炎

发病急,多在伤后 24~48 小时患眼突然疼痛,视力减退,刺激症状加强,结膜充血,分泌物增多,角膜水肿浑浊,前房絮状渗出,迅速前房积脓,光感不确,不及时治疗可发展为全眼球炎。

2.真菌性外因性眼内炎

潜伏期比细菌性为长,一般为数周,病程进展缓慢,早期症状轻,前玻璃体有局限性绒毛状渗出,严重者前房积脓;玻璃体浑浊加重有灰白色絮状渗出,一般视网膜受累较晚,视力可保持较长时间。

3.真菌性内因性眼内炎

发病隐匿,进展缓慢。白色念珠菌败血症所致的眼内炎往往在全身症状出现后 5~12 周发生眼病。视力逐渐减退,无明显疼痛,早期表现为轻度虹膜睫状体炎,多为双眼,很少有前房积脓,玻璃体常有灰白色浑浊,眼底有白色局限性或散在絮状渗出物。最后发生前房积脓,严重者角膜浸润穿孔,眼球被破坏。

4.细菌性内因性眼内炎

一般细菌性眼内炎没有全身症状,一旦出现症状说明是一种毒力较强的内源性细菌感染。疾病往往开始于眼底后极部,影响视力,表现为视网膜炎症,视网膜静脉周围有白色渗出,视网膜静脉伴白鞘,也可见视网膜浅层出血视盘水肿及玻璃体浑浊,也可发生前葡萄膜炎。

(三)诊断与鉴别诊断

1.诊断

可根据以下几点。

(1)根据病史:如眼球穿通伤、内眼手术和全身性疾病病史及是否存在感染病灶。

(2)临床表现:外因性症状重,多为细菌性。有以下情况应怀疑真菌性感染:①手术或外伤后有迟发的眼内炎症。②外眼炎症相对安静,而眼内炎症明显者。③前房或玻璃体有局限性炎症渗出团。

(3)微生物检查:除早期进行结膜囊分泌物涂片及细菌培养外,要及时采取前房液或玻璃体液检查,后者较前者阳性率高。

2.鉴别诊断

(1)外伤或手术后无菌性炎症:多发生于外伤或手术后5～10天,症状轻,很少有角膜水肿,很快好转。

(2)晶状体过敏性眼内炎:也可发生前房积脓,多见于过熟性白内障或白内障囊外摘除术后。

(3)眼内异物引起的眼内炎:如木质和铜质眼内异物,特别钝铜可引起无菌性化脓性炎症。

(四)治疗

最理想的治疗是针对已明确的病原体,但早期只能根据临床表现和涂片检查的初步结果立刻进行广谱抗生素治疗。

1.全身和局部应用广谱抗生素

眼内炎主要是抗病菌治疗。病原体未确定以前应立刻采用强有力的眼内通透性强的广谱抗菌剂。以静脉注射效果好,细菌性眼内炎多用第三代头孢霉素、新青霉素和庆大霉素,对球菌和杆菌都有效。真菌性眼内炎特别有效药物不多,过去认为两性霉素B与氟胞霉素联合使用较为有效,但前者全身应用毒性大,眼内通透性不佳,必须慎用。目前认为氟康唑是真菌性眼内炎的首选药物,眼内通透性强,不良反应低。先静脉滴注以后改为口服。

2.皮质激素

非真菌性感染在充分、强有力的抗生素治疗12～24小时后可行球后注射,氟美松2.5～5.0 mg;全身用泼尼松30～60 mg 7～10天,以后在短期(10天左右)内迅速减量至停药;全身激素停用后局部继续使用,球后注射每天或隔天一次,根据病情停用。

3.玻璃体内药物注射

在采用眼内液检查的同时,向前房内或玻璃体内注射抗生素。一般全量为0.2～0.3 mL,并可同时注入氟美松0.35 mg。最后根据眼液培养和药物敏感试验结果进行更有效的治疗。

4.玻璃体切除术

经各种治疗后病情继续恶化者,则应考虑玻璃体切除术。以清除玻璃体内大量微生物,并可抽取玻璃体液进行病原体检查和药物敏感试验,同时向玻璃体内注入药物,在以下情况下可考虑此种手术:①眼内炎合并前房积脓、结膜水肿,大量抗生素治疗6～12小时后病情仍继续恶化者。②超声波检查确定玻璃体内存在脓肿者。③炎症仅限于眼内,玻璃体浑浊视力下降严重者。④怀疑为真菌性眼内炎经药物治疗无效者。

二、结核性葡萄膜炎

自从多种抗结核药物问世以来,结核性葡萄膜炎虽然有所减少,但结核在内因性葡萄膜炎中仍占重要位置。

(一)病因和发病机制

结核杆菌不仅直接侵犯葡萄膜组织,并可由于机体对结核杆菌的超敏反应而发生肉芽肿性炎症。其发病决定于宿主对细菌的抵抗力和免疫力与过敏之间的平衡,即疾病程度与细菌量、毒力、过敏程度成正比,而与机体的抵抗力成反比。

（二）临床表现

1.结核性前葡萄膜炎

（1）粟粒型结核：慢性粟粒型结核常发生于菌力弱，免疫力强的患者。发病缓慢，虹膜有结节1～3 mm，为圆形灰黄色；急性粟粒型结核是由菌血症引起，常伴有严重全身症状，刺激症状强，预后不佳。

（2）团球型结核：病变进展缓慢，最初在虹膜或睫状体有灰黄色结节，逐渐增大相融合形成较大的肉芽肿性病变。有时有浆液性纤维素性渗出、出血和干酪样前房积脓。前房角受累时可引起继发性青光眼。

（3）弥漫性过敏性前葡萄膜炎：较为多见，急性者好发于青年人，发病快，有羊脂样 KP 和虹膜 Koeppe 结节，易形成虹膜后粘连，也可表现为非肉芽肿性前葡萄膜炎；慢性炎症多发生于中年人，有较多大小不等的羊脂样 KP，进展缓慢，预后不佳。

2.结核性脉络膜炎

（1）急性粟粒型结核：多发生于急性粟粒型结核患者，更多见于结核性脑膜炎患者，为双眼。眼底可见圆形大小不等的黄白色斑，1/6～1/2PD，边界不清，多位于后极部。颅内压高者可发生视盘水肿。

（2）慢性粟粒型结核：患者多为青壮年。眼底表现为播散性脉络膜结核结节。新鲜病灶为圆形或椭圆形黄白色或黄色渗出斑，为 1/3～1/2PD 同时也可见边界较清楚有色素沉着的萎缩斑。

（3）团球状结核：为大的坏死性肉芽肿性病变，其附近有渗出和出血，并可发生视网膜脱离。最后形成大片脉络膜视网膜萎缩斑；严重者引起全眼球炎或穿破巩膜而成眼球萎缩。

（4）弥漫性过敏性葡萄膜炎：为非特异性炎症，青年患者多为急性成形性炎症；老年人多为慢性复发性炎症。眼底有黄白色病灶，视网膜血管伴白线，玻璃体浑浊，常伴发前葡萄膜炎。

（三）诊断与鉴别诊断

1.诊断

（1）详细询问结核病史和结核接触史。

（2）临床表现：前、后节有肉芽肿性病变。

（3）检查结核病灶：胸部 X 光透视、OT 或 PPD 试验、血沉等。

（4）诊断性治疗：对可疑患者进行抗结核治疗 2 周，病情改进者，结核性的可能性大。

2.鉴别诊断

（1）前节结核性炎症：应除外结节病、梅毒等其他肉芽肿性葡萄膜炎。

（2）脉络膜团球结核应与肿瘤鉴别，前者反应强，有出血和渗出。

（四）治疗

1.局部治疗

滴用链霉素（0.5%）或利福平（0.1%）。结膜下注射前者 50 mg，后者 1～5 mg。其他同一般葡萄膜炎。

2.全身治疗

抗结核药物主要有以下几种。①异烟肼（雷米封）：每片 100 mg 每天 3 次或每早 300 mg 顿服。并服维生素 B₆ 每天 25 mg。异烟肼主要不良反应有末梢神经炎，严重者影响肝肾功能。②乙胺丁醇：每片 0.25 g，开始时 25 mg/kg 分 2～3 次服。8 周后减为每天 15 mg/kg。主要不良反应有视神经炎,严重者影响肝肾功能。③链霉素:每天 0.75~1.00 g 分 2 次肌内注射或每周给药 2 或 3 次。主要不良反应是听神经损害。④对氨基水杨酸钠(PAS-Na):配合异烟肼、链霉素以增强疗效。每片 0.5 g,每次 2~3 g,每天 3 次。有胃肠道和过敏不良反应。

为避免耐药性,一般需要 2 种或 3 种药物联合使用。如果确诊为感染性如粟粒性或团球性结核则应采用异烟肼+链霉素+PAS-Na(或乙胺丁醇或利福平),病情好转可联合用两种药物;过敏性者用异烟肼和/或利福平治疗;对可疑性结核者可单独使用异烟肼。对感染性者应持续用药至少 1 年以防止细菌再反复。对炎症反应特别强者在强抗结核治疗下可考虑应用皮质激素以防止眼组织严重被破坏。一般每早 7~8 时用 40~60 mg。这也仅为抢救将要丧失视力者。而且也要考虑全身情况权衡利弊慎用。

三、麻风性葡萄膜炎

麻风病是嗜酸性麻风分枝杆菌感染的慢性病。可侵犯神经和皮肤,引起广泛的临床表现。主要有三种类型即瘤型、结核型和中间型。瘤型者多侵犯眼部。据统计 20%~50%患者有眼病,除眼睑、角膜病外还可引起葡萄膜炎。

(一)病因和发病机制

1.感染因素

感染因素是由于麻风杆菌血行扩散,直接侵袭眼组织或支配眼及其附属器的神经。

2.免疫因素

由于机体对麻风杆菌的超敏反应,引起各类型改变。细胞免疫功能低下者容易引起瘤型麻风,眼病多见于此型。

(二)临床表现

1.慢性结节型(瘤型)虹膜睫状体炎

慢性结节型(瘤型)虹膜睫状体炎为最多见的类型,多发生于疾病的晚期,双眼缓慢发病。有白色细小 KP,也可见羊脂 KP。典型表现是虹膜有珍珠样白色麻风珠,这种散在发亮的细小白色小结节,多为感染病灶,开始少量,最后散布在全虹膜表面;也可融合形成较大的麻风瘤,其中含有白细胞和活的麻风杆菌。数月后结节消失或遗留小萎缩斑;麻风瘤也可发生在虹膜组织深层,表现为细密的奶油黄色病变,逐渐变大可突出于虹膜表面,也可进入前房。愈后遗留局限性虹膜萎缩斑。严重者炎症蔓延到全葡萄膜,最后眼球萎缩。

2.急性弥漫性成形性虹膜睫状体炎

此型少见,与一般非特异性前葡萄膜炎相似,可能是对病原体的迟发型免疫反应。

3.孤立的麻风瘤

较少见。可能是麻风瘤的扩展。往往由睫状体开始,出现在前房角,常伴有角膜实质炎,逐渐蔓延到虹膜、脉络膜和巩膜,最后眼球被破坏。

4.周边部麻风性脉络膜炎

单眼或双眼发病,表现为孤立的蜡样高反光性病变,很像瘢痕样改变,周围伴有色素;并伴有视网膜血管炎。

5.播散性脉络膜炎

更少见,为非特异性渗出性炎症,有较大病灶,见于麻风病晚期。

(三)诊断与鉴别诊断

(1)根据全身临床表现和皮肤活检。

(2)鉴别诊断:粟粒性结核和梅毒性病变。

(四)治疗

1.局部治疗

同结核性前葡萄膜炎。

2.全身治疗

主要针对病因。全身药物有氨苯砜、苯丙砜及利福平等。最常用者为氨苯砜第一周12.5 mg每天2次,渐增至50 mg每天2次。本药毒性较大有蓄积作用,应连服6天停1天,连续3个月停2周为1个疗程。此外还可用利福平每天600 mg分服。眼病用药要根据情况。如果全身性疾病已治愈,虹膜没有麻风结节,轻的虹膜睫状体炎也可只用一般的治疗方法。

四、梅毒性葡萄膜炎

梅毒性葡萄膜炎解放后国内极为少见,但目前仍应给予重视。

(一)病因和发病机制

1.获得性梅毒

获得性梅毒是由梅毒螺旋体经性接触传染的。螺旋体自皮肤、黏膜侵入人体,局部繁殖发病,经血液向全身播散引起各器官疾病。眼部主要侵犯角膜、葡萄膜和视神经。

2.先天性梅毒

先天性梅毒是由孕妇感染梅毒通过脐带或血流侵及胎儿或分娩时由产道感染。葡萄膜炎是由梅毒病原体直接感染或由免疫因素引起。

(二)临床表现

梅毒的全身表现后天和先天各期不同。获得性梅毒的一期为感染后2~4周出现下疳,多发生于其生殖器先有丘疹,后形成硬结;二期为感染后7~10周,全身淋巴结肿大,由于菌血症而引起皮肤、黏膜、眼、鼻等损害。先天梅毒多为早产,出生后3周才出现皮肤、黏膜改变,淋巴结和肝、脾大。晚期梅毒多在5~8岁出现眼、牙、骨骼、皮肤、神经症状。

1.获得性梅毒性葡萄膜炎

(1)虹膜蔷薇疹:是眼梅毒的最早表现,发生于二期梅毒早期,是虹膜表面血管祥充血,出现快,持续数天消失。并有复发性蔷薇疹,常伴有渗出和虹膜后粘连。

(2)梅毒性虹膜睫状体炎:有各种类型。①梅毒二期虹膜睫状体炎:为急性,有皮疹。②梅毒三期虹膜睫状体炎:发生于下疳后十余年,易再发,预后不佳。③Jarish-Herxheimer反应:发生于抗梅毒治疗注射后24~48小时,为急性炎症,是由于治疗中大量螺旋体死亡,产生内毒素所致。④复发性虹膜睫状体炎:是由于治疗不当,在停止治疗4~6个月后发生,常伴有黏膜、皮肤反应。严重者可引起失明。

(3)梅毒性脉络膜视网膜炎:有各种类型。有弥漫性是发生于感染后早期,眼底广泛发灰经治疗可消失或遗留斑点状浅层萎缩,播散性者为最多见。发生于晚二期梅毒,玻璃体浑浊,灰黄色病灶数个或多个;陈旧病变有色素增生,有时形成骨小体样色素性病变,如同视网膜色素变性样改变。

(4)梅毒瘤:梅毒结节性浸润相融合形成肉芽肿性肿块。一种是丘疹为多发病变位于虹膜呈黄色,数天或数周消失;另一种为梅毒树胶肿为棕黄色,发生于三期梅毒,最后坏死,发生严重的虹膜睫状体炎。

2.先天性梅毒性葡萄膜炎

(1)急性虹膜睫状体炎:发生于胎内或生后半年以内,为急性纤维素性炎症,常发生虹膜后粘连等各种严重并发症。

(2)脉络膜视网膜炎:较多见,常发生于出生前,全眼底色素紊乱,呈椒盐样改变,常伴有视神经萎缩。

(三)诊断与鉴别诊断

1.诊断

根据临床表现,冶游史和父母亲性病史;病灶、房水、玻璃体取材检查螺旋体;血清学检查有助诊断。

2.鉴别诊断

(1)其他原因前葡萄膜炎:如风湿性炎症。

(2)其他肉芽肿性炎症:如结核、结节病等。

(3)眼底色素性改变:应与视网膜色素变性等区别。

(四)治疗

1.局部治疗

同一般葡萄膜炎。

2.全身抗梅毒治疗

一般用青霉素每天静脉滴注 1 200～2 400 万 U,至少 10 天,以后改用苄星青霉素 240 万 U,每周一次肌内注射,连续 3 周。先天性梅毒肌内注射苄星青霉素 5 万 U/kg 每天一次或青霉素 G 每天2.5 万 U/kg,连续 10 天。

五、钩端螺旋体病性葡萄膜炎

钩端螺旋体病是一种流行性急性传染病。我国南方较为多见,可引起葡萄膜炎。

(一)病因和发病机制

病原体为一种黄疸出血性钩端螺旋体。葡萄膜炎的发病可能是由于血行病原体的感染,也可能是对病原体的超敏反应或由于毒素作用。

(二)临床表现

1.全身表现

主要症状为发热、肌肉疼痛,严重者有出血倾向、黄疸、肝肾衰竭;轻者仅为感冒症状,诊断困难。

2.眼部表现

眼部发病在全身急性症状出现的末期,更多见于全身症状消退后数周,多双眼,前后节发病,有不同类型。

(1)轻型前葡萄膜炎:此型多见。发病急,有轻度睫状充血,细小 KP 和前房浮游物,虹膜轻度充血及轻度后粘连,治疗效果良好。

(2)重度全葡萄膜炎:有急慢两种类型。急性者:大量细小 KP,前房大量纤维素性渗出,并可出现前房积脓,玻璃体浑浊,视盘模糊不清,黄斑部水肿,周边视网膜血管旁有渗出。慢性者起病缓慢,有羊脂KP,致密的虹膜后粘连和膜状玻璃体浑浊,眼底看不清,发生脉络膜视网膜炎,黄斑部水肿,视网膜有渗出和出血,周边血管伴白线,常迁延不愈。

(3)后部葡萄膜炎:前节正常,后玻璃体浑浊,视网膜水肿,有圆形不规则灰白色或灰黄色局限性渗出,视盘水肿。一般1～3个月恢复。

(三)诊断与鉴别诊断

1.诊断

注意全身性疾病病史。血清试验有补体结合试验和凝集试验,阳性率可持续数月至数年。并可从血、尿分离出病原体。

2.鉴别诊断

血清检查与Lyme病和梅毒鉴别。

(四)治疗

早期用大量青霉素治疗,病情严重者在抗病原体治疗后可考虑加用皮质激素治疗,以免眼组织遭受严重破坏。

六、Lyme病性葡萄膜炎

本病是一种由蜱为媒介的螺旋体传染的多系统疾病。常侵犯皮肤、关节、神经、心脏及眼组织,也可引起葡萄膜炎。因本病最初发现于美国的Lyme城,因而称Lyme病。

(一)病因和发病机制

本病是由蜱传染,蜱寄生于各种动物如鼠类、鸟类、家禽、猫、犬及牛、马、鹿等。螺旋体在蜱的中肠发育,人被蜱咬后可患病。1982年Burgdorferi证明一种疏螺旋体是本病的病原体称为包柔螺旋体。

(二)临床表现

1.全身表现

全身表现分为三期。

(1)一期(感染期):早期有感冒症状。被蜱咬的皮肤形成红斑,逐渐变大,形成中心色浅,边缘略隆起环形红斑,可为3～15 cm,称为游走性红斑(erythema migrans,EM),可持续3～4周。

(2)二期(扩散期):发生于感染症状后数天至数周,甚至数月,表示病原体扩散到全身。早期的EM消失又出现较小的慢性游走性红斑。可发生脑膜炎、末梢神经炎、脑神经麻痹,最多见者是面神经麻痹,也可出现心律不齐、心悸、心动过速或过缓及心包炎、心肌炎等。

(3)三期(晚期):发生于感染后数月至数年。主要改变是关节炎,是以膝关节为主的大关节,也可发现慢性或复发性单关节或小关节炎。其次皮肤表现为慢性萎缩性肢皮炎(acrodermatitis chronica atrophicans,ACA)。在四肢出现弥漫性红色浸润,最后吸收,遗留皮肤和皮下组织萎缩,皮肤变薄如纸,呈紫色萎缩斑。三期仍有神经、精神疾病,如多发硬化症样改变、脑脊髓炎、癫痫等及记忆力减退、痴呆等症状。

2.眼部表现

各期表现不同。

(1)一期:滤泡性或出血性结膜炎最多见。

(2)二期:主要是葡萄膜炎,有各种类型。①前葡萄膜炎:为急性或肉芽肿性炎症。Winward报告6例眼Lyme病,其中5例为双眼肉芽肿性前葡萄膜炎,有羊脂样KP和虹膜结节。②非典型中间葡萄膜炎:玻璃体有雪球样浑浊,并有一例平坦部有雪堤样渗出,但有虹膜后粘连与典型中间葡萄膜炎不同。③弥漫性脉络膜视网膜炎:有的患者伴有视网膜脱离,激素治疗无效,Borrlia Burgdorferi(BB)抗体高,经用头孢霉素治疗,抗体下降,视网膜脱离消失;眼底可发生视网膜血管炎、视网膜出血。眼内炎严重者可发展为全眼球炎。也可发生视神经炎、视盘炎、视神经视网膜炎、视神经萎缩及缺血性视盘病变等。

(3)三期:主要发生双眼基质性角膜炎,为多发病灶位于实质层不同水平,每片浑浊边缘不整齐;有细小 KP,但前房炎症不明显。也可发生角膜实质层水肿和新生血管。角膜改变可能是机体对病原体的一种迟发变态反应。也可发生巩膜炎。

(三)诊断与鉴别诊断

1.诊断

根据流行病史和临床表现如蜱咬、皮肤红斑等;做 BB 抗体的检测;并全面检查除外其他原因的葡萄膜炎。及试验性抗生素治疗等。

2.鉴别诊断

(1)非肉芽肿性前葡萄膜炎:特别是伴有关节炎者,应根据化验检查区别。

(2)肉芽肿性葡萄膜炎:如结核、结节病及中间葡萄膜炎应当给予鉴别。

(3)表现弥漫性脉络膜视网膜炎者应当与 VKH 区别。前者对皮质激素治疗无效,后者有效。原田氏病早期眼底出现散在的小"视网膜脱离斑"。

(四)治疗

有全身性疾病或葡萄膜炎者应当用大量青霉素静脉滴注 1 000 万单位每天 2 次。最好用第三代头孢霉素如头孢曲松或头孢噻肟等,每次 1.0 g,每天 2 次静脉滴注,2 周为 1 个疗程。全身不要用激素,前节炎症可局部点眼并加用抗生素。

七、疱疹病毒性葡萄膜炎

多种病毒可引起葡萄膜炎,以疱疹性葡萄膜炎为多见,主要有两类。

(一)单纯疱疹性葡萄膜炎

1.病因和发病机制

本病多由疱疹病毒(HSV)Ⅰ型引起,多表现为前葡萄膜炎,是病毒对虹膜和睫状体的直接感染,可从患者房水内分离出病毒,但有些患者未发现病毒,可能是机体对病毒的超敏反应。

2.临床表现

有各种类型,角膜与虹膜同时受累者多见。

(1)疱疹性角膜-虹膜睫状体炎:轻重不同。轻者为一过性炎症反应,多发生于树枝状角膜炎,前房少许浮游物,易被忽视。炎症随角膜病的好转而消失。重者多发生于慢性疱疹性角膜溃疡或盘状角膜炎。KP 多位于盘状角膜病变的后壁。容易引起虹膜后粘连和继发性青光眼。炎症持续时间较长,愈后易复发。

(2)疱疹性虹膜睫状体炎:可能是由于葡萄膜本身的病毒感染。常表现为出血性前葡萄膜炎,伴有轻微角膜病变或仅有后弹力膜炎,也有虹膜炎先于角膜炎者。发病急,眼剧痛,房水闪光阳性和前房积血;往往有羊脂样 KP 和虹膜结节,易形成虹膜后粘连。常发生虹膜实质萎缩,遗留白斑。

(3)疱疹性视网膜脉络膜炎:较少见,多发生于新生儿,是由疱疹病毒Ⅱ型引起。患儿母亲患有疱疹性子宫颈炎,出生时经产道感染,开始有皮肤改变,很快血液播散,引起脉络膜视网膜水肿和黄白色小病灶,多位于后极部,愈后病变消失或遗留少许萎缩瘢痕。

(二)带状疱疹性葡萄膜炎

1.病因和发病机制

本病为水痘-带状疱疹病毒侵犯三叉神经眼支所致,是由病毒直接感染,并有免疫因素,由于免疫复合物沉着于虹膜血管壁,引起闭塞性血管炎,使组织缺血,形成局限性虹膜萎缩。本病多发生于免疫功能低下者如年老体弱及艾滋病患者。

2.临床表现

眼带状疱疹常伴有角膜炎表现为点状上皮性角膜炎或小水泡融合形成假树枝状角膜炎。当角膜炎时常有一过性虹膜炎。严重性前葡萄膜炎有两种类型。

(1)弥漫性渗出性虹膜睫状体炎:发病隐匿易发生虹膜后粘连。偶有前房积脓或有血液,可发生顽固性青光眼,愈后遗留虹膜萎缩斑。

(2)局限性炎症虹膜出现疱疹,往往伴有前房积血,多有色素性大KP,眼剧痛,数月始愈,遗留虹膜萎缩性白斑。

(3)脉络膜视网膜炎很少见,表现为多发性脉络膜炎,可伴有视网膜血管炎、血管周围炎,并可发生视神经炎、视神经萎缩及视网膜脱离。本病可见于白血病、化学治疗和艾滋病患者。

3.诊断与鉴别诊断

(1)诊断根据病史和临床表现。

(2)鉴别诊断:伴有糖尿病的前葡萄膜炎也常伴有前房积血。其他原因的前葡萄膜炎无角膜病变。

4.治疗

(1)一般按疱疹性角膜炎和葡萄膜炎治疗。

(2)如果合并深层角膜炎可用低浓度的皮质激素点眼剂,同时用抗病毒药物。

(3)病情严重者可口服无环鸟苷200～400 mg,每天5次,其主要不良反应是影响肾功能。

八、桐泽型葡萄膜炎(急性视网膜坏死)

本病是浦山1971年首先报告的。为严重葡萄膜炎伴有视网膜血管炎和视网膜坏死,最后视网膜脱离称为桐泽型葡萄膜炎,以后又称急性视网膜坏死(acute retinal necrosis,ARN)。

(一)病因和发病机制

本病与疱疹病毒感染有关,开始发现眼内有疱疹DNA病毒或疱疹病毒颗粒,现已由眼组织培养出疱疹病毒Ⅰ型或水痘-带状疱疹病毒,继而由于发生免疫复合物性病变引起视网膜血管炎而使病情恶化,导致一系列临床改变。

(二)临床表现

1.急性期(早期)

(1)前节炎症:突然发病,视力减退,先出现前节炎症,中等睫状充血,多为细小KP,少数患者有羊脂样KP,前房大量浮游物,瞳孔缘有时出现灰白色结节。

(2)后节炎症:玻璃体有较多尘埃样浑浊。眼底首先出现视网膜血管炎,动脉变细伴白鞘,严重者仅见动脉主干,小分支闭塞消失,特别是周边部,或动脉壁散在黄白色浸润点,呈节段状;视网膜静脉曲张。继而眼底周边部出现散的灰白色或白色浑浊,很快融合成大片灰白色渗出。

这种灰白色病变有时先出现在中周部。1～2周后周边部浓厚浑浊从周边部呈伪足样向后极进展,严重者全周边部受侵犯,在视网膜炎的高峰期有时可出现暂时性渗出性视网膜脱离。本病可发生视盘炎或后极部有边界较清楚的视神经视网膜炎呈弓形与中心旁神经纤维束走行一致。由于视神经病变或动脉栓塞,视力可突然下降。

2.缓解期

发病20～30天后自觉症状好转,前节炎症减轻,视网膜血管浸润逐渐消退,往往遗留变细的动脉;视网膜灰白病变逐渐吸收,视神经乳头色变浅。但玻璃体浑浊加重。

3.晚期

发病1.5～3.0个月后眼底周边部视网膜萎缩变薄,在其边缘部常发生多发裂孔,突然视网膜脱离,甚至全脱离,视力完全丧失。

(三)诊断与鉴别诊断

1.诊断

根据临床表现,发病急,周边部大片灰白色渗出;动脉壁有黄白色浸润,动脉变细闭塞,玻璃体高度浑浊,晚期视网膜脱离。并应注意疱疹病毒感染史。也可查房水的HSV和HZV抗体。

2.鉴别诊断

(1)Behcet病:也可发生闭塞性视网膜血管炎,但不易发生视网膜脱离,并有特殊全身改变。

(2)局限性中间葡萄膜炎:周边部可发生灰白色大片雪堤状渗出,但无高度玻璃体浑浊。

(四)治疗

1.药物治疗

(1)抗病毒治疗:主要用无环鸟苷静脉注射7.5～10.0 mg/kg每天3次,或每8小时5～10 mg/kg静脉滴注1～2周,活动病变控制后改为口服200～400 mg每天5次持续用药4～6周。球旁注射阿糖胞苷(0.2%),每次0.3～0.5 mL,并可肌内注射聚肌胞隔天一次。

(2)抗凝治疗:肠溶阿司匹林40 mg或125 mg,每天1～2次。

(3)皮质激素:早用无益,最好在抗病毒治疗后视网膜炎开始消退时,眼周围注射或每早口服强的松30～40 mg,以减轻玻璃体炎症反应。

2.手术治疗

(1)激光治疗:为预防视网膜脱离,最好在坏死炎症开始吸收玻璃体浑浊有所减轻时,从后极部到坏死区做360°光凝。

(2)玻璃体切除术:严重玻璃体浑浊,视网膜玻璃体有牵引者应考虑此手术。又有人提出在视网膜光凝或玻璃体切除的同时向眼内注入无环鸟苷10～40 μg/mL。

(3)视网膜脱离手术:对已发生视网膜脱离者,一般做巩膜环扎术或同时做玻璃体切割,有人强调用玻璃体切除和气体交换术加光凝,不做巩膜缩短术也较有效。

九、弓形体病性葡萄膜炎

(一)病因和发病机制

弓形体病是由弓形原虫感染所致。弓形体病是一种人畜共患的寄生虫病,猫科动物是重要的终宿主和传染源,传染径路是从动物到人,经口、呼吸道和皮肤或通过胎盘罹病。我国人群血清检查阳性率为 4%～30%,多为隐性感染。眼及神经组织易受侵犯。为视网膜脉络膜炎多见的病因。国外发病率高,占肉芽肿性葡萄膜炎的 16%～27%。我国也有典型患者报告。成年人弓形体病性葡萄膜炎多是先天感染,出生后发病。发病年龄为 11～40 岁。再发有多种机制,如寄生在视网膜内原虫包囊破裂增殖;对包囊内容物或组织破坏物的蛋白过敏或带病原体的细胞进入附近眼组织等。

(二)临床表现

1.先天性弓形体病

先天性弓形体病是由胎内感染,如果发生在妊娠早期,胎儿容易死亡或流产;发生在妊娠晚期可发生全身性疾病如新生儿黄疸、肝脾大、肺炎及贫血等。更常侵犯中枢神经系统出现各种神经症如脑水肿、脑钙化等。80%～90%患者伴有眼部病变视网膜脉络膜炎。也可能只有眼底病变,或出生后眼底正常,数年后发生改变。

眼底表现为局限性肉芽肿性坏死性视网膜脉络膜炎。多位于黄斑区或视盘附近或沿大血管分布,病灶大小不同为 1～5PD,活动病灶呈青白色或灰黄色,伴有视网膜水肿和出血。再发病灶常在陈旧病灶附近,形成所谓卫星状病灶。玻璃体有点状灰白色浑浊,病灶附近更致密。常有视网膜血管炎或节段性视网膜动脉周围炎和前葡萄膜炎,反应严重者可发生羊脂样 KP,虹膜后粘连。但只有虹膜炎没有后节病变者不宜诊为弓形体病性葡萄膜炎。

2.后天弓形体病

后天感染是由于摄取猫粪内的卵囊或含有寄生虫未煮熟的肉。在免疫功能良好者往往不出现症状。严重者出现发热、淋巴结肿大、肌痛、头痛等。后天者很少侵犯神经和眼。但近年来因广泛使用免疫抑制剂及艾滋病患者增加,此种眼病也在增加,也表现为局限性视网膜脉络膜炎。

(三)诊断与鉴别诊断

1.诊断

根据眼底病变的特点和血清学检查如间接免疫荧光抗体试验、染色试验、血凝试验及皮肤试验等。

2.鉴别诊断

(1)脉络膜结核瘤:黄白色大片病灶,但 OT 试验为阳性,弓形体血清检查为阴性。

(2)巨细胞病毒感染:也易发生于免疫功能低下者,特别是艾滋病患者,眼底表现为黄白色局限性视网膜坏死,附近视网膜血管有白鞘,陈旧病变有色素增生。根据补体结合试验和患者的体液、尿液检查等与弓形体病区别。

(四)治疗

主要是抗弓形体治疗,如果中心视力明显受累,可用乙胺嘧啶,开始每天 75 mg,2 天后每天 25 mg 并联合用三磺,首量每次 2 g,以后改为每次 1 g 每天 4 次共用 4 周。每周查白细胞和血小板计数,如果两者下降则服叶酸 5 mg,每天 3 次或每周肌内注射叶酸 2 次,每次 1 mL。也可口服乙酰螺旋霉素 300 mg,每天4次,并联合用三磺,6 周为 1 个疗程。炎症反应强烈时在抗弓形体治疗 2 周后可加用泼尼松 60 mg 每天晨 1 次,一周后改为隔天晨 60 mg,根据病情减量。

(徐　霞)

第四节　非感染性葡萄膜炎

此类葡萄膜炎没有显示感染因素,但多有免疫异常表现,有些常伴有全身性疾病,主要者如下。

一、Fuchs 虹膜异色性虹膜睫状体炎

Fuchs 虹膜异色虹膜睫状体炎(Fuchs heterochronic iridocyclitis,FHI)临床上并非少见。占葡萄膜炎 3%～11%。Fuchs 首先提出本病的特点是虹膜异色、白色 KP 和并发性白内障。

(一)病因和发病机制

原因不明。近年来根据免疫学和组织病理学的研究多认为本病是一种免疫性炎症反应,病理表现为单核细胞浸润,其中浆细胞较多,并发现患者血清和前房水内有免疫复合物。表明在虹膜血管壁上有免疫复合物沉着。可能因此引起虹膜实质小血管血栓、闭塞而发生新生血管及一切临床表现,荧光虹膜血管造影也证实。

(二)临床表现

本病多发生于青壮年,男多于女,多单眼发病。无自觉症状,病程缓慢,很多患者在出现白内障、视力减退时才发现有病,表现如下。

(1)睫状充血很轻或无。KP 为灰白中等大小、圆形、无色素,边界清楚,不融合,多遍布全角膜后壁,有时有角膜水肿。

(2)轻度前房内光和浮游物,前房角是开放的,但组织结构不清,常有放射状和环形细小血管,这可能是发生青光眼的原因。当前房穿刺时常引起穿刺部位的对侧有细条状出血流向前房,形成小的前房积血,数小时内吸收,称此为 Amsler 征是本病的特点。这是由于穿刺时前房压力突变使对侧脆弱的小血管受压而破裂。

(3)患眼虹膜色浅,是由于虹膜实质萎缩,色素减少;虹膜后面色素斑状消失呈蛀状或筛样改变,虹膜萎缩,表面可见细小血管。瞳孔缘色素层缺损或完全消失,从不发生虹膜后粘连。瞳孔可变大或形不整,对光反应迟钝,这是由于瞳括约肌萎缩所致。

(4)本病 90% 患者发生并发性白内障,是由后囊下开始浑浊,发展迅速,很快成熟,手术摘除不困难,但有时发生并发症,如新生血管性青光眼,虹膜前粘连等。前玻璃体有少量尘埃状浑浊。

(5)20%～50% 患者发生青光眼为开角型,治疗困难。是由于小梁硬化、小梁内腔闭锁及房角纤维血管膜形成所致。青光眼常是间歇性或亚急性以后变为慢性。青光眼有时发生于白内障手术后。这可能是由于排水管已不正常,再加上手术影响而加剧。药物治疗无效时可考虑滤过手术治疗。

(三)诊断与鉴别诊断

1.诊断

主要根据临床表现。

2.鉴别诊断

(1)慢性虹膜睫状体炎:有弥漫性虹膜萎缩,但 KP 有色素,易发生虹膜后粘连。

（2）单纯性虹膜异色症：为虹膜发育异常的遗传性改变，无炎症表现。

（3）继发性虹膜异色：是由于其他眼病如虹膜炎症引起的虹膜萎缩，血管新生；弥漫性虹膜肿瘤等所引起的一眼虹膜组织变色。

（4）神经性虹膜异色症：这是由于交感神经疾病所引起的虹膜色素脱失，动物实验证明颈上交感神经节切除可引起虹膜异色，但无炎症表现。

（四）治疗

无特殊疗法，皮质激素治疗不能改变疾病过程。重要的是及时发现青光眼及时治疗；白内障成熟后手术摘除，预后良好。也可以做人工晶状体植入手术。

二、晶状体诱发性葡萄膜炎

本病多发生于白内障囊外摘除或晶状体损伤以后，并常见于过熟期白内障。此类疾病以往分为三类，即晶状体过敏性眼内炎，晶状体毒性葡萄膜炎和晶状体溶解性青光眼。实际晶状体毒性葡萄膜炎是晶状体过敏性眼内炎的轻型，现称为晶状体性葡萄膜炎，三者总称为晶状体诱发性葡萄膜炎。

（一）病因和发病机制

晶状体有可溶性蛋白和非可溶性蛋白，前者占总蛋白的 90%，可溶性蛋白主要有 α、β、γ，α 抗原性最强，是诱发本病的重要抗原。正常人对房水内少量晶状体蛋白有耐受性，当大量晶状体蛋白进入房水内，耐受性被破坏，T 细胞对 B 细胞的抑制作用减少，而使 B 细胞产生抗晶状体蛋白抗体增加。大量抗体与晶状体蛋白抗原结合，在补体参与下形成免疫复合物，往往沉着于葡萄膜血管而引起 Arthus 型炎症反应。现已证明实验性晶状体诱发性眼内炎与人晶状体过敏性眼内炎相似，并证明实验性晶状体眼内炎可以血清被动转移；荧光免疫法证明受损伤的晶状体内有 IgA 和 C_3，并且用眼镜蛇毒因子减少 C_3 可防止发生实验性晶状体性葡萄膜炎，更进一步证明本病是免疫复合物型自身免疫病。本病炎症轻重不同，有不同的组织病理改变，主要有三种类型。

1.晶状体过敏性眼内炎

当疾病晚期在晶状体附近形成肉芽肿，表现为四种炎症反应环绕晶状体皮质：最靠近晶状体皮质有一肉芽肿性反应带，含有大单核细胞，有类上皮细胞、多核巨细胞和巨细胞；在此环的外边是一纤维血管带；再其次是浆细胞环；最外层是淋巴细胞围绕。其附近的虹膜和睫状体表现为非肉芽肿性炎症。

2.巨噬细胞反应

此型最为多见，可发生于所有晶状体损伤的患者。其特点是巨噬细胞集聚在晶状体囊皮破溃部位，常见有异物型的巨细胞。虹膜和睫状体前部有淋巴细胞、浆细胞和巨噬细胞轻度浸润。

3.肉芽肿性晶状体性葡萄膜炎

在葡萄膜组织内有肉芽肿性炎症。

晶状体溶解性青光眼是由晶状体皮质溶解所引起的继发性开角型青光眼，常伴发于晶状体过敏性眼内炎，多见于过熟性白内障。晶状体皮质漏入前房引起巨噬细胞反应，吞噬渗漏到前房的晶状体皮质或 Morgangnian 液体而变膨大，这些细胞加上晶状体碎屑阻塞小梁网而引起眼压升高。

(二)临床表现

1.晶状体过敏性眼内炎

此型是免疫复合物 Arthus 型引起的炎症反应,临床症状明显,眼痛、视力高度减退,甚至光感不确。眼睑、结膜、角膜水肿,羊脂样 KP,前房水浑浊,可有前房积脓,广泛虹膜后粘连,往往发生青光眼,如不及时手术摘除晶状体,最终导致眼球萎缩。

2.晶状体性葡萄膜炎

此型相当于晶状体毒性葡萄膜炎,有很多名称,如晶状体抗原性葡萄膜炎、巨细胞反应。发生于外伤或晶状体囊外摘除 2 小时~2 周以后;可发生于各种白内障,此型最为多见,多表现为轻度非肉芽肿性前葡萄膜炎。有三种类型:①自发性晶状体性前葡萄膜炎,本病无明显发病原因,无外伤史,但发病前都有晶状体浑浊,包括并发性白内障。炎症为慢性,轻度充血或不充血,细小 KP,前房闪光弱阳性,白内障摘除后炎症消失。②白内障摘除术后晶状体性前葡萄膜炎,一般在术后 2~3 天出现 KP,数量不多,随着残留晶状体皮质的吸收,炎症逐渐消失。③外伤性晶状体前葡萄膜炎,多为轻度炎症。

3.晶状体溶解性青光眼

常发生于过熟期白内障或行过针拨术的手术眼。多为急性发作,眼压突然升高。明显睫状充血,角膜水肿,房水闪光阳性,轻度炎症反应,房角开放,有时前房有雪花状小白点漂浮,角膜后壁、前房角、虹膜及晶状体表面有小白点或者有彩色反光小点。这是含有蛋白颗粒的吞噬细胞。瞳孔轻度或中等开大,虹膜无后粘连,对光反应迟钝。

(三)诊断与鉴别诊断

1.诊断

主要根据病史和临床表现。在前房穿刺时,可见房水内嗜酸性粒细胞增多,占炎症细胞的30%以上。晶状体溶解性青光眼的房水内含有吞噬晶状体皮质的巨噬细胞。关于晶状体蛋白的皮试意义不大,正常人也可阳性。

2.鉴别诊断

(1)伤后晶状体性葡萄膜炎的鉴别诊断。①交感性眼炎:当外伤眼的对侧眼有白内障发生晶状体性葡萄膜炎需与交感性眼炎区别,后者为全葡萄膜炎,当非外伤眼发炎时外伤眼也明显发炎,如果对侧眼是晶状体性葡萄膜炎,外伤眼是无炎症表现。②术后或伤后感染:发病急,刺激症状突然加重,前房炎症反应明显。

(2)晶状体溶解性青光眼的鉴别诊断:①急性闭角型青光眼,虽有白内障但有色素性 KP,前房浅,房角关闭,瞳孔开大。②白内障肿胀期青光眼,前房浅,无炎症。

(四)治疗

为预防晶状体诱发性葡萄膜炎,成熟的白内障应及时摘除,以免后患;提高手术技术尽力不遗留晶状体皮质。一旦确认为本病尽早摘除白内障或残留皮质;如果晶状体已大部分摘除可保守对症治疗。按一般葡萄膜炎治疗,并用皮质激素。溶解性青光眼在控制眼压后立刻做晶状体摘除,即使光感不确定也应进行手术。

三、交感性眼炎

交感性眼炎是眼球穿通伤后引起的双眼弥漫性非坏死性肉芽肿性葡萄膜炎。受伤眼称刺激眼,未受伤眼称交感眼。病情严重未及时进行有效的治疗,会导致双眼失明。

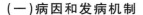

（一）病因和发病机制

本病多发生于眼球穿通伤和内眼手术后，外伤多于内眼手术，手术中以白内障手术更为多见，特别是伤口愈合不良或伤口有组织嵌顿及眼内有异物者更易发生。另外角膜溃疡穿孔、化学烧伤及眼内坏死性肿瘤都可发生交感性眼炎。外伤和交感性眼炎发生的时间间隔最短者9天，最长者60年。65%发生在受伤后2个月以内，90%发生在1年以内，最危险的时间是受伤后4～8周。早期摘除失明的外伤眼可防止健眼发病。

发病机制不明。现认为其发病与免疫因素有关。病毒在激惹免疫方面可能起佐剂作用。眼球穿通伤提供眼内抗原到达局部淋巴结（结膜）的机会，使眼内组织抗原能接触淋巴系统而引起自身免疫反应。实验证明交感性眼炎患者对眼组织抗原特别是S-抗原的细胞免疫反应为阳性。近年来特别强调色素细胞抗原的重要性。并发现本病患者HLA-A11阳性率高；有HLA-A11者比无HLA-A11者外伤后发生交感性眼炎的危险性更大。并发现HLA-DR阳性率也高于正常组。

组织病理表现为双眼全葡萄膜组织浸润。开始以色素细胞为中心淋巴细胞为主的细胞浸润，首先发生在静脉壁，以后出现以类上皮细胞、巨细胞、浆细胞为中心，周围为淋巴细胞的结节形成非坏死性慢性肉芽肿性病变，并可在视网膜色素上皮和玻璃膜之间形成类上皮细胞和淋巴细胞团呈局限性结节状小突起称为Dalen-Fuchs结节。晚期色素细胞脱失形成晚霞样眼底。

（二）临床表现

1.刺激眼的临床表现

眼球穿通伤后未能迅速恢复正常，而持续有慢性炎症并有刺激症状，逐渐加重，出现羊脂KP、房水浑浊、虹膜发暗有结节，这时详细检查健眼，往往有炎症表现。

2.交感眼的临床表现

最初自觉症状轻，往往先出现调节近点延长，晶状体后间隙出现炎症反应。炎症明显时才有轻度睫状充血、细小KP和房水浑浊。随着病情的进展出现成形性虹膜睫状体炎。炎症状加重，虹膜变厚、色暗、纹理不清，可见羊脂状KP和虹膜结节，虹膜后粘连，病情发展可发生各种严重并发症。有时病变先由后部开始，眼底周边部有黄白点，如同玻璃疣样改变，是相当于Dalen-Fuchs结节的病变，并有色素紊乱或先出现视盘充血水肿及视神经炎。有时视网膜下水肿，尤其黄斑部，严重者可引起视网膜脱离，炎症并向前发展，可发生严重的虹膜睫状体炎。

少数患者发生全身症状，如白发、白眉、白癜风及脑膜刺激症状和听力障碍。

（三）诊断与鉴别诊断

1.诊断

（1）临床诊断：有眼球穿通伤或内眼手术史及双眼炎症反应。

（2）病理诊断：把完全失明眼球摘除不仅可预防交感性眼炎的发生，并可做病理组织学检查，进一步确诊。

2.鉴别诊断

（1）交感性刺激：为一眼有外伤，另眼有刺激症状如畏光、流泪、眼睑痉挛等。排除原发刺激，交感刺激即消失。

（2）晶状体性葡萄膜炎：双眼白内障，一眼手术后另眼发生炎症反应，其鉴别是手术眼无炎症。

（3）与VKH临床症状相似，但无眼外伤史。

(四)治疗

1.外伤眼处理

眼外伤后应积极治疗,使其早日治愈。如视力已完全丧失应早期摘除。如已发生交感性眼炎,对无视力的刺激眼也应摘除。如尚有恢复视力的可能应积极抢救双眼。

2.交感性眼炎的治疗

按一般葡萄膜炎治疗和广谱抗生素。全身应用大量激素,每早口服泼尼松 60～100 mg,根据病情逐渐减药改为隔天给药法。炎症消退后应继续用维持量数月。激素治疗无效或不能继续应用者可用免疫抑制剂如环磷酰胺或苯丁酸氮芥等。近年来有人报告应用 Cyclosporin A,效果较好。

四、中间葡萄膜炎

中间葡萄膜炎又称周边葡萄膜炎或平坦炎。主要侵犯睫状体的平坦部和眼底周边,常伴有视网膜血管炎,可引起各种并发症,严重影响视力,为比较常见的慢性葡萄膜炎。在我国占特殊类型葡萄膜炎的第三位,在美国加州占第一位。

(一)病因和发病机制

原因不明。可能与免疫因素有关。如本病患者对链球菌和常见的病毒有超敏反应;本病可伴发于多发硬化症患者,抗神经节糖苷抗体增加,并发现本病患者 60％以上循环免疫复合物增加,其程度与疾病活动一致。因此,认为睫状体与肾小球一样容易发生免疫复合物疾病。

炎症主要在睫状体和血管周围,表现为视网膜静脉炎和静脉周围炎和玻璃体底部有纤维胶质增生。视网膜静脉、毛细血管和小动脉功能不良也可解释本病常发生视网膜水肿和视盘水肿。

(二)临床表现

多为双眼,不分性别,好发于青壮年。早期症状轻,多主诉眼前有黑点,有时眼球酸痛,视力疲劳。视力减退是由于玻璃体浑浊、黄斑水肿及并发性白内障。

1.眼部表现

(1)眼前部改变:一般球结膜不充血,无 KP 或少量中、小 KP,也可有羊脂状 KP,仅有少许浮游物,闪光弱阳性,但晶状体后间隙闪光和浮游物明显。前房角有胶样灰色、灰黄色渗出,有时前节正常,也可见这种改变,因此,容易发生虹膜前粘连。虹膜一般没有改变,但常有并发性白内障。

(2)眼底改变:视网膜周边部有两种渗出:一种为弥漫型较多见,早期锯齿缘附近有小渗出以后可见于平坦部和眼底周边部,这种软性小渗出瘢痕化以后形成有色素的小病灶;另一种为局限性病灶,为大片渗出多在眼底下方形成雪堤状常有新生血管。并伴有周边部视网膜血管炎和静脉周围炎、静脉迂曲扩张或变细或伴白线;严重者病变由周边部向后极部扩展,引起进行性血管闭锁,并常有黄斑部和视盘水肿,玻璃体明显浑浊,活动期呈尘埃状;晚期形成索条状或膜状在玻璃体前周边部明显,呈雪球状者多位于下方周边部的视网膜前。

2.临床类型

(1)根据炎症表现分为弥漫性和局限性,前者为最多见,预后良好。

(2)根据炎症程度分为三种:①轻型,无 KP,轻度或无房水闪光和细胞,晶状体后间隙和前玻璃体有少许浮游物。②中度型,往往无 KP,房水闪光阳性,少许浮游细胞,晶状体后间隙和前玻璃体有明显浮游物,眼底后极中等度水肿,平坦部下方有渗出物。③严重型,有少量或中度灰白色 KP 或少量羊脂状 KP,轻度或中等度房水闪光和浮游物,周边部血管改变,并可有局限性雪堤状渗出。

(3)根据临床最后过程有五种改变:①良性型,预后良好,数月后周边部渗出消失,仅遗留少许萎缩斑或少许虹膜前粘连。②继发性脉络膜和/或视网膜脱离型,由于渗出引起周边部脉络膜脱离或伴有视网膜脱离,皮质激素治疗有效,炎症消退视网膜复位。③睫状膜形成型,为恶性进行性病变。在锯齿缘有大量灰黄色渗出,数月后在渗出膜内有来自睫状体的新生血管,逐渐进展,侵入晶状体赤道部及其后部形成睫状膜,牵引视网膜脱离或引起晶状体虹膜隔前移,使房角关闭而引起继发性青光眼。④视网膜血管进行性闭锁型,视网膜血管炎由周边部开始向视盘进展,静脉周围鞘非常致密以致看不见血柱。晚期小动脉闭塞,出现视神经萎缩,视力逐渐丧失。⑤慢性迁延型,周边部病灶此起彼伏,长期不愈,玻璃体形成大量机化膜,最后引起严重并发症,高度影响视力,甚至失明。

(三)诊断与鉴别诊断

1.诊断

患者常主诉眼前有黑点,前节炎症轻,但晶状体后间隙和前玻璃体浑浊明显。三面镜检查可见周边部和平坦部病变。

2.鉴别诊断

(1)前葡萄膜炎:自觉症状和前部炎症明显。

(2)Kirisawa 型葡萄膜炎:周边部也可有大片渗出,但发病急,玻璃体浑浊明显。

(3)结节病:也可表现为慢性中间葡萄膜炎伴有视网膜血管炎,但有全身特殊改变。

(4)Behcet 病:早期表现周边部视网膜血管炎和玻璃体浑浊,但常有特殊的黏膜、皮肤改变。

(四)治疗

大部分患者是良性过程,不需要特殊治疗。病情稍重或黄斑水肿者可每周或隔周球旁注射泼尼松龙;少数严重患者可隔天口服泼尼松,但不宜长期应用,对皮质激素治疗无效者可考虑用免疫抑制剂,也可进行光凝或冷凝疗法。

五、伴有关节炎的葡萄膜炎

多年来都认为前葡萄膜炎与风湿病性关节炎和结缔组织病有关。目前已明确二者不是因果关系,而是同一性质疾病与免疫有关。发生葡萄膜炎的关节炎主要有以下几种。

(一)临床表现

1.强直性脊柱炎

强直性脊柱炎(ankylosing spondilitis,AS)是慢性进行性关节炎。主要侵犯骶髂关节和脊柱。25%患者可发生前葡萄膜炎,男性多于女性,青壮年发病。关节炎多发生于眼病以前。有家族史,伴有前葡萄膜炎的 AS 患者中 90%HLA-B$_{27}$为阳性,HLD-DR4 阳性率也高。

临床上 50%患者无症状。主要症状有腰背疼,特别是早晨起床后腰背有强直感,重者腰椎前后运动受限,常引起脊柱变形。眼部常表现为复发性非肉芽肿性前葡萄膜炎。严重者有纤维素性渗出和前房积脓。虽然 3~6 周炎症消退,但反复发作可引起虹膜后粘连、继发性青光眼和并发性白内障等。

2.青年类风湿性关节炎

青年类风湿性关节炎(juvenilerheumatoid arthritis,JRA)是儿童慢性进行性疾病,多发生于16 岁以下,最多见于 2~4 岁,一般病程为5~6 年,20％～40％患儿抗核抗体(ANA)是阳性。近年来发现本病患者 HLA-DR5 阳性高。全身表现有三种类型。

(1)急性毒性型(Still 病):20％患者在发病前有高热,并伴有淋巴结和肝脾大。发病时轻微关节痛。此型很少发生前葡萄膜炎。

(2)多关节型:全身所见不多,多关节受累,以膝关节多见,腕关节和踝关节次之。此型7％～14％可发生前葡萄膜炎。

(3)单关节或少关节型:常累及膝关节,其次是髋关节和足跟。此型78％～91％发生前葡萄膜炎,女孩比男孩多 4 倍。眼病主要有两型:一种为慢性非肉芽肿性前葡萄膜炎,多见于女孩伴有少关节型关节炎。刺激症状轻,眼不红不痛,常发生角膜带状浑浊和并发性白内障。由于视力减退,才发现有眼病。另一种是急性非肉芽肿性前葡萄膜炎,多见于男孩,伴多关节型葡萄膜炎,某些患者 HLA-B$_{27}$阳性。

3.Reiter 综合征

本征包括非特异性尿道炎,多发性关节炎和急性结膜炎,并可发生前葡萄膜炎。HLA-B$_{27}$阳性率也高。一般先出现尿道炎,然后出现关节炎和眼病。尿道炎为黏液性或黏液脓性无菌性脓尿和血尿。关节炎多侵犯大关节。结膜炎有黏液脓性分泌物,结膜充血,乳头增生,可持续 2～6 周。8％～40％可发生前葡萄膜炎,为双眼非肉芽肿性炎症,严重者有大量纤维素性渗出和前房积脓。

4.类风湿性关节炎

类风湿性关节炎(rheumatoidarthritis,RA)为最多见的慢性病。在患者血液和滑膜液内可发现抗 IgG 和 IgM 抗体,称为类风湿因子(RF),本病患者常伴有细胞免疫缺陷。本病女性发病高于男性,很少发生于儿童。全身症状有发热、体重减少等。多关节受累,多是对称性。首先侵犯末梢关节,特别是指骨小关节,最后骨关节变形。常引起风湿性心脏病。本病可侵犯结膜、角膜、巩膜、房水排出管及葡萄膜炎。葡萄膜炎比巩膜炎少见,多表现为非肉芽肿性前葡萄膜炎。

5.牛皮癣性关节炎

牛皮癣性关节炎是慢性复发性皮肤病,在病变部位表现带有银灰色鳞屑的丘疹性病变。本病可伴有关节炎和前葡萄膜炎。在牛皮癣患者中很少有前葡萄膜炎,但伴有关节炎的牛皮癣患者发生前葡萄膜炎,表现为轻度或严重的急性炎症,并常伴有角膜缘内的周边角膜浸润和结膜炎。

6.炎症性肠道性疾病

这包括溃疡性结肠炎和回肠结肠炎,两者都可发生关节炎和葡萄膜炎,往往伴有 HLA-B$_{27}$阳性。都有胃肠道症状。

(1)溃疡性结肠炎:为非特异性反复发作性肠炎,女性多于男性,20％以上患者有关节炎,为游走性单关节炎,也可发生骶髂关节炎和强直性脊柱炎。起病急、发热,每天排脓血便十余次。0.5％～12.0％发生双侧非肉芽肿性前葡萄膜炎,反复发作,伴有骶髂关节炎者更易发生前葡萄膜炎;伴有肠道症状和关节炎者多为慢性过程,反复再犯。

(2)肉芽肿性回肠结肠炎(granulomatous ileocelitis,Crohn 病):本病是多灶性非干酪化的肉芽肿性慢性复发性肠炎。急性发作者颇似急性阑尾炎的腹痛;慢性者有腹痛、腹泻,逐渐肠栓塞症状。也可发生关节炎,多为强直性脊柱炎。大约 5% 有各种眼病,结膜炎、前葡萄膜炎最为多见。多为非肉芽肿性前葡萄膜炎,有急性和慢性过程。肠道疾病发作时前葡萄膜炎加重,也可发生脉络膜炎、视神经视网膜炎和视网膜血管炎。

(二)诊断与鉴别诊断

根据临床表现如不同关节炎的表现皮肤和肠道症状,并结合化验检查如血沉、抗"O"RF、ANA、CRP 和 X 线检查,特别注意膝关节和骶髂关节和四肢关节。因为关节炎往往先于葡萄膜炎,为了早期发现眼病,对关节炎患者特别是 JRA 应追踪观察,多发性关节炎应半年进行一次眼部检查;少关节炎患者发生葡萄膜炎的危险性更大,应 3 个月检查一次,并应随访 7 年以上。

(三)治疗

按前葡萄膜炎治疗,充分活动瞳孔,防止虹膜后粘连。儿童不宜长期用阿托品以防睫状肌麻痹而引起弱视。儿童慎用或不用阿司匹林以防引起不良反应。一般可服用布洛芬并可请有关科室会诊,协助治疗。

六、Vogt-小柳-原田病

本病为双眼弥漫性渗出性葡萄膜炎,伴有毛发、皮肤改变和脑膜刺激症状,因而又称为葡萄膜-脑膜炎。最初是 Vogt 和 Koyanagi 先后报告的,以前节炎症为主称 Vogt-Koyanagi 病(VK)。以后 Harada 报告类似的眼病,是以后节炎症为主,往往发生视网膜脱离,称为 Harada 病。二者总称为 Vogt-Koyanagi-Harada 综合征(VKH)或小柳-原田病。

(一)病因和发病机制

本病原因不明。根据临床急性发病,多伴有流感样症状,可能与病毒感染有关,但病毒培养为阴性。现认为本病是自身免疫病,患者对眼组织抗原有细胞免疫和体液免疫反应,并发现患者血液内存在抗 S-抗原抗体和抗神经节糖苷抗体。近年来强调色素细胞的重要性,它既是抗原又是靶细胞,又发现本病患者 HLA-B$_{w54}$ 和 HLA-DR$_1$、DR$_2$ 比正常组高。因此,本病发病机制有各种因素,可能先有致病因子(病毒)作用于易感患者,引起非特异性前驱期症状;另外致病因子引起色素细胞抗原性改变,而发生自身免疫反应,出现全身性色素细胞受损害的各种表现。本病主要病变在葡萄膜和 RPE,伴有色素细胞的破坏。病理为慢性弥漫性肉芽肿性炎症。最后脉络膜纤维化,大中血管层血管数减少,RPE 色素广泛脱失、形成晚霞样眼底改变。

(二)临床表现

本病好发于青壮年,以 20～40 岁为多,男女无差别,多双眼发病。临床分为三期。

1.前驱期

突然发病,多有感冒症状:头痛、头晕、耳鸣。严重者有脑膜刺激症状,脑脊液淋巴细胞和蛋白增加,因而易误诊为颅内疾病。头痛是本期的主要症状(58%～95%),也是早期诊断的指标。

2.眼病期

前驱症状后 3～5 天出现眼症状几乎双眼同时急性发病,视力高度减退。

(1)Vogt-Koyanagi(VK)病:以渗出性肉芽肿性虹膜睫状体炎为主,也伴有弥漫性脉络膜视网膜炎。前节炎症迅速发展,有大量渗出遮盖瞳孔区和虹膜后粘连,眼底看不清,视力高度减退,未及时治疗可引起各种并发症,如瞳孔锁闭、膜闭和继发性青光眼。

(2)Harada 病:双眼视力突然减退,前节炎症轻,但眼底改变明显,起病时视盘充血,其周围和黄斑部明显水肿,易误诊为视神经炎或中心性浆液性视网膜病变,逐渐全眼底水肿发灰,并表现为多灶性病变,相互融合形成局限性视网膜脱离,进而引起视网膜下方大片脱离。

3.恢复期

眼部炎症逐渐消退,前节炎症易遗留虹膜后粘连;视网膜下液吸收,视网膜复位。眼底色素脱失,形成所谓晚霞样眼底,并有散在大小不等色素斑和色素脱失斑,视盘周围往往有灰白色萎缩晕。

本病轻重程度不等,轻者为一过性炎症,虽有视网膜脱离,但无明显"晚霞样"眼病,称为顿挫型;严重者半年以上炎症持续存在,称为迁延型,往往是由于治疗不当,如皮质激素治疗开始晚或量不足或中途停药以致长期不愈,表现为肉芽肿性炎症,反复发作,发生严重并发症,甚至失明。脱发、白发和白癜风多发生在眼病开始后数周到数月,一般5~6个月恢复。

(三)诊断与鉴别诊断

1.诊断

初期自觉症状有头痛、头晕、耳鸣,临床上表现为双眼弥漫性葡萄膜炎,前节发展为肉芽肿性炎症;后部视盘、黄斑部水肿、多发性视网膜脱离斑,以及晚期的"晚霞样"眼底,并伴有毛发、皮肤等改变,常可作出诊断。

2.鉴别诊断

(1)视神经炎或中心性浆液性视网膜脉络膜病变:晶状体后间隙检查可早期发现葡萄膜炎。

(2)急性后极部多发性鳞状色素上皮病变(acute posterior multifocal pigment epitheliopathy,APMPPE):在后极部也有斑状病变,但早期荧光眼底血管造影两者有明显不同;而且VKH很快就出现葡萄膜炎的体征。

(四)治疗

本病自从应用皮质激素治疗以来,视力预后有很大改进。除局部应用以外,应早期全身给药,用量要足,早期用大量皮质激素时要快减,以后慢减,一个月内避免急剧减药,最后用维持量要长,不少于3~6个月。因长期用药应当用中效的泼尼松,一般每天80~100 mg每早7~8时一次顿服。根据病情减药后要改为隔天服药法。在减药过程中如有复发可加局部用药。病情严重者或皮质激素治疗开始的晚,用药时间要长,甚至需用药一年以上,其他治疗同一般葡萄膜炎。

七、Behcet病

本病为慢性多系统损害的疾病,Behcet首先提出本病的四大特点,即复发性口腔溃疡、阴部溃疡、皮肤改变和葡萄膜炎。葡萄膜炎反复发作可导致多数患者失明。

(一)病因和发病机制

原因不明。中东和日本多发,在我国占特殊性葡萄膜炎的第四位。因患者有多种自身抗体,推想可能是一种自身免疫病。主要病理改变是闭塞性血管炎,现已证明是由免疫复合物Arthus反应所致。其他如纤维蛋白溶解系统功能低下高凝状态,中性白细胞的功能异常,活性氧亢进,中毒因素及遗传因素(HLA-B5、HLA-B51、HLKA-DR5检出率高)都可能与之有关。

(二)临床表现

1.全身表现

常有早期前驱症状,如低热、食欲缺乏、反复咽喉炎等。逐渐出现以下改变。

(1)口腔溃疡:为最多见,常侵犯口唇、齿龈、舌和颊部黏膜。初起发红,轻度隆起1~2天后形成灰白色溃疡,2~12 mm,7~10天消失,不遗留瘢痕。

（2）外阴部溃疡：男性比女性多发。

（3）皮肤改变：常见者有结节性红斑、皮疹、毛囊炎，以及皮肤针刺反应。

（4）血管炎：大、中、小血管都被侵犯，特别是静脉、浅层血栓性静脉炎最为多见。

（5）关节炎：为多发性关节炎，多侵犯下肢。

（6）消化道症状：严重者胃黏膜溃疡。

（7）神经精神症状：可出现中枢神经和脑膜刺激症状，有时有记忆力减退和性格改变等。

2.眼部表现

本病70％～80％发生葡萄膜炎，男性多于女性，20～40岁发病较多。双眼反复发作平均间隔1～2个月，短者一周，长者2年，病程较长，可达10～20年，多致失明。眼病有三种类型。

（1）前葡萄膜炎：仅前节炎症，多次反复，表现为急性渗出性虹膜睫状体炎，有较多细小KP，往往出现前房积脓，其特点是出现的快，消失也快。反复发作发生各种并发症。

（2）玻璃体炎型：是以玻璃体浑浊为主的反复性炎症。此型是以睫状体炎为主，并可见视网膜静脉曲张，视网膜水肿，但无出血和渗出。

（3）眼底病型：为严重类型，大多数患者前后节都有炎症和玻璃体浑浊。病变过程如下。①早期改变：是以视网膜血管炎为主，静脉曲张，在其附近往往有毛刷样出血；动脉变细，有的血管闭塞成白线；小静脉、毛细血管的通透性增强而引起后极部视网膜弥漫性水肿浑浊。甚至仅有轻度前节炎症也有视网膜血管炎。②晚期改变：可发生视网膜血管分支阻塞，视网膜有大片出血和渗出，甚至发生新生血管伸向玻璃体而引起玻璃体积血。小动脉闭塞性血管炎引起缺血性病变，导致视网膜浅层坏死，呈灰白色的视网膜栓塞。疾病反复发作视网膜脉络膜变性发生持续性水肿浑浊；黄斑部水肿囊样变性常发生板层裂孔。由于血管周围继发性纤维增生也可引起视网膜脱离。视神经乳头充血，边界不清，当视网膜血液供给进行性丧失，视网膜神经纤维层萎缩可导致视盘萎缩，色变浅；或者视盘血管闭塞由于缺血而发生急剧性视力丧失，最后发生视神经萎缩。

（三）诊断与鉴别诊断

1.诊断

根据主要和次要改变分为两型。主要改变为反复性口腔溃疡、阴部溃疡、皮肤病和葡萄膜炎。次要改变有关节炎、胃肠道疾病、附睾炎、血管炎及神经系统疾病。在疾病过程中四种主要改变都出现称为完全型；不完全型是指疾病过程中有三个主要改变或典型眼部改变如前房积脓或典型视网膜血管炎，再加一种主要改变如反复性口腔溃疡。不能诊为不完全型者称为可疑型。皮肤针刺反应很有诊断价值。

2.鉴别诊断

（1）伴有视网膜血管炎的葡萄膜炎：如结节病性葡萄膜炎 多为视网膜静脉周围炎，有其特殊的全身改变，但无黏膜和皮肤改变。又如多发性出血性视网膜血管炎，表现为轻度前葡萄膜炎，双眼发病为多发性视网膜血管炎，视网膜毛细血管无灌注，玻璃体炎，原因不明，皮质激素治疗有效。

（2）伴有前房积脓性前葡萄膜炎：如强直性脊柱炎、Reiter病虽有关节炎和前房积脓，但后节正常，也无黏膜和皮肤改变。

（四）治疗

同一般葡萄膜炎，注意散瞳。前节炎症可局部点眼或结膜下注射皮质激素；后节炎症在发作时可球旁注射,以缓解急性炎症。本病不宜全身应用皮质激素。主要用免疫抑制剂如苯丁酸氮芥或环磷酰胺。一般先用秋水仙碱,每次 0.5 mg 每天 2 次,不良反应少。如果无效,首选苯丁酸氮芥,这是治疗本病最有效毒性最小的免疫抑制剂每天 0.1~0.2 mg/kg,根据病情逐渐减量至每天 2 mg 用药约 1 年。严重患者各种药物治疗无效者可口服环孢霉素 A 每天 3~5 mg/kg,分2 次服用,因对肝肾不良反应大应慎用。以上药物都有不良反应,用药前要说明可能发生的不良反应并取得患者或家属同意而且无全身禁忌证者方可用药。治疗过程中应每周检查白细胞和血小板。用环孢霉素 A 要检查肝肾功能及血清蛋白电泳。其他药物有血管扩张剂、抗凝剂、吲哚美辛及维生素 C、E 等。中药以清热解毒凉血祛瘀为主。

(徐　红)

第五节　葡萄膜囊肿与肿瘤

一、外伤性植入性虹膜囊肿

(一)病因和发病机制

虹膜囊肿并非少见。按病因可分为先天性、特发性、炎症渗出性和外伤性等。其中以外伤植入性虹膜囊肿最为常见。多由于眼球穿通伤或内眼手术引起,结膜或角膜上皮组织由于睫毛或手术器械通过眼球伤口带入眼内;也可因外伤或手术创口对合不良或有组织嵌顿致使上皮组织沿创口直接卡入眼内,不断增生而形成虹膜囊肿,临床上有两种类型。

(二)临床表现

1.珍珠样囊肿

珍珠样囊肿为孤立的灰白色或淡黄色圆形或椭圆形,有光泽的肿瘤样小体。外观颇似珍珠而得名。此类常伴有睫毛,位于虹膜基质的周边部或前房角。其囊壁由复层上皮或立方上皮所组成,中心部细胞逐渐变性软化形成空腔,最后形成囊肿。

2.浆液囊肿

浆液囊肿较多见,在外伤后数月或数年发生,囊壁菲薄透明,囊腔较大,含有淡黄色液体,常发生在虹膜实质的周边部,其前壁向前膨隆时常与角膜后壁相贴;如果囊腔向后方隆起,则由瞳孔区可见到虹膜后方有黑色隆起块,易误诊为黑色素瘤。囊肿开始时,患者无自觉症状。有时囊肿变性产生刺激性物质可引起虹膜睫状体炎。当囊肿增大占据前房或堵塞房角时可引起不可控制的青光眼。

(三)诊断与鉴别诊断

根据临床表现,有眼球穿通伤口可以确诊,必要时应进行超声检查。应与其他原因的虹膜囊肿及葡萄膜的占位病变如黑色素瘤相鉴别。

(四)预防与治疗

1.预防

应注意以下几点:①手术时结膜瓣的大小要适宜,避免膜瓣的边缘正对角巩膜切口。②缝线结扎不要过紧、避免组织夹在线套内,由于组织坏死液化,以致使缝线的周围形成间隙,使上皮易

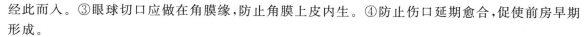

经此而入。③眼球切口应做在角膜缘,防止角膜上皮内生。④防止伤口延期愈合,促使前房早期形成。

2.治疗

主要有以下方法:①手术治疗,应早日做彻底的切除,根据囊肿的不同位置和大小在角膜缘做一较大切口,做包括囊肿在内的较大面积的虹膜切除。②激光治疗,色素多的囊肿可用氩激光,对透明度大的浆液性者用 Nd:YAG 激光。如果再发可以重复激光治疗,也可先做囊肿穿刺,抽出囊内液体后光凝囊壁。

二、脉络膜血管瘤

虹膜和睫状体的血管瘤非常罕见,肿瘤局部血管丰富,经常引起反复性前房积血和青光眼。在葡萄膜血管瘤中脉络膜血管瘤较为多见。

(一)病因和发病机制

脉络膜血管瘤为先天性血管发育畸形,伴有颅内血管瘤或颜面血管瘤者称为 Sturge-we ber 病,脉络膜血管瘤患者 50% 伴有眼睑或颜面血管瘤。本病常发生于青年人,但多在成年以后才被发现。如不及时治疗可导致完全失明。

(二)临床表现

血管瘤有孤立型与弥漫型,两者表现有所不同。

1.孤立型

本型多不伴有皮肤和颜面血管瘤。多见于中年人,病变多位于眼底后极部,多靠近视盘或黄斑部,肿物为 1.5~6.0PD,隆起高度+1.0~+5.0D,为一杏黄或橘红色圆形或近似球形隆起。表面可有色素沉着,经常伴有视网膜脱离,视网膜可有水肿、渗出及出血等改变,可能是由于肿瘤影响脉络膜血运,视网膜外层组织缺氧所致。

2.弥漫型

常伴有皮肤颜面血管瘤。早期由于血管瘤小且深在,不易与其周围眼底色调区别,往往被忽视。详细检查可发现眼底后极部有广泛弥漫扁平,边界不清楚呈番茄色病变,有时可见迂曲扩张的脉络膜血管和视网膜血管扩张。血管瘤发展较慢、逐渐出现视网膜变性萎缩,视网膜广泛脱离,并可发生并发性白内障和继发性青光眼而致失明。导致青光眼的原因有多方面:如脉络膜血管瘀血,导致眼内容积增加;脉络膜血管瘤的血管壁菲薄,通透性增加而使眼内液体增加,使眼内液体循环失去平衡;另外房角的中胚叶组织的残留或异常血管的存在及上巩膜静脉压升高都可导致眼压升高,这种青光眼治疗困难。

(三)诊断与鉴别诊断

1.诊断

合并颜面血管瘤者脉络膜血管瘤发现率高,要仔细检查眼底;不合并颜面血管瘤者或肿瘤小者诊断困难,需要超声和荧光素眼底血管造影检查。超声检查中,A 超检查表现为起始高波,内反射波高;B 超检查显示卵圆形或盘状肿块,前界清楚,内反射有均匀波。眼底荧光造影在动脉前期或动脉早期即显荧光。典型患者可见到血管形态。由于肿瘤多属于海绵状血管瘤性质,荧光素的含量很多,早期呈多湖状形态,随而因渗漏而出现强荧光区,其范围与肿瘤大小基本一致。由于荧光可以看出肿瘤的准确范围可供治疗参考,并可观察肿瘤治疗的效果。

2.鉴别诊断

某些脉络膜血管瘤由于视网膜色素上皮增生或继发性视网膜变性及局限性视网膜脱离表现为灰蓝色或灰绿色易误诊为脉络膜恶性黑色素瘤。但血管瘤表现隆起度不明显,边界不清,色淡无色素,巩膜透照有红光反应。恶性黑色素瘤隆起明显,边界清楚,病变区色暗有色素;巩膜透照不透光。荧光眼底血管造影可显示血管瘤荧光充盈快,持续时间长,常呈海绵状或窦状造影。恶性黑色素瘤早期仅在肿瘤边缘部有荧光。无色素性色素瘤常呈网状荧光结构。

(四)治疗

无症状者可不治疗。对局限性孤立的血管瘤可透热凝固使病变萎缩。激光治疗特别是氩双色(蓝绿混合)或氩绿激光更有效,可使血管瘤内的血管网大部或基本消失,仅残留少数较大的血管,肿物萎缩变平坦,视网膜复位。

三、脉络膜骨瘤

在眼球痨和发生睫状膜的慢性炎症眼球病理组织中可见到钙化改变。Gass 首先提出脉络膜骨瘤可发生于正常眼中。

(一)病因和发病机制

原因不明。Gass 认为骨瘤可能继发于外伤、炎症的异位骨化或海绵状血管瘤的骨质化。但有些患者并无外伤、炎症等病史。现多认为骨瘤是先天性原始中胚叶残留的迷离瘤。骨瘤组织是由骨小梁构成,伴有内皮组织组成的海绵状腔隙和小毛细血管,并可见骨细胞、成骨细胞和破骨细胞。肿瘤累及脉络膜毛细血管,大部分变窄或闭塞。

(二)临床表现

多发生于 20～30 岁女性,多单眼。可以无任何症状,或有轻微视物不清,视物变形及肿瘤相应部位视野缺损。晚期发生并发症视力丧失。

眼底检查可见肿瘤多位于视盘附近,呈椭圆形或近圆形,肿瘤基底大小不等,轻度隆起。边不整呈扇形或伪足状,但其边界清楚,略隆起呈黄白色至橘红色,其颜色取决于 RPE 的色素程度及肿瘤的厚薄。骨瘤中的钙质呈黄白色,其边缘部 RPE 变薄则呈橘红色,肿瘤表面凸凹不平,可见不同程度的棕色、橘黄色、灰色的色素沉着,并有短小血管丛,这是来源于肿瘤深部,从骨髓腔到肿瘤表面,血液供给来源于脉络膜毛细血管。晚期视网膜萎缩。

本病主要的并发症是视网膜下新生血管形成,常伴有视网膜下液体渗出和出血,当发生于黄斑时形成盘状瘢痕,严重影响视力。这种新生血管是来自脉络膜新生血管,穿过骨瘤上萎缩变薄的 RPE 和玻璃膜到视网膜下。

(三)诊断与鉴别诊断

1.诊断

主要根据眼底特殊的黄白色隆起的表现。荧光眼底血管造影早期肿瘤有斑块状高荧光;晚期有弥漫性强荧光染色。肿瘤黄白部分显示骨瘤内表面毛细血管网早期高荧光。A 超检查从骨瘤内表面出现高强度的回声波峰;B 超检查显示一个轻度隆起的高反射波的脉络膜肿块。X 线检查可表现与骨瘤相似的放射线密度。CT 检查显像最清楚。

2.鉴别诊断

(1)脉络膜无色素性黑色素瘤:肿瘤病变呈棕黄色外观与骨瘤相似,但肿瘤隆起度较高,边不清,表面光滑与骨瘤不同。

（2）脉络膜转移癌：多继发于其他全身性肿瘤，特别是乳腺癌，边界不像骨瘤清楚。表面无血管，且常伴有无孔性视网膜脱离。

（3）脉络膜血管瘤：也可呈橘红色与骨瘤相似，但血管瘤呈圆顶状，表面光滑，边缘整齐。

（4）后巩膜炎：眼底有棕黄色病变，边界不清像骨瘤，但有炎症表现，眼疼伴有葡萄膜炎，视网膜下有液体。超声检查可见巩膜，脉络膜肥厚。

（四）治疗

病因不明。目前尚无有效疗法。只能定期观察。如果出现视网膜下新生血管可考虑氩激光光凝治疗。最近有人报告经激光治疗后肿瘤脱钙变平，形成一边界清楚的脉络膜视网膜萎缩斑。

（信兆亭）

第十一章

脉络膜疾病

第一节　脉　络　膜　痣

脉络膜痣是一种发生于脉络膜部位的由良性痣细胞构成的肿物。临床调查显示脉络膜痣在普通人群中的发生率为 1％～2％，眼球组织学检查显示其发生率为 6.5％。脉络膜痣在小儿十分罕见，青春期后逐渐增多，约 90％的脉络膜痣位于眼球赤道以后。

一、病理

一般情况下，脉络膜痣只累及外层脉络膜，脉络膜毛细血管层不受累。为扁平或轻度隆起，其厚度很少超过 2 mm。组织学上由良性痣细胞构成，根据痣细胞形态可分为 4 种类型：圆形或椭圆形痣细胞型；梭形痣细胞型；枋槌形或树枝状痣细胞型；气球样痣细胞型。细胞无异型性。

二、临床表现

（一）症状

一般无症状，偶然眼底检查才发现，少数可有视力下降和视物变形。

（二）体征

脉络膜痣眼底表现为扁平或轻度隆起的棕色或黑色斑块，边界清晰，部分患者边界稍模糊，基底直径一般为 0.5～10.0 mm，其中绝大部分为 1.5～5.0 mm，高度一般不超过 2 mm，但偶尔可超过 3 mm，甚至达8 mm。极少数患者脉络膜痣不含有色素，或一个病灶内部分有色素，部分无色素。痣的表面常可见到黄色的疣、局限性色素增生及 RPE 细胞发生纤维化生形成的黄白色浑浊物。有时在痣的周围出现一黄色的"晕"，病理证实这是病变周围气球样细胞变性的结果，过去认为这种表现象征着病变会发生恶性转化，现在认为良性的痣也可有这种表现，并不表明病变的良恶性。黄斑部或近黄斑部的痣其表面还可见到地图状的橘黄色素，这是吞噬了脂质的巨噬细胞在 RPE 层堆积的结果。如果这种色素小且边界清，则临床意义不大；如果表现为大块且边界不清，则常表明早期的恶性转化。少数患者也可合并浆液性渗出性视网膜脱离、RPE 浆液性脱离和脉络膜新生血管形成及出血与渗出等。

三、辅助检查

(一)荧光素眼底血管造影(FFA)

通常脉络膜痣在造影各期均呈边界清晰的遮蔽荧光;如果痣位于脉络膜深层,可以为正常荧光;当痣的表面有色素上皮脱失或萎缩时则出现斑驳状高荧光,这时不要误认为是恶性黑色素瘤。

(二)吲哚青绿脉络膜血管造影

造影期间通常为相对弱荧光,晚期可有轻度染色,但仍弱于周围正常脉络膜组织。

四、诊断和鉴别诊断

(一)诊断

典型的脉络膜痣眼底表现为扁平或轻度隆起的棕色或黑色斑块,边界清晰,高度一般不超过2 mm,FFA 显示遮蔽荧光,容易诊断。

(二)鉴别诊断

临床上要与以下疾病相鉴别。

(1)小的脉络膜黑色素瘤:脉络膜痣一般为 3～5 mm 直径,1～2 mm 厚度,若肿物直径超过5 mm,厚度超过 2 mm,则要疑为脉络膜恶性黑色素瘤。必须密切观察,并定期眼底照相随访。

(2)RPE 增生:常有外伤或眼内炎症病史,病损区呈深黑色,多合并有病变部位胶质增生与原发眼疾改变。

(3)先天性 RPE 细胞肥大:常为圆形或扇贝形的病损,并常伴有脱色素的晕轮边缘。

五、治疗

脉络膜痣一般不需要任何治疗。如果合并有黄斑部浆液性视网膜脱离,可做激光治疗。小数脉络痣可发生恶变,因此,对每例脉络膜痣患者进行定期的眼底检查与眼底照相。但注意脉络膜痣本身也可发生轻度增大,这时可考虑做激光治疗。

(李盼盼)

第二节　脉络膜血管瘤

脉络膜血管瘤属于一种错构瘤,是在先天性血管发育不良基础上发展而成的良性血管性肿瘤,可以孤立地出现于眼底后极部的脉络膜,或弥漫地侵犯大部分脉络膜组织。绝大部分脉络膜血管瘤属于海绵状血管瘤,其他如毛细血管瘤和血管外皮细胞瘤等极其罕见。脉络膜血管瘤确切的发病率不明,因许多患者无任何症状而未到医院诊治。

一、病理

脉络膜血管瘤是由扩张、薄壁的血管组成,血管壁为一层内皮细胞,管腔大小不一,血管壁之间仅有少许间质相隔。脉络膜血管瘤可分为两型:①海绵窦型,管腔较大,血窦腔状,见于孤立性脉络膜血管瘤;②毛细血管型,由毛细血管组成,见于弥漫性脉络膜血管瘤。瘤体表面的 RPE 可出现纤维化和骨化改变,很少有色素上皮细胞增生。常有渗出性视网膜脱离和视网膜神经上皮层的广泛囊样变性。

二、临床表现

(一)症状

肿瘤位于黄斑部或渗出性视网膜脱离波及黄斑中心凹,可使患者视力减退和/或视物变形,此时可用远视镜片矫正。其后随着黄斑囊样水肿、板层洞和/或视网膜前膜形成,广泛视网膜脱离和视网膜退行性病变而使患者的视力与视野持续减退。

(二)体征

1.孤立性脉络膜血管瘤

多位于眼底后极部、呈橘红色局限性脉络膜扁平隆起病灶,不伴有皮肤、全身或眼部其他部位如眼睑皮肤、结膜、巩膜等处的血管瘤或血管扩张。由于瘤体深在,早期患者常无自觉症状,因此,孤立性脉络膜血管瘤很少在30岁之前确诊。男性较多,单眼为主,偶见于双眼。

眼底检查孤立性脉络膜血管瘤呈典型的圆形或椭圆形,轻度隆起的橘红色肿瘤,大小为2~10DD,大部分位于黄斑部,小部分位于视盘旁。在瘤体表面的RPE或视网膜神经上皮层出现改变之前,除见隆起的瘤体外眼底正常,或仅在瘤体表面的RPE处有少许色素脱失。而当肿瘤表面的RPE和/或视网膜神经上皮层出现改变之后,可见肿瘤表面的RPE有少许色素沉着,瘤体与视网膜之间可有黄白色纤维组织形成,相应视网膜因囊样水肿和变性而增厚。随着病程的推移,RPE损害加重,导致浆液性视网膜脱离,视网膜下液一般先累积于黄斑部,然后局限于视网膜下方至肿瘤下缘,甚至成为泡状视网膜脱离,脱离的范围和高度可随体位的变动而改变,但很少见到瘤体与其上的视网膜呈完全的浆液性分离。在渗出性视网膜脱离与肿瘤之间,也可出现RPE萎缩带和骨细胞样色素增生。偶尔可见脉络膜、视网膜和/或视盘新生血管形成及视网膜神经纤维层缺损。

2.Sturge-Weber综合征

这是一种无家族遗传倾向的错构瘤性疾病,以同侧的脑、面、脉络膜血管瘤为特征,并可伴先天性或青年性青光眼,眼睑、结膜、巩膜血管扩张或血管瘤。其脉络膜血管瘤为弥漫性分布于眼底,遍布全眼底、大部分眼底或仅位于眼底后极部,呈扁平、边界不清的番茄色脉络膜病灶。由于其伴随的颜面血管瘤,且脉络膜被弥漫的异常毛细血管充填而更易致其上RPE发生广泛性退行性变性,故视力下降和明确诊断的年龄均比孤立性脉络膜血管瘤为早,视力减退的平均年龄为8岁,单眼尤以左眼居多,也可累及双眼伴双侧颜面血管瘤。

一些患者在弥漫性脉络膜轻度增厚的基础上有局部的明显隆起,此局部隆起病灶常位于黄斑部。随着病程发展,这些患者的眼底表现相似于孤立性脉络膜血管瘤,但更易自发地或在青光眼滤过性手术后,出现泡状视网膜脱离。青光眼滤过性手术后发生的泡状视网膜脱离或睫状体、脉络膜脱离可自行消退。Sturge-Weber综合征的不完全型可表现为颜面部血管瘤伴同侧孤立性脉络膜血管瘤,无脑部血管瘤及癫痫等其他改变。

三、辅助检查

(一)超声检查

A超在孤立性脉络膜血管瘤表现为内高反射波,波峰与波峰的高度和间隔相似,波谷与波谷的间隔和高度也相似,排列均匀,这是孤立性脉络膜血管瘤的一个诊断性特征。B超在孤立性脉络膜血管瘤表现为一扁平隆起的实性病变图像;在弥漫性脉络膜血管瘤表现为广泛的脉络膜较均匀地轻度增厚或伴有一更隆起的实性病变图像。彩色多普勒超声表现为肿瘤内血流十分丰富,呈团块状充满或弥散星点状分布,且频谱显示含有动脉血流波形和丰富的静脉血流波形。而脉络膜恶性黑色素瘤和脉络膜转移癌则显示肿瘤内的血流呈枝状分布特征,频谱显示为与动脉血流相同的较高阻力的供血血流波形。而Sturge-Weber综合征患者可表现为脉络膜多个血管瘤。

(二)FFA

当肿瘤表面的RPE和视网膜神经上皮层无变性时,瘤体在FFA上仅表现为早期背景荧光增强,而中、后期荧光正常。当肿瘤表面的RPE和视网膜神经上皮层出现变性时,FFA表现为下列特征性的改变:①动脉前期和动脉期,瘤体处出现大的脉络膜血管影;②静脉期,瘤体表面弥漫性荧光素渗漏,融合扩大;③后期因外层视网膜特有的囊样变性及水肿而呈弥漫性多腔状荧光堆积现象。早、中期时瘤体旁常有一环状低荧光区,瘤体表面或附近视网膜毛细血管扩张。

(三)ICGA

在孤立性脉络膜血管瘤上具有下列诊断性的特征。

1.早期(10~20秒)

瘤体处出现细小花边样成蜘蛛网状荧光,遮挡其下正常的脉络膜血管,从而可与脉络膜黑色素瘤、脉络膜转移癌相区别。

2.中期(1~10分钟)

1分钟甚或在30秒时,瘤体处表现为桑葚状的高强荧光,这种强荧光比其他脉络膜肿瘤的荧光都强,从而强烈提示孤立性脉络膜血管瘤的诊断。这种强荧光可保持6~10分钟。

3.后期(30分钟)

瘤体处出现排空现象,即瘤体处的荧光较正常脉络膜荧光更暗。

四、诊断及鉴别诊断

(一)诊断

孤立性脉络膜血管瘤的诊断主要根据眼底的圆形或椭圆形、轻度隆起的橘红色瘤体而作出,A超检查上的内高反射波,吲哚青绿血管造影的蜘蛛网状早期荧光、桑葚状的强荧光及排空现象有特征性。

弥漫性脉络膜血管瘤的诊断主要依据弥漫、番茄色的眼底像而作出,若仔细与正常对侧眼相比较则更易做出诊断。B超检查显示弥漫性脉络膜增厚。

(二)鉴别诊断

主要同以下几种相似疾病相鉴别。

1.脉络膜黑色素瘤

瘤体呈棕黑色,多呈球形和蘑菇形隆起。

2.脉络膜转移癌

瘤体呈白色或奶油样,多位于后极部,表面不平,可多灶性或双眼均有病灶,全身检查有原发肿瘤或有原发肿瘤病史。

3.脉络膜骨瘤

瘤体呈灰白色,扁平,边界呈地图样,B超检查和CT检查可显示骨性成分。

五、治疗

脉络膜血管瘤的治疗目的是重建瘤体上的视网膜外屏障,从而避免或消除渗出性视网膜脱离。

(一)激光治疗

由于其技术简便、效果明显而成为脉络膜血管瘤的首选治疗。

1.适应证

在FFA上瘤体表面有荧光素渗漏,但无明显视网膜脱离或纤维组织形成,且位于黄斑中心凹外的脉络膜血管瘤,适于激光治疗。

2.治疗方法

氩激光或氪激光光斑200～500 μm,能量100～700 mV,时间0.1～0.5秒直接击射FFA所示的瘤体表面荧光素渗漏部位或作融合性光凝,使击射点部位的瘤体变白。当瘤体边缘至黄斑中心凹时,光凝不应损伤黄斑毛细血管拱环,此时虽然不能全部封闭FFA所示的荧光素渗漏点,但黄斑部的视网膜下液仍可消退。伴渗出性视网膜脱离时,可用氪红激光在黄斑外做拦截式光凝。

3.治疗效果

光凝后瘤体可明显缩小,视网膜下液均可消退,视力保持不变或提高。但在长期随访中,渗出性视网膜脱离可复发。

(二)光动力疗法

光动力疗法是用光敏剂靶向肿瘤的一种激光治疗方法。

1.适应证

孤立性和弥漫性脉络膜血管瘤都适用,尤其是前者。特别当肿物位于黄斑附近,伴有视网膜下液不能使用普通激光治疗时。

2.治疗方法

使用光敏剂维替泊芬,按每平方米体表面积6 mg,激光能量为50～100 J/cm²,激光波长689 nm左右,依瘤体大小,采用一个或多个光斑治疗,但应避免同一个点重复治疗。通常需要1～4次治疗,半年内完成。

3.治疗效果

80％以上瘤体缩小,视网膜下液吸收,视网膜厚度减少,黄斑水肿消退。2/3的患者治疗后视力有提高,1/3不变,极少数视力下降。不良反应包括脉络膜萎缩和视力下降等。

(三)经瞳孔温热治疗

是利用激光、超声、微波和红外线等照射肿瘤产生低温而损伤肿瘤细胞的一种治疗方法。

1.适应证

经瞳孔温热治疗(transpupillary thermotherapy,TTT)适应于孤立性脉络膜血管瘤,肿物前沿位于赤道后,肿瘤最大直径<10 mm,厚度<4 mm,无或仅有少量视网膜下液的患者。

2.治疗方法

通过使用波长为810 nm的二极管激光,以宽的光束经瞳孔照射脉络膜血管瘤瘤体,可重复治疗。因二极管激光的波长较长,对深部的脉络膜瘤体效果较好,而对内层视网膜包括神经纤维层损伤较小。

3.治疗效果

约40％瘤体完全消退,所有患者均出现视网膜下液吸收。但少数患者瘤体厚度无改变,

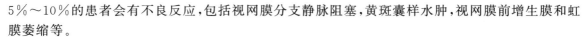

5%～10%的患者会有不良反应,包括视网膜分支静脉阻塞,黄斑囊样水肿,视网膜前增生膜和虹膜萎缩等。

(四)放射治疗

放射治疗包括外放射和放射性巩膜板治疗。

1.适应证

(1)弥漫性脉络膜血管瘤。

(2)脉络膜血管瘤位于黄斑中心凹。

(3)瘤体上有明显视网膜脱离或纤维组织形成,阻碍光凝者。

(4)光凝后瘤体表面有明显机化膜形成而渗出性视网膜脱离又复发者。

2.治疗方法

(1)外放射晶状体豁免技术(高精确度放射治疗技术):眼睛在治疗中用真空接触镜固定,超声检查测定晶状体后极到照射区的距离,使晶状体后极受到的放射量少于总剂量的 5%,脉络膜血管瘤处的放射总剂量为 15～30 Gy,分割剂量为 1.25～1.60 Gy,在 15～25 天内分 10～15 次完成。

(2)巩膜板(敷贴)放射治疗:用钴-60、钌-106 或碘-125 巩膜板固定于瘤体相应处的巩膜表面作放射源,对瘤体顶部照射 50 Gy,此仅适用于孤立性脉络膜血管瘤。

3.治疗效果

放射治疗后 6 个月内视网膜下液吸收且无再生成,瘤体缩小 1/3 以上,视力保持不变或提高。

(五)冷冻治疗

孤立性脉络膜血管瘤伴大范围渗出性视网膜脱离时,可在双目间接检眼镜直视下在瘤体相应巩膜处冷冻,至瘤体表面视网膜变白,持续 30～60 秒,冻融 3 次,冷冻全瘤体,术后视网膜下液吸收,暂时性视网膜复位,此时需补充激光治疗。

六、预后

部分不位于黄斑中心凹的脉络膜血管瘤患者可一直保持视力且无渗出性视网膜脱离的发生。孤立性脉络膜血管瘤可出现轻微的增大,这主要是由于瘤体内血管的充血而非细胞增生所致;可发生渗出性视网膜脱离并继发性视网膜囊样变性逐渐加重,最后可出现视力丧失和继发性青光眼而需行眼球摘除术。

由于脉络膜血管瘤诊断技术的提高,激光和放射技术的应用,从而使脉络膜血管瘤的预后有了明显的好转。

(李盼盼)

第三节　脉络膜骨瘤

经常见到继发于外伤或炎症后眼球萎缩的无视力眼,在做病理检查时发现眼内钙化,这是 RPE 细胞骨化生的结果,临床意义不大。发生于无其他眼疾的脉络膜骨瘤临床上比较少见。脉络膜骨瘤是由成熟骨构成的良性肿瘤,其确切的发病率不清。

一、病因与发病机制

脉络膜骨瘤的发病机制尚不清楚,有人认为是一种迷离瘤,有人认为与眼内炎症、外伤、钙代谢及内分泌激素等有关。

二、病理

在脉络膜毛细血管层或脉络膜全层组织内有圆盘形肿瘤,它由致密的骨小梁构成,伴有单层内皮细胞衬里的大的海绵状腔隙和小的毛细血管,并可见成骨细胞、骨细胞和破骨细胞。骨小梁的髓隙中,有疏松的纤维血管成分、肥大细胞和泡沫状的间质细胞等。受累的脉络膜毛细血管层变窄或闭塞,病灶附近 RPE 细胞有脱色素和色素堆积等改变。有的患者在 Bruch 膜外有短小呈分枝状的血管丛,形成新生血管膜,有出血、或浆液性视网膜脱离。

三、临床表现

脉络膜骨瘤属于良性的脉络膜骨化瘤,多发生于 20~30 岁的健康女性,20%~25% 为双侧性。但男性、<10 岁的小孩和>30 岁的成人等都可发生。无种族性差异。

(一)症状

部分患者无任何症状,部分患者可表现为无痛性视力下降、视物变形及与肿瘤部位相应的眼前固定性黑影。

(二)体征

眼前段和玻璃体无明显改变。眼底检查示视盘周围、黄斑区或其他后极部位(少数患者周边部眼底也可发生)视网膜下的黄白色至橘红色病灶,肿瘤确切的颜色与覆盖在肿瘤上面的 RPE 变薄和脱色素的程度、骨瘤的厚度等有关。肿瘤中的钙质表现为黄白色。病灶表面可有不同程度的簇状棕色、橘黄色、灰色或黑色色素沉着,肿物直径多为 2~22 mm,厚度常在 0.5~2.5 mm,部分患者病灶表面显示高低不平,典型的骨瘤呈圆形或椭圆形,有时呈分叶状或双叶状,由一峡部将两个大的浑浊斑块连接在一起。并有明显的扇状或地图状边缘,边界清晰,边缘上有伪足向四周伸出。双侧性患者可表现为双眼一致的对称性改变或双眼因病情不同阶段而表现不同。脉络膜骨瘤本身的血管系统源于肿瘤深部的骨瘤髓腔,穿出至瘤体表面,呈现为短支血管丛,由脉络膜毛细血管供血,这些血管不是新生血管组织,它们不会表现为荧光渗漏、继发视网膜下渗出与出血等。但确有少数患者发生视网膜下渗出、视网膜下新生血管形成与出血。骨瘤表面视网膜血管不受影响。视盘可因受肿瘤压迫而发生视神经萎缩。脉络膜骨瘤经观察数月或数年后,常可见到病灶有扩大现象,部分患者甚至发展为成倍增大。

四、并发症

(一)视网膜下液

脉络膜骨瘤可被浆液性视网膜下液覆盖,一旦发现有视网膜下液,必须进行详细的眼底检查和眼底血管造影,以便找到视网膜下新生血管。

(二)视网膜下新生血管形成

源于脉络膜的视网膜下新生血管常与脉络膜骨瘤有关。在临床上,视网膜下新生血管膜常伴有视网膜下液或出血。这类患者常有隆起的灰绿色视网膜下新生血管组织,可于血管渗漏前被发现,视网膜下新生血管膜多发生于邻近骨瘤周边部的区域和接近黄斑中心凹的部位,中心凹下出血和盘状瘢痕常导致严重的视力下降。视网膜下新生血管膜应与肿瘤表面的分支血管丛相鉴别,后者不伴有视网膜下液、出血或盘状瘢痕,进行荧光造影时不会发生荧光渗漏。据推测,视网膜下新生血管膜可能是由来自脉络膜的新生血管小叶,穿过骨瘤上萎缩变薄的 RPE-Bruch 膜复合结构而生长发生的。

(三)视网膜下出血

脉络膜骨瘤伴有的视网膜下新生血管膜可致患眼视网膜下间隙出血。这种出血常于数月内吸收,但会遗留局部 RPE 增生与盘状瘢痕。

五、辅助检查

(一)FFA

显示瘤体早期轻度斑点状高荧光,以后荧光渐增强,后期出现弥漫性荧光存留。肿瘤的黄白色部分,显示骨瘤内表面毛细血管网早期高荧光,后期这些荧光轻度减弱。骨瘤的橘黄色部分,常无这些血管丛,仅在正常的脉络膜背景荧光下显示出有轻度改变或无改变。如果患者同时有视网膜下新生血管形成则 FFA 早期荧光渗漏,后期周围组织荧光着色。偶然,在无新生血管的骨瘤上会出现多个针尖状高荧光点,相对应于出血与 RPE 增生的部位则出现持续的低荧光。视盘和视网膜血管一般正常。

(二)ICGA

脉络膜骨瘤的 ICGA 早期表现为边缘不清的弥漫性低荧光,在肿瘤黄白色区域有时可显示出清晰的瘤体内网状血管。中期瘤体仍然为低荧光,但橘红色区可见延迟充盈的脉络膜静脉,并有异常的脉络膜血管渗漏所致的高荧光带,造影像上很难区别异常脉络膜血管与脉络膜新生血管。后期可见低荧光与高荧光相间杂的图像。

(三)OCT

难以检查脉络膜骨瘤的深部结构,肿瘤表层部分可显示为不均匀反射,多数反射较强,内层视网膜常存在,但常有外层视网膜变薄,光感受器变性和 RPE 层增生或结构不清。

(四)超声检查

超声检查对诊断本病具有特征意义。A 超检查显示病变出现一束高内回声反射波,其后的眶脂肪波则显示明显的衰减。B 超检查显示一个轻度隆起和高内回声反射的脉络膜肿块,其后可见声影,当扫描灵敏度降低时,其他软组织影的回声消失,而瘤体本身的高回声反射仍然存在。彩色多普勒超声则示骨瘤的基底部与骨瘤内均无血流信号,球后组织也无异常血流。

(五)CT 检查

显示脉络膜骨瘤为特征性的骨样密度影。

六、诊断和鉴别诊断

(一)诊断

典型表现为 20～30 岁女性患者眼底视盘附近橘黄或黄白色轻度隆起的病灶,2～22 mm 直径大小,边界清晰,表面可有色素,可合并出现视网膜下液体和新生血管。超声和 CT 检查显示有特征性的骨性病灶改变。

（二）鉴别诊断

鉴别诊断包括脉络膜恶性黑色素瘤、脉络膜血管瘤、脉络膜痣、脉络膜转移癌、巩膜脉络膜钙化和其他眼底非色素性病变等。

1.脉络膜恶性黑色素瘤

有色素的脉络膜恶性黑色素瘤由于有特征性的瘤体表面色素易于鉴别。无色素性脉络膜恶性黑色素瘤临床上少见，多发于中老年，且无性别差异；一般为棕黄色，隆起度较高，边界不太明确，表面光滑。脉络膜骨瘤常见于年轻女性，为橘黄色，一般隆起度小，边界明显，表面凹凸不平，位于视盘旁，B超检查有典型的高反射波和其后的声影，以及 CT 检查特征性的骨化结构有助于鉴别。

2.脉络膜血管瘤

脉络膜血管瘤呈橘红色，这与脉络膜骨瘤相似。血管瘤的内表面，还可能出现纤维性和骨性的组织转化，赋予肿瘤以黄色色调，致使部分血管瘤更加酷似骨瘤。但典型的脉络膜血管瘤呈圆顶状，具有光滑而规则的边缘，其上有液体，多为单侧孤立性，发病无性别差异，FFA 和 ICGA 有典型的造影早期瘤体内即有很强的荧光充盈有助于两者的鉴别。

3.脉络膜痣

呈灰黑色或黑色，以及荧光血管造影显示为遮蔽荧光等易于与骨瘤相鉴别。

4.脉络膜转移癌

脉络膜转移癌多呈灰黄色或奶黄色，多为单侧、可为双侧（约占 25％），轻度隆起和女性较多，可与脉络膜骨瘤相似。差别主要在于，前者边界不太清晰，常伴有非裂孔性视网膜脱离，常发生在既往有恶性肿瘤病史的中老年。脉络膜转移癌没有骨瘤表面的那种短支血管丛改变。

5.巩膜脉络膜钙化

多发生于甲状旁腺功能亢进、慢性肾衰竭和维生素 D 中毒等，病灶一般位于上方血管弓附近，表现为在地图状脱色素区内钙质的沉积，呈灰白色，边界清晰，通常为多个同时发生，表面的视网膜和玻璃体正常。

七、治疗

由于本病的发病原因不清，尚无有效的治疗方法。一般只需要定期观察。如果患者合并有视网膜下新生血管形成和视网膜下渗液，则要及时进行氩激光或氪激光光凝治疗。多数学者强调为了根除视网膜下新生血管膜，必须多次进行光凝治疗。光凝封闭新生血管的困难在于：脉络膜骨瘤上缺少黑色素，rpe-bruch 膜很薄，且呈退行性变。近年来，新的治疗方法如经瞳孔温热治疗，光动力疗法和抗新生血管生长因子（如贝伐单抗玻璃体内注射）治疗少数脉络膜骨瘤伴新生血管的患者，但由于患者数较少，疗效尚有待于进一步观察和总结。

八、治疗效果

本病的视力预后难以预测，骨瘤位于黄斑中心凹之外者，患者可一直保持较好的视力。骨瘤在黄斑中心凹下者，也可在数月或数年内保持良好的视力。据报告，脉络膜骨瘤病程10年者，58％其视力≤0.1，而20年病程者，62％的患者视力≤0.1。但随着肿物表面光感受器的变性，患眼视力逐渐下降，光凝虽有近期效果，最终视力预后不佳。若有视网膜下新生血管形成和视网膜下液或肿瘤压迫视神经致视神经萎缩等则会出现更加严重的视力下降，甚至视力完全丧失。

（吕建平）

第四节　脉络膜转移性肿瘤

一、定义和发病率

眼内转移癌是指身体其他部位的恶性肿瘤通过血行转移到眼内结构如葡萄膜、视网膜和视神经等。主要转移到葡萄膜，尤以后葡萄膜的后极部为多见。这是由于肿瘤细胞血行转移通过约 20 条睫状后短动脉到达眼球后极部比通过两条睫状后长动脉到达眼球前部要容易得多所致。

葡萄膜转移癌占成人眼内恶性肿瘤第一位，高于恶性黑色素瘤。乳腺癌、肺癌和消化道癌是最常见的原发肿瘤部位。女性多于男性，约为 2∶1，女性以乳腺癌最多，其次为肺癌与消化道癌。男性以肺癌最多，其次为消化道癌，前列腺癌与肾癌等。眼内转移癌大部分为癌转移，肉瘤罕见。发生年龄为40～70 岁，平均 60 岁，约27％患者就诊眼科时尚未查出原发肿瘤部位。两眼发生率基本相等，约 1/3 患者为双侧性，约 1/3 的患者为一眼或双眼多灶性。

二、临床表现

(一)脉络膜转移癌

患者可以无症状或有无痛性视力下降与眼前黑影及视野缺损，极少数因继发性青光眼引起眼痛而就诊。眼底检查显示特征性的眼底后极部奶黄色或灰黄色、轻度隆起的均质肿物，约数个视盘直径大小，边界不清，或为多个奶黄色结节样外观。可伴有浆液性视网膜脱离和继发性RPE 改变，视网膜脱离的发生率占脉络膜转移癌的 75％到 91％，RPE 改变表现为肿物表面边界清楚的金棕色色素斑块，有时为多个转移灶同时存在于一眼或双眼。少数情况下，脉络膜转移癌表现为隆起度高的肿物，呈圆顶状。当脉络膜转移癌向前发展到睫状体时，会出现相应巩膜表面血管扩张，类似于睫状体恶性黑色素瘤，甚至误诊为前巩膜炎。

(二)睫状体转移癌

临床表现类似于睫状体恶性黑色素瘤，如前房浅，晶状体不全脱位，并发性白内障，相应眼球表面巩膜血管扩张，时间长者可向前发展影响虹膜与角膜等。但睫状体转移癌与黑色素瘤及其他实体瘤相比，其炎症表现较明显。

(三)虹膜转移癌

虹膜转移癌可无症状或仅有轻度视力下降，部分患者因继发性青光眼或葡萄膜炎症而表现为眼红眼痛等。临床检查显示虹膜上有肿物，当肿物内血管较多时为肉红色，当肿物内血管较少时则为白色，肿物通常为结节性或弥漫浸润性，质脆，易脱落，半数患者虹膜表面有肿瘤播散，有时表现为脱落的细胞沉积在前房下部形成假性前房积脓，偶然，患者表现为自发性前房积血。与虹膜恶性黑色素瘤相反，虹膜转移癌多位于虹膜上部，而恶性黑色素瘤多位于下部。偶尔表现为双眼性或多灶性。有时虹膜转移癌只影响极周边部虹膜与小梁网，引起眼压升高，而没有明显的虹膜肿物，极易误诊为青光眼。

(四)视网膜、视盘和玻璃体转移癌

很少见。视网膜转移癌与脉络膜转移癌不一样，肿瘤细胞容易脱落，引起玻璃体内肿瘤细胞

漂浮。有时视网膜没有明显的肿物,极像视网膜炎症,常伴渗出与出血。多来源于皮肤恶性黑色素瘤,肺癌,胃肠道癌,乳腺癌和泌尿生殖系统癌等。当为恶性黑色素瘤转移时,病变表现为黑色或棕色;当为其他性质癌转移时,病灶表现为白色。视盘转移癌常是因肿瘤细胞栓塞视网膜中央血管或脉络膜转移癌发展影响视盘所致。可双侧同时受累,有时只表现为视盘肿胀,注意与视盘炎和视盘水肿等相鉴别。成人视盘转移癌多来源于肺,乳腺与胃肠道癌;小儿视盘转移癌多来源于急性白血病。玻璃体转移癌常是继发于视网膜或脉络膜转移癌而发生,表现为玻璃体内有团块状肿瘤细胞漂浮。恶性黑色素瘤玻璃体内转移时会出现玻璃体内黑色团块。

三、辅助检查

(一)全身检查

一旦怀疑有眼内转移癌,一定要询问患者是否有全身其他部位的肿瘤病史及做全身必要的检查,尤其是乳腺、肺、胃肠道和肝肾等的检查,以确定原发病变。癌胚抗原(CEA)水平测定对鉴别眼内原发肿瘤与转移癌有帮助,转移癌其水平常升高而眼内原发灶一般不升高。

(二)超声检查

A 超检查显示高入波,中等程度内反射和基本正常的眼眶反射波。B 超检查表现为脉络膜肿物图像,中到高的肿物实性内回声反射。彩色多普勒超声多显示为眼底脉络膜扁平隆起肿物,肿物内有较丰富的血流。

(三)FFA 检查

能帮助区别眼内转移癌与脉络膜血管瘤、脉络膜恶性黑色素瘤等。在动脉期和静脉早期脉络膜转移癌为低荧光,这与脉络膜血管瘤及恶性黑色素瘤动脉期和静脉早期的高荧光不同。以后逐渐出现斑驳状高荧光。肿瘤表面的棕色斑块一直为低荧光。有时 FFA 表现不典型:部分患者动脉期即出现高荧光,部分患者 FFA 为正常。ICGA 可清楚显示脉络膜血管情况。由于转移癌一般为扁平隆起,早期(1 分钟内)表现为与瘤体大小一致的弥漫性低荧光,透过瘤体可见到正常的脉络膜血管,后期(30 分钟)瘤体内的血管可有轻度染色与渗漏。当瘤体隆起高时则 ICGA 的表现与脉络膜恶性黑色素瘤一致。

(四)CT 检查

不能鉴别脉络膜转移癌与其他眼内肿瘤,只能显示有眼内肿物。

(五)MRI 检查

T_1 加权显示与玻璃体一致或稍高的信号,T_2 加权显示比玻璃体低的信号,用增强剂有轻到中度加强。

(六)肿物活检

由于眼内肿物活检可能导致肿瘤细胞扩散和引起严重眼内并发症,一般情况下不做。如果以上方法仍不能明确诊断,特别是睫状体部位的无色素性肿物,则可作细针穿刺活检或开放性切除性活检。

四、诊断

脉络膜转移癌的诊断依靠以下特点:①眼底后极部灰黄或灰白色扁平隆起病灶;②可双眼或单眼多灶性,常伴有较明显的浆液性视网膜脱离;③彩色多普勒超声示眼底后极部扁平隆起肿物内有较丰富的血流;④FFA 检查在动脉期和静脉早期为低荧光,以后逐渐出现斑驳状高荧光和

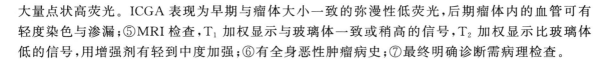

大量点状高荧光。ICGA表现为早期与瘤体大小一致的弥漫性低荧光,后期瘤体内的血管可有轻度染色与渗漏;⑤MRI检查,T_1加权显示与玻璃体一致或稍高的信号,T_2加权显示比玻璃体低的信号,用增强剂有轻到中度加强;⑥有全身恶性肿瘤病史;⑦最终明确诊断需病理检查。

五、鉴别诊断

眼内转移癌常误诊为裂孔性视网膜脱离、脉络膜血管瘤、视网膜脉络膜炎、老年性黄斑变性和脉络膜恶性黑色素瘤等。眼内转移癌与原发性脉络膜恶性黑色素瘤的鉴别诊断最重要。脉络膜转移癌患者可呈多灶性,双眼性,隆起度不高,伴有较广泛的浆液性视网膜脱离,Bruch膜没有破坏,病变呈灰白或灰黄色。另一须与眼内转移癌鉴别的是葡萄膜黑色素细胞增生综合征,该病表现为双眼脉络膜多灶性黑色素细胞增生,为良性病变。

六、治疗

(一)观察

某些脉络膜转移癌比较静止,甚至随原发病灶的消除而自然消退,这时可做随访观察。全身状况非常差的临终晚期转移癌患者,眼部转移灶不引起症状者也可观察,不做任何治疗。

(二)化学治疗

如果患者无眼部症状,眼内转移癌同时能被全身化学治疗控制,则不必要作特别的眼部治疗。

(三)放射治疗

大部分葡萄膜转移癌患者可用放射治疗。放射治疗的适应证包括大的眼内转移癌导致视力下降或眼痛,特别是双眼转移癌患者。即使是晚期转移癌患者放射治疗也有助于控制眼内转移灶引起的视力丧失与眼痛。多用常规的质子束外放射治疗,放射剂量为25~50 Gy,分10~20次,在3~4周完成。巩膜表面放射斑块敷贴治疗则有放射剂量小与并发症少的优点,但需要眼部手术,有时患者不接受。

(四)其他

虹膜与睫状体部位的转移癌<1/4象限可作肿物局部切除。部分患者如患眼已失明且疼痛明显时需要做眼球摘除。很小的脉络膜转移癌(厚度<1 mm)也可做光凝治疗。

七、治疗效果

脉络膜转移癌即表明患者已有较广泛的全身转移,预后差。肺、肾和前列腺部位的癌症转移发生早,而乳腺和皮肤恶性黑色素瘤的转移发生较迟。一般只有6~12个月的生存期。

(吕建平)

第十二章

视网膜疾病

第一节　视网膜动脉阻塞

视网膜动脉阻塞可导致受累血管供应区视网膜视功能严重损害。虽然视网膜动脉阻塞发生率低，但视功能损害严重，同时提示患者可能患有危及生命的全身性疾病，需进一步治疗。视网膜中央动脉阻塞的平均发病年龄为60岁，但动脉阻塞可发生于任何年龄。男性稍多于女性，无种族差异。视网膜动脉阻塞的发病机制复杂，最常见的病因为栓子、血栓形成、血管炎和血管痉挛。

一、视网膜中央动脉阻塞

视网膜中央动脉阻塞（central retinal artery occlusions，CRAO）是眼科急诊疾病之一，临床表现为无痛性单眼视力严重下降。发病起始，90%的患眼视力低于0.05。该病视力下降严重，预后差，临床上需尽早抢救治疗，并注意患者的全身状况。

（一）病因与发病机制

发病率约为万分之一，多见于中老年人，也可见于儿童。平均发病年龄为60岁，男性比女性多见。双眼发病率占1%～2%。当双眼同时发病时，要考虑到其他疾病，如心血管疾病、巨细胞动脉炎和其他血管炎性疾病。

CRAO的主要病因有栓子、腔内血栓、动脉粥样硬化斑下的出血、血管炎、血管痉挛、动脉瘤、循环障碍和高血压动脉病变。CRAO的病因与相关全身性疾病密切相关。CRAO患者中，2/3有高血压病史，1/4的患者有糖尿病病史。

1.血栓形成

高血压（动脉粥样硬化斑形成）、颈动脉粥样硬化、心血管疾病（风湿、二尖瓣脱垂等）、左心室肥大、心脏黏液病、心肌梗死后血栓形成、静脉内药物滥用、脂质栓子（胰腺炎）、医学检查与治疗（头颈部皮质类固醇注射、球后注射、血管照相术、淋巴造影术、子宫输卵管X线摄影术）、肿瘤等。眼动脉的分支通过泪腺动脉、额动脉、滑车上动脉和鼻背动脉广泛分布额面部，并与同侧和对侧额面部动脉有着丰富吻合支，在面部注射药物压力过高，导致逆行栓塞机制，可引起CRAO

和脑部动脉血管栓塞表现。

心源性视网膜栓子的多中心研究（The Retinal Emboli of Cardiac Origin Study）发现，心脏疾病与急性视网膜动脉阻塞密切相关。CRAO患者中，约50%存在器质性心脏疾病，但这些患者中只有10%的病情严重到需要抗凝治疗或手术。

CRAO患者中，45%会存在同侧颈动脉粥样硬化斑或狭窄。很多多中心研究已表明，颈动脉内膜切除术对治疗明显的颈动脉狭窄具有较好的效果。

2.创伤（挤压、痉挛或直接的血管损害）

眶骨折修复手术、麻醉、穿通伤、鼻部手术、眼睑毛细血管瘤注射、药物或酒精性昏迷等。

3.凝血性疾病

镰状细胞贫血、高胱氨酸尿症、口服避孕药、血小板异常、妊娠、抗血栓形成素缺乏等。

4.眼部相关疾病

视盘玻璃疣、眼压升高、弓形体病、耳神经炎等。

5.胶质-血管性疾病

红斑狼疮、多发性动脉炎性结节、巨细胞动脉炎、韦格纳肉芽肿等。

6.血管炎

毛霉菌病、放射性视网膜病变、贝赫切特综合征（白塞病）。

7.其他相关疾病

心室造影术、偏头痛、低血压、舞蹈病等。

（二）临床表现

1.症状

发病前，部分患者会出现有短暂黑蒙（即无光感）发作的先兆症状或无任何先兆，突然发生无痛性视力急剧下降（几秒钟内），完全性表现无光感，不完全性阻塞可残留部分视力，而有先天性睫状视网膜动脉患者，中心视力可保持正常。

2.体征

急性CRAO患者的眼前段正常。如果同时伴有眼前段虹膜新生血管，则要考虑是否同时存在颈动脉阻塞。颈动脉阻塞可导致虹膜新生血管，从而引起眼压升高。如果眼压超过视网膜中央动脉的灌注压，则很容易发生视网膜动脉阻塞。

CRAO发生后的几秒钟，就可出现患眼瞳孔中度散大和相对性瞳孔传入阻滞的体征（直接光反应迟钝或消失，间接光反应灵敏）。在阻塞的早期阶段（2小时内），眼底看起来是正常的，但相对性瞳孔传入阻滞检查表现为阳性，如果阻塞是一过性或阻塞已自发消除，也可表现阴性。

全视网膜灰白水肿，但以后极部明显，呈弥漫性乳白色，黄斑呈现樱桃红点，是诊断CRAO的重要临床体征。视网膜内层的缺血坏死使视网膜呈现乳白色水肿浑浊，黄斑区的视网膜菲薄，很容易看到视网膜的色素上皮层和脉络膜，因此显示樱桃红点（紫红色）。最初视盘可正常或边界不清，最终表现为视盘苍白。视网膜的浑浊水肿需要4~6周才能消失，视网膜血管狭窄和视盘受损区的神经纤维层萎缩缺失。

视网膜动脉血管变细，血管颜色发暗。不完全阻塞的患者可见到节段性红细胞血柱缓慢移动。有睫状视网膜动脉的患者，由于该动脉起自睫状后短动脉，在发生CRAO时，该动脉供应血流正常。在大片灰白色视网膜水肿衬托下，视盘颞侧保留一舌状正常视网膜颜色区域。

CRAO中20%~40%的患眼可在视网膜动脉中看到栓子。最常见的是黄色闪光的胆固醇栓子。这种栓子主要来自颈动脉的动脉粥样硬化斑块。除此之外,还可能来自主动脉弓、眼动脉,甚至是视网膜中央动脉。胆固醇栓子通常很小,常不会完全阻塞视网膜动脉,因此常表现无临床表现。还有一种少见的栓子是来自额部皮下注射泼尼松,引起 CRAO。

在有些患眼中,会观察到视盘上的视网膜中央动脉中有不闪光的大栓子,周围视网膜动脉中有很多小的胆固醇栓子。虽然大小栓子在检眼镜下看起来有差异,但其实它们来源一致,只是大栓子周围聚集了大量的纤维蛋白-血小板组织。钙化栓子较胆固醇栓子少见,通常体积较大,阻塞程度更严重,一般来源于心脏瓣膜。视网膜动脉可见栓子的出现率与死亡率相关。可见栓子的患者死亡率为 56%,而无栓子的患者死亡率为 27%。与眼缺血综合征相似,其主要死亡病因为心脏疾病。但急性视网膜动脉阻塞中,发现栓子,并不提示颈动脉具有病理性狭窄或心脏病需要抗凝治疗或手术,需看心血管专科。

约 20% 的急性视网膜动脉阻塞会发展出现虹膜红变。视网膜中央静脉阻塞时,虹膜新生血管平均出现于阻塞后的 5 个月;而 CRAO 时,虹膜新生血管平均出现于阻塞后的 4~5 周,最早为 1 周,最晚为 15 周。阻塞严重且阻塞时间长的患眼更容易发生虹膜红变。如果阻塞在发病的最初几天得到解决,则很少发生虹膜红变。虹膜红变患眼 65% 可通过全视网膜光凝进行治疗。2%~3% 的 CRAO 患眼可发展出现视盘新生血管。与出现虹膜新生血管相似,假如在急性阻塞时同时出现视盘新生血管,要高度怀疑是否存在潜在的颈动脉阻塞。

3.辅助检查

(1)荧光素眼底血管造影(FFA):可表现为视网膜动脉充盈迟缓或可见动脉充盈的前锋(最具特异性的表现)。但最常见的特征为视网膜动静脉期延长(从视网膜动脉出现荧光素到相应静脉完全充盈的这段时间)。有时会出现视盘晚期染色,但很少看到视网膜血管壁染色。视网膜动脉完全无充盈极少出现(小于 2%)。

正常眼的脉络膜在视网膜动脉充盈前 1~2 秒开始充盈,5 秒钟即可完成全部充盈。CRAO 患眼的脉络血管床通常可正常充盈,只有 10% 的患者会出现 5 秒以上的充盈延迟。CRAO 患眼检查时,如脉络膜充盈明显延迟,应考虑眼动脉阻塞或颈动脉阻塞的可能性。

视网膜循环在发生急性 CRAO 后,有明显的重建循环倾向。因此,虽然动脉狭窄和视力损害将持续存在,但 FFA 检查可在一定的时间恢复正常。

(2)相干光断层成像仪(OCT):在 CRAO 的急性期,后极部视网膜神经上皮层水肿增厚,内核层以内各层结构不清,外丛状层以内反射增强,内核层反射性减弱,呈一低反射带;光感受器外节不完整,RPE 层正常。在 CRAO 的萎缩期,后极部视网膜神经上皮层均明显变薄且反射性减弱,外界膜以外各层可表现正常。

(3)眼电生理检查:CRAO 发生时,因内层视网膜缺血,视网膜电图(ERG)表现为 b 波波幅下降[b 波对应 Müller 和/或双极细胞的功能]。对应光感受器功能的波通常不受影响。但也有某些患眼视力下降而 ERG 检查正常,可能与视网膜血流重建有关。

(4)视野检查:CRAO 患眼视野,通常残留颞侧视岛,可能因为脉络膜营养其相应的鼻侧视网膜。在拥有睫状视网膜动脉的患眼,可会保留小范围的中心视力。根据阻塞的程度和范围不同,周边视野也会有不同程度的保留。

(三)诊断

突然发生或多次短暂发作黑矇后单侧无痛性视力急剧下降,患眼相对性瞳孔传入阻滞阳性。视网膜动脉变细或有节段性血柱缓慢移动、视网膜苍白水肿和黄斑樱桃红点外观,可确诊

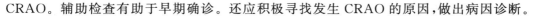

CRAO。辅助检查有助于早期确诊。还应积极寻找发生 CRAO 的原因,做出病因诊断。

(四)治疗

动物实验表明,CRAO 90～100 分钟后,视网膜就会造成不可逆的损害。但事实上,在临床上视网膜中央动脉很少发生完全性阻塞。另外,动物模型制作时,是在视网膜中央动脉进入视神经处造成阻塞,而临床上患者发生 CRAO 时不一定都在该部位发生阻塞。临床上,视网膜动脉阻塞发生后的 3 天内一般都会有视力的恢复。因此,推荐 CRAO 视力损害后的 24 小时内都要给予积极的眼部治疗。

1.按摩眼球

可以应用 Goldmann 接触镜或通过手指按摩完成,持续压迫眼球 10～15 秒,然后突然放松,这样不断重复。虽然眼球按摩很难冲走阻塞的栓子,但眼球按摩可扩张视网膜动脉,提高视网膜血流灌注量。眼压突然升高后又突然下降可以增加 86% 的血流量。

2.吸氧

持续低流量吸入 95% 氧和 5% 二氧化碳混合气体。虽然高浓度氧可使视网膜动脉收缩,但 CRAO 患者吸入 95% 氧后,氧可通过脉络膜扩散在视网膜表面维持正常的氧压力。另外,二氧化碳可使血管舒张,也可提高视网膜的血流量。

3.前房穿刺放液术

也曾在临床应用,原理与眼球按摩相似。但因为有创伤性,且临床效果有限,现在很少应用。

4.溶栓治疗

但疗效有争议,且要注意该治疗的全身并发症,以防脑血管意外。眶上动脉注射溶纤维蛋白剂治疗 CRAO 也有报告,但未见更多的临床应用报告。

5.其他治疗

球后注射或全身应用血管扩张剂,但球后注射存在球后出血的风险,球后血肿可使视网膜动脉的血流进一步减少。舌下应用硝酸甘油(强效血管扩张剂)有时可使视网膜血流恢复正常。全身抗凝剂一般不应用于 CRAO 的治疗。

(五)治疗效果

发病初期,患眼的视力 90% 为指数和光感。如眼底可见栓子,则患眼视力普遍较差。CRAO 患眼中,约 25% 患眼会存在睫状视网膜动脉供应黄斑区,其中 80% 患眼在两周后视力可提高至 0.4 以上;即使发病时只有中心视岛的可见视野,但治疗后其周边视野可以明显恢复。

CRAO 患眼的最终视力通常为指数。但是对于存在睫状视网膜血管供应黄斑的患眼,视力可提高至 1.0。受累视网膜对应的视野永久性缺损。CRAO 发生后期,眼底改变包括视神经萎缩、视网膜动静脉变细和视网膜变薄。

二、视网膜分支动脉阻塞

视网膜分支动脉阻塞(branch retinal article occlusion,BRAO)发生于视网膜的分支动脉,表现为阻塞血管供应区视野的无痛性缺损。与 CRAO 相比,范围较小,但同样对视网膜功能损害严重,也需急诊尽早治疗。

(一)病因与发病机制

在急性视网膜动脉阻塞患者中,CRAO 约占 57%,BRAO 约占 38%,睫状视网膜动脉阻塞约占 5%。BRAO 中,90% 以上为颞侧视网膜动脉阻塞。目前尚不清楚原因。

BRAO 的病因与 CRAO 相似。如果阻塞发生在动脉分叉点,一般都是栓子阻塞。

(二)临床表现

1.症状

不累及黄斑患者,可感觉不到视力改变,或仅感到视力模糊或有固定黑影,累及黄斑者,可感到视力急性下降。

2.体征

BRAO 表现为阻塞血管支配区域的视网膜变白(后极部最明显),而缺血区边缘处视网膜的白色更明显。推测与视神经纤维到达缺血区视网膜时轴浆流动受阻有关。30%的患者可发现动脉栓子。

BRAO 后,病变区有时会出现新生血管,多见于糖尿病患者。也有极少数患者会出现虹膜新生血管。检查时,可见到视网膜动脉侧支循环的形成,这也是 BRAO 后的特征性改变。BRAO 后的数周或数月后眼底外观可恢复正常。

(三)诊断

临床上表现为单眼无痛性视力急剧下降。后极部阻塞血管分布区视网膜明显苍白。FFA 可见受累血管充盈延迟,后期有时可见逆向充盈。

(四)治疗

BRAO 的治疗与 CRAO 相同。因为 BRAO 的视力预后明显好于 CRAO,因此,一般不采用具有创伤性的治疗手段,如前房穿刺,球后注射。

(五)治疗效果

BRAO 发生时,因黄斑区仍有部分正常血供,因此视力通常相对较好。80%以上患眼的最终视力可达到 0.5,但视野缺损会一直存在。视力预后与黄斑受累程度相关,波动为 0.05~1.00,如果黄斑中心凹周围的视网膜全部变白,则视力预后差。

三、睫状视网膜动脉阻塞

睫状视网膜动脉阻塞是指睫状视网膜动脉阻塞引起的眼部损害。大约 35%的眼和 50%的人存在睫状视网膜动脉。

(一)病因与发病机制

睫状视网膜动脉来自睫状后短动脉,一般是与视网膜中央动脉分开,从视盘的颞侧进入视网膜。荧光造影检查中,约 32%的眼底可见到睫状视网膜动脉,它与脉络膜循环同时充盈,比视网膜动脉充盈时间提前 1~2 秒。

(二)临床表现

1.症状

典型的临床表现为睫状视网膜血管分布对应区的旁中心暗点,经常不被患者察觉。

2.体征

睫状视网膜动脉阻塞时,表现为其血管支配区域的视网膜变白。一般为以下 3 种情况:①单纯睫状动脉阻塞;②睫状视网膜动脉阻塞合并视网膜中央静脉阻塞(CRVO);③睫状视网膜动脉阻塞合并前段缺血性视神经病变。

(1)单纯睫状动脉阻塞:一般视力预后良好。90%可恢复到 0.5 以上,其中 60%可达到 1.0。

(2)睫状视网膜动脉阻塞合并 CRVO:约 70%的患眼视力预后好于 0.5,视力下降的主要原因可能与 CRVO 有关。CRVO 的患者中约 5％合并睫状视网膜动脉阻塞。目前病因尚不明确，推测可能因为睫状视网膜动脉的流体静力学压力与视网膜中央动脉相比，相对较低，当静脉血管系统压力升高时，睫状视网膜动脉容易发生血流郁积和血栓形成。睫状视网膜动脉阻塞合并 CRVO 时，静脉阻塞一般为非缺血型，因此很少发生虹膜红变和新生血管性青光眼。但是，如果此时 CRVO 为缺血型时，则很难发现同时存在的睫状视网膜动脉阻塞。

（3）睫状视网膜动脉阻塞合并前段缺血性视神经病变：睫状视网膜动脉阻塞合并前段缺血性视神经病变约占睫状视网膜动脉阻塞的 15％。因视神经受损，视力预后很差，一般在无光感到 0.05 之间。检查时，可见睫状视网膜动脉支配区视网膜变白，同时视盘充血水肿或苍白水肿。视盘苍白水肿提示病因为巨细胞动脉炎，视力预后比视盘充血水肿更差。

睫状视网膜动脉阻塞的病因与 CRAO 的病因相似。如合并前段缺血性视神经病变，则需注意是否存在巨细胞动脉炎。

（三）诊断

旁中心暗点，眼底检查可见睫状视网膜动脉供应区的视网膜变白。因阻塞后视网膜受累面积较小，相对性瞳孔传入障碍通常为阴性。

（四）治疗

同 BRVO。

（五）治疗效果

睫状视网膜动脉单独发生时，预后等同甚至好于 BRAO，90％患者视力可恢复到 0.5 以上。睫状视网膜动脉阻塞合并视网膜中央静脉阻塞时，其预后与视网膜中央静脉阻塞的并发症相关，如黄斑水肿、视网膜缺血和出血。

四、毛细血管前小动脉阻塞

视网膜毛细血管前小动脉阻塞表现为棉绒斑，临床中常见的棉绒斑为毛细血管前小动脉阻塞，不单独出现，常合并高血压视网膜病变、糖尿病视网膜病变、白血病等出现。

（一）病因与发病机制

视网膜前毛细血管小动脉急性阻塞可能与血管内皮受损，血栓形成，血管炎症或红细胞阻塞等有关。可见于高血压、糖尿病或放射性视网膜病变或红斑狼疮、白血病、妊娠高血压综合征等全身性疾病。

（二）临床表现

1.症状

多无症状，常为其他眼底病变的一个表现，如高血压视网膜病变，糖尿病视网膜病变等。

2.体征

视网膜前小动脉阻塞，导致视网膜局部缺血，视网膜棉绒斑。FFA 表现为斑片状无灌注区，邻近毛细血管扩张，有的呈瘤样扩张，晚期荧光渗漏。前小动脉阻塞的部位和大小不同，视力表现也不同。数天或数周后，小动脉重新灌注，重建的毛细血管床迂曲。晚期受累的视网膜局部变薄，透明度增加，形成局限凹面反光区，表示此处视网膜曾有缺血改变。

（三）诊断和鉴别诊断

1.诊断

眼底可见局部水肿的棉绒斑，走行与视网膜神经纤维走行一致，边界不清。

2.鉴别诊断

需要与有髓神经纤维,硬性渗出等鉴别。有髓神经纤维多位于视盘旁,走行同神经纤维一致,但多数范围较棉绒斑大,有特征性的彗星尾样形态。硬性渗出为视网膜血浆成分,细胞间的水肿,边界清楚,与棉绒斑细胞内水肿不同。

(四)治疗

原则同 CRAO,要注意原发病的治疗。

五、眼动脉阻塞

眼动脉阻塞时,因视网膜循环和脉络膜循环同时被阻断,因此视功能损害非常严重。

(一)病因与发病机制

在颈内动脉阻塞的患者中发病率约为 5%,其发病机制主要为血管闭塞、血管栓塞、眼压升高或全身低血压、动脉痉挛几方面的原因导致视网膜动脉灌注不足而造成视功能的损害。

另外,由于眼动脉大多来自颈内动脉,少数来自颈外动脉的脑膜中动脉,鼻部有连接颈外和颈内动脉的筛前动脉、筛后动脉、滑车动脉、鼻背动脉,故鼻、眶部注药时,栓子都有逆行进入眼动脉的可能。

(二)临床表现

1.症状

眼动脉阻塞患者主要表现为单侧视力骤然无痛性丧失,视力波动于指数与无光感,无光感多见。部分患者感到眼球和眼眶疼痛及同侧偏头痛,这种疼痛多是因为缺血,而非高眼压所致。其他少见症状还有结膜血管曲张、突眼等。

2.体征

由于眼内供血减少可以产生类似感染、毒素、免疫反应、外伤等炎症反应,角膜后沉着物和房水闪辉阳性,玻璃体轻度浑浊。视盘水肿,视网膜动脉纤细如线,血管管腔内无血柱而呈银丝状,视网膜苍白水肿。由于脉络膜循环障碍,黄斑部呈黄色或樱桃红斑。眼压常比健眼低约0.5 kPa(4 mmHg)。患眼相对性瞳孔传入阻滞明显。

但对于不完全阻塞的可疑患者,则需要做特殊检查以资鉴别诊断,这些检查方法如下:①FFA表现为脉络膜弱荧光,臂-脉络膜循环时间和臂-视网膜循环时间明显延长,动脉充盈延迟并可见动脉前锋,静脉回流迟缓与弱荧光;②ERG见 a 波和 b 波平坦或消失;③经颅彩色多普勒可以测定颈、眼动脉狭窄处管腔的血流频谱低平、血流速度降低;④眼和眶部 MRI 扫描显示眼动脉供血的视神经鞘、眶脂肪、眼外肌的信号增强。

因视网膜内外层均无血液供应,故视网膜乳白色水肿比 CRAO 更严重。因此,视力损害也比 CRAO 严重,常为无光感。40%患者眼底无"樱桃红点"表现,原因为脉络膜与视网膜中央动脉血供同时受阻,脉络膜和视网膜色素上皮层也因缺血而浑浊水肿。晚期可见后极部特别是黄斑区色素紊乱严重。

(三)诊断和鉴别诊断

患者出现单侧视力骤然无痛性丧失,降至指数或无光感。典型的眼底改变为视盘苍白水肿,视网膜血流可呈节段性流动,视网膜广泛变白,呈急性梗死状,无樱桃红点表现。FFA 显示无脉络膜背景充盈或脉络膜背景充盈明显延迟,视网膜血管充盈不足或明显延迟。

主要同 CRAO 相鉴别,眼动脉阻塞时,无黄斑樱桃红表现,ERG 的 a 波和 b 波同时消失,

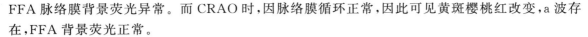

FFA 脉络膜背景荧光异常。而 CRAO 时,因脉络膜循环正常,因此可见黄斑樱桃红改变,a 波存在,FFA 背景荧光正常。

(四)治疗

对于眼动脉阻塞及 CRAO 的患者,要早期发现、早期检查、早期治疗,尽早恢复血液循环,抢救患者的视功能。目前采取多种措施进行综合治疗,包括眼球按摩、扩张血管药物等,但收效甚微。

值得注意的是,近年来,随着头面部整形手术、注射胶原蛋白或曲安奈德等治疗的增多,眼动脉阻塞患者偶有发生。因此,眼部、鼻、眶部注药前,首先需排空注射器内空气,其次是注药时必须回抽无血才能注入,以保证患者安全。

(五)治疗效果

治疗后,视力仍然很少提高。眼动脉阻塞的后期眼底表现为视盘苍白,视网膜动静脉变细。因发病时,视网膜色素上皮和脉络膜毛细血管层明显缺血,因此,后期也可表现出视网膜色素上皮异常。

六、视网膜大动脉瘤

视网膜大动脉瘤(retinal arterial macroaneurysm,RAMA)是视网膜动脉管壁局限性纺锤状或梭形膨胀,产生不同程度的视网膜出血、渗出或玻璃体积血,常引起视力下降。

(一)病因与发病机制

RAMA 是特发性获得性视网膜大动脉扩张,主要发生在视网膜动脉第 2 分支及第 3 分支、分岔点或动静脉交叉处。最常见颞上动脉分支,较少见睫状视网膜动脉或视盘动脉。RAMA 的病理生理还没有完全被了解。假设之一是动脉硬化导致血管壁纤维化,结果减少了管壁的弹性,管内压力升高导致管壁局限扩张。另一假设是栓子栓塞(原已经存在血管巨大动脉瘤)或动脉内血栓形成导致机械损伤内皮细胞或外膜血管壁,使血管壁容易形成血管瘤。高血压是最常见的相关危险因素,慢性静脉血液淤滞和动脉硬化起一定作用,其他危险因素包括高血脂和全身血管性疾病(如:结节性多动脉炎、结节病、糖尿病、类风湿性关节炎和雷诺病)。

(二)临床表现

RAMA 最常见 60 岁以上的老年人(平均 57~71 岁),也有报告发生在 16 岁的年轻人。女性多见,占71%~80%,多是单眼,但有 10% 是双眼发病,20%患者是沿着同一条血管或多条血管的多个动脉瘤。

1.症状

典型表现为突然无痛性视力下降,玻璃体腔内积血可引起黑影。很多患者也可无症状,只是在常规检查才发现,尤其是在 RAMA 没有累及黄斑的渗出、水肿或视网膜下出血时。

2.体征

眼球前段检查一般正常。RAMA 多数位于颞侧视网膜动脉的第 2 级和第 3 级处,没有并发症的动脉瘤呈橘红色囊样或梭形。有眼底出血表现为多层:视网膜前、内界膜下、视网膜内和视网膜下。玻璃体内见条状或团块状暗红色积血,位于大动脉瘤附近;内界膜下和视网膜内出血呈暗红色圆形,视网膜下出血形态不规则,视网膜血管走行其表面。大量黄白色脂质渗出物环绕动脉瘤周围,在 10% 的患者可见到动脉瘤搏动。不伴渗出的黄斑水肿很少见,在单纯黄斑区神经上皮脱离可不伴有渗出。

3.辅助检查

(1)FFA显示瘤样扩张的动脉立即充盈和渗漏荧光,如果有内界膜下和视网膜内出血遮挡,可在出血周围见到环形强荧光。受累及的动脉可显示变细和不规则,周围的毛细血管渗漏荧光。

(2)ICGA:因ICGA的激发光谱为红外光,能穿透致密出血,比FFA显示大动脉瘤更加清楚。造影早期动脉瘤就显示强荧光,晚期动脉瘤完全充盈呈圆形或椭圆形。

(3)OCT:最初病灶处的视网膜结构正常,后来黄斑发生变性,尤其是黄斑区视网膜外层;渗出引起广泛的视网膜水肿,以视网膜外层水肿最显著,还能显示黄斑区神经上皮脱离。

(三)诊断和鉴别诊断

1.诊断

老年患者,突然无痛性视力下降和眼前黑影,眼底见到多层出血,视网膜动脉一处和多处局限扩张伴动脉瘤周围大量黄白色渗漏,FFA和ICGA显示病变血管梭形扩张和渗漏,可确诊。

2.鉴别诊断

(1)外伤性多层出血:患者有外伤后视力下降病史不难和RAMA鉴别。

(2)分支静脉阻塞:眼底的渗出和出血是以静脉阻塞处为顶端呈扇形,FFA显示是静脉异常阻塞可与发生在动脉的大动脉瘤相鉴别。

(3)视网膜血管瘤病:大多发生在视网膜周边部,有较粗大的输入和输出滋养血管,容易区别。

(4)海绵状血管瘤:在眼底呈蔓状暗红色隆起,FFA早期充盈不良,中晚期充盈不均匀,呈雪片状,无荧光渗漏。

(5)动静脉畸形:可形成瘤样红色扩张,但FFA无荧光渗漏。

(6)糖尿病视网膜病变:双眼发病,严重程度相似,视网膜散在出血点、微动脉瘤;FFA显示广泛微动脉瘤、毛细血管闭塞和新生血管形成。容易和RAMA相鉴别。

(7)渗出性年龄相关性黄斑病变:出血常发生黄斑区,扩张和渗漏的新生血管位于黄斑区内,与视网膜动脉无联系,OCT常显示玻璃膜疣,可与RAMA相鉴别。

(8)黄斑毛细血管扩张症:是双眼中心凹旁毛细血管扩张和渗漏。

(9)成人Coats病:是中心凹旁毛细血管粟粒样扩张伴大量黄白色渗出,与RAMA发生在视网膜动脉第二及第三级分支处不同。

(四)治疗

1.观察

因大多数动脉瘤能自行退化,能恢复良好视力,所以对该病能很安全地进行观察。

2.治疗全身性疾病

应适当地治疗高血压和其他全身性危险因素。

3.激光治疗

激光适应证是慢性黄斑渗漏或水肿引起视力下降。用激光直接照射大动脉瘤可改善一些患者的视力,但也有研究认为直接光凝血管瘤并不能提高视力,还可引起BRAO。用激光治疗动脉瘤周围的区域也可改善某些黄斑水肿患者的视力。位于黄斑区视网膜前出血,如果出血尚未凝固,可用Nd:YAG激光在出血灶的下端切穿表面透明玻璃体膜或内界膜,让出血进入玻璃体腔,改善视力,但有冒损伤黄斑的风险。

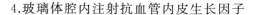

4.玻璃体腔内注射抗血管内皮生长因子

玻璃体腔内注射贝伐珠单抗组与没注射组对比,平均观察＞10个月,注射后早期黄斑区视网膜水肿明显减轻,但最终随访,注射组和对照组在最佳矫正视力和黄斑区视网膜厚度没有显著的不同。

5.玻璃体手术

严重的玻璃体腔积血观察一个月不吸收,做玻璃体切除手术清除。

(林相强)

第二节 视网膜静脉阻塞

视网膜静脉阻塞(retinal vein occlusion,RVO)是多种原因引起的视网膜静脉血流受阻的眼底病变,发病率仅次于糖尿病视网膜病变。因视网膜静脉回流受阻,眼底主要表现为视网膜静脉迂曲扩张,视网膜内出血、视网膜水肿和黄斑区水肿。根据阻塞部位的不同分为视网膜中央静脉阻塞和分支静脉阻塞。

一、视网膜中央静脉阻塞

视网膜中央静脉阻塞(central retinal vein occlusion,CRVO)是发生在视盘处视网膜静脉总干的阻塞。常为单眼发病,男女发病率相等。尽管也可发生在较年轻的年龄组,但90%患者发病年龄大于50岁。引起本病的病因,老年人与青壮年有很大差异,前者绝大多数继发于视网膜动脉硬化,后者则多为静脉本身的炎症。全身性疾病如糖尿病、高血压、冠心病是CRVO发生的危险因素,但是CRVO与这些全身性疾病的直接关系并未得到证实。研究表明积极治疗全身相关疾病能够减少眼部并发症的发生及对侧眼中央静脉阻塞的发生率。

(一)病因与发病机制

关于CRVO的确切的发病机制还不是很清楚,多数的观点认为是筛板处或筛板后的视网膜中央静脉的血栓形成。由于血栓的形成,继而发生血管内皮细胞的增生及炎性细胞浸润。造成血栓形成的原因可能有以下几个方面。

1.血流动力学改变

由于视网膜静脉系统是一个高阻力、低灌注的系统,所以对于血流动力学的变化十分敏感。血液循环动力障碍引起视网膜血流速度的改变容易形成血栓。例如,高血压患者长期小动脉痉挛、心脏功能代偿不全、心动过缓、严重心率不齐,血压突然降低、血压黏滞度改变等原因都会导致血流速度减慢而造成血栓形成。

2.血管壁的改变

巩膜的筛板处,视网膜中央动脉和中央静脉在同一个血管鞘中,当动脉硬化时,静脉受压导致管腔变窄,且管壁内皮细胞受刺激增生,管腔变得更窄,血流变慢,导致血栓的形成。另外一些全身及局部炎症侵犯视网膜静脉时,毒素导致静脉管壁的内面粗糙,继发血栓形成,管腔闭合。

3.血液流变学改变

大多数静脉阻塞的患者都患有高脂血症,血浆黏度及全血黏度高于正常人群。有研究表明视网膜静脉阻塞患者血液里血细胞比容、纤维蛋白酶原和免疫球蛋白增高。当这些脂类和纤维蛋白原增多后,可包裹于红细胞表面使其失去表面的负电荷,因而容易聚集并与血管壁黏附。而且纤维蛋白原含量增加及脂蛋白等成分增加使血液黏稠度增高,增加血流阻力而导致了血栓的形成。

4.邻近组织疾病

对视神经的压迫、视神经的炎症、眼眶疾病、筛板结构的改变也会造成视网膜静脉血栓的形成。另外一些眼病,如青光眼与 CRVO 有关。有研究者认为青光眼导致眼压升高压迫筛板,导致血管的功能异常,血流阻力增高最终导致血栓的形成,发生 CRVO。

5.其他

研究表明 CRVO 的患者除了红细胞沉降率和部分凝血酶的升高外,还有血细胞比容、同型半胱氨酸和纤维蛋白原的升高,血液中出现狼疮抗凝血因子和抗磷脂抗体,另外还有激活的蛋白 C 和蛋白 S 的缺乏。这些因素是否与 CRVO 相关还并不确定。

(二)临床表现

1.症状

患眼视力突然无痛性下降。少量出血或黄斑受累较轻的患者,视力下降不严重;大量出血者,视力可能降至数指或者手动。发病前,患者可能有持续数秒至数分钟的短暂视物模糊病史,然后恢复到完全正常。这些症状可能在数天或数个星期后重复出现,直到发病。

2.体征

(1)眼前节检查:单纯 CRVO,眼前节检查一般正常,视力下降明显的患者同侧瞳孔中等程度散大,直接光反应迟钝,间接光反应灵敏。少数患者初次发作可发生玻璃体积血,少量积血造成玻璃体腔内有漂浮的血细胞;大量积血则出现玻璃体红色浑浊,眼底窥不清。

(2)眼底检查:典型眼底改变是以视盘为中心的点状和片状出血。中央静脉阻塞不完全的患者,视网膜出血量少,可见到围绕视盘的放射状片状和火焰状出血,靠周边部是散在的点状和片状边界清楚的出血;还可见到视盘无水肿,边界尚清;视网膜动脉形态正常或硬化变细,视网膜静脉曲张和迂曲;黄斑和视网膜水肿不明显。如果未治疗或治疗无效,不完全阻塞可转变成完全阻塞。

也可一开始就是完全型阻塞,眼底出现大量以视盘为中心的放射状大片状和火焰状的视网膜出血,在黄斑周围,与视神经纤维走行一致呈弧形,往周边,视网膜出血程度逐渐减少和减轻。视盘水肿,边界不清,生理凹陷消失和视盘表面大量出血。中央静脉迂曲怒张,呈腊肠或者结节状,部分节段掩埋在出血下见不到。动脉也相应增粗,但有原发硬化者,可见到视网膜动脉铜丝状或银丝状并不增粗,可见到动静脉交叉压迫征。视网膜和黄斑水肿,缺血患者可见到棉绒斑。随着病程进展,出血逐步减少甚至完全吸收,出血吸收的时间取决于静脉阻塞的严重程度。出血吸收后,部分患者睫状视网膜侧支循环形成,黄斑水肿可持续存在很久,部分患者黄斑前膜形成。如出现新生血管,病程中还可能突然发生玻璃体积血。少数情况还可能合并视网膜动脉阻塞,尤其在缺血型 CRVO 比较常见。

3.半侧视网膜中央静脉阻塞

约 20% 的人在视网膜中央静脉进入视神经的时候分为上下两支,在筛板后合并为一支。约 80% 的人上下两支没有合并,如果其中的一支阻塞则会发生半侧 CRVO。半侧阻塞所引起的病变范围大于分支阻塞,占整个眼底的 1/2~2/3。视盘出现与阻塞部位一致的区域性水肿浑浊。

尽管只有半侧的视网膜被侵及,但是半侧CRVO在发病机制及临床特点上都更接近CRVO,而并非视网膜分支静脉阻塞。

4.辅助检查

(1)荧光素眼底血管造影(FFA):①非缺血性CRVO可见视盘毛细血管扩张、沿着视网膜静脉分布的荧光渗漏和微血管瘤;黄斑正常或者有轻度点状荧光素渗漏。阻塞恢复后,FFA可能表现正常;少数黄斑呈暗红色囊样水肿者,FFA显示花瓣状荧光素渗漏,最终可能形成囊样瘢痕,导致视力下降。②缺血性CRVO显示视网膜循环时间延长,视盘毛细血管扩张,荧光素渗漏。毛细血管高度扩张迂曲,微血管瘤形成。黄斑区能够见到点状或者弥漫的荧光渗漏,囊样水肿呈花瓣状荧光素渗漏。毛细血管闭塞形成大片无灌注区,无灌注区附近可见动静脉短路,微血管瘤和新生血管。疾病晚期可见视盘的粗大侧支循环及新生血管的荧光渗漏。黄斑正常或者残留点状渗漏、花瓣状渗漏,或者色素上皮损害的点状或者片状透见荧光。

研究认为FFA检查发现有10个视盘直径(DD)以上毛细血管无灌注区的患者产生前部新生血管的危险性提高,因此应该被划分为缺血型。无灌注区为30DD以上的患者是发生新生血管的高危人群。所以FFA对于判断新生血管的形成很有帮助,对于判断预后和决定正确的随访有重大的意义。

(2)相干光断层成像仪(OCT):黄斑囊样水肿表现为黄斑中心凹明显隆起,外丛状层和内核层之间出现囊腔。神经上皮层浆液性脱离可见脱离区呈低或者无反射暗区,其下方为高反射视网膜色素上皮(RPE)层。视网膜浅层出血在视网膜内表层呈高反射光带或散在点状高反射;深层出血表现为视网膜内高反射带,同时遮挡深层组织的反射。当发生黄斑区前膜时可见黄斑区视网膜前高反射带。

(3)全身检查:对每个患者应详细询问病史和做包括血压在内的全身体格检查。实验室检查包括血常规、糖耐量试验、血脂、血清蛋白电泳、血液生化和梅毒血清学检查。如果有凝血异常的病史,那么还要做进一步的血液检查,如狼疮抗凝血因子、抗心磷脂抗体及血清中蛋白S和蛋白C的量。

(三)分类

根据病变程度和FFA的特征,可将CRVO分为缺血型和非缺血型两种类型,这种分型对治疗和预后具有指导意义。

1.非缺血性CRVO

非缺血性CRVO又称部分或不完全性CRVO,也称静脉淤血性视网膜病变。CRVO患者中有75%～80%属于这种症状较轻的类型,患者视力轻度到中度下降。

视网膜静脉充血和迂曲是特征性表现。偶尔可能出现棉绒斑,位置靠近后极部。如果出现黄斑水肿或者黄斑出血,视力会受到显著影响。黄斑水肿可能是囊样水肿,也可能是弥漫性黄斑增厚,或者两者都存在。大部分非缺血型CRVO的眼底改变在疾病诊断后的6～12个月消失。视网膜出血可以完全消退,视神经看起来正常,但是视盘可出现静脉侧支血管。黄斑水肿消退后黄斑表现正常,但是持续的黄斑囊样水肿会导致永久的视力损伤,眼底可以观察到黄斑区色素沉着、视网膜前膜形成或网膜下纤维血管增生。

在非缺血性CRVO患者中,发生视网膜新生血管很少见(低于2%的发病率)。但是非缺血型CRVO也可以发展为缺血型,研究发现15%的非缺血型患者在疾病发生四个月内就进展为缺血型,在3年内则有34%的非缺血型CRVO的患者发展为缺血型。

2.缺血型 CRVO

缺血型 CRVO 是完全的静脉阻塞并伴有视网膜大量出血。这种类型占了 CRVO 的 20%～25%。患者视力突然明显下降,传入性瞳孔功能障碍很明显,中晚期出现新生血管性青光眼时患者会感觉剧烈疼痛。

典型的临床表现如图 12-1,如果大量出血有可能突破内界膜而形成玻璃体积血。6～12 个月后进入疾病晚期,视盘水肿消退,颜色变淡,可出现视盘血管侧支循环。黄斑水肿消退,可出现黄斑区色素紊乱,严重者出现视网膜前膜或色素瘢痕形成,严重影响视力。

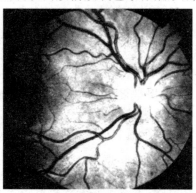

图 12-1　缺血型视网膜中央静脉阻塞

缺血型 CRVO 的容易发生视盘或视网膜新生血管,导致增生性玻璃体视网膜病变。发生虹膜或者房角新生血管的概率为 60% 或者更高,最早可在 9 周内出现。新生血管性青光眼往往在起病后 3 个月内出现,导致顽固性的高眼压。

以视盘为中心的大量放射状的视网膜出血,呈边界不清的火焰状和不规则点片状;视盘水肿,边界不清;中央静脉迂曲扩张,呈腊肠或者结节状,部分节段掩埋在出血下见不到;视网膜和黄斑水肿,视盘周可见大量棉绒斑。

(四)诊断和鉴别诊断

1.诊断

视力突然下降,以视盘为中心的放射状和火焰状出血,静脉血管迂曲扩张呈腊肠状,可诊断 CRVO。仅凭眼底表现很难准确区分缺血性和非缺血性,FFA 可帮助区别两者,同时还可帮助确诊黄斑水肿。有部分患者在疾病发生数月后来就诊,症状和体征往往不典型,仅发现轻度静脉充血和迂曲及少量视网膜出血,需加以注意。

2.鉴别诊断

(1)眼部缺血综合征:急性 CRVO 容易和眼部缺血综合征相鉴别,但病程较长的非缺血型 CRVO 的临床表现与眼部缺血综合征相似。两种疾病都有视物模糊的症状,也都可有出现短暂失明。CRVO 患者常常可以看到黄斑水肿,但是在眼部缺血综合征中少见。两种疾病都有静脉充血,但是眼部缺血综合征一般没有静脉迂曲。眼部缺血综合征视网膜出血一般位于中周部,CRVO 的视网膜出血位于后极部。

(2)血液高黏度综合征:双眼发生类似 CRVO 的症状,可能是血栓形成导致的 CRVO。CRVO 很少两侧同时发病,它经常发生于全身高凝疾病和血液高黏滞疾病的情况下。当双侧CRVO,同时在身体其他部位发生静脉阻塞,应高度怀疑血液高黏度综合征,做相应的实验室检查。

(3)高血压视网膜病变:当高血压视网膜病变引起视盘水肿时,临床表现与CRVO相似。但CRVO很少两侧同时发病,而高血压视网膜病变常常双眼发病,眼底静脉有扩张,但并不发暗,无明显迂曲;常常可以见到棉絮斑和黄斑区星芒状渗出;眼底有动脉硬化的表现,动脉呈铜丝或者银丝样改变,动静脉压迹明显。

(4)视网膜血管炎:可伴发视盘血管炎症,可引起非缺血性CRVO,与CRVO非缺血型的临床表现相似。血管炎性CRVO患者多为年轻男性,病程呈自限性,视力预后较好。视网膜出血在视盘及邻近视网膜,如果疾病控制不佳,静脉阻塞发展,视网膜出血渗出加重,黄斑水肿明显,演变为缺血型CRVO。在治疗上,采用肾上腺糖皮质激素抗炎,如果反应好,可确诊为视盘血管炎。

(五)治疗

针对其发病机制和病理改变,在临床上出现了多种多样治疗方法,但仍没有公认的安全有效的治疗方法。

1.药物治疗

(1)活血化瘀:目前,一些药物对CRVO的治疗,包括应用抗凝剂和抗血小板凝聚药物(阿司匹林、肝素等),以及溶栓疗法和血液稀释疗法等,临床报告疗效不一,且不能对因治疗,并发症较多,很难为广大临床医师所接受。中医药经多年的临床应用证明有一定的疗效,所以,在我国临床广泛地应用各种活血化瘀的中药方剂或中成药用于本病的治疗。在临床多用复方血栓通、复方丹参或云南白药等,但因疗效标准不一致,多数结果未有大量随机双盲对照研究,使推广应用缺乏足够临床证据。

(2)肾上腺糖皮质激素:主要用于减轻黄斑水肿,玻璃体腔内或后Tenon囊下注射曲安奈德(TA)均可减轻CRVO引起的黄斑水肿,使视力有所提高或者稳定,但作用时间短,有多种的不良反应包括加速白内障进展、眼压升高及眼内炎风险。

(3)玻璃体腔注射抗血管内皮生长因子(VEGF):近年来已有多个报告证实玻璃体腔注射贝伐珠单抗、雷珠单抗,治疗CRVO引起的黄斑水肿,在早期对视力的提高是明显的,但需重复注射。这些报告患者较少,且缺乏随机和对照。

(4)其他药物:曲克芦丁(维脑路通)可以改善视力,促进视网膜循环和减轻黄斑水肿;但是小样本、追踪期短及视力提高没有统计学意义。噻氯匹定是抗血小板聚集药,可以稳定和提高视力,但结果没有统计学意义,而且治疗组腹泻发生率增加。己酮可可碱是血流改善剂,可以减低血液黏滞度,改善局部血流,减轻黄斑的水肿,但视力并没有得到显著改善。这些药物的疗效有待进一步临床研究。

2.激光治疗

(1)治疗原则:①CRVO发生后6个月内是虹膜新生血管出现的高危期,故最少每月随访1次,检查包括视力、裂隙灯显微镜、眼压和散瞳眼底检查,由于部分虹膜新生血管先出现在前房角,因此推荐作常规房角检查,如出现虹膜新生血管应立即进行全视网膜光凝术(PRP)。②对缺血型CRVO,缺血范围>30DD、视力低于0.1的患眼可作为预防性PRP的指征;从长期来看,较一旦发现虹膜新生血管后即作PRP者无突出的优点,但要坚持常做(每月)随访检查,对不可能做密切随访的患者,则应该进行预防性PRP。③PRP后患眼须每月随访,仔细观察虹膜新生血管,以决定是否再做PRP补充治疗或其他治疗,如证实虹膜新生血管已退缩,随访密度可渐渐减低。

（2）治疗方法：光斑 200～500 μm，时间 0.1～0.5 秒，功率 0.3～1.0 W，以产生Ⅱ级反应斑，两光斑间隔一个光斑直径的密度，激光光凝斑覆盖全部无灌注区，分别在激光光凝术后 12 周和 24 周行 FFA 复查，如有新的或光凝不全的无灌注区则进行补充光凝。适时治疗、定期随诊及行 FFA 是提高治愈率的关键。早期预防性全视网膜光凝治疗缺血型视网膜静脉阻塞，一般需 1 000～2 000 个光凝点，分 3～5 次完成，并随访观察光凝前后眼部新生血管的消退和视力变化及远期并发症的发生情况。

对非缺血性中央或分支静脉阻塞的黄斑水肿眼，可使用氪红激光诱导脉络膜视网膜静脉吻合，可防止其发展至缺血状态。在非缺血型黄斑水肿未发展至囊样变性之前，应用氪激光或 Nd-YAG 激光直接针对分支静脉光凝，激光能量的释放使静脉后壁和 Bruch 膜破裂，诱导建立脉络膜视网膜静脉吻合，可使非缺血型视网膜静脉阻塞所致黄斑水肿消退或减轻，从而改善视功能。由于激光脉络膜视网膜静脉吻合会加重缺血型 CRVO 纤维血管增生性并发症的危险，所以对于缺血型 CRVO 不推荐该项治疗。

3.手术治疗

（1）玻璃体积血：适应 CRVO 出现玻璃体积血，治疗观察 1 个月不能自行吸收。术中清除视网膜前膜并行全视网膜光凝。

（2）视神经巩膜环切开术：是玻璃体切除联合视神经鼻侧巩膜环切开以解除对该处视网膜中央静脉压迫，有利于静脉的回流。适应于单纯 CRVO。这种手术有一定的并发症，要确定手术效果仍需要大量的临床随机对照研究及长期的临床观察。

（六）治疗效果

目前，药物治疗效果仍不确切，需要更多的研究。激光光凝治疗 CRVO 可以封闭视网膜无灌注区，抑制新生血管的发生和发展，减少新生血管性青光眼的发生；还可制止视网膜出血，减少玻璃体积血，促进出血和黄斑水肿吸收，有利于恢复中心视力。玻璃体腔内注射抗 VEGF 药物和 TA 能使黄斑水肿很快消退，但药物吸收后黄斑水肿可能复发。视神经巩膜环切开术患者的视力预后与自然病程比较没有统计学的差异，而且手术风险较大，该手术还存在较大的争议。对非缺血型 CRVO 应用激光造成脉络膜血管与视网膜静脉吻合，以改善阻塞静脉血液循环，减少非缺血型 CRVO 转变成缺血型 CRVO 发生率，减轻黄斑水肿，增进视力。在临床研究中，获得一些成功，但该方法成功率不高，而且存在形成吻合部位纤维增生的问题，甚至可以使相应血管产生闭塞。

二、视网膜分支静脉阻塞

视网膜分支静脉阻塞（branch retinal vein occulusion，BRVO）是发生在视网膜的分支静脉的血液回流受阻，其发病率高于 CRVO，男女发病比率相当，发病年龄在 60～70 岁。流行病学和组织病理学研究提示动脉疾病是发病的根本原因。该病常常是单眼发病，只有 9% 的患者双眼受累。

（一）病因与发病机制

BRVO 的部位主要出现在动静脉交叉的位置，在这个位置上动静脉有共同的血管鞘，动脉一般位于静脉前方，硬化的动脉压迫静脉而导致血流动力学紊乱和血管内皮的损伤，最终导致血栓形成和静脉阻塞。多数的 BRVO 出现在颞侧分支，可能是因为这里是动静脉交叉最为集中的地方。血管性疾病还包括巨大血管瘤、Coats 病、视网膜毛细血管瘤等往往会引起 BRVO。

高血压是 BRVO 最常见的全身相关疾病,研究证明了静脉阻塞和高血压之间的重要关系。该研究还发现了分支静脉阻塞和糖尿病、高脂血症、青光眼、吸烟及动脉硬化有关。而视网膜分支静脉的阻塞与饮酒和高密度脂蛋白的水平呈负相关。

组织病理学研究表明阻塞的血管都有新鲜或者陈旧的血栓形成。部分的患者能看到阻塞区域的视网膜缺血萎缩。所有的患者都有不同程度的动脉粥样硬化,但未发现同时有动脉血栓形成。

(二)临床表现

1.症状

一般患者主诉为突然开始的视物模糊或者视野缺损,视力在 1.0 到指数不等。当黄斑外区阻塞时,视力较好,当黄斑分支受累时,视力明显下降。

2.体征

眼球前段检查一般正常。分支静脉阻塞位于眼底一个或偶尔的两个象限,阻塞部位一般靠近视盘,视网膜出血仅限于阻塞的分支静脉分布区域,以阻塞部位为顶点,呈扇形或三角形排列,以火焰状出血为主。也可少见地远离视盘的后极部,如黄斑分支静脉阻塞。阻塞引起的血管异常,也可引起大量渗漏,呈黄白色,类似 Coats 病。

3.分类

按临床表现和 FFA,分支静脉阻塞分为非缺血型和缺血型两类。

(1)非缺血型:轻微阻塞出血量较小,静脉血管迂曲扩张也不明显,如果黄斑区未受损害,患者可能表现出无症状,只有在眼底常规检查时才发现。如果黄斑区受累,出现黄斑水肿和黄斑出血,视力也随之下降。偶尔的情况下有少量出血的 BRVO 会进展为完全静脉阻塞,眼底出血和水肿也相应增多,同时视力下降。

(2)缺血型:完全阻塞就会出现网膜大范围出血,形成棉绒斑及广泛的毛细血管无灌注区。20% 的缺血型分支静脉阻塞患者发生视网膜新生血管,视网膜新生血管的出现与毛细血管无灌注区的大小呈正相关,视网膜新生血管一般出现在疾病发生后 6～12 个月,也可能几年后出现。接着可能会玻璃体积血,则需要做玻璃体切割。分支静脉阻塞的患者很少出现虹膜新生血管。急性 BRVO 的患者的症状在一段时间后会明显减轻,出血吸收后眼底看起来几乎正常。侧支血管的形成和一系列微血管的改变有助于出血的吸收。晚期出血吸收后可以看到毛细血管无灌注区,以及由于慢性黄斑囊样水肿引起的视网膜前膜和黄斑色素沉着。牵拉性或渗出性视网膜脱离少见。当有严重缺血情况存在的时候,阻塞的分支血管分布的区域可见视网膜脱离。

4.辅助检查

(1)FFA:对于分支静脉阻塞的诊断和治疗有重要的指导意义。动脉充盈一般正常,但是阻塞的静脉充盈延迟,由于大量出血和毛细血管无灌注造成片状弱荧光,可见扩张迂曲的毛细血管,阻塞部位的视网膜静脉出现静脉壁荧光染色。病情较长患者,可出现动静脉异常吻合和新生血管大量的渗漏荧光,但是侧支循环血管无荧光渗漏。分支静脉阻塞累及黄斑则会出现黄斑水肿,黄斑花瓣样水肿可能包括整个黄斑区,也可能是部分,这取决于阻塞血管的分布。

(2)OCT:用于观察分支静脉阻塞后有无黄斑囊样水肿或视网膜弥漫水肿、神经上皮层脱离、视网膜出血、视网膜前膜、视盘水肿等。在治疗过程中,可准确观察黄斑水肿消退情况。

(三)诊断和鉴别诊断

1.诊断

主要依据典型的临床表现和 FFA 特征,确诊并不难,但应区分缺血型还是非缺血型,并应努力寻找引起分支静脉阻塞的原因。

2.鉴别诊断

(1)糖尿病视网膜病变:该病为血糖升高引起,一般为双眼发病,出血可位于眼底任何部位,散在点状和片状。在缺血区常可见散在微血管瘤和硬性渗出。静脉迂曲扩张没有 BRVO 明显。但是静脉阻塞患者有时也可能合并有糖尿病,容易与单眼发病的糖尿病视网膜病变相混淆。

(2)高血压视网膜病变:有明显动静脉交叉改变和视网膜出血的高血压视网膜病变容易与 BRVO 相混淆。高血压视网膜病变常常是双眼发病,眼底有动脉硬化,动脉呈铜丝或者银丝样改变,有动静脉交叉压迫征。静脉有曲张,但并不发暗,无明显迂曲。眼底出血浅表而稀疏,常常可以见到棉絮斑和黄斑区星芒状渗出。而 BRVO 患者多为单眼发病,静脉高度迂曲、曲张,血液淤滞于静脉血管呈暗红色。

(3)黄斑毛细血管扩张症:该病患者多为男性,近黄斑中心凹或者黄斑区的毛细血管扩张。临床表现为视物模糊、变形及中心暗点,容易与伴有毛细血管扩张的慢性视网膜黄斑分支静脉阻塞相混淆。但该疾病眼底没有明显的静脉迂曲及出血。

(四)治疗

1.全身药物治疗

参阅视网膜中央静脉阻塞。

2.激光治疗

BRVO 研究组的研究结果对于黄斑水肿和新生血管这两个 BRVO 最主要的特征性病变的治疗有着很大的指导意义。

(1)黄斑水肿:由于部分 BRVO 患者有一定自愈倾向,视力有时都能自行恢复,所以患者在发病后的 3 个月内一般不建议采用激光光凝治疗。光凝范围在黄斑无血管区的边缘与大血管弓之间,光斑大小为 100 μm,视网膜产生灰白色(Ⅰ级)反应斑。4～6 周后复查 FFA。黄斑持续水肿的患者需要在残留的渗漏区补充光凝。

(2)视网膜新生血管:FFA 发现有视网膜缺血区,就要及时进行缺血区视网膜光凝,预防发生新生血管,从而降低玻璃体积血发生率。已经发生视网膜新生血管者,仍要在视网膜缺血区及周围补打激光。激光光斑大小为 500 μm,视网膜出现白色(Ⅱ级)反应斑。

3.视网膜动静脉鞘膜切开术

动静脉鞘切开术适用于动静脉交叉压迫引起的 BRVO。因视网膜动脉和静脉被包裹在一个鞘膜内,动脉硬化对相对缺乏弹性的静脉产生压迫,通过切除该鞘膜可解除压迫。该手术对恢复视网膜的血液灌注,使视网膜内出血和黄斑水肿减轻有较好的效果,但不能改善已出现的视网膜无灌注状态,所以该手术适宜在 BRVO 早期进行。

4.玻璃体腔注药

肾上腺糖皮质激素及贝伐单抗、雷珠单抗等玻璃体腔注药术。

(五)治疗效果

分支静脉阻塞研究小组发现对于视力在≤0.5、FFA 显示黄斑水肿的患者,做黄斑区格子样光凝,可以减轻黄斑水肿和提高视力,平均视力提高 1～2 行。激光治疗黄斑囊样水肿有一定疗效,但玻璃体腔注射曲安奈德疗效尤为显著,两者可以结合使用,治疗后黄斑水肿及视力有明显改善。动静脉鞘切开术有一定疗效,在 15 例患者中有 10 例手术后视力提高,平均 4 行以上(Snellen 视力表),有 3 例视力下降,平均下降 2 行,所有的患者的网膜下出血及黄斑水肿均有减轻。关于玻璃体手术联合或不联合内界膜剥离术治疗黄斑水肿,其临床治疗效果和经济性,安全性尚待进一步考证。

（林相强）

第三节　视网膜脱离

视网膜脱离(retinal detachment,RD)是指视网膜神经上皮层与视网膜色素上皮(RPE)层的分离。根据发病机制,RD 被分为 3 种主要类型:裂孔性视网膜脱离、牵拉性视网膜脱离和渗出性视网膜脱离,它们的共同特征是视网膜下腔聚积了异常的液体。近年来,由脉络膜病变引起的出血患者剧增,大量出血进入视网膜下腔,引起视网膜"实性"脱离。这种视网膜脱离在发病机制、临床表现和处理上均有其独特性。因此,在 RD 的新分类中,增加了第四种类型"出血性RD"。本节将简要介绍各种类型 RD 的发生机制、临床表现、诊断和鉴别诊断及处理。

一、裂孔性视网膜脱离

裂孔性视网膜脱离(rhegmatogenous retinal detachment,RRD)又称孔源性视网膜脱离,是因为视网膜产生了破孔,玻璃体腔内的液体进入视网膜下腔引起。裂孔性 RD 是特指原发性RRD,是原因不明的 RRD;而有着明显原因引起的 RRD,称继发性 RRD 或简称孔源性 RD。继发性 RRD 包括了一大类疾病,如外伤性、炎症性、牵拉性、先天性和手术引起的 RRD 等,在处理孔源性 RD 的同时,还要处理原发病。在本部分仅以原发性 RRD 为例进行讨论,继发性孔源性视网膜脱离在其他原发病内均有论述。

(一)病因与发病机制
发生 RRD 的三要素:玻璃体变性、视网膜受到牵拉和存在视网膜裂孔,引起 RRD 必须包括这 3 种因素。临床上常见到单发视网膜裂孔不一定导致视网膜脱离,即使玻璃体液化,在没有牵拉也不会发生视网膜脱离。RRD 的易感人群为高度近视眼、白内障手术后、老年人及眼外伤。

1.玻璃体变性

表现为玻璃体液化、凝缩、脱离和膜形成等彼此相互联系的病理性改变。玻璃体变性的症状包括闪光感和眼前漂浮物,闪光感是因为玻璃体牵拉周边部视网膜引起。眼前漂浮物则是由于玻璃体积血、玻璃体胶原的浓缩,特别是神经胶原组织由视盘上或视盘旁撕脱所致。

2.玻璃体视网膜牵拉

玻璃体视网膜牵拉是一种力量,通常发生在玻璃体和视网膜牢固粘连处。

(1)动态牵拉:是由眼球转动带动玻璃体的一种惯性运动、玻璃体后脱离朝前移和重心引力玻璃体向下坠的力量。在临床上见到的马蹄形裂孔均是由后向前的撕裂和上半视网膜裂孔多见就说明这种动态牵拉力的存在,它在 RRD 形成中起着重要的作用。

(2)静态牵拉:是不依赖眼球运动,而是玻璃体本身收缩。玻璃体皮质收缩在圆形裂孔发生机制中起着作用;玻璃体增生机化膜收缩产生牵拉,在牵拉性视网膜脱离和增生性玻璃体视网膜病变(PVR)的致病机制中起到重要的作用。

3.视网膜裂孔形成

与视网膜原已存在的格子样变性、囊性视网膜突起和玻璃体斑有关,这些可能引起视网膜裂孔的早期视网膜病变统称为"裂孔前期病变"。

(1)视网膜格子样变性:是视网膜本身原因不明的变薄,变薄的视网膜很容易出现圆孔、或在玻璃体的牵拉下出现马蹄样裂孔。

(2)囊性视网膜突起:是周边视网膜表面的颗粒状或束状病灶,常有色素沉着。可引起马蹄形视网膜裂孔。

(3)玻璃体斑:是在视网膜表面形成的边界清楚、白色不透明的突起组织,圆形或椭圆形,一般直径0.5~1.5 mm大小,与视网膜牢固粘连,长期对视网膜的牵拉引起视网膜萎缩性圆孔。

4.裂孔性视网膜脱离的易感因素

(1)近视眼:近视眼的患者有较高发生 RRD 风险。屈光度越高,视网膜脱离的风险越高。近视眼患者一生发生视网膜脱离的风险为 0.7%~6.0%,而正视眼的人仅为 0.06%。超过40%的视网膜脱离发生在近视眼。近视眼容易发生 RRD 的准确发病机制还不清楚,比较合理的解释是近视眼的眼轴前后径变长,视网膜受到前后方向的牵拉,容易在视网膜比较薄弱的周边部形成裂孔。另外,高度近视眼的玻璃体液化和后脱离均较正常人出现的早和更严重,视网膜容易受到玻璃体的牵拉而出现裂孔。

(2)白内障手术:白内障术后发生 RRD 的危险性为 1%~5%,是有晶体眼对照组的 6~7 倍。白内障摘除和/或人工晶状体植入术后,眼内容积发生变化,玻璃体前移和活动度增加,容易对周边视网膜和基底部视网膜产生牵拉,在玻璃体与视网膜牢固粘连的部位引起视网膜裂孔。Nd:YAG 激光晶状体后囊切开后发生 RRD 危险性也增加。

(3)眼外伤:外力作用眼球,瞬间引起眼球剧烈变形,将视网膜撕破。开放性眼外伤,异物和锐器直接刺破视网膜或眼球破裂伤视网膜直接脱出眼外,均可引起外伤性视网膜脱离。眼球穿通伤口玻璃体脱出到伤口外,导致增生机化而牵拉视网膜,也是外伤后视网膜脱离的原因之一。

(4)裂孔性视网膜脱离的对侧眼:一眼有非外伤性视网膜脱离史患者的对侧眼发生 RRD 的危险性增加 9%~40%,这是由于病理性的玻璃体视网膜改变通常是双侧性的。

(5)其他:还有一些少见的原因也可引起孔源性视网膜脱离,如视网膜劈裂、视网膜坏死等。

(二)症状

视网膜脱离是一种无痛性视力下降,出现的症状可以是急性、也可以是慢性过程。部分患者可没有任何症状,只是偶尔遮住健眼或常规检查时被发现有视网膜脱离。

1.眼前黑影

眼前黑影是眼内玻璃体失去无色透明性引起的一种内视现象(患者见到自己的眼内结构),当眼前黑影突然增多时,有时像"下雨"或"烟雾"一样,影响视力,可能是视网膜裂孔形成时撕裂血管引起的出血,应考虑为视网膜脱离的前驱症状。

2.闪光感

闪光感是玻璃体牵拉视网膜引起的闪光感,在与视网膜牢固粘连部位刺激感受器或视网膜撕裂引起。

3.视野缺损

在视野范围内出现黑幕遮挡,逐渐扩大。引起黑幕的病变在视网膜上的位置正好与人感觉到的方向相反,如下方黑影,病变在视网膜的上方,左边黑影,病变在视网膜的右边,如此类推。

4.视力下降

当视网膜脱离累及黄斑,出现视力下降,少数情况是泡状视网膜脱离遮盖黄斑区造成。根据视网膜脱离的速度不同,可表现不同类型的视力下降。视网膜脱离缓慢,可感觉不到视力下降,仅当遮盖健眼时,才发现。在极浅的黄斑区脱离,仅出现视物变形,不散瞳检查,易误诊为"中心性浆液性脉络膜视网膜病变"。大的马蹄形裂孔或巨大 RRD,往往在数小时或几天内患者视力就下降到手动或光感。

(三)体征

1.眼前段改变

一般眼部无充血。

(1)虹膜睫状体炎:大部分患者房水闪辉和浮游细胞中度阳性(++),与裂孔引起的血视网膜屏障功能损害有关。伴有脉络膜脱离患者,可出现前房和瞳孔区纤维素样渗出物。长期慢性视网膜脱离患者,可出现瞳孔后粘连。

(2)眼压降低:RRD 形成以后,房水流出路径增加,跟正常眼相比通常降低 0.7 kPa(5.0 mmHg)左右。如果眼压低于正常,就要考虑有脉络膜脱离。如果患者原有青光眼,眼压突然降低,可能是发生了视网膜脱离。相反,视网膜脱离有正常或偏高的眼压,可能原来就患有青光眼。

(3)晶状体震颤:是眼球运动时出现的晶状体晃动,可同时伴有虹膜震颤和前房加深。多发生在 RRD 合并脉络膜脱离患者,因睫状体脱离,晶状体悬韧带松弛,晶状体活动度增加引起。脉络膜脱离引起后房压力低于前房时,晶状体和虹膜后退,前房就加深,虹膜失去晶状体的支撑而出现震颤。

(4)烟草尘:用裂隙灯显微镜可见到玻璃体前段有棕色的色素颗粒,类似烟草颗粒散布在玻璃体内,是视网膜裂孔形成后,视网膜色素上皮细胞游走到玻璃体腔引起。

2.眼后段改变

(1)玻璃体改变:年轻人玻璃体多透明无液化,在高度近视和年纪稍大的患者,玻璃体多有液化腔隙,玻璃体浑浊多在"++"内;部分患者可见到玻璃体完全后脱离的 Weiss 环。

在伴有玻璃体内积血的患者,早期可见到红色尘状或块状浑浊,越往下方越明显。时间稍久,血色素吸收后变成黄白色幕布状,位于下方玻璃体腔内,影响观察下方周边眼底。

(2)视网膜裂孔:在视网膜脱离范围内,可见到圆形、马蹄形或长条形裂孔。由于脱离的视网膜显灰白,裂孔透过脉络膜颜色呈红色。圆形裂孔多位于格子样变性内或两端,也可是孤立存在,由马蹄形裂孔转变而来的圆形裂孔带有游离盖,游离盖的位置随玻璃体运动而改变。马蹄形裂孔的开口朝前,尖端朝后,形如马蹄掌,是玻璃体牢固粘连点撕裂视网膜引起。前瓣因有玻璃体牵拉而翘起,后瓣因很快有纤维增生出现向眼内的卷边。少数马蹄形裂孔可见到骑跨的裂孔前后缘之间的视网膜血管,称为视网膜血管撕脱。马蹄形裂孔可位于视网膜格子样变性内或孤立存在。长条形裂孔多是大于一个钟点或巨大裂孔患者,呈环形方向的撕裂孔,很少是前后方向的裂孔。

视网膜裂孔可位于视网膜任何部位,但以赤道部以前的裂孔多见。后极部裂孔最多见是黄斑圆孔,其次是位于血管旁或脉络膜萎缩变性的边缘处的裂隙状孔(条状孔)。裂孔可是单个或多发,位于眼内不同位置,既可是在视网膜脱离范围,也可是远离视网膜脱离区域。大的裂孔很容易观察到,小裂孔和靠近锯齿缘的裂孔不容易观察到。还应注意玻璃体基底部内、睫状体平坦部和甚至睫状突上皮裂孔。可通过压陷单面镜来检查这些基底部以前的裂孔。

(3)视网膜脱离:是视网膜隆起于眼球壁,早期可位于眼底某个象限,逐渐累及到全眼底,黄斑裂孔引起的视网膜脱离从后极部开始。新鲜脱离的视网膜呈灰白色不透明,表面平滑和起皱的外观,有些可有脱离的视网膜内白色点状物。浅脱离不会随眼球运动而飘浮,中度和高度脱离随着眼球的运动有漂浮。当视网膜前的玻璃体增生牵拉,将视网膜拉在一起形成"星形"和环形固定皱褶状,视网膜漂浮随之消失。进一步发展,脱离的视网膜以视盘为顶点,向前呈喇叭形,表现为宽漏斗形、窄漏斗形或闭斗形。闭斗形时视网膜粘在一起呈索状,看不到视盘。此时的玻璃体增生机化明显浑浊,视网膜形成粗大的放射状固定皱褶,在赤道部或周边部形成环形皱褶。基底部玻璃体的牵拉,可拉周边视网膜向前移位,甚至可和睫状体平坦部粘连。

慢性视网膜脱离具体时间界限尚无准确定义,但在临床上具备视网膜表面增生不明显、伴有视网膜下水渍线或有视网膜内巨大囊肿。多见于年轻人、或下方小裂孔、基底部内裂孔或睫状体上皮裂孔。视网膜脱离多位于下方,视网膜变薄,呈轻度或中度隆起。视网膜下水渍线呈黄白色或带有色素,同心圆排列,即以裂孔为中心逐步向上方扩展。形成一条水渍线的时间大约是3个月,当视网膜脱离突破老的水渍线后,在新的脱离边缘处再形成一条。也有一些慢性视网膜脱离患者,视网膜下增生条索没有这种规律。在脱离半年以上的患者,可出现继发性视网膜内囊肿,可单个或多个,多位于裂孔附近,其他部位也可见到。

(四)视网膜脱离的自然病程

1.进展型

发生在绝大多数患者,视网膜脱离没有经过治疗常继发白内障,葡萄膜炎,虹膜红变,低眼压和最终的眼球萎缩。

2.缓慢型

不进展发生在少量患者,视网膜脱离的状态可以保持很多年,或者不明确,或者有固定的水渍线。

3.恢复型

非常罕见,但也确实有少量的视网膜脱离可以自发复位,特别是患者接受长期的卧床休息。

(五)辅助检查

1.超声检查

对屈光间质不清和/或低眼压患者,必须做B超检查,了解有无视网膜脱离和是否有脉络膜脱离及其脱离性质。活体超声显微镜检查(UBM)的分辨率较B超检查高,有条件的单位要做UBM检查,可发现B超检查不能发现的极浅的视网膜脱离和周边部视网膜脱离。根据睫状体的UBM图形,可分为睫状体水肿、睫状体脱离和睫状体上腔出血。

2.相干光断层成像仪(OCT)

OCT主要用于黄斑部检查,可清楚地显示黄斑裂孔、黄斑板层裂孔、黄斑囊样水肿、黄斑劈裂和黄斑前膜等。

(六)诊断和鉴别诊断

眼底检查发现视网膜裂孔和视网膜脱离,可确诊RRD或孔源性视网膜脱离。在屈光间质

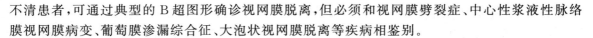

不清患者,可通过典型的 B 超图形确诊视网膜脱离,但必须和视网膜劈裂症、中心性浆液性脉络膜视网膜病变、葡萄膜渗漏综合征、大泡状视网膜脱离等疾病相鉴别。

(七)治疗

迄今为止,RRD 仍以手术治疗为唯一手段,简单 RRD 成功复位率 95% 以上,有时需要不止一次治疗。

(八)预防

据统计,视网膜脱离手术后首次手术失败率为 10%～20%,再次手术失败率占 5%。即使手术成功和视网膜解剖复位,最好视力恢复≥0.4 者大约只占 50%。因此,RRD 的预防就显得意义重大。RRD 的预防就是通过常规临床检查,对患有玻璃体后脱离、视网膜格子样变性、视网膜裂孔或具有其他引起 RRD 的危险因素进行评估、诊断和治疗,以达到预防由于视网膜脱离引起的视力下降和视功能障碍。

引起 RRD 的危险因素包括裂孔前期病变、玻璃体对视网膜的牵拉和视网膜干孔,对正常眼(或患眼的对侧眼)进行常规散瞳检查眼底,是发现这些危险因素的唯一途径。一旦发现眼底存在这些病变,应立即用激光封闭这些病变,用两排连续激光斑围住这些病变。在没有眼底激光机的单位,可在显微镜直视下冷凝这些部位。

即使进行了恰当的激光治疗,视网膜脱离仍有可能发生。牵拉的持续存在和出现新的牵拉,甚至出现新的格子样变性,仍然有发生 RRD 的可能,因此,患者应按照医师的嘱咐,定期到医院复诊。一般来说,光凝后眼底白色激光斑在 5～7 天完全消失,以后出现色素沉着,需要半月到一个月。见到明显围绕病变的激光斑色素沉着后,可延长到半年到一年复诊一次。

二、牵拉性视网膜脱离

牵拉性视网膜脱离(tractional retinal detachment,TDR)是玻璃体增生性病变对视网膜拖曳引起的视网膜神经上皮层与 RPE 分离。TDR 病程缓慢,早期患者可无任何症状,当牵拉达一定程度或一定范围导致视网膜脱离时,才会出现视力下降或视野缺损。

(一)病因与发病机制

1.病因

TDR 由多种原因引起,最常见是血管性疾病,其他原因包括眼外伤和手术、炎症和肿瘤性疾病等。他们的共同表现是在玻璃体内形成白色机化膜和与视网膜牢固粘连,膜的收缩,牵拉视网膜脱离呈帐篷状外观和局限性视网膜脱离。有些眼,增生纤维膜的牵拉导致了视网膜裂孔(通常是小的和位于后极到赤道之间)。在这种情况下,TDR 的典型的形状呈现 RRD 的典型外观,称之为牵拉 RRD(tractional rhegmatogenous retinal detachment,TRRD)。

2.发病机制

(1)血视网膜屏障功能被破坏:是血管性、炎症性、肿瘤性、外伤和内眼手术发生 TDR 的发病机制。血视网膜屏障被破坏的表现可是血管阻塞、扩张和/或渗漏增加,大量血管内的各种成分进入到视网膜内、玻璃体腔和/或视网膜下腔,就触发了组织修复反应。有大量的各种细胞、炎症因子和生长因子参与。这种组织修复的病理生理过程与身体其他部位损伤后修复完全一样,只不过发生在眼内的组织结构特殊,最终的纤维修复(瘢痕修复)收缩,导致 TDR。

(2)玻璃体伤口嵌顿:开放性眼外伤、白内障手术和玻璃体手术均能产生玻璃体伤口嵌顿并发症。在巩膜伤口修复过程中,嵌顿在巩膜伤口的玻璃体成为纤维组织进入眼内的通道,导致伤口附近的基底部玻璃体完全机化成白色纤维膜,紧密粘连在基底部和睫状体表面。膜的收缩,对与玻璃体牢固粘连的基底部或周边部视网膜产生牵拉,导致视网膜向前移位的视网膜脱离。

(3)玻璃体异常增生或粘连:永存原始玻璃体增生症是原始玻璃体残留引起的 TDR,在玻璃体基底部形成环形白色机化膜,一般中心部位较厚和较宽,达晶状体后,位于眼球下半部任何方位,向两边逐步变薄变细,也可与后面机化玻璃体相连续,牵拉视网膜放射状隆起。玻璃体的变性,由凝胶样转变成纤维样,具有了一定的收缩功能,与视网膜牢固粘连的部位产生牵拉,刺激视网膜内的胶质细胞移行到视网膜表面和玻璃体内,增生并收缩,导致 TDR。

3.牵拉视网膜的类型

(1)环形收缩牵拉:是增生的纤维膜在视网膜表面沿赤道方向收缩引起放射状视网膜脱离皱褶。最常见于赤道部和基底部两个区域,赤道部环形收缩在收缩嵴的前后均形成放射状视网膜皱褶,基底部收缩仅在周边部视网膜形成放射状视网膜皱褶。

(2)前后收缩牵拉:是增生纤维膜在视网膜表面前后方向收缩引起的环形视网膜脱离皱褶,一般仅在基底部见到,在基底部形成视网膜凹槽、视网膜睫状体粘连和/或视网膜虹膜粘连。偶尔见到从周边视网膜甚至赤道部视网膜到基底部的视网膜凹槽,如 ROP 第 5 期。

(3)垂直收缩牵拉:是垂直于视网膜平面的牵拉力,可分解成 3 种垂直牵拉力。①跨玻璃体腔牵拉,是玻璃体后皮质向前脱离到赤道部附近并机化收缩,将后皮质绷紧,对视网膜产生向眼球中心的牵拉力;②由于眼球的弧面,视网膜表面膜的收缩均产生一种垂直向眼球中心的合力;③玻璃体皮质与视网膜点状或局灶性紧密粘连,玻璃体后脱离或运动,对视网膜产生一种垂直向内的拉力。这第三种牵拉力最常见于增生性糖尿病视网膜病变(PDR)和黄斑部牵拉性疾病,形成的视网膜脱离成帐篷状,也可是牵拉黄斑区劈裂。

(4)吊床样牵拉:以上 3 种牵拉都是视网膜前的收缩,位于视网膜后(下)的增生膜也可对视网膜产生牵拉,纤维增生组织从视网膜后(下)收缩牵拉,使得视网膜不能复位,脱离视网膜形态呈吊床样。最常见的是索状视网膜下增生,而网状和膜状视网膜下增生就不典型。

这 4 种牵拉视网膜的类型只是增生膜收缩的分解动作。在临床上,真正膜的收缩是全方位的,完全依据当时增生膜附着的位置,可以环形、前后、斜形和垂直收缩都同时存在,视网膜被收缩的表现是各个收缩力综合的结果。偶尔,玻璃体视网膜牵拉引起牵拉性视网膜劈裂而不引起视网膜脱离。

(二)临床表现

1.症状

因为玻璃体牵拉是一个缓慢过程,且没有相关的急性玻璃体后脱离,所以闪光感和漂浮物常常不存在。这种状况一直维持数月到数年。当病变涉及黄斑区时,出现中心视力的下降。有原发病者,可很早就影响黄斑功能,视力下降的症状出现较早和严重。

2.体征

(1)玻璃体改变:依眼底疾病的不同,可有部分或全部玻璃体后脱离。玻璃体可是透明,或雾状浑浊、或出血性浑浊,也可是浓缩改变,严重的玻璃体炎症或积血可致眼底窥不清楚。玻璃体腔的机化膜呈白色,可是一层位于视网膜表面的膜,和视网膜紧密粘连,在后极部视网膜前膜周围,脱离的玻璃体皮质向前如同下垂的桌布,称之为桌布样视网膜前膜;如果是某个象限和视网膜紧密粘连的视网膜前膜,称之为板状视网膜前膜。视网膜前膜也可是条索放射状,既可是位于后极部,也可是位于中周部和基底部。大多数增生膜为新生血管膜,少部分(如 PVR 膜)不含有新生血管。

(2)视网膜脱离:TDR 的血管向牵拉方向移位,形态僵硬,无移动性,无视网膜裂孔。视网膜脱离的形态各异,最典型的是帐篷状脱离,向玻璃体腔牵拉的机化膜与帐篷的顶部粘连,脱离的视网膜表面凹陷。帐篷状视网膜脱离常位于赤道以后,可是一个或是多个孤立存在,也可是多个融合而成。脱离仅限于牵拉附近,常不扩展到锯齿缘。不典型的 TDR 常见周边部增生组织的牵拉引起,表现为黄斑异位、条索状和放射状视网膜皱襞。玻璃体基底部的增生牵拉,可仅表现后极部视网膜浅或中等脱离,而周边部视网膜前移位,甚至和睫状体平坦部粘连。长期慢性的玻璃体牵拉,即可引起视网膜脱离,也可引起视网膜劈裂。

长期的玻璃体牵拉,可在与视网膜牢固粘连处(也可是激光斑处)形成视网膜裂孔,视网膜脱离范围迅速增大,称牵拉 RRD。形成的裂孔多位于后极部,表现为裂隙状或不容易发现的小裂孔。尽管存在视网膜裂孔,但这些脱离通常不是泡状,而呈帐篷样外观。它们倾向保持局限性脱离,少数病情严重者可发展成全视网膜脱离。长期的牵拉 RRD,可在视网膜下形成增生条索。牵拉 RRD 常见于 PDR 和穿通性眼外伤等。

3.辅助检查

(1)荧光素眼底血管造影(FFA):FFA 对 TDR 的病因诊断有帮助,只要屈光间质透明,常规做 FFA,可显示很多具有确诊意义的阳性表现。

(2)超声检查:对屈光间质浑浊患者,B 超检查,有利于了解玻璃体浑浊和增生情况、视网膜脱离和收缩情况及是否合并脉络膜脱离有重要的临床意义。

(3)OCT:在黄斑水肿、劈裂、脱离、黄斑前膜及脉络膜新生血管方面,OCT 均能清楚地显示这些病变的部位和范围。

(三)诊断和鉴别诊断

1.诊断

有视网膜脱离,无视网膜裂孔,视网膜前或周边部有白色增生膜与视网膜牢固粘连牵拉,可确诊 TDR。玻璃体内先有白色增生膜牵拉视网膜脱离,后来形成视网膜裂孔,可确诊牵拉 RRD。还应根据眼底的其他病变,进行 TDR 病因诊断。B 超检查见有帐篷状视网膜脱离图形,可确诊。FFA 有助于 TDR 的鉴别诊断。

2.鉴别诊断

临床上具有典型的原发病变引起的 TDR 很容易诊断,但在 RRD 引起的增生性玻璃体视网膜病变和外伤性增生性玻璃体视网膜病变,往往伴有玻璃体腔和视网膜表面白色机化膜形成,对视网膜也产生牵拉,需要同 TDR 进行鉴别诊断。

(1)增生性玻璃体视网膜病变:视网膜脱离达锯齿缘,有星状或弥漫性视网膜前膜,将视网膜牵拉成多个放射状视网膜固定皱褶,仔细检查可见到视网膜裂孔。TDR 多是局限性视网膜脱离,增生前膜与视网膜呈点状或条状粘连,多数视网膜脱离呈帐篷状,常伴有原发病表现,如玻璃体积血,视网膜血管改变,视网膜出血和/或渗出等。

(2)外伤性增生性玻璃体视网膜病变:有眼外伤病史,玻璃机化膜与穿通或破裂伤口粘连,牵拉附近的视网膜脱离,可有视网膜裂孔或无视网膜裂孔,很容易和无外伤史的 TDR 相鉴别。

(四)治疗

1.药物治疗

主要是治疗原发病。

2.激光治疗

激光治疗是在屈光间质透明和视网膜脱离没有累及黄斑的患者,仍然可以通过激光光凝无血管区和新生血管区,减轻增生组织的牵拉和预防视网膜脱离范围扩大。

3.玻璃体手术治疗

手术适应证如下:①有黄斑前膜;②TDR累及黄斑;③伴玻璃体浑浊或积血致眼底窥不清;④牵拉RRD。通过玻璃体手术,清除浑浊的玻璃体,剥离视网膜前增生膜,解除玻璃体增生膜对视网膜的牵拉,复位视网膜。

三、渗出性视网膜脱离

渗出性视网膜脱离(exudative retinal detachment,ERD)的特征是有视网膜下积液,但缺乏视网膜的裂孔和增生牵拉。多种眼科疾病可引起视网膜下积液。此处仅对ERD的共同点进行讨论。

(一)病因与发病机制

ERD是发生在各种血管性,感染性或者肿瘤性眼部疾病及一些全身性疾病的眼部表现。血视网膜屏障功能异常是发生ERD的主要原因。它包括视网膜血管内皮细胞组成的内屏障功能异常和RPE组成的外屏障功能异常,这两种屏障功能的任何一个被损伤就可能发生液体渗透性增加,超过正常的RPE泵的功能,液体聚集在视网膜下而发生ERD。

1.炎症性

视网膜血管炎和葡萄膜炎均可释放大量炎症因子,引起视网膜血管内皮细胞和/或RPE功能异常,大量的渗出液进入到视网膜下,形成不同程度的视网膜脱离,轻者仅黄斑区脱离,如视网膜血管炎和视神经视网膜炎等;重者视网膜高度隆起,如葡萄膜大脑炎和后巩膜炎等。炎症病变常伴有玻璃体炎症细胞或玻璃体白色尘样浑浊。视盘常不同程度累及,表现视盘充血和边界不清。

2.血管性

(1)高血压和糖尿病均可损伤视网膜血管内皮细胞,引起血管外渗增加。Coats病是一种至今原因不明的毛细血管异常扩张和渗出。

(2)脉络膜小动脉循环障碍,引起RPE功能异常,大量脉络膜液体进入视网膜下腔,造成局限性视网膜脱离。

(3)视网膜下新生血管形成,新生血管渗漏而导致后极部视网膜下液积聚,造成局限性视网膜脱离。

3.肿瘤性

如脉络膜黑色素瘤、脉络膜血管瘤及脉络膜转移性肿瘤等。因为肿物将视网膜向前推起而形成实体性视网膜脱离。并因局部组织反应,渗出液蓄积在神经上皮层下而形成ERD。视网膜下液量多时,往往掩盖肿瘤的真实外观,对诊断造成困难。另外,在冷冻治疗肿瘤过程中,如脉络膜血管瘤,长时间反复冻融,术后可出现视网膜下液增多,视网膜脱离加重。

4.眼外伤及内眼手术

穿通性眼外伤或内眼手术引起眼压急剧下降而导致络脉膜脱离时,可伴发ERD。视网膜脱离手术封闭视网膜裂孔,冷冻过量时,也会发生渗出性视网膜脱离。广泛视网膜激光治疗,损伤大量RPE,外屏障功能受损,脉络膜液体通过受损RPE进入视网膜下,引起视网膜下液体聚集,也可出现 ERD。

5.先天性

如家族渗出性玻璃体视网膜病变,周边视网膜出现新生血管,小量渗漏呈黄白色渗出灶,大量渗出导致局部渗出性网膜脱离。

6.其他

中心性浆液性脉络膜视网膜病变是因为 RPE 发生损伤,脉络膜毛细血管的渗出液通过色素上皮达到视网膜下,形成视网膜脱离。而葡萄膜渗漏综合征因巩膜、脉络膜上腔和视网膜下液富有蛋白,巩膜组织因蛋白多糖的堆积而增厚,使涡静脉回流受阻,并妨碍脉络膜上腔富有蛋白液体透过巩膜向眼外弥散。寄生虫所致视网膜脱离(如猪囊尾蚴)在视网膜神经上皮层下时,可以并发 ERD,脱离位于囊样的虫体之前及其周围。白血病引起视网膜脱离的病因及发病机制尚不清楚,因素可能很多,许多因素又相互联系和影响。血液中白细胞的数量和质量的改变,致血管扩张,血流缓慢,造成血流阻滞和淤积,视网膜发生水肿、出血和渗出。

(二)临床表现

ERD 的临床表现与 RRD 不同。

1.症状

往往伴有原发病的症状,视力下降缓慢和隐匿。累计黄斑者,有视物变形、变色或中央黑影,或视力急性下降。有玻璃体浑浊的患者可感觉到有飞蚊症。

2.体征

(1)眼球前段改变:绝大多数患者眼前段无异常,少数后巩膜炎和葡萄膜炎患者,可出现角膜后沉着物、房水浑浊,虹膜后粘连等。

(2)玻璃体改变:玻璃体可有液化和后脱离,但一般透明无增生。在葡萄膜炎症引起的 ERD,常伴有玻璃体白色浑浊和色素颗粒。少数血管病变引起的,可伴有玻璃体内增生,如 Coats 病。

(3)渗出性视网膜脱离的特点:①视网膜呈弧形灰白色隆起,表面光滑无皱纹。病程长也很少发生视网膜表面的皱缩和固定皱襞。②视网膜下液呈游走性,受重力作用,直立时视网膜脱离位于下方,仰卧时脱离位于后极部。然而,量少的视网膜下液并无移动性,常位于原发病部位。较多的视网膜下液,在下方形成两个半球状视网膜脱离,在 6 点形成一放射状的凹折。视网膜脱离可以是极其浅的难以发现(如视盘小凹),可以是大量脱离到晶状体后。有些少量脱离位于下方周边,不仔细检查很容易遗漏。有些视网膜下液较透亮,可透见液内的一些颗粒和脉络膜血管纹理,有些较浑浊,含有结晶物(Coats 病)。绝大多数病变为单眼,有些系统性疾病,如胶原性血管性疾病,葡萄膜大脑炎等,表现为双眼 ERD,且双侧多为对称性病变。

(4)视网膜下增生:视网膜脱离时间长的患者,可出现视网膜下增生,形态无规律,可是长条状,也可是幕状或星状。颜色可是灰白色、淡黄色或带色素。Coats 病还可引起瘤样增生,形成单纯与视网膜或与脉络膜粘连的肿物。

(5)原发病表现:有些 ERD 的病因很清楚,在常规眼底检查时就可发现相应体征,如炎症、血管性疾病和肿瘤。然而,大多数患者的体征并不明显,必须借助一些辅助检查来确诊原发病。

3.辅助检查

(1)体位试验:在无明显视网膜增生,又没有见到视网膜裂孔的患者,应常规做体位试验,以区别是否为 ERD。检查方法,让患者仰卧 30 分钟,在床边用间接检眼镜或直接检眼镜检查眼底,如果视网膜脱离变成围绕视盘,试验为阳性;如果原脱离位置变化不大,试验为阴性。大量视网膜下液的 ERD 常为阳性,RRD 和 TDR 常为阴性。

(2)荧光素眼底血管造影检查:FFA 可观察视网膜血管的充盈及渗漏情况,而吲哚青绿脉络膜血管造影(ICGA)可见到脉络膜新生血管的高渗漏情况,在 ERD 诊断和鉴别诊断中具有重要意义。对不明原因的视网膜脱离,应常规做 FFA 和/或 ICGA 检查,可显示很多具有确诊意义的阳性体征。

(3)OCT:可区别黄斑区隆起是神经上皮还是色素上皮脱离,或者是两者均存在。还可用于黄斑部病变的诊断和鉴别诊断,在黄斑水肿、劈裂、脱离、黄斑前膜及脉络膜新生血管方面,OCT均能清楚地显示这些病变的部位和范围。

(4)超声检查:对病因不明确的视网膜脱离患者应常规做 B 超检查,直立时视网膜下液位于下方,仰卧时位于后极部是 ERD 特征性表现。另外,可发现是否有实体肿瘤或包块,并能确定其部位。还能检测眼球大小和脉络膜是否有脱离,对一些疾病的鉴别诊断有帮助。UBM 的分辨率较 B 超检查高,可观察极周边网膜和睫状体情况。根据葡萄膜的 UBM 图像,明确有否脉络膜和睫状体炎症、水肿和脱离等。

(5)其他影像学检查:CT 和 MRI 可用于肿瘤引起的 ERD 的鉴别诊断。

(三)诊断和鉴别诊断

1.诊断

临床上,见到位于下方的光滑形状视网膜脱离,较重的呈两个泡状,随着体位变动视网膜下液呈游走性,可确诊为 ERD。ERD 是多种疾病的共同表现,应通过临床表现和辅助检查,确立视网膜脱离的原发病,有针对性地进行治疗。

2.鉴别诊断

ERD 除了需要同各种原发病相鉴别外,还应与裂孔性、牵拉性和出血性视网膜脱离相鉴别。

(1)裂孔性视网膜脱离:是临床上最容易和 ERD 相混淆的疾病。发现视网膜裂孔和视网膜表面皱纹或皱褶,很容易确诊为 RRD。然而,在一些不典型的小裂孔和裂孔隐藏在不容易观察到的地方(如锯齿缘和睫状体上皮裂孔),长期的视网膜脱离也位于下方,而且视网膜脱离也表现光滑无玻璃体增生,呈两个泡状隆起。在这些患者,应先散大瞳孔,用三面镜仔细检查眼底,没有发现裂孔,再用压陷单面镜检查锯齿缘和睫状体平坦部;如果还没有发现明显裂孔,接着做体位试验,体位试验阳性可基本确诊为 ERD。另外,还有一个体征可间接提示为 RRD。玻璃体内色素颗粒仅见于两种情况,葡萄膜炎和 RRD,色素颗粒来源于视网膜色素上皮层。如果见到玻璃体腔内色素颗粒,无葡萄膜炎表现,可基本确诊为 RRD,应通过各种手段寻找视网膜裂孔。

(2)牵拉性视网膜脱离:TDR 典型临床表现是脱离的视网膜呈帐篷状,很容易和 ERD 相鉴别。牵拉的部位是帐篷的顶,其他部位呈弧形向眼球壁凹陷,与 ERD 的向玻璃体腔弧形隆起不同。即使在见不到眼底的患者,B 超图形也能大致区别牵拉性和渗出性视网膜脱离,前者的视网膜脱离图形呈帐篷状,后者呈弧形向玻璃体腔的半球状。

(3)出血性视网膜脱离:暗红色的出血位于视网膜下,为实性视网膜脱离,B 超检查视网膜下腔充满高回声实体杂波,很容易和 ERD 的游走性视网膜下液相区别。

(四)治疗

主要是针对原发病因治疗,部分 ERD 在原发病因解除后,视网膜可自行复位。原发病的治疗包括药物、激光和手术。

四、出血性视网膜脱离

血液进入视网膜神经上皮下间隙,引起视网膜神经上皮层和 RPE 分离,称为出血性视网膜脱离(hemorrhagic retinal detachment,HRD)。视网膜下出血(subretinal hemorrhage,SRH)从本质上讲与 HRD 是一致的,但出血量不同,HRD 更偏重于多量出血,临床上一般将出血范围≥2 个视盘直径(或出血范围大于或等于 3 mm)者称为 HRD,而出血量较小的则称之为 SRH。

(一)病因与发病机制

1.病因

多种疾病可引起 HRD,因其既有视网膜脱离,又混杂了出血因素,而且多波及黄斑区,所以视网膜损伤的机制更复杂,更严重。HRD 总体可归纳为外伤性和自发性两种。

(1)外伤性 HRD:多因为穿通性和非穿通性脉络膜破裂、手术刺激、不当眼底激光治疗和手术引起眼压变化等原因,损伤眼部血管系统导致多量血液进入视网膜下即发生 HRD 或以后继发于 CNV 的 HRD。眼球穿通伤引起的 HRD,视网膜下出血量大,视网膜脱离范围广,而且可能同时伴有玻璃体积血,眼内异物,眼内感染等其他并发症,因而视力预后差。

(2)自发性 HRD:病因更复杂,包括脉络膜新生血管、视网膜血管疾病、感染、营养不良、炎症、拟眼组织胞浆菌病综合征、糖尿病视网膜病变、特发因素及全身性血管疾病等病因均可引起。正常眼玻璃膜在脉络膜血管和覆盖其表面的 RPE 之间存在生理屏障,上述疾病使玻璃膜的屏障功能削弱,脉络膜毛细血管束向眼内生长,以后纤维血管组织在视网膜下增生,长入视网膜下腔。这些新生纤维血管组织破裂出血而导致 HRD。年龄相关性黄斑变性(AMD)所致的 HRD 的病理改变除 HRD 导致的改变外,还包括 RPE 的变薄,RPE 细胞基膜间囊样物质增加,颗粒状物沉积,玻璃膜的增厚钙化,光感受器细胞的萎缩,因而 AMD 引起的 HRD 视力预后最差。而高度近视所致 HRD 是因为变薄的脉络膜和 RPE 及漆裂纹使 CNV 进入视网膜下引起视网膜下出血,其出血量一般较少,部分可自行吸收。

2.致病机制

视网膜下出血对视网膜的损害推测有以下几种因素。

(1)血液的毒性作用和铁离子的毒害:毒性作用主要通过多种不同的物质引起,在血液吸收过程中,红细胞被巨噬细胞、少量 RPE 和 Müller 细胞吞噬后,能产生含铁血黄素,其代谢后,转化为铁蛋白,释放的铁离子对视网膜和脉络膜血管产生毒性作用,促使光感受器和 RPE 细胞的凋亡。数月后的视网膜外层的萎缩也和铁离子有关。此外,铁离子的毒性与时间和剂量有累积效应,视网膜下血液中还包括促 RPE 细胞有丝分裂的物质,这种物质与 CNV 的形成有关。

(2)血凝块的营养阻隔作用:RPE 的一项主要功能就是从脉络膜血管获取营养物质及氧气供应视网膜外层,并转运视网膜和 RPE 的代谢产物,视网膜下的出血组成一种弥散屏障,阻碍营养物质的吸收、转运和干扰光感受器与色素上皮的代谢产物的交换。

(3)血凝块收缩的机械牵拉作用:在血块吸收过程中,纤维蛋白的收缩可对视网膜产生牵拉,在猫的模型中,Toch 等通过组织学证据发现当向视网膜下注射血液 25 分钟后,凝血产生的纤维蛋白呈蜂巢状包裹视网膜光感受器外层。1 小时后,这些光感受器外层被从视网膜上撕成小片状,7 天后,视网膜内层、外层及 RPE 均出现严重的变性。

(4)牵拉视网膜成皱褶:出血可导致纤维组织形成,收缩引起视网膜皱褶。

(5)玻璃体积血:在视网膜下突然大量出血,引起视网膜下腔压力陡然增加,在视网膜最薄弱的中心凹处穿破内界膜,进入玻璃体腔,引起玻璃体积血。视网膜下腔压力释放后,中心凹处内界膜具有再生能力,可自行愈合。这就是手术中见不到黄斑裂孔的原理。

(二)临床表现

最常见的出血性视网膜疾病是 AMD、特发性息肉状脉络膜血管、糖尿病视网膜病变和眼外伤,其他类型的 HRD 少见。

1.症状

多表现为突然视力下降,中心暗点或相应的视野缺损,同时还伴有引起出血的原有疾病的症状。视力一般多在指数及更差。少数出血远离黄斑区时,患者症状不明显,可保持很好的中心视力。

2.体征

(1)眼底表现:典型的眼底表现为没有裂孔的视网膜增厚,隆起,颜色可为鲜红色、暗红色,当出血量很大时,可变为暗绿色,视网膜隆起可为弥散的扁平状或较为局限的边界不清的扇贝形,严重者整个视网膜全部隆起。早期,血细胞下沉,可见到"船形"的视网膜下出血液平面,平面以上是没有血细胞的血清。病程长的患者,视网膜下可有黄白色块状物,为血凝块中的血色素分解后的凝集物,早期是泡沫状,水分被吸收后呈饼干状,边界清楚。

(2)玻璃体积血:视网膜出血量多的患者,血液进入玻璃体腔,玻璃体浑浊和浓缩,早期呈暗红色,以后转变成灰黄色。

3.辅助检查

FFA、ICGA、超声检查和 OCT 对发现病因很有帮助。

(1)FFA:视网膜下出血常遮盖脉络膜背景荧光,视网膜血管过度显影可能是视网膜大动脉瘤。CNV 引起的 HRD,常在造影早期出现一小块不规则的脉络膜荧光增强区,造影晚期渗漏荧光。这种显示只有 CNV 在出血边缘或视网膜出血很少和视网膜隆起不高时才能被发现。

(2)ICGA:用于确定 CNV,可以较好显示被出血和渗出遮盖的隐匿性新生血管,在造影晚期出现不断增强的斑块状强荧光区。

(3)超声检查:在玻璃体浑浊致眼底不能检查患者,超声检查有诊断价值。A 超检查时,视网膜下出血表现为峰值(脱离视网膜)后的低回声区,当出现较厚血凝块时,其回声可能超过视网膜。B 超检查可见视网膜下出血块呈中等回声的视网膜下暗区,有些可在黄斑区出血隆起表面见到放射状高回声,是视网膜下出血进入玻璃体留下的痕迹。当存在漏斗形视网膜脱离时,漏斗尖端将出现强回声,血块溶解时能区分出血块的层次。同时超声检查还可发现是否有实体肿瘤或包块,并能确定其部位。还能检测眼球大小和排除是否有脉络膜脱离,对一些疾病的鉴别诊断有帮助。

(4)OCT:可用于黄斑部病变的诊断和鉴别诊断,对黄斑区视网膜脱离、黄斑前膜及脉络膜新生血管方面,OCT 能清楚地显示这些病变的部位和范围。

(三)诊断和鉴别诊断

1.诊断

突然出现的视力下降或视物变形及中心暗点,眼底检查发现视网膜隆起,视网膜下鲜红或暗红出血,可确诊。详细询问发病原因和既往史,做相关辅助检查,对明确病因有帮助。

2.鉴别诊断

HRD需与下列眼底疾病鉴别。

(1)驱逐性脉络膜上腔出血(superachoroidal hemorrhage,SCH):是脉络膜与巩膜的潜在间隙内突然聚积大量血液引起的脉络膜脱离。发生原因与手术中有较大开放切口及术中眼压突然下降有关,术中就见到脉络膜进行性隆起,伴或不伴患者烦躁、剧烈眼痛、头痛、恶心和呕吐,视力突然锐减至手动或光感,严重者立即丧失光感。术后超声显示脉络膜高度脱离,脉络膜上腔内呈杂乱高回声。很容易和没有手术的HRD相鉴别。

(2)脉络膜出血:由于有视RPE的遮挡而呈现暗绿色隆起,B超和ICGA可以明确出血部位,OCT检查可显示出血位于RPE层下方。

(3)脉络膜黑色素瘤:在眼底形成含黑色素的隆起,肿瘤厚度大于4 mm时常呈分叶状和半球形隆起,往往伴有ERD,肿瘤生长厚度大于5 mm时可突破RPE,进入视网膜下间隙,进而穿破视网膜;偶尔播散至玻璃体腔,引起玻璃体积血。①FFA:早期肿瘤弱荧光,动静脉期肿瘤开始显影,较大的肿瘤有肿瘤内部循环(双循环),广泛的渗漏和强荧光点,晚期肿瘤强荧光。②ICGA:早期肿瘤区弱荧光,随后出现肿瘤血管渗漏荧光,晚期肿瘤呈现强荧光。而HRD为遮蔽荧光,可与脉络膜黑色素瘤相鉴别。

(四)治疗

1.药物治疗

大多数眼外伤出血或稀薄的黄斑下出血均可在几周内吸收,不产生HRD,不需手术治疗。可以给予口服或静脉注射活血化瘀药物治疗。

2.抗VEGF治疗

对于CNV形成患者,给予玻璃体腔注射抗VEGF或光动力疗法。

3.手术治疗

手术目的在于清除玻璃体及视网膜下积血,改善HRD患者的预后,使视网膜复位,挽救患者的视功能。手术处理HRD的指征包括以下几方面:①累及后极部的大量HRD;②稠密的出血引起视网膜裂孔;③泡状视网膜脱离。

从报告的手术结果来看,手术清除黄斑下出血的效果一般都不好。除了视网膜下出血的毒性作用外,外伤损伤或手术本身对脆弱的黄斑结构也可能产生损伤,在清除出血时多将RPE层带出。所以,必须权衡HRD手术的利弊。

(林相强)

第四节　低灌注视网膜病变

低灌注视网膜病变是指供应眼部血管病变引起的眼球血流量不足而产生视网膜病理改变,包括眼部缺血综合征和大动脉炎等疾病。

一、眼部缺血综合征

眼部缺血综合征指血液供应不足而引起眼部病变。眼缺血性改变可以由不同的病因引起,眼科医师比较熟悉的是医源性或外伤性眼缺血,比如视网膜脱离的巩膜外环扎手术,如果环扎带过紧,就可能导致眼缺血。又比如眼外伤或者眼肌手术同时切断两条以上的眼外肌也可能引起眼部缺血,出现视力下降,角膜,结膜水肿,前房细胞增多,出现房水闪辉、白内障、眼部疼痛、视网膜水肿等一系列改变。本节主要集中在眼部缺血性改变并且以眼底改变为讨论重点。

(一)病因与发病机制

90%的眼部缺血综合征是同侧颈动脉狭窄或闭塞引起,可以是颈总动脉或颈内动脉,动脉粥样硬化是主要原因。极少的报告还包括颈动脉瘤剥除、巨细胞动脉炎、脑基底异常血管网、纤维肌性发育异常、白塞病、外伤、炎症和放射性疾病,在中国比较常见的是鼻咽癌患者接受放射治疗之后。颈动脉疾病可以表现为眼部或者非眼部的症状。眼科表现的重要性不仅在于其发生率较高,而且常常是颈动脉疾病的首先表现,其表现形式可以多种多样。一些人表现为短暂性脑缺血发作(transient ischemic attach,TIA),如果这种缺血由颈动脉系统引起,可能出现半侧偏瘫,半侧感觉丧失,一过性黑蒙。也有一些人只有眼部表现,比如动脉阻塞引起部分或者完全性的视力丧失,或者仅仅是视力下降,或者由于眼缺血而出现的眼部疼痛。眼科医师需要熟悉一过性黑蒙的临床表现,因为它常常是由于身体同侧颈动脉溃疡性动脉粥样硬化栓子脱落引起。大约全部短暂性脑缺血发作的患者中约1/3可能发生中风。这一比例大概是同龄人群的4倍。并不是所有一过性黑蒙都是颈动脉疾病引起,其他可能引起一过性黑蒙疾病还包括偏头痛、心脏结构缺陷、眼动脉狭窄、眼动脉血管瘤、血液系统疾病及高眼压、动脉低压及一些不明原因的疾病。

(二)临床表现

多见于年纪大患者,平均年龄65岁(50~80岁),没有种族差异,男性多于女性,约2:1。两眼均可发病,有20%的患者是双眼发病。每年发病率不详,但Mueller估计是7.5例/百万。

1.症状

颈动脉狭窄缓慢发展患者,开始时可没有症状。仅仅在偶然发生视网膜动脉微小栓塞和严重动脉狭窄时,才出现眼部症状。

(1)一过性黑蒙:是视力短时间丧失几秒或几分钟。大约10%的患者有此发作史。可以是颈动脉缺血引起短暂性脑缺血发作的表现,也可是栓子引起的视网膜中央动脉栓塞,血管痉挛也可是原因之一,最少见的是眼动脉狭窄引起。

(2)闪辉性暗点:又称暂时性不完全黑蒙,是在视野中央或附近的一个闪烁光点(暗点),暗点区不是全黑,但妨碍视觉,暗点以外视觉正常。一般是偏头痛先兆,在脑动脉痉挛和视网膜小动脉痉挛也可出现。

(3)延长光照恢复:是暴露强光后恢复视力时间延长,见于严重颈动脉阻塞患者,同时伴有视觉诱发电位(VEP)降低,与黄斑区视网膜缺血有关。在双侧严重颈动脉阻塞患者,暴露强光后,可发生双眼视力丧失。

(4)视力下降:突然的无痛性的单眼视力消失,患者通常描述为视觉突然变暗或变黑,之后视觉从一个象限开始恢复,然后扩展到全部视野或者表现为由暗变亮的过程,偶尔还有描述像拉开窗帘一样。一般持续2~10分钟,视力都可以恢复到以前的水平。发作频率变化没有太多规律,可以是每周1~2次,也可多到每天10~20次。多数下降比较快速甚至在几周内视力丧失,除非发生新生血管性青光眼,无光感少见。个别患者表现为突然的视力丧失,出现典型的黄斑樱桃红斑的视网膜中央动脉阻塞表现。

(5)眼部疼痛:是眼缺血的常见表现,多数患者表现为眼眶疼痛,胀痛或者钝痛。部分患

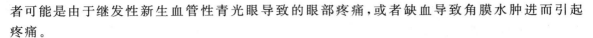

者可能是由于继发性新生血管性青光眼导致的眼部疼痛,或者缺血导致角膜水肿进而引起疼痛。

2.体征

(1)眼外表现:偶尔在额部见到显著的侧支循环血管,在额头的一边与颈外动脉系统相沟通。这种侧支血管无触痛,可与扩张有触痛的巨细胞动脉炎相区别。

(2)眼前节改变:房水闪辉和浮游细胞,是缺血性葡萄膜炎的一种表现。大部分患者(2/3)首次就诊时有虹膜新生血管,即使前房角由纤维血管组织全部关闭,也仅约一半人有和发展到眼压轻度增高。眼部缺血对睫状体的血供减少,同时减少了房水生成,可解释高眼压少的这种现象。在虹膜红变患者,角膜后细沉着物、房水闪辉和浮游细胞阳性,瞳孔反应迟钝。在单侧眼部缺血患者,可发现患侧晶状体较健眼浑浊,晚期可发展成完全浑浊。

(3)眼后节改变:早期玻璃体透明,在继发新生血管出血患者,玻璃体积血。视网膜动脉常变细,而视网膜静脉则扩张,伴有出血,但不如糖尿病视网膜病变明显,可能是对血流减少的一种非特异性反应。在某些缺血眼,视网膜动静脉可以都变细。由于缺血损伤视网膜血管内皮细胞,在80%的患者可见到视网膜出血。出血通常位于中周部眼底,但也可扩展到后极部。出血形态以点和片状多见,偶尔见到视网膜表层的神经纤维层内出血。常见到微动脉瘤和毛细血管扩,部分患者可出现棉绒斑、自发性视网膜动脉搏动或视网膜动脉胆固醇栓子;也可出现前段缺血性视神经病变和极少数出现视网膜动静脉吻合。疾病发展,可在视盘和视网膜表面形成新生血管,玻璃体的收缩牵拉可引起玻璃体积血,严重患者发展成纤维血管增生。

黄斑樱桃红斑视网膜水肿仅发生在视网膜中央动脉急性阻塞患者,可以是栓子栓塞视网膜中央动脉,或是眼压大于灌注压,后者多见于新生血管性青光眼。

(4)全身情况:眼部缺血综合征常常在一个或几个方面与动脉粥样硬化相关,常有动脉高压病(73%)和同时存在糖尿病(56%)。还有一些患者同时有周边血管性疾病和做过旁路吻合手术病史。少见但非常严重的全身性疾病是巨细胞动脉炎,可引起双眼缺血综合征。眼部缺血综合征患者的5年死亡率是40%,排在心血管疾病死亡的首要原因,占疾病的2/3,中风是第二个主要原因。因此,对眼部缺血综合征患者应该请心血管医师会诊,确立治疗方案。

3.辅助检查

(1)荧光素眼底血管造影(FFA):眼部缺血综合征患者臂-脉络膜循环时间和臂-视网膜循环时间延长。注射造影剂后到脉络膜出现充盈是5秒,在眼部缺血患者,出现斑片状和/或延迟脉络膜充盈。延迟充盈脉络膜血管的时间可达一分钟或更长时间,脉络膜充盈时间延迟是眼部缺血综合征最特异的FFA表现。视网膜动静脉过渡时间延长也是最常见的表现(尽管也能在视网膜中央动脉阻塞和中央静脉阻塞见到),视网膜动脉见到荧光素充盈的前锋和视网膜静脉在动脉充盈后长时间不充盈,都是典型的眼部缺血综合征表现。在晚期,出现视网膜血管染色,动脉比静脉更明显,慢性缺氧损伤血管内皮细胞是血管壁染色的原因。而在单纯视网膜中央动脉阻塞,视网膜血管壁不染色。缺氧和继发血管内皮损伤及微动脉瘤渗漏可引起黄斑渗漏和水肿荧光染色,而视盘是弱荧光染色。FFA还可发现毛细血管无灌注,微血管瘤,一般在疾病发展一段时间才出现。

(2)视网膜电图(ERG)检查:因为眼部缺血征患者脉络膜和视网膜同时缺血,所以ERG检查同时出现a波和b波峰值降低,单纯视网膜中央动脉阻塞仅出现明显的b波降低。

(3)颈动脉成像:颈部血管造影常用于可能有手术指征者或诊断不明患者,有≥90%的眼部缺血综合征患者造影发现单侧颈内动脉或颈总动脉阻塞。即使用非侵入式检查,如双超声检查、视网膜血压测量、眼体积描记法和眼充气体积描记法,也能在大多数患者发现颈动脉狭窄。

（三）诊断和鉴别诊断

1.诊断

（1）视力下降:有一过性黑蒙或闪辉性暗点病史,突然无痛性的单眼或双眼视力下降。

（2）眼部疼痛:可表现为眼眶疼痛,胀痛或者钝痛。

（3）眼底改变:视网膜动脉变细,静脉曲张或变细,中周部视网膜内点状和片状出血。FFA表现脉络膜和视网膜血管充盈时间延长,有动脉血管充盈前锋。

（4）全身性疾病:引起颈外血管狭窄的各种疾病病史,比如鼻咽癌放射治疗之后,动脉粥样硬化等。对颈动脉狭窄患者,可以用手触摸双侧颈动脉的搏动力量,在颈动脉完全或者几乎完全闭塞的情况下,颈动脉的搏动会明显减弱甚至消失。听诊检查有时也有帮助,颈动脉狭窄时可能出现异常的血管杂音,杂音出现可以帮助诊断,但没有杂音并不能肯定排除颈动脉狭窄。而且如果颈动脉完全性闭塞时也不再会有杂音出现。

2.鉴别诊断

眼部缺血综合征最容易和视网膜中央静脉阻塞和糖尿病性视网膜病变相混淆,鉴别要点列在表 12-1。

表 12-1　眼部缺血综合征与视网膜中央静脉阻塞和糖尿病性视网膜病变鉴别

临床表现	眼部缺血综合征	视网膜中央静脉阻塞	糖尿病性视网膜病变
眼别	80%单眼	通常单眼	双眼
年龄	50～80 岁	50～80 岁	不定
静脉状态	扩张但不扭曲,串珠状	扩张和扭曲	扩张和串珠状
出血	周边,点状和片状	后极部,神经纤维层	后极部,点状和片状
微动脉瘤	中周部	不定	后极部
渗出	缺乏	少见	常见
视盘	正常	肿胀	在视盘病变时有改变
视网膜动脉灌注压	降低	正常	正常
脉络膜充盈	延迟和斑块状充盈	正常	正常
动静脉过渡时间	延长	延长	可以延长
视网膜血管染色	动脉	静脉	常缺乏

（四）治疗

1.内科治疗

因为动脉粥样硬化是眼部缺血综合征最常见的原因,应介绍患者见内科医师,控制引起动脉粥样硬化疾病的危险因素,如高血压、抽烟、糖尿病和高脂血症等。

2.病因治疗

详细的治疗方案需请内科或外科医师会诊后作出,这里只是简单介绍其基本的方法。①颈动脉内膜切除:适应患有溃疡性或者明显影响到血流动力学改变,但又没有完全阻塞的颅外颈动脉病变患者。单纯颈动脉明显狭窄,但没有出现短暂性脑缺血发作（TIA）,不是外科手术的指针。②浅表颞侧动脉与中脑动脉搭桥术:适应颈动脉完全闭塞患者。

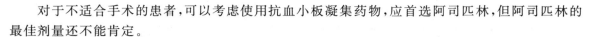

对于不适合手术的患者,可以考虑使用抗血小板凝集药物,应首选阿司匹林,但阿司匹林的最佳剂量还不能肯定。

3.眼科治疗

主要是针对眼部缺血综合征引起的并发症。当发生虹膜红变和/或视网膜新生血管时,要做全视网膜激光光凝,光凝后大约仅有36%的患者虹膜新生血管会消退。如果发生新生血管性青光眼,可首先使用局部和全身抗青光眼药物。局部点多种抗青光眼滴眼剂仍不能控制眼压,就要做青光眼滤过手术或引流阀植入。如果玻璃体浑浊和眼压难以控制,可做玻璃体和晶状体切除术联合眼内睫状突光凝。在视力恢复无望和难以控制的新生血管性青光眼伴眼部疼痛,可选择经巩膜睫状突光凝或经巩膜冷冻睫状体。同时颈动脉内膜切除手术和外科搭桥手术都有减轻前段缺血,缓解眼疼痛的作用。

(五)治疗效果

眼部缺血综合征患者视力的自然过程尚不清楚,但在完全发展成眼部缺血的患者,视力将长期下降。当发生虹膜红变时,在一年内,超过90%的眼成为法律意义上的盲。

二、大动脉炎

大动脉炎又称非特异性主动脉炎和无脉病,是一种大血管的肉芽肿性炎症,出现血管内膜大量纤维化和血管狭窄。主动脉弓分支阻塞导致低灌注性视网膜病变,而累及肾动脉或肾下动脉,导致难以控制的高血压,则引起高血压性视网膜病变,两种情况可同时在一个患者身上出现。

(一)病因与发病机制

病因仍然不明确,准确地致病机制也还尚未弄清楚。相关的研究认为与风湿病、类风湿病、动脉粥样硬化、结核、巨细胞动脉炎、结缔组织病、梅毒、内分泌异常、代谢异常和自身免疫等疾病有关。发病机制有以下几种学说。

1.自身免疫因素

该学说认为本病可能与病原体感染后体内发生的免疫过程有关。其特点:①血沉快;②血清蛋白电泳常见有7种球蛋白、α_1及α_2球蛋白增高;③C反应蛋白、抗链"O"及抗黏多糖酶异常;④主动脉弓综合征与风湿性和类风湿性主动脉炎相类似;⑤肾上腺糖皮质激素治疗有明显疗效。

2.内分泌异常

本病多见于年轻女性,故认为可能与内分泌因素有关。有研究发现女性大动脉炎患者在卵泡及黄体期24小时尿标本检查中发现雌性激素的排泄量较健康妇女明显增高。临床上,大剂量应用雌性激素易损害血管壁,如前列腺癌患者服用此药可使血管疾病及脑卒中的发生率增高。长期服用避孕药可发生血栓形成的并发症。故认为雌性激素分泌过多与营养不良因素(结核)相结合可能为本病发病率高的原因。累及肾动脉,可引起严重的高血压,导致高血压视网膜病变。

3.遗传因素

近年来,关于大动脉炎与遗传的关系受到重视。有比较典型的家族患者被发现,HLA分析也发现某些HLA抗原出现频率高,有统计学意义,如B5、B27、B51、Bw60、DR7、DRw10。

(二)临床表现

大动脉炎患者的年龄可是9~61岁,但以青年女性(15~30岁)较为多见,并不是每个大动脉炎患者都出现眼部表现。

1.症状

(1)全身症状:分为急性期(又称炎症期)和慢性期。急性期主要有不适、头痛、发热、盗汗、疲劳、厌食、体重减轻、呼吸困难、心悸、心绞痛、晕厥、偏瘫关节痛、肢体跛行和局部压痛。慢性期的突出表现则是全身各部位血管狭窄或闭塞所造成的一系列相应部位缺血性改变。由于病变部位和血管狭窄程度不同,临床表现非常广泛而不同,其主要的类型有头臂动脉型、胸、腹主动脉型;广泛型和肺动脉型。由于波及的器官和部位不同,因此产生的临床症状也千变万化。

(2)眼部症状:无论是慢性眼部缺血引起的眼部缺血综合征还是高血压引起的视网膜病变,视觉异常占大动脉炎患者的30%。可表视力缓慢下降或急性下降,可有一过性黑蒙,部分患者在转动头部时出现一过性视力丧失。前段缺血性视盘病变可出现视野缺损。发病时,可有眼部痛或无。

2.体征

(1)全身表现:血压升高或各肢体血压不同和下降,常有贫血。由于大动脉炎症部位不同,从升主动脉到腹主动脉和肾动脉及其分支受累及的表现各不相同,出现血管狭窄或阻塞后相应器官的病变体征,病变同侧桡动脉搏动可能消失,出现所谓"无脉症"表现。

(2)眼部表现:一般眼部无充血,前房闪辉和浮游细胞可是阳性,长期病变可发生白内障、虹膜红变和新生血管性青光眼。低灌注视网膜病变的体征主要是眼部缺血综合征表现,视网膜动脉变细,静脉充盈,可见棉绒斑和视网膜血管栓塞;中周部视网膜点片状多灶性出血,出血点大小不等。前段缺血性视神经病变可以是大动脉炎患者的首发症状,应注意检查是否由大动脉炎引起。晚期可能出现视盘萎缩,以及视网膜新生血管等表现。高血压性视网膜病变可出现长期视盘水肿、黄斑色素改变和渗出性视网膜脱离。

3.分型

Uyama 对大动脉炎视网膜病变分为四型(表 12-2)。

表 12-2　大动脉炎视网膜病变分型

分型	临床特征
Ⅰ型	视网膜静脉曲张
Ⅱ型	微动脉瘤形成
Ⅲ型	动静脉吻合
Ⅳ型	眼部并发症(白内障、虹膜红变、视网膜缺血、新生血管化和玻璃体积血)

(三)辅助检查

1.实验室检查

疾病活动时血沉增快,病情稳定血沉恢复正常。C 反应蛋白(一种非特异性炎症标志)增加,其临床意义与血沉相同。抗链球菌溶血素"O"抗体增加,但本病仅少数患者出现阳性反应。结核菌素试验,少数患者在疾病活动期白细胞增高或血小板增高,也为炎症活动的一种反应。

2.影像学检查

(1)数字减影血管造影(DSA):也就是数字图像处理系统,目前检查费用在不断下降,是一种较好的筛选方法。反差分辨率高,对低反差区域病变也可显示,检查时间短。对头颅部动脉,颈动脉,胸腹主动脉,肾动脉,四肢动脉,肺动脉及心腔等均可进行造影,一般可代替肾动脉造影,但是对器官内小动脉,如肾内小动脉分支显示不清,必要时仍需进行选择性动脉造影。

（2）动脉造影：可直接显示受累血管管腔变化，管径的大小，管壁是否光滑，影响血管的范围和受累血管的长度。

（3）电子计算扫描（CT）：特别是增强 CT 可显示部分受累血管的病变。其表现包括血管腔管径不一，甚至管腔完全闭塞，管壁密度不均。

3.FFA

在晚期患者，臂-视网膜循环时间延长。造影表现有视盘缺血或水肿、视网膜动脉变细、静脉充盈、动静脉充盈时间延长、血管壁染色、毛细血管闭塞、微动脉瘤和动静脉吻合。

4.视网膜中央动脉压测量

部分患者可低于 4.7 kPa（35.0 mmHg），即使有高血压，也可出现视网膜中央动脉压降低。

（四）诊断和鉴别诊断

1.诊断主要依据

40 岁以下，特别是女性，出现典型症状和体征一个月以上；明确的缺血症状伴肢体和脑部颈动脉搏动减弱或消失或者血管杂音，桡动脉脉搏消失。血压降低或测不出。

2.鉴别诊断

（1）视网膜中央静脉阻塞：多是以视盘为中心的出血，主要表现为火焰状，其出血走行分布是与视网膜 Helen 纤维走行一致。呈放射性分布，视网膜静脉血管迂曲和扩张。而大动脉炎视盘可以正常，充血或者呈现出前段缺血性视神经病变类似的改变。

（2）前段缺血性视神经病变：本病可以是大动脉炎的眼部表现形式之一，因此在追查前段缺血性视神经病变的病因时，需要注意大动脉炎的可能。通过询问全身症状及测量各肢体血压，做心血管系统检查和相关的实验室检查以排除大动脉炎。

（3）眼部缺血综合征：可以是大动脉炎的眼部表现之一，因此重要的是在病因排查时要进行相关的检查，包括血压、动脉血管造影、血沉和 C 反应蛋白。通过相关检查明确眼部缺血综合征。

（五）治疗

1.内科治疗

内科治疗包括控制大动脉炎引起的各种并发症，使用肾上腺糖皮质激素药物改善症状，控制病情，必要时可以使用免疫抑制剂。长期使用肾上腺糖皮质激素应注意激素的并发症，如肾上腺糖皮质激素性白内障和青光眼。对高血压引起的视网膜病变，应及时使用降血压药物控制血压。扩血管抗凝改善血液循环药物能部分改善因血管狭窄较明显患者的临床症状。

2.外科治疗

外科治疗包括使用球囊扩张介入治疗，但它与动脉硬化闭塞症不同，有的因全动脉壁炎症纤维增厚而扩张困难甚至数月后弹性回缩，再出现狭窄，这种情况可考虑放置内支架。由于创伤小，方法简单，目前技术比较成熟也可首选。如果仍然不成功或复发可试行手术治疗，手术治疗目的是重建狭窄或阻塞血管的血液循环，从而达到保护重要脏器的功能。

3.眼科治疗

若发生视网膜缺血性改变，做全视网膜光凝，预防新生血管形成和新生血管性青光眼。

（林相强）

第五节　视网膜血管炎

视网膜血管炎是一种包括动脉和静脉的眼内血管炎症,可由多种原因引起,由于病因与发病机制的复杂性,至今没有明确的定义。视网膜血管炎可由全身或眼局部的病变引起,包括以下几方面:①感染性,如病毒、细菌、真菌、弓形体感染或免疫复合物侵犯血管壁,如视网膜静脉周围炎、颞动脉炎、急性视网膜坏死等;②全身性疾病,如系统性红斑狼疮、全身病毒感染、结核、梅毒、免疫缺陷性疾病、白塞病等;③眼局部的炎症,如中间葡萄膜炎、鸟枪弹样脉络膜视网膜病变、霜样树枝样视网膜血管炎、节段状视网膜动脉周围炎等。以上这些病因均可产生异常的视网膜血管反应,使血管壁的屏障功能被破坏,导致视网膜血管渗漏和组织水肿、出血、血管闭塞、新生血管膜形成等。由于视网膜血管炎病种较多,现仅分述以下几种视网膜血管炎。

一、视网膜静脉周围炎

视网膜静脉周围炎是由 Eales 于 1882 年首先报告,该病常发生于健康青年男性,以视网膜静脉炎症改变为特征,并有反复玻璃体积血,故又称为 Eales 病。后来研究者发现,这种炎症不但累及视网膜静脉,视网膜动脉也可累及。该病严重影响视力,是青年致盲的原因之一。

(一)病因与发病机制

视网膜静脉周围炎的病因与发病机制至今不明,许多学者提出与结核感染有关,但结核杆菌直接引起该病的可能性较小。Das 提出 Eales 病的发病机制是对视网膜自身抗原的免疫反应。在 Eales 病患者的玻璃体中发现血管内皮生长因子(VEGF)含量明显升高,提示它们可能参与了眼内新生血管增生反应,视网膜缺血缺氧可能是 VEGF 释放增多的直接原因。还有一些报告认为与神经系统疾病、多发性硬化等因素有关。

(二)临床表现

双眼可同时发病或先后发病,大多在 1 年之内,双眼严重程度可不一致。

1.症状

早期病变只是在周边部,患者常无自觉症状。当周边部的小血管有病变但出血量不多者,患者仅有飞蚊症现象,视力正常或轻度下降,常不被患者注意。当病变侵及较大静脉,出血量增多而突破内界膜进入玻璃体时,患者感觉视力突然下降至眼前指数、手动,甚至仅有光感。如黄斑未受损害,玻璃体积血吸收后,视力可恢复正常。临床上经常看到大多数患者直到视力出现突然下降时才来就诊。

2.体征

(1)眼球前段:大多无异常,在有些患者会出现虹膜红变和房角新生血管,引起青光眼。

(2)视网膜血管改变:早期视网膜静脉的改变常见于周边部眼底的小静脉曲张,扭曲呈螺旋状,最初仅见某一支或几支周边部小静脉受累。受累的静脉周围视网膜水肿,附近有火焰状或片状出血。病情继续发展可逐渐累及整个周边部小静脉,并波及后极部及大静脉。一些静脉可变狭窄,周边部或一个象限小血管可逐渐闭塞,可见到血管呈白线状,荧光素眼底血管造影(FFA)显示大片无灌注区。也有一开始就有大静脉受累。静脉周围可有白色渗出鞘,大静脉局部扩张

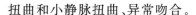

扭曲和小静脉扭曲、异常吻合。

（3）视网膜渗出：当视盘附近静脉被波及时，可引起视盘水肿。静脉血管渗漏可形成血管白鞘。严重患者可有黄斑水肿甚至囊样水肿，黄斑区有时可见星芒状渗出。渗出明显的患者，在视网膜下形成大量黄白色渗出物，类似外层渗出性视网膜病变。

（4）玻璃体积血：较严重患者病变波及后极部，可在视盘上方形成新生血管膜，新生血管容易破裂出血，进入玻璃体。如有大量出血进入玻璃体内，眼底将无法窥见。裂隙灯显微镜检查，看到前部玻璃体内暗红色血性浑浊，可看到大量血细胞漂浮。开始 1～2 次的玻璃体积血较容易吸收，一般经过 4～8 周可大部分吸收或沉积于玻璃体下方，后极部眼底可见。本病的特点是易复发，反复性玻璃体积血，积血越来越不易吸收。

（5）并发症：反复的玻璃体积血可使视网膜机化膜形成，在与视网膜的粘连处收缩牵拉视网膜，导致视网膜裂孔和视网膜脱离。黄斑受累的表现多为黄斑水肿、渗出、黄斑前膜形成。晚期患者可产生虹膜红变，继发性青光眼和并发性白内障等。

3.辅助检查

（1）FFA：在视网膜静脉周围炎的诊断中，FFA 起到至关重要的作用。当患者视力还是 1.5 的时候，后极部视网膜血管及黄斑区可看不到任何异常，但在周边部或周边部的某一个象限可能已出现了小静脉的扭曲，荧光素渗漏，甚至已出现大片血管闭塞区。如果波及大静脉可在后极部或中周部发现某支静脉或某个象限静脉曲张，荧光素渗漏，甚至大片血管闭塞区和出现新生血管膜，说明病情已久。新生血管膜荧光素渗漏可表现棉花团样强荧光，较晚期患者新生血管膜可演变为纤维增生膜。出血不太多的患者，在 FFA 中可看到玻璃体内片状漂浮物呈弱荧光，可遮蔽不同的视网膜部位但很快飘过。玻璃体积血由于重力的原因往往沉积在下方，呈遮蔽荧光，在造影过程中可始终遮蔽局部的视网膜结构，所以下方玻璃体积血吸收后要再次进行 FFA 检查，若发现血管闭塞应及时视网膜光凝治疗。造影要求进行双眼检查，并注意周边部，尽早发现另一只眼的早期病变，以免延误治疗。

（2）B 超检查：适用于玻璃体大量积血的患者。因很多眼底疾病可以引起玻璃体积血，为排除裂孔性因素引起的玻璃体积血，应每周做一次 B 超检查，发现有视网膜脱离图形，要立即手术治疗。

（3）OCT：大量的血管渗漏可引起黄斑水肿，增生膜的形成，OCT 可协助了解黄斑区的病变。

（三）诊断和鉴别诊断

1.诊断

青壮年反复的玻璃体积血，主诉眼前黑影飘动或仅有飞蚊症。眼底检查，周边部无论是见到一支或数支静脉小分支血管扭曲，部分血管有白鞘，附近有小片状出血或渗出，即可作为本病的诊断依据。FFA 可明确诊断。

2.鉴别诊断

因静脉周围炎是一种以视网膜血管病变为主的临床疾病，容易和其他视网膜血管疾病相混淆，需要进行鉴别诊断。

（1）外层渗出性视网膜病变（又名 Coats 病）：本病是以毛细血管异常扩张，视网膜内、下大量黄白色渗出，血管异常，小动脉可呈球形瘤样扩张、呈梭形或串珠状，动静脉均可受累。可有血管闭塞及继发性视网膜脱离，早期病变多见于周边部。静脉周围炎的早期病变也发生在周边部，病程晚期视网膜也可出现大量渗出,视网膜血管闭塞和微血管瘤形成。但静脉周围炎没有像 Coats 病那样的异常毛细血管扩张,发病年龄没有 Coats 病早,病程较短,玻璃体可反复出血。Coats 病多单眼发病,静脉周围炎多双眼先后发病。根据病史及眼底表现不难鉴别。

(2)急性视网膜坏死:初发视网膜坏死病灶也多见于视网膜周边部,动静脉均有闭塞。但视网膜坏死较早出现黄白色点团状渗出病灶,如未及时治疗很快发展到中后大动脉闭塞和出血,伴玻璃体炎症和视网膜坏死穿孔。FFA 时血管闭塞区更加清晰,周边部动静脉血管均有闭塞,并可看到血管闭塞的影子。但患者没有反复玻璃体积血的病史,抗病毒治疗效果较好。

(3)视网膜中央静脉阻塞:以视盘为中心至视网膜周边部可见广泛性火焰状、放射状出血,中央静脉迂曲、扩张,FFA 检查与视网膜静脉周围炎明显不同。

(4)视网膜分支静脉阻塞:也应与本病相鉴别。视网膜静脉阻塞患者可有高血压病史,发病年龄较大,FFA 除阻塞的静脉所属血管有闭塞区或血管变形、通透性增加外,余象限血管大致正常。

(5)糖尿病视网膜病变:部分患者视网膜也可出现大量渗出,血管扩张,微血管瘤及血管异常,血管闭塞,但多双眼发病,实验室检查可明确诊断。

还要排除各种类型的葡萄膜炎及其他全身性疾病引起的眼底血管病变等。

(四)治疗

对于病变发展的不同阶段采用不同的治疗方法,主要治疗措施为药物、激光、玻璃体视网膜手术。

1.药物治疗

在刚出现玻璃体积血的患者,要注意休息,半卧位,让积血沉到下方,不会遮住黄斑而影响视力。

(1)止血及活血化瘀药物:中西药结合治疗,少量玻璃体积血,可完全吸收。

(2)肾上腺糖皮质激素:可抑制炎症反应和减轻黄斑水肿,激素的用量要根据患者的临床反应、病情的变化适当调整。泼尼松 30～60 mg,每天 1 次,病情好转后渐减量,维持数月,以防复发。

(3)抗结核药物:如发现全身有活动性结核病灶,应抗结核治疗。未发现身体其他部位结核病变者,其在 Eales 病治疗中所起的作用仍存在争议。

2.激光治疗

适应视网膜血管无灌注及新生血管形成,其原理是减少视网膜耗氧量,从而减少新生血管生长因子的形成,并封闭视网膜微血管异常渗漏。视网膜光凝可以阻止玻璃体积血等并发症的出现,并能加速视网膜出血及黄斑水肿的吸收。激光治疗后仍应定期复查,一些患者病情仍会发展,血管闭塞区可继续扩大,新生血管可继续产生。激光治疗后 1 个月应复查 FFA,不但是判断病情是否发展,而且是检验光凝治疗效果的重要手段,如发现新的血管闭塞区或新生血管可再次行激光治疗。

3.玻璃体手术

大量玻璃体积血观察 1 个月不吸收,就要及时做玻璃体手术,清除玻璃体积血,同时也清除玻璃体内炎性因子、分解产物和渗出物,减轻对视网膜的刺激,从而阻止病情的发展。术中对增生膜要尽量剥除,解除对视网膜的牵拉,防止发生视网膜脱离;对血管闭塞区要进行眼内视网膜光凝,以防再增生和出血。

(五)治疗效果

Eales 病的自然病程 3～5 年,有的甚至更长。70％～80％的患者发展成双眼受累,但双眼同时失明较少。视力预后与病情严重程度和是否治疗及时有关,以及做眼底激光光凝封闭视网膜缺血区和做玻璃体手术清除玻璃体积血和增生膜,可保持或恢复到患者原有的视力。出现并发症的患者预后不好。常见的并发症为继发性新生血管性青光眼,增生性视网膜病变、继发性视网膜脱离等。在每次复诊患者时,一定要详细检查虹膜是否出现新生血管,以防止新生血管性青光眼的发生。

二、节段性视网膜动脉周围炎

节段状视网膜动脉周围炎是一种比较少见的视网膜血管性疾病,炎症性病变主要发生于视网膜动脉管壁外层及其周围组织。好发于青壮年,多单眼发病。

(一)病因与发病机制

病因与发病机制至今仍不明确。一些学者认为,本病是多种原因致机体免疫功能异常引起的自身免疫性血管炎。可能是视网膜动脉对不同抗原的一种免疫反应。很多患者报告与一些全身性疾病如结核、梅毒、红斑狼疮、弓形体、鼻窦炎及疱疹病毒感染等疾病有关,并根据以上病因处理后病情及眼底炎症明显好转。

(二)临床表现

1.症状

患者视力轻度或中度减退,眼前有黑点飘动,有时视物变形或有闪光感。

2.体征

本病常合并葡萄膜炎,如全葡萄膜炎,眼前节可有睫状充血,角膜后灰白色点状沉着物,房水浑浊,玻璃体有点状或絮状浑浊,屈光间质不清晰,眼底无法看清。当炎症好转,玻璃体浑浊减轻后,可发现视网膜动脉壁上呈节段排列、如指环状或袖套样的黄白色渗出斑,此种表现在邻近视盘的一、二级分支和动静脉交叉处更明显。动脉管径可狭窄,炎症处动脉管壁不透明,一些小分支动脉可呈白线状。视网膜静脉大多数正常,少数静脉可有扩张。在病变的动脉附近,视网膜有水肿和出血,在后极部也可出现脉络膜炎的病灶。当动脉周围的炎症消退时,动脉管壁的指环状渗出可逐渐变淡变小,常为黄白色亮点,最后逐渐消失,不留痕迹。

3.荧光素眼底血管造影

视网膜动脉充盈和静脉回流时间较迟缓,动脉管径不规则,但血流通畅,甚至呈白线状的血管仍有血流通过。造影晚期动脉管壁可有荧光染色。如有静脉受累,静脉可迂曲、扩张,管壁染色。

(三)诊断和鉴别诊断

此病较少见,但根据眼底的特殊表现,视网膜动脉呈现节段状指环状白鞘,动脉管径狭窄,一些动脉小分支白线化,视网膜静脉大多正常,可确定诊断。早期易误诊为全葡萄膜炎,但只要看清眼底的典型表现不难鉴别,还应与不全动脉阻塞等疾病相鉴别。这些疾病可结合病史、眼底表现、眼底血管造影,实验室检查明确诊断。

(四)治疗

因病因不明,只能采取对症治疗。在病变活动期间可全身或局部应用肾上腺糖皮质激素、血管扩张剂、维生素类和中药等治疗。如合并前葡萄膜炎除局部应于肾上腺糖皮质激素外,应加入散瞳和局部热敷等治疗。一些学者报告,诊断性抗结核治疗取得明显疗效。但一些患者可能是其他疾病引起,国外 Crouch 报告一例合并梅毒性全葡萄膜炎患者,抗梅毒治疗病情好转。但有些患者找不到病因,被认为是一种不明原因的变态反应,用肾上腺糖皮质激素治疗效果较好。

（五）治疗效果

本病发病较急但病程较缓慢,可持续数月或更久。预后较好,只要炎症不累及黄斑,大多数视力可恢复正常或接近正常。治愈后一般不再复发。

三、霜样树枝状视网膜血管炎

霜样树枝状视网膜血管炎由 Ito 等于 1976 年首次报告,其后其他国家及国内也相继有报告。本病因广泛性视网膜血管壁呈霜样白色渗出,像挂满冰霜的树枝而得名,是一种非常少见的双眼急性视网膜血管周围炎症。

（一）病因与发病机制

病因不十分明了,大多患者报告可能与病毒感染有关。但一些患者发病前无任何诱因,全身检查无特殊表现,多见于健康青少年,对短期肾上腺糖皮质激素治疗敏感,患者预后良好。一些学者把此类患者称之为特发型。而另一些患者有一定病因,如人类免疫缺陷病毒（HIV）和巨细胞病毒感染,除有本病典型的眼底表现外多合并全身性疾病,此种患者年龄较大,并发症较多,较难治愈,这种类型有学者称为全身型。

（二）临床表现

1.症状

多无任何诱因发病。常为双眼,可突发眼红,视力不同程度下降,视力最差可致光感。

2.体征

眼前段可正常或睫状充血,角膜后可见沉着物,房水、玻璃体可有尘状或雾状浑浊。眼底检查,视盘多正常,或有轻度充血水肿。视网膜血管无明显迂曲、扩张,特征性的眼底表现为视网膜血管周围白色渗出,像挂满冰霜的树枝,从后极部直达周边部视网膜均可见,多以中周部显著,少数以后极部为主。动静脉均可受累,但多以静脉受累更为明显。有些患者视网膜可有点状或片状出血,黄斑部可出现水肿,严重患者视网膜水肿、渗出,可出现渗出性视网膜脱离。病情好转后,静脉管壁白色渗出吸收或留下白鞘,黄斑水肿消退后局部可有色素紊乱或陈旧渗出。根据黄斑水肿的时间和程度,视力可有不同程度的恢复。较严重患者视网膜血管可闭塞,新生血管膜形成等并发症。

3.荧光素眼底血管造影

FFA 早期视网膜可无异常表现,静脉期视网膜血管出现渗漏,随造影时间延长,视网膜可出现广泛性血管通透性增加,静脉更为明显。如有视盘水肿,造影晚期视盘荧光染色,边界不清,黄斑区毛细血管的渗漏,造影晚期可见黄斑囊样水肿。

（三）诊断和鉴别诊断

1.诊断

根据典型的眼底改变及 FFA 大多可确诊。对于可疑患者可做全身检查,实验室检查,血清 HIV 抗体检查,以排除全身并发症。

2.鉴别诊断

该病应与急性视网膜坏死、Eales 病、中间葡萄膜炎相鉴别。

（1）急性视网膜坏死综合征:是以动脉为主的视网膜血管炎,病灶多从周边部开始,可有黄白

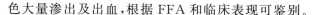

色大量渗出及出血,根据 FFA 和临床表现可鉴别。

(2)Eales 病:累及的血管也多为静脉,管壁可伴有白鞘,但多为周边部静脉受累(见视网膜静脉周围炎章节),玻璃体可反复出血。

(3)中间葡萄膜炎:睫状体平坦部呈雪堤样改变,而霜样树枝状视网膜血管炎不会有这些改变。

(四)治疗

特发型患者对肾上腺糖皮质激素反应良好。如有或病毒感染的患者,可在抗病毒同时使用肾上腺糖皮质激素治疗。

(五)治疗效果

肾上腺糖皮质激素治疗后血管霜样改变可完全消失,如不出现并发症视力预后较好。如出现视网膜血管闭塞新生血管膜形成、玻璃体积血、黄斑区长期水肿、黄斑区发生纤维瘢痕等并发症,视力预后较差。

四、双侧视网膜动脉炎伴多发性瘤样动脉扩张

双侧视网膜动脉炎伴多发性瘤样动脉扩张(bilateral retinal arteritis with multiple aneurismal dilatations,BRAMAD)又称特发性视网膜血管炎、动脉瘤和视神经视网膜炎(idiopathic retinal vasculitis,aneurysms,and neuroretinitis,IRVAN)。1983 年,Kincaid 和 Schatz 首次报告,是一种少见眼底病,原因不明,多发生于中青年患者(7~49 岁),女性较男性多见,没有全身相关疾病。通常双眼发病。

(一)病因与发病机制

IRVAN 的病因和发病机制尚不明了。

(二)临床表现

1.症状

多数患者无症状,于体检时发现,或因玻璃体浑浊引起的眼前黑影飘动而就诊,就诊时通常视力较好。当发生黄斑区渗出或缺血、玻璃体积血和新生血管性青光眼时,患者视力明显下降。

2.体征

在发病前,可先有前段葡萄膜炎和/或玻璃体炎。但多数患者眼前节正常和玻璃体无炎症改变。该病的眼底特点是在视盘附近的动脉和动脉分叉处出现瘤样动脉扩张,也可分布整个视网膜。视盘充血和边界不清,视盘动脉也可出现瘤样扩张,常引起视盘周围视网膜内硬性渗出。视盘周可有放射状出血和/或散在视网膜内出血。静脉不规则扩张和有血管鞘膜,周边部小血管广泛闭塞,交界处毛细血管扩张和异常吻合。在严重的患者可发生从周边到黄斑的血管闭塞和缺血、玻璃体积血和新生血管性青光眼。最终,视神经萎缩和无光感。长期追踪发现眼底的动脉瘤可增加或自发消退,表现是一种血管炎性的游走性改变,受影响的动脉节段性炎症使得血管壁强度减弱,在流体静压力的作用下可变成囊状或典型的纺锤形扩张,当血管炎症消失时,血管壁的强度恢复,动脉瘤减小,甚至恢复到正常血管轮廓。

3.分期

Samuel 根据对大量患者的观察,将 IRVAN 的临床经过细分为 5 个不同时期,这个分期系统概括了 IRVAN 的自然病程,为评价视网膜缺血的严重程度和治疗提供了依据(表 12-3)。

表 12-3　IRVAN 分期

分期	特征
Ⅰ期	大动脉瘤,渗出,视神经视网膜炎,视网膜血管炎
Ⅱ期	血管造影显示毛细血管无灌注
Ⅲ期	后段视盘或其他地方有新生血管,合并或者玻璃体积血
Ⅳ期	前段新生血管
Ⅴ期	新生血管性青光眼

4.辅助检查

(1)FFA:能清楚显示视盘和周边视网膜成串的大动脉瘤,一般位于动脉的分叉处,并有荧光素渗漏,周边部视网膜可见广泛毛细血管无灌注区。

(2)ICGA:能显示在眼底检查和 FFA 都不能发现的脉络膜血管异常,造影早期显示脉络膜大血管扩张和渗漏荧光。中期,进一步显示脉络膜血管有炎症性改变,有异常的血管灌注和血管壁损伤,在周边有斑片状弱荧光区,证实有脉络膜小血管的阻塞。可是全层或者部分的脉络膜炎症损伤,或者是脉络膜基质层萎缩,使脉络膜显示异常。ICGA 也能显示扩张的视网膜动脉瘤,在整个 ICGA 过程中能保持因 FFA 渗漏荧光而模糊的血管壁的轮廓。

(3)OCT:可显示视网膜水肿和黄斑下局限性视网膜脱离。

(4)实验室检查:中性粒细胞胞质抗体(antineutrophil cytoplasmic antibody,ANCA)是各种血管炎症活动期的标志,用患者血清做间接免疫荧光法检测该抗体,已发现核亚型(P-ANCA)为阳性,而胞浆质亚型(C-ANCA)为阴性。P-ANCA 与微小结节状多动脉炎和其他全身血管炎相关,对 IRVAN 的诊断有帮助。

(三)诊断和鉴别诊断

1.诊断

双眼发病,视网膜血管炎,视网膜动脉分叉处瘤样扩张和视神经视网膜炎,具备这 3 个主要体征可确诊 IRVAN,3 个次要体征是周边毛细血管无灌注、视网膜新生血管和黄斑水肿。FFA可清楚地显示这些病变,有着确诊意义。ICGA 和血清学检查可协助诊断。

2.鉴别诊断

主要和视网膜动脉扩张和血管炎症性疾病相鉴别。

(1)视网膜大动脉瘤:常见于老年人,多伴有高血压、糖尿病者病史。多为单眼发病。后极部视网膜大动脉处动脉瘤样扩张,一般只有一个,呈圆形,多有出血,周边部没有无灌注区。

(2)视网膜静脉周围炎:周边部眼底病变与视网膜静脉周围炎相似,但后者多为中青年男性,病变以静脉受累为主,不伴有视网膜中央动脉主干分支的瘤样动脉扩张。此外有反复发作病史。

(3)成人 Coats 病:可有粟粒样扩张的血管瘤,一般位于周边部视网膜,伴有较多的硬性渗出,广泛的毛细血管扩张呈梭形、囊样或串珠样。

(4)其他:一些和视网膜血管炎相关疾病也要鉴别排除,如白塞病、韦格纳肉芽肿、结节性多动脉炎、系统性红斑狼疮、结核和梅毒等。

(四)治疗

治疗包括肾上腺糖皮质激素、激光治疗和玻璃体切割术。

1.药物治疗

该病是一种视网膜血管炎症性的改变,可使用肾上腺糖皮质激素治疗,但口服泼尼松30 mg/d无效,静脉滴注甲泼尼龙500 mg/d效果较好,但只是单个患者的报告,效果并不肯定,需要进一步证实。

2.激光治疗

(1)治疗的目的是促使视网膜新生血管消退或预防新生血管的发生,消除黄斑水肿。

(2)适应证:视网膜毛细血管无灌注区和渗漏,黄斑水肿。

(3)治疗方法:直接光凝视网膜无血管区和渗漏的毛细血管,黄斑水肿采用栅格样光凝渗漏点。

(4)注意事项:避免直接光凝瘤样扩张的动脉,以免引起动脉的阻塞,但黄斑颞侧的动脉瘤可以直接光凝,因为它是末端血管。

3.玻璃体腔内注药

对有视网膜新生血管和黄斑水肿患者,可玻璃体腔内注射抗 VEGF 药物(雷珠单抗或贝伐珠单抗),能显著地抑制视网膜新生血管。抗 VEGF 很少单独使用,一般是作为其他治疗的辅助治疗,必要时可补充多次注射。也有单个患者报告玻璃体腔内注射曲安奈德或植入地塞米松缓释剂能有效减轻黄斑水肿和提高视力。

4.玻璃体手术

发生大量玻璃体积血和增生前膜影响视力,需玻璃体手术治疗。

(五)治疗效果

部分动脉瘤可自行消退,多数患者保持较好视力。少数患者视力预后差,视力下降与周边部视网膜缺血和新生血管性并发症有关。在 IRVAN 第Ⅱ期时及时进行治疗的眼效果较好,所有治疗眼的视力保持在 1.0,没有一只眼加重。在第Ⅲ期才开始治疗的大多数眼也能保持≥0.5 视力,约有 25%的眼继续恶化,视力下降到≤0.01,另有 21%继续发展到虹膜红变或新生血管性青光眼。在第Ⅲ期才开始做全视网膜光凝有可能不能阻止新生血管的后遗症,导致视力严重丧失的发生率很高。在第Ⅳ期或第Ⅴ期才开始做全视网膜光凝治疗眼约 50%发生严重的视力下降(≤0.01)。因此,当 FFA 一发现有视网膜缺血表现就做缺血区广泛视网膜激光治疗,能维持长期视力稳定,预防发生增生性玻璃体视网膜病变。

抗感染治疗的效果还不肯定。IRVAN 表现前房细胞和玻璃体炎症提示可能是炎症病因引起,但使用皮质类固醇药物并没显示出减少血管炎症或停止视网膜或虹膜新生血管的发展。仅有几只眼使用了抗代谢药物环孢霉素或甲氨蝶呤治疗,但疗效尚不肯定。

（林相强）

第六节　急性视网膜色素上皮炎

急性视网膜色素上皮炎(acute retinal pigment epithelitis,ARPE)由 Krill 在 1972 年首次描述,是一种较少见的黄斑区视网膜色素上皮层面的特发性自限性炎症病变。多见于健康的年轻人,可累及单眼或双眼,以单眼常见。全身检查多无异常。

一、病因与发病机制

本病的病因及发病机制仍不清楚。一直认为本病是视网膜色素上皮的炎症改变,其病程表现为急性过程,因而怀疑与病毒感染有关(如登革热病毒、肝炎病毒)。也有报告静脉注射唑来膦酸后出现 ARPE 的患者。

二、临床表现

(一)症状

大部分患者起病前无明显病史。可表现为突发的中心视力下降,视物变形,部分患者无明显症状。视力一般为 0.1~1.0,约 3/4 患者视力在 0.7 以上。

(二)体征

一般无眼前节表现,一些患者偶见轻度玻璃体炎。

眼底检查可见黄斑区散在的视网膜下成簇排列的略呈灰褐色的针点状病灶,周围环绕淡黄色的脱色素晕环,黄斑中心凹反光弥散或不可见。病灶在 1~3 个月后逐渐消退,患者视力大多恢复,但黄斑区可遗留轻度的色素紊乱。病变一般限于黄斑区,有时也可见到黄斑外区的病灶,但很罕见。视神经、视网膜和视网膜血管正常,没有视网膜下液体、视网膜水肿和血管周围炎。

(三)辅助检查

1.荧光素眼底血管造影(FFA)

病灶中央的成簇的针点状病灶表现为全程弱荧光,周围的晕环表现为多发点状透见荧光,呈蜂巢样"中黑外亮"外观,部分晚期可有染色。极少数情况下,FFA 不能发现黄斑病变。

有时,视盘周围区域可能受累,罕见情况下,强荧光点在造影后期出现轻微的边缘模糊。

2.吲哚青绿脉络膜血管造影(ICGA)

早期黄斑区斑驳状强荧光,后期黄斑区花结状强荧光。

3.相干光断层扫描仪(OCT)

OCT 显示椭圆体(IS/OS)带局部较窄的断裂、模糊,嵌合体带有较宽的断裂,两者之间可见圆顶状强反射灶。几项 OCT 研究提示病变部位位于神经视网膜外层及其与 RPE 相关的区域,而另一项利用 OCT 观察了 4 例患者的患者报告提示病变最初累及光感受器外节与 RPE 细胞顶面之间连接处。视网膜内、视网膜下、RPE 下液体很少见。部分患者在恢复期可观察到椭圆体(IS/OS)带断裂的修复,视力也多恢复正常,而部分视力未完全恢复患者仍可观察到椭圆体(IS/OS)带的断裂,提示视力恢复可能与恢复期时椭圆体(IS/OS)带是否断裂有关。

4.Amsler 检查

可发现中心视野区有扭曲变形。

5.视野检查

可发现中心暗点,多表现为相对暗点。

6.色觉检查

可有异常。

7.眼电图检查

可正常或因广泛的 RPE 改变而异常,但随着临床表现的消失,上述客观检查也可完全恢复正常。

三、诊断和鉴别诊断

(一)诊断

依据年轻健康成年人急性视力下降和视物变形的病史,眼底改变、FFA、ICGA 和 OCT 结果,一般可诊断,需要与以下疾病鉴别。

(二)鉴别诊断

1.慢性中心性浆液性脉络膜视网膜病变(慢性中浆)

急性视网膜色素上皮炎与慢性中浆在检眼镜和 FFA 中较难鉴别。慢性中浆的 OCT 表现为 RPE 局部的单个结节状突起,小色素上皮脱离,神经上皮浅脱离,与 ARPE 不同,慢性中浆的 ICGA 表现为多灶性脉络膜通透性增强,这些均有助于与 ARPE 的鉴别。

2.急性后极部多灶性鳞状色素上皮病变(APMPPE)

APMPPE 多急性起病,典型表现为视网膜下的多发的灰白色扁平鳞状病灶,病灶比 APRE 的大。FFA 早期病灶呈弱荧光,随时间延长,病灶逐渐染色,与 ARPE 的"中黑外亮"表现不同。

3.多发性一过性白点综合征

本病起病急和眼底出现灰白色点状病变类似 ARPE,但其特征是包括黄斑的后极广泛区域的多灶性、灰白色浅淡斑点,边界模糊,大小 $100 \sim 200\ \mu m$,位于视网膜深层或视网膜色素上皮层。

4.多灶性脉络膜炎合并全葡萄膜炎(MCP)

常双眼发病,伴有前葡萄膜炎和玻璃体炎。急性期眼底散在多个圆形、椭圆形或多边形边界模糊的黄白色或灰黄色病灶,直径在 $50 \sim 350\ \mu m$,最终可萎缩伴色素脱失或瘢痕形成。急性期病灶在 FFA 早期强荧光,晚期渗漏,ICGA 表现为弱荧光,OCT 显示病灶位于视网膜外层和脉络膜内层,急性期在 RPE 下有驼峰状隆起,恢复期瘢痕处出现视网膜挖凿征。

四、治疗

治疗禁忌用皮质类固醇药物,严重者可用非类固醇类激素。考虑为病毒感染者可用抗病毒药物治疗。可使用改善眼底微循环及营养视网膜药物,如卵磷脂络合碘、复方血栓通、维生素 A、维生素 E 及甲钴胺类。也可考虑用高压氧治疗。

五、治疗效果

大多数有自限性,在 3 个月内完全恢复,视力预后良好,很少复发。

(林相强)

第七节　外层渗出性视网膜病变

外层渗出性视网病变又称 Coats 病,是一种以视网膜血管扩张、广泛视网膜渗出和引起的渗出性视网膜脱离为特征的眼部病变。1908 年,George Coats 首次描述了一种发生于男性儿童,单侧视网膜渗出伴毛细血管扩张的眼底病,称为 Coats 病。4 年后,Leber 命名了一种"Leber 多发性粟粒性视网膜动脉瘤病",表现为视网膜血管瘤伴渗出。1955 年,Reese 指出这两种病为同一种疾病的不同表现时期。Shields 等人定义其为特发毛细血管扩张伴随视网膜渗出,常有渗出性视网膜脱离,而无视网膜或玻璃体牵拉。另有很多其他命名,如原发性视网膜毛细血管扩张、先天性视网膜毛细血管扩张、大量渗出性视网膜炎、视网膜毛细血管扩张。

一、病因与发病机制

Coats 病的病因仍不完全明确,可能与炎症、内分泌失调引起的代谢障碍有关。目前,也有研究表明 Coats 病与遗传因素有关,NDP 基因的变异引起 norrie(一种在视网膜发育及血管形成中起重要作用的蛋白)的缺乏,可能引起 Coats 病发生。

Coats 病的初始改变在视网膜血管,视网膜小动脉和毛细血管异常扩张,管壁增厚,形成了 Egbert 曾描述的"腊肠"样血管外观。此外,还有类似糖尿病视网膜病变的改变,即毛细血管周细胞缺失,微动脉瘤形成。由于血管内皮细胞的玻璃样变性和分离引起通透性异常,内皮细胞和周细胞的破坏引起血视网膜屏障破坏,从而导致血液内高脂质成分渗入视网膜组织和视网膜下间隙,视网膜出现肿胀、囊腔和渗出性视网膜脱离。

光镜检查可见血管扩张、管腔内狭窄,缺乏内皮细胞的微动脉瘤改变,围绕血管、血管内可见多形核白细胞,嗜酸性粒细胞,单核细胞。视网膜内层不规则增厚,囊腔形成,PAS 阳性的嗜酸性液体,泡沫细胞和血影细胞浸润。也可观察到视网膜下纤维蛋白、胆固醇、巨噬细胞。电镜检查可见管腔狭窄,基膜样物质,内皮细胞和周细胞的不规则缺失,动脉瘤伴随浆液和纤维蛋白样物质浸润,血管壁扩张。视网膜内层泡沫细胞、血影细胞浸润,巨噬细胞、肥大的 Müller 细胞,血管周围胶质细胞增生,视网膜外层不均匀变性,光感受器萎缩。

角膜、小梁、虹膜、睫状体、玻璃膜、脉络膜通常正常。

二、临床表现

Coats 病是一种常见病,无种族特异性。多见于健康男性儿童,男性发病率是女性 3 倍,一般在 10~20 岁发病;也有少数成人患者,多伴有高胆固醇血症。多为单眼发病,患儿(者)常以视力低下,斜视,白瞳症而就诊。

(一)症状

当病变位于周边部时,对视力影响不大,但随着病情发展,累及黄斑、甚至引起黄斑水肿和视网膜脱离时,出现明显视力下降。但在儿童患者中,由于患儿一般不会主动表述视力下降,多数患者直到出现明显的后极部大量黄白色渗出或甚至严重的视网膜脱离,瞳孔区形成白色反光才引起家长的重视而就医。此时患儿视力几乎丧失,瞳孔散大。也有的患儿出现斜视,才引起家长注意而来就诊。

(二)体征

1.眼前段表现

早期没有明显改变,随着病情发展,可出现眼前节继发性改变,包括角膜水肿、球形角膜或角膜带状变性;前房胆固醇沉积而继发性开角型青光眼;虹膜新生血管,和周边前粘连,而继发闭角性新生血管性青光眼和白内障。

2.眼底表现

早期病变极轻微,可以仅仅是周边或黄斑区局限点状黄白色渗出,不做荧光素眼底血管造影

(FFA)很容易漏诊或误诊。

(1)视网膜血管异常:眼底检查可见视网膜血管第二级分支后,多数发生在颞侧和下方象限,动静脉均可受累,以小动脉明显,表现为血管变直或扭曲、囊样或串珠状扩张,FFA可见缺血区,并可伴有视网膜新生血管和血管交通支。

(2)视网膜渗出:渗出灶多位于颞侧及后极部,与视网膜血管异常所在位置契合或环绕视网膜血管异常区域,呈一个或多个大斑块状黄白色渗出灶,扁平或隆起,多位于视网膜血管下。渗出灶周围可见胆固醇结晶沉着点和片状出血。黄斑受累时可呈星芒状或环形硬性渗出。

(3)渗出性视网膜脱离:渗出明显者可导致视网膜球形隆起,引起渗出性视网膜脱离。视网膜下液可是浆液性,更多是混合性,含有胆固醇结晶。

(4)增生性改变:长期的渗出性视网膜脱离可引起视网膜下增生,呈瘤样,一个或多个,孤立或多个相连。多与视网膜粘连,也可与脉络膜粘连。一般位于颞侧周边部,也可位于其他象限甚至后极部。部分患者由于大量的硬性渗出,血管异常,产生缺血性改变,也可刺激产生视网膜前的新生血管纤维膜形成。甚至视网膜完全被增生纤维和胶质组织代替。

(5)玻璃体改变:玻璃体一般清晰,偶有轻度浑浊,伴有新生血管患者可有玻璃体积血。积血可是局限,也可是大量积血致眼底窥不清。

(6)其他:少见临床改变是发生黄斑板层裂孔,视网膜色素上皮增生、变性和脱落,眼球萎缩等。

(三)成人Coats病

成人Coats病与儿童患者具有相似的特征性视网膜血管异常和广泛的视网膜渗出,但受累范围较局限,出血少,黄斑受损害轻,较容易出现局部脂质沉积,大动脉瘤旁出血。随诊过程中病变发展缓慢,视力预后较好。激光治疗后绝大多数者视力提高。

(四)辅助检查

1.FFA

在Coats病的诊断及治疗方面有重要作用。视网膜血管异常的病变区小动脉和静脉迂曲扩张,管壁呈囊样、梭形或串珠状瘤样改变。血管通透性增加,染料渗漏,晚期呈现片状强荧光。也可见毛细血管无灌注区及周围的毛细血管扩张,微血管瘤形成,部分可见视网膜新生血管性团状强荧光。脱离区视网膜血管迂曲及聚焦不良。晚期浓厚的视网膜渗出灶可显示视网膜大、中血管的浅淡遮蔽荧光。

2.吲哚青绿脉络膜血管造影

所见脉络膜血管基本正常。

3.OCT

在疾病发展中对黄斑水肿程度,浆液性视网膜脱离等观察起到了一定作用,频域OCT可以更清楚地观察Coats病患者视网膜每一层的结构变化。最近有种新型的手持便携式SD-OCT作为术中工具,用来鉴别视网膜母细胞瘤及观察治疗过程中视网膜下液体吸收的情况。

4.超声检查

视网膜脱离在A超检查表现玻璃体腔出现锐利的高波峰,为脱离的视网膜的回声,其后多个低峰,是渗出液内胆固醇颗粒的回声,波峰的密度取决于胆固醇颗粒含量,颗粒越多低波峰也越多。B超检查可显示视网膜脱离形态,大量视网膜下胆固醇结晶显示为视网膜下间隙密集的点状高回声。视网膜瘤样增生表现视网膜增厚的实性高回声。

5.CT 检查

Coats 病早期渗出位于视网膜内,CT 可见眼环增厚,当渗出物增多,形成浆液性视网膜脱离时,可较好显示视网膜下液的形态、密度。如渗出液中蛋白含量较高,CT 值高于玻璃体;以血细胞成分为主,CT 值可更高;以胆固醇成分为主,CT 值与玻璃体相近。

6.MRI 检查

在显示视网膜脱离、出血、渗出方面更为清晰。渗出液中以蛋白含量为主,T_1 高信号,T_2 中等或高信号;蛋白含量低时,T_1 低信号,T_2 高信号。Coats 病的视网膜下液的结晶在 T_1、T_2 均表现为高信号。

三、诊断和鉴别诊断

(一)诊断

根据患者年龄、单眼发病、出现原因不明的血管变直、扭曲、囊样扩张或串珠状改变伴广泛渗出,FFA 显示异常血管明显渗漏,不难诊断。但不典型患者需要同白瞳症及其他会表现为视网膜扩张、血管性疾病相鉴别。

(二)鉴别诊断

1.早产儿视网膜病变

有早产和出生低体重病史,多为双眼发病,当发生白瞳症时,已发生增生膜牵拉视网膜脱离。

2.糖尿病视网膜病变

患病年龄较大,有糖尿病的病史,多为双眼患病。静脉血管迂曲和扩张,视盘和视网膜前新生血管膜,表现牵拉性视网膜脱离。Coats 病发病年龄较小,单眼发病。常有成群的微血管瘤和较大一些的粟粒状动脉瘤,以及迂曲扩张的毛细血管其周围绕以硬性渗出环。

3.转移性眼内炎

常继发于全身急性感染性病变,特别是肺部感染。眼前节常有不同程度的炎症表现,如角膜后沉着物,前房闪辉等葡萄膜炎体征。

4.家族性渗出性玻璃体视网膜病变

本病也可能出现大量黄白色视网膜渗出和渗出性视网膜脱离。但本病一般有家族史,双眼发病,早期视网膜无血管区和血管异常位于周边视网膜,以颞侧最明显。可见颞侧赤道部视网膜血管走行变直,分支增多,且在赤道部以前突然中止,血管末端形成扇形边缘。而 Coats 病多为单眼,血管异常可发生在眼底任何部位,以血管串珠状扩张、血管白鞘、异常血管吻合及大量黄白色渗出为特征。

5.视网膜血管炎

本病多双眼发病,较少出现视网膜内黄色渗出,而更多表现为周边视网膜广泛的血管鞘样改变、缺血和新生血管,容易反复玻璃体积血。

6.视网膜血管瘤

也可引起黄白色视网膜渗出,但一般比较局限,范围一般较小,比较大的血管瘤多可见到扩张的2~3支滋养血管。通常视网膜血管瘤并没有广泛的毛细血管扩张表现,而是以团块状血管瘤为特征。

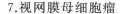

7.视网膜母细胞瘤

视网膜母细胞瘤是常见的白瞳症,较易与Coats病混淆。视网膜母细胞瘤玻璃体内常见灰白色片状、块状浑浊,眼底可见视网膜灰白色实性隆起,有卫星样结节,肿瘤隆起处血管扩张,有时继发青光眼。B超检查显示其内为弱回声或中强回声,60%~80%有强光斑回声(钙化斑),彩色多普勒超声成像(CDI)于实性隆起强光斑内,可见与视网膜血管相延续的、红蓝相伴行的血流。MRI检查在T_1呈高信号,T_2呈低信号,增强时肿瘤明显强化。而Coats病为视网膜大量广泛黄白色渗出,瘤样增生位于视网膜下。视网膜脱离的近周边处有串珠状动脉瘤、微血管瘤和毛细血管异常,B超检查脱离的视网膜下有细弱、均匀、可移动的点状回声。Coats病的视网膜下液结晶在MRI检查T_1长T_2均为高信号,增强时无强化。

8.急性视网膜坏死

眼底有大量黄色渗出类似Coats病,但本病起病急,多个大血管炎症,渗出形成血管白线,晚期血管变细成闭塞性白线状,明显的玻璃体炎和葡萄膜炎,渗出往往伴有视网膜内的出血和边界清晰的白色视网膜坏死病灶。坏死病灶多数从视网膜周围向中央发展,坏死灶逐渐相连呈环形。这些改变都与Coats病有很大差别。

9.其他

还需要与先天性白内障、视网膜分支静脉阻塞、睫状体平坦部炎、色素失调症、弓蛔虫病、永存原始玻璃体增生症、Norrie病、特发性黄斑旁毛细血管扩张症和放射性视网膜病变相鉴别。

四、并发症

本病如果没有在早期得到有效控制,疾病发展加重,最终可形成渗出性视网膜脱离、虹膜红变、青光眼、葡萄膜炎、低眼压及眼球萎缩。部分患者经治疗后炎症消退,如果病灶波及黄斑,可出现继发性黄斑前膜,或者由于长时间的炎症和水肿,最终导致黄斑部视网膜萎缩变薄,视功能严重受损。

五、治疗

治疗的目的是保存或提高视力,防止视网膜病变进一步发展。当视力损害不能恢复时,尽量维持视网膜在位和眼球的完整。根据疾病不同分期选择不同治疗方案。

(一)口服药物治疗

目前没有特异性治疗Coats病的药物。针对视网膜出血可有给予某些中成药,比如止血祛瘀明目片和丹红化瘀口服液等。维生素C理论上有减少血管通透性的作用,羟苯磺酸钙0.5 g,每天2次可能对减少渗出有好处。

(二)肾上腺糖皮质激素

有促进视网膜水肿和渗出吸收的作用,使病情暂时缓解。玻璃体腔内注射曲安奈德是一种较为有效的辅助和替代治疗手段。Othman等人报告了15例患者,采用玻璃体腔注射曲安奈德4 mg联合冷凝或激光治疗后,均获得视力提高、视网膜下液体和渗出吸收。高眼压、白内障、孔源性视网膜脱离是较为常见的并发症。Ghazi等人建议在玻璃体腔注射曲安奈德后密切观察视网膜下液体量,并在注射4周内进行激光治疗,可有效促进视网膜下液吸收,阻止病变进一步发展。猜测曲安奈德通过其抗炎、抗血管通透性的特性起到保护作用。

(三)激光光凝治疗

根据 Shields 的分期,激光光凝治疗是病情较轻、渗出局限患者的最佳选择,可以封闭异常血管,减少渗出并促进吸收。可使用各种类型的眼底激光。Schefler 等人回顾性研究了重复激光光凝治疗 Coats 病的疗效,16 个首次被诊断为 Coats 病、病情分期在 2A 至 3B 的患者,平均治疗次数为 4.8 次,其中的 50% 的患者治疗后获得了中等以上视力(1.0～0.2)。Schefler 在 6 个进展期患者中发现激光光凝可以有效防止视力下降,但同时应注意随访。

(四)冷凝治疗

适应渗出性视网膜脱离和视网膜下瘤样增生,但在视网膜下液黏稠和较多胆固醇结晶患者可能会阻碍视网膜下液引流,影响视网膜复位。因为过多的冷凝反而可以引起网膜下渗出、增加视网膜脱离程度,所以一次冷凝不超过 2 个象限,每次治疗间隔 1 个月。

(五)玻璃体手术

适应合并有玻璃体增生牵拉的视网膜脱离和黄斑前膜形成患者,另外,视网膜下液致密回声和较多胆固醇结晶患儿(者)也是玻璃体手术适应证。

(六)眼球摘除术

在 Coats 病终末期,无光感且伴眼球疼痛时,可采取眼球摘除术＋异眼座植入术。

(七)抗血管内皮生长因子(抗 VEGF)药物

作为辅助治疗手段也越来越多的应用在 Coats 病的治疗。有报告检测出 Coats 病患者眼内 VEGF 含量增高,其中 He YG、Sun Y 等人观察到在玻璃体腔注射抗 VEGF 药物后联合其他治疗,患者病情好转,伴随眼内 VEGF 含量显著降低。以上研究均提示 Coats 病可能与 VEGF 失调控后,引起的血管生成有关。近年来有数例在 Coats 病中应用抗 VEGF 药物,如贝伐珠单抗、雷珠单抗、哌加他尼钠等玻璃体腔注射的报告。大部分报告均在病变 2、3 期使用抗 VEGF 药物,剂量贝伐珠单抗为 1.25 mg 或 2.5 mg,雷珠单抗0.5 mg,哌加他尼钠 0.3 mg,依据病情一次或多次重复注射。随访结果表明玻璃体腔注射抗 VEGF 药物或联合曲安奈德注射、PDT、激光或冷凝治疗,可有效地减少视网膜下渗出,消退异常扩张血管,减轻视网膜水肿,提高或稳定视力。但到目前为止还没有就玻璃体腔内注射抗 VEGF 剂量及次数达成共识,其引起全身或局部并发症的情况也未见报告。有学者提出应谨慎使用贝伐单抗,因为其有潜在引起玻璃体视网膜纤维化,牵拉性视网膜脱离的风险。抗 VEGF 药物玻璃体腔内注射的长期效果还未知,需要前瞻性多中心的临床研究。

六、治疗效果

早期当血管及渗出病变限于周边时,治疗后有望保留正常视力。当病情进入后期,黄斑区大量渗出甚至出现机化时,不可避免产生永久性视力障碍。因此,关键是病变波及的部位及是否得到及时正确的早期治疗。通过恰当的治疗,多数渗出可以缓慢吸收,范围逐步缩小。对于眼内增生严重患者,常需要进行玻璃体切割,眼内放视网膜下液,进行眼内光凝或经巩膜冷冻,采用硅油填充;如果黄斑部损伤不严重,仍然有部分视力恢复的可能。对于成年型的 Coats 病患者,及的视网膜光凝或者经巩膜视网膜冷冻,大多数情况下仍然可能取得良好效果。部分患者可能在冷冻手术之后短期内出现视网膜渗出增加,甚至视网膜脱离范围扩大,但再次冷冻仍然可能使渗出逐渐吸收。近年来随着诊治水平提高,大部分患者即使视力恢复无望,也可保持解剖结构的稳定,免于摘除眼球。

(林相强)

第十三章

视神经疾病

第一节 视 神 经 炎

一、概述

视神经炎泛指视神经的炎性脱髓鞘、感染、非特异性炎症等疾病,能够阻碍视神经传导功能,引起视功能一系列改变的视神经病变。临床上常分为视神经乳头炎和球后视神经炎。

球后视神经炎一般可分为急性和慢性,后者为多见。

(一)病因

(1)局部炎症。

(2)病毒感染。

(3)全身感染。

(4)营养和代谢性疾病。

(5)中毒。

(6)特发性:多发性硬化、糖尿病、甲状腺功能障碍与本病关系密切。

(二)病理

早期白细胞渗出,慢性期以淋巴细胞和浆细胞为主。中等程度损伤形成少量瘢痕,而严重损伤则神经纤维被神经胶质细胞增生代替,引起视神经萎缩。

二、诊断思路

(一)病史要点

视神经乳头炎症常突然发病,视力障碍严重,多累及双眼,多见儿童或青壮年,经治疗一般预后较好,我国 40 岁以下者约占 80%。视力急剧下降,<0.1。早期前额部疼痛,眼球转动痛。

球后视神经炎突然发病,视力突然减退,甚至无光感。多单眼发病,眶深部痛或眼球转动痛。因球后视神经受累部位不同有以下几种类型:①轴性球后视神经炎,病变主要侵犯乳头黄斑束纤维,表现为视力下降严重,视野改变为中心暗点。②球后视神经周围炎,病变主要侵犯球后视神

261

经鞘膜。梅毒多见,表现为视野向心性缩小。③横断性视神经炎,病变累及整个视神经横截面,表现为无光感(黑蒙)。

(二)查体要点

1.视神经乳头炎

瞳孔不同程度散大,直接对光反应迟钝或消失,间接对光反应存在,单眼患者出现相对性传入性瞳孔障碍,称 Marcus-Gunn 瞳孔。眼底则视盘潮红,乳头表面毛细血管扩张,边缘不清,轻度隆起,筛板模糊,生理凹陷消失,可出现少量积血点。视盘周围视网膜水肿呈放射状条纹,乳头表面或边缘有小积血,静脉曲张弯曲或有白鞘。

2.球后视神经炎

瞳孔中等大或极度散大。直接对光反应消失,间接对光反应存在。眼底早期无变化,3～4 周时视神经色泽改变,颜色变淡。"两不见"症状:患者看不见,医师早期检查无异常。

(三)辅助检查

1.必做检查

(1)视野检查:视神经乳头炎表现为巨大而浓密的中心暗点、重者有周边视野缩小,色觉改变(红绿色觉异常)。球后视神经炎表现为中心、旁中心暗点或哑铃状暗点。

(2)头颅眼眶 CT:排除颅内病变。

(3)FFA:动脉期见视盘表层辐射状毛细血管扩张,同时见很多微动脉瘤,早期荧光素渗漏,视盘成强荧光染色。

2.选做检查

视觉电生理检查,了解视神经功能。VEP 可表现为不同程度的振幅降低,潜伏期延长。病变侵犯视盘黄斑束纤维,主要表现为振幅降低;病变侵犯球后视神经鞘膜,主要表现为潜伏期延长。

(四)诊断步骤

诊断步骤见图 13-1 所示。

(五)鉴别诊断

视神经乳头炎需与以下疾病鉴别。

1.视盘水肿

常双眼,视盘肿胀明显,隆起高达 6～9D,但视功能多正常,或有阵发性黑蒙史。视野早期生理盲点扩大而周边视野正常。常伴有其他全身症状,如头痛呕吐等。

2.缺血性视神经病变

发病年龄多在 50 岁以上,突然发生无痛性、非进行性视力减退,早期视盘轻度肿胀,后期局限性苍白。视野检查显示弓形暗点或扇形暗点与生理盲点相连。FFA 显示视盘早期弱荧光或充盈缺损,晚期视盘强荧光。

3.视盘血管炎

视盘血管炎多见于年轻女性,视力轻度减退,视盘充血潮红,轻度隆起,乳头表面或边缘有小积血。视野可为生理盲点扩大。FFA 显示乳头表面毛细血管扩张渗漏明显。激素治疗效果好。

4.假性视乳头炎

假性视乳头炎常双侧,乳头边界不清,色稍红,隆起轻,多为 1～2D,无积血渗出,终身不变。视力正常,视野正常。FFA 正常。

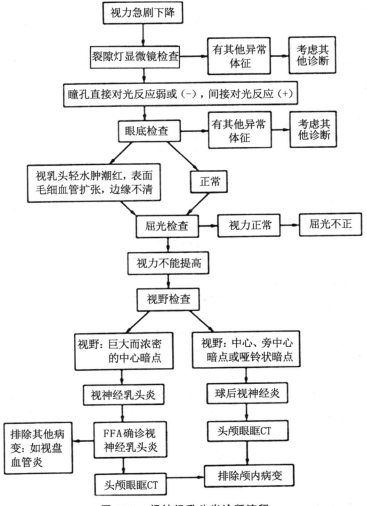

图 13-1　视神经乳头炎诊断流程

　　球后视神经炎需与头颅或邻近组织肿瘤鉴别,其症状与体征均与球后视神经炎相似,头颅CT 或 MRI 提示颅内占位。

三、治疗措施

(一)经典治疗

(1)积极寻找病因,针对病因治疗。

(2)大剂量糖皮质激素冲击治疗:视神经炎本身是一种自限性疾病,糖皮质激素治疗在短期内能促进视力的恢复,并延缓多发性硬化的发生,采用静脉大剂量、短期疗程。但在长期效果上没有明显的疗效,对最终的视力没有帮助。因此适用于重型患者。

(3)配合抗生素。

(4)血管扩张药:局部及全身应用。

(5)改善微循环及神经营养药:B 族维生素、ATP、辅酶 A、肌苷等。

(二)新型治疗

球后视神经炎,由于视神经肿胀,长时间可导致神经变性坏死,考虑开放视神经管治疗。如为蝶窦、筛窦炎症导致球后视神经炎,视力下降严重可考虑蝶窦筛窦手术。神经内科治疗,如多发性硬化,脱髓鞘性疾病等。

(三)治疗流程

治疗流程见图 13-2 所示。

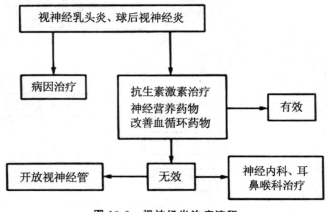

图 13-2 视神经炎治疗流程

四、预后评价

大多数视神经乳头炎患者经过积极治疗都可恢复正常,而且病程较短,预后良好,视盘颜色变淡或苍白。少数重症患者治疗效果缓慢或无效,病程较久,炎症消退后视盘苍白萎缩,视力障碍,预后欠佳。

家族性球后视神经炎患者预后较差,家族性者,多发生于青春期后男性,女性则多为遗传基因携带者。

五、最新进展和展望

视神经炎的基础研究取得了很大的成绩,如研究表明 *HLA-DRB*1 * 15 基因可能是部分视神经炎患者的遗传易感基因。

很多家族性视神经炎都有特异性基因位点改变,因此基因治疗是目前研究的热点,基因治疗技术已开始应用到视神经炎的动物试验模型中。基因治疗可能会为那些严重的进行性视神经脱髓鞘的患者带来益处。

随着脂肪抑制和 DTI 等磁共振成像新技术的应用,以及钆喷替酸葡甲胺(Gd-DTPA)增强检查等,能更好地显示活体组织内的细微结构,是显示视神经炎比较好的检查技术。功能性成像已开始用于评价视神经炎累及的视神经功能及追踪视神经恢复的情况。

(李盼盼)

第二节 视盘血管炎

一、概述

视盘血管炎是一种局限于视盘之内的血管的炎症。

二、病因

细菌、病毒感染、变态反应。

三、分型

(1) Ⅰ型：视盘内的睫状血管小分支发生的睫状动脉炎引起，临床表现为视盘水肿者，称为Ⅰ型。

(2) Ⅱ型：视盘内的视网膜中央静脉炎症引起，临床表现为视网膜中央静脉阻塞者，称为Ⅱ型。

四、临床表现

(1) 健康青壮年多见，无性别差异。

(2) 单眼多见，偶尔双眼。

(3) 患眼视力一般均较正常，或轻微减退，个别视力损害严重，常表现为视物模糊。

(4) 患眼视盘明显充血、水肿；视网膜静脉弯曲、曲张，动脉一般无改变；视盘或其邻近区域可有积血、渗出。

(5) 眼部其他表现大多正常。

五、诊断

(一)病史
有否感染病史，有否眼球后钝痛病史。

(二)眼部检查
双眼视盘对比，散瞳查眼底。

(三)视野
生理盲点扩大，周围视野多正常。

六、鉴别诊断

主要应与颅内压增高所引起的视神经盘水肿仔细鉴别。

七、治疗

本病可自愈，病程可长达一年半或更长些。大剂量使用皮质类固醇类药物治疗，效果显著，可大大缩短病程,1~2个月可痊愈。对于长时间视盘水肿不缓解,伴有缺血改变征象时,应特殊注意。

八、预后

本病少有复发,预后良好。

（李盼盼）

第三节 视 盘 水 肿

一、概述

视盘水肿指视盘被动水肿,无原发性炎症,早期无视功能障碍。多是其他全身性疾病的眼部表现。

(一)病因

引起视盘水肿的疾病很多:①颅内原因有颅内肿瘤、炎症、外伤、先天畸形等。②全身原因有恶性高血压、肾炎、肺心病等。③眶内原因有眼眶占位、眶内肿瘤、血肿、眶蜂窝织炎等。④眼球疾病有眼球外伤或手术使眼压急剧下降等。

(二)发病机制

视神经的轴质流的运输受到阻滞。

二、诊断思路

(一)病史要点

1.症状

(1)常双眼,视力多无影响,视功能可长期保持正常的特点是视盘水肿的一个最大特征。少数患者有阵发性黑蒙,晚期视神经继发性萎缩引起视力下降。

(2)可伴有头痛、复视、恶心、呕吐等颅内高压症状,或其他全身症状。

2.病史

可有高血压、肾炎、肺心病等其他全身性疾病病史。

(二)查体要点

1.早期型

视盘充血,上、下方边界不清,生理凹陷消失,视网膜中央静脉变粗,视网膜中央静脉搏动消失,视盘周围视网膜成青灰色,视盘旁线状有小积血。

2.中期进展型

视盘肿胀明显,隆起 3~4D,呈绒毛状或蘑菇形,外观松散,边界模糊,视网膜静脉曲张、迂曲,盘周火焰状积血和渗出,视盘周围视网膜同心性弧形线。

3.晚期萎缩型

继发性视神经萎缩,视盘色灰白,边界模糊,视网膜血管变细。

（三）辅助检查

1.必做检查

（1）视野：①早期生理盲点扩大（图 13-3）。②视神经萎缩时中心视力丧失,周边视野缩窄。

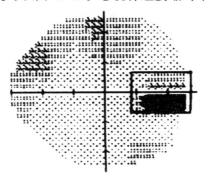

图 13-3　视盘水肿视野表现为生理盲点扩大

（2）头颅眼眶 CT,排除颅内病变。

2.选做检查

（1）视觉电生理：了解视神经功能。VEP 表现为大致正常。

（2）FFA:动脉期见视盘表层辐射状毛细血管扩张,很快荧光素渗漏,视盘成强荧光染色。

（四）诊断步骤

诊断步骤见图 13-4 所示。

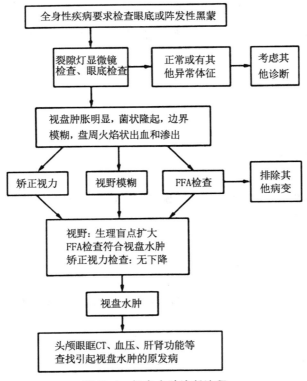

图 13-4　视盘水肿诊断流程

267

(五)鉴别诊断

1.视神经乳头炎

突然发病,视力障碍严重,多累及双眼,多见儿童或青壮年,经激素治疗预后较好。伴眼痛。眼底则视盘充血潮红,边缘不清,轻度隆起,表面或边缘有小积血,静脉曲张或有白鞘。视野检查为中心暗点,色觉改变(红绿色觉异常)。

2.缺血性视神经病变

发病年龄多在 50 岁以上,突然发生无痛性、非进行性视力减退,早期视盘轻度肿胀,后期局限性苍白。视野检查显示弓形暗点或扇形暗点与生理盲点相连。FFA 显示视盘早期弱荧光或充盈缺损,晚期视盘强荧光。

3.视盘血管炎

视盘血管炎多见于年轻女性,视力轻度减退,视盘充血潮红,轻度隆起,乳头表面或边缘有小积血。视野可为生理盲点扩大。FFA 显示乳头表面毛细血管扩张渗漏明显。激素治疗效果好。

4.假性视乳头炎

常双侧,视盘边界不清,色稍红,隆起轻,多为 1~2D,无积血渗出,终身不变。视力正常,视野正常。FFA 正常。

5.高血压性视网膜病变

视力下降,视盘水肿稍轻,隆起度不太高,眼底积血及棉绒斑较多,遍布眼底各处,有动脉硬化征象,血压较高,无神经系统体征。

6.视网膜中央静脉阻塞

视力下降严重,发病年龄较大。视盘水肿轻微,静脉充盈、曲张严重,积血多,散布视网膜各处,多单侧发生。

三、治疗措施

(一)经典治疗

1.寻找病因及时治疗

在早期和中期进展时治疗能提高视力。

2.药物治疗

高渗脱水剂降低颅内压,如口服甘油、静脉注射甘露醇。辅助用能量合剂(ATP、辅酶 A、肌苷等)、B 族维生素类药物。

3.长期视盘水肿患者

经常检查视力及视野。

(二)新型治疗

不能去除病因,药物无效,在观察过程中发现视力开始减退、频繁的阵发性黑蒙发生,必须及时行视神经鞘减压术。

(三)治疗流程

治疗流程见图 13-5 所示。

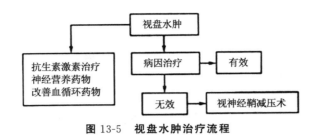

图 13-5 视盘水肿治疗流程

四、预后评价

视盘水肿可逐渐加重,视力障碍发生较晚。病因及早去除,视盘水肿可于 1~2 个月内消失,预后良好。然而,长期严重的视盘水肿的预后很差。视盘水肿长期高于 5D 以上对视功能威胁很大;视网膜静脉明显曲张、迂曲,视网膜上广泛大片积血及棉绒斑的早期出现常表示视功能濒临危险关头,视网膜动脉明显狭窄变细表示视神经已经发生严重变化;视盘颜色变白表示视神经已经发生萎缩。

(李盼盼)

第四节 视神经萎缩

一、概述

视神经萎缩是指任何疾病引起视神经发生退行性变性,导致视盘颜色变淡,视力下降。视神经萎缩不是一种单独的疾病,它是多种眼部病变的一种结局,可严重影响以致丧失视功能。

(一)病因

原因很多,但有时临床上很难查出病因。常见病因如下:①视盘水肿。②蝶鞍、额叶等颅内占位性病变、脑膜炎、脑炎等。③视神经炎症、视神经缺血、视神经肿瘤、多发性硬化等。④药物中毒、重金属中毒及外伤等。⑤遗传性 Leber 视神经病变等。⑥脉络膜炎症、视网膜炎症、变性。⑦营养障碍,如恶性贫血,严重营养不良等。

(二)病理

视神经纤维变性、坏死、髓鞘脱失而导致视神经传导功能丧失;视盘苍白由视盘部位胶质细胞增生、毛细血管减少或消失所致。

原发性视神经萎缩由筛板后的视神经交叉,视束及外侧膝状体以前的视路损害,继发性视神经萎缩由于长期视盘水肿或视神经盘炎而引起,其萎缩过程是上行性。

二、诊断思路

(一)病史要点

临床表现:严重视力减退,甚至失明。视野明显改变,色觉障碍。可有一些特殊病史如中毒外伤史、家族遗传性病变史。

(二)查体要点

1.瞳孔

瞳孔不同程度散大,直接对光反应迟钝或消失,间接对光发射存在。患眼视力严重下降但未失明者 Marcus Gunn 征阳性。

2.眼底检查

视盘变苍白为主要特征。原发性者视盘苍白,边界清晰,筛板可见,视网膜血管变细。继发性者视盘灰白污秽,边界模糊,因炎症导致大量神经胶质细胞覆盖,筛板不可见,视盘附近网膜血管变细有白鞘。可查出颅内病变、视神经视网膜原发病等。

(三)辅助检查

1.必做检查

(1)视野检查:不同类型、不同程度的缺损,如中心暗点,偏盲,向心性缩窄。

(2)头颅眼眶 CT:排除颅内病变。

(3)电生理检查:了解视神经功能。VEP 可表现为不同程度的振幅降低,潜伏期延长。

2.选做检查

FFA:视盘一直呈弱荧光,晚期轻着染(图 13-6)。

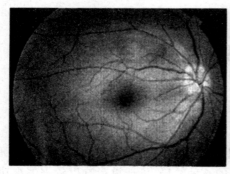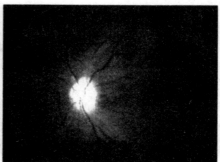

图 13-6　视神经萎缩 FFA

表现视盘早期呈弱荧光,晚期轻着染

(四)诊断步骤

诊断步骤见图 13-7 所示。

三、治疗措施

(一)经典治疗

积极病因治疗,试用药物:①糖皮质激素。②神经营养药:B 族维生素、ATP、辅酶 A、肌苷、烟酸。③活血化瘀,扩张血管。

(二)新型治疗

预后较差,无特殊治疗。

(三)治疗流程

治疗流程见图 13-8 所示。

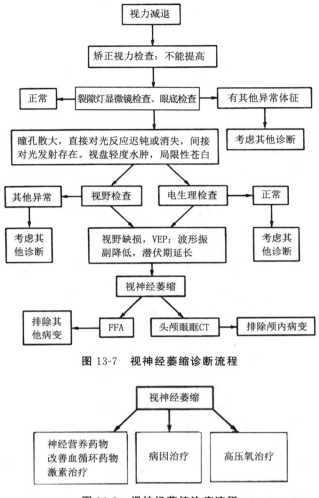

图 13-7 视神经萎缩诊断流程

图 13-8 视神经萎缩治疗流程

四、预后评价

视神经萎缩为视神经严重损害的最终结局,一般视力预后很差。患者最后大多失明。但垂体肿瘤压迫导致的下行性视神经萎缩,绝大多数手术切除肿瘤后视力可有很大恢复。

（李盼盼）

第五节 视路病变

一、概述

视路病变不常见,包括视束病变、外侧膝状体病、视放射病变、枕叶皮质病变。瞳孔反射纤维在视束中伴行,外侧膝状体之前离开视路进入 E-W 缩瞳核。

二、诊断思路

(一)病史要点

双眼同时视力下降,双眼同侧视野缺损,伴有颅内各种症状。

(二)查体要点

眼部检查正常,视束、外侧膝状体病变者病程长时可见视神经萎缩。

瞳孔改变表示病变位于视束,表现为 Wernicke 偏盲性瞳孔强直。外侧膝状体以上的视路损害瞳孔反应正常。表现为同侧偏盲(图 13-9)。

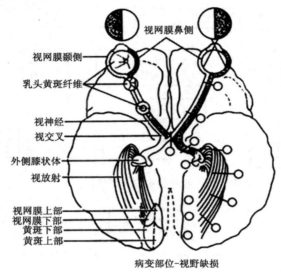

视网膜鼻侧

视网膜颞侧

乳头黄斑纤维

视神经
视交叉

外侧膝状体
视放射

视网膜上部
视网膜下部
黄斑下部
黄斑上部

病变部位-视野缺损

视神经损害-单眼盲	视放射内部-轻度不对称下象限盲
视神经接近交叉部-患眼盲对侧颞侧偏盲	视放射中部-轻度不对称同侧限盲
视交叉正中部-双眼颞侧偏盲	视放射后部-两眼一致性同侧偏盲 有黄斑回避
视束损害-双眼同侧偏盲	距状裂皮质前部-对侧眼颞侧新月形缺损
外膝状体附近视束及视放射前部-切线状同侧偏盲	距状裂皮质中部-双眼一致同侧偏盲 有黄斑回避 双眼半月形视野存在
视放射前部-不对称上象限盲	枕中极部-对称偏盲性中心暗点

图 13-9　视路病变视野改变

1.视束病变

同侧偏盲和下行性视神经萎缩。视束前 2/3 病变可导致瞳孔改变。视束前部分病变多由垂体疾病所引起,常伴有垂体疾病的各种症状。后部分病变则可见锥体束损害的症状,如对侧偏瘫和不全麻痹。视束下方有第Ⅲ、Ⅳ、Ⅴ、Ⅵ对脑神经,故有时可能伴有这些神经的损害。病因多为附近组织疾病的影响,如炎症、肿瘤、脱髓鞘性疾病。

2.外侧膝状体及其以上损害

共同特征为同侧偏盲、瞳孔反应正常、眼底无视神经萎缩。伴有脑部症状。

(1)外侧膝状体病:视野改变特征为一致性同侧偏盲或同侧象限盲,常伴有黄斑回避。但视野缺损无定位诊断依据。

(2)视放射病变:放射神经纤维病变多发生于内囊部。由血管病变或肿瘤引起,视野改变特征:一致性同侧偏盲,可有黄斑回避,可出现颞侧月牙形视野缺损(图 13-10、图 13-11)。①内囊病变:表现为同侧偏盲。②颞叶病变:病变累及视放射下部纤维,可引起病灶对侧的视野的双眼上象限同侧偏盲。一般由于颞叶后部病变。③顶叶病变:病变累及视放射上部纤维,可引起病灶对侧的视野的双眼下象限同侧偏盲。

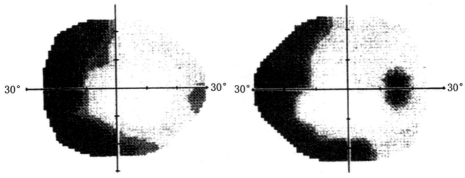

图 13-10 视放射后部损伤视野
双颞侧月牙形视野缺损

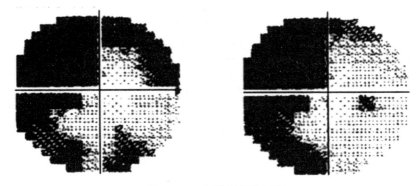

图 13-11 视放射损伤视野
双眼同侧偏盲

3.枕叶皮质病变

视中枢位于两侧大脑枕叶皮质的纹状区。最常见的病因为血管性疾病,其次为肿瘤和外伤。视野表现为同侧偏盲并伴有黄斑回避。

(1)距状裂前部受损:病变对侧眼的颞侧月牙形视野缺损。

(2)距状裂中部受损:同侧偏盲伴有黄斑回避,还有病变对侧眼的颞侧月牙形视野缺损。

(3)距状裂后部受损:同侧偏盲性中心暗点。

(4)皮质盲:由枕叶(距状裂皮质)广泛受损引起,表现为双眼全盲,但瞳孔对光反应依然存在,视盘无异常。常见病因为血管性障碍,其次有炎症、外伤等。

(5)黄斑回避:一般发生在外侧膝状体以上的视路损害。在同侧偏盲的患者中其视野内的中央注视区可保留有 1°～3°的视觉功能区。发生机制不清。

(三)辅助检查

1.必做检查

(1)视野:损害的对侧的双眼同侧偏盲,外侧膝状体以上的视路损害可见黄斑回避。

(2)头颅眼眶 CT、MRI:检查显示局部肿瘤、积血或血管改变。

2.选做检查

DSA 可发现脑血管病变。

(四)诊断步骤

诊断步骤见图 13-12 所示。

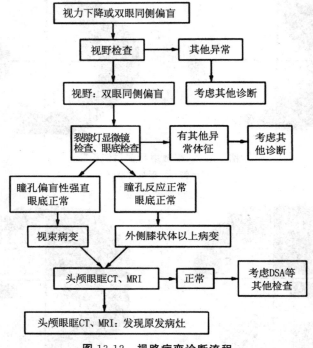

图 13-12　视路病变诊断流程

三、治疗措施

原发病治疗,尽早发现和手术摘除肿瘤。视神经萎缩发生后视功能恢复较难。

四、预后评价

视神经萎缩发生后视功能恢复较难。

(李盼盼)

第六节 视交叉病变

一、概述

视交叉位于鞍隔上方,其后缘为第三脑室,漏斗隐窝下方为垂体,位于颅底的蝶鞍内。

蝶鞍部占位性病变为多见原因:①垂体瘤、颅咽管瘤、鞍结节脑膜瘤、大脑前动脉血管瘤、颈内动脉瘤等。②个别患者由第三脑室肿瘤、视交叉部蛛网膜炎、神经胶质瘤、脑积水等引起。

二、诊断思路

(一)病史要点

常见症状如下。

(1)视力渐进性减退,而早期眼底无异常,易误诊为球后视神经炎。

(2)视野缺损,如双颞侧偏盲为重要体征。

(3)可伴有全身症状或全身性疾病病史。

(二)查体要点

1.眼部检查

眼部检查多为正常,有时可见视神经萎缩或视盘水肿。

2.瞳孔改变

瞳孔改变如双侧偏盲性瞳孔强直。

3.垂体肿瘤

垂体肿瘤常伴有肥胖,性功能减退,男性无须,女性月经失调等。

4.后部损害

多为第三脑室疾病所致;下部损害,多为垂体肿瘤和颅咽管瘤所致;前面损害,蝶窦后壁病变如骨瘤或脑膜瘤所致;上部损害,多为 Willis 血管环或大脑前动脉血管瘤所致;外侧面损害,少见,颈内动脉瘤、颈内动脉硬化所致;视交叉本身损害,少见,外伤或视交叉神经胶质瘤所致。

(三)辅助检查

1.必做检查

(1)视野检查:鞍上肿瘤视野改变不规整。垂体肿瘤可见双颞侧偏盲(图 13-13)。

(2)CT、MRI 检查:显示局部肿瘤、局部骨质破坏,颅咽管瘤常显示钙化斑。

2.选做检查

(1)DSA 可发现脑血管病变。

(2)垂体内分泌功能检查。

(四)诊断步骤

诊断步骤见图 13-14 所示。

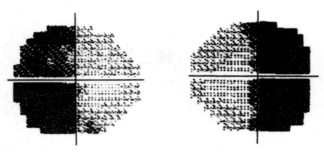

图 13-13 脑垂体瘤患者视野

双颞侧偏盲

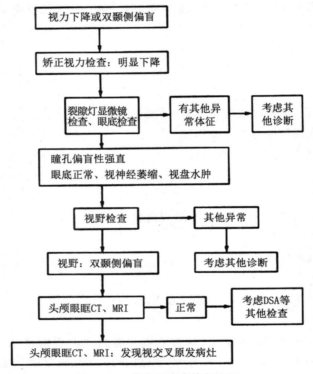

图 13-14 视交叉病变诊断流程

三、治疗措施

(一)经典治疗

尽早发现和手术摘除肿瘤。视神经萎缩发生后视功能恢复较难。

(二)治疗流程

治疗流程见图 13-15 所示。

四、预后评价

视神经萎缩发生后视功能恢复较难。

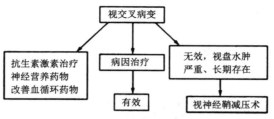

图 13-15　视交叉病变治疗流程

（李盼盼）

第七节　缺血性视神经病变

一、概述

缺血性视神经病变由视神经的营养血管发生急性循环障碍所致。一般以视网膜中央动脉在球后 9～11 mm 进入视神经处为界限，临床上分为前部和后部缺血性视神经病变：①前部缺血性视神经病变（AION）由于后睫状动脉循环障碍造成视神经盘供血不足，使视神经盘急性缺氧水肿；②后部缺血性视神经病变（PION）筛板后至视交叉间的视神经血管发生急性循环障碍，因缺血导致视神经功能损害的疾病。

全身性疾病为主要原因：①老年动脉硬化、高血压糖尿病等。②红细胞增多症、颞动脉炎、贫血等。③低血压、休克、青光眼等。

营养视神经的睫状血管发生阻塞引起神经纤维缺血、缺氧。前部缺血性视神经病变发生于视盘筛板区小血管，也称缺血性视盘病变。本病较常见。一般说来，每人两眼的解剖结构和血管排列都比较一致，因此，两眼常先后发病，病变位置极为相似。

二、诊断思路

（一）病史要点

（1）发病年龄多在 50 岁以上。

（2）突然发生无痛性、非进行性视力减退。

（3）常累及双眼，先后发病间隔不一，可数周、数月或数年。

（4）伴有高血压、糖尿病、动脉硬化、颞动脉炎等。

（二）查体要点

（1）缺血性视神经病变多见于小视盘无视杯者。

（2）早期视盘轻度肿胀，边界模糊，视盘可有局限性颜色变淡区域，少数人可表现为视盘轻度充血，视盘周围有一些细小的积血，视网膜血管改变不明显。

（3）后期视盘局限性苍白。

(三)辅助检查

1.必做检查

(1)视野检查:弓形暗点或扇形暗点与生理盲点相连,也可出现水平偏盲或垂直偏盲(图 13-16)。

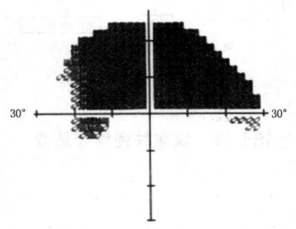

图 13-16　缺血性视神经病变
视野表现为水平偏盲

(2)FFA 显示视盘早期弱荧光或充盈缺损,后期视盘荧光素渗漏着染呈强荧光(图 13-17)。

(3)头颅眼眶 CT:排除颅内病变。

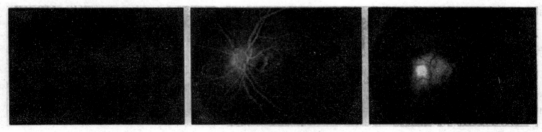

图 13-17　缺血性视神经病变 FFA
早期视盘鼻侧弱荧光,后期渗漏成强荧光

2.选做检查

视觉电生理检查,了解视神经功能。VEP 特点一般认为是以振幅减低为主,潜伏期没有明显改变,1/3 的患者可出现 VEP 潜伏期的延长,但很少超过 122 毫秒。

(四)诊断步骤

诊断步骤见图 13-18 所示。

(五)鉴别诊断

1.视神经盘炎

突然发病,视力障碍严重,多累及双眼,多见儿童或青壮年,经激素治疗预后较好。可伴眼球转动痛。眼底则视盘充血潮红,边缘不清,轻度隆起,表面或边缘有小积血,静脉曲张或有白鞘。视野检查为中心暗点,色觉改变(红绿色觉异常)。

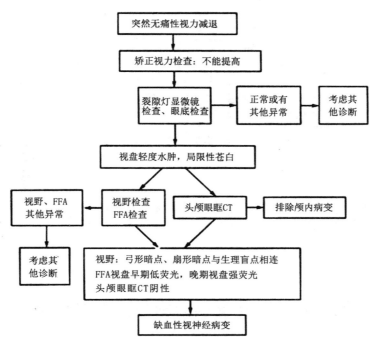

图 13-18　缺血性视神经病变诊断流程

2.视盘水肿

常双眼,视盘肿胀明显,隆起为 6～9D,但视功能多正常,或有阵发性黑蒙史。视野早期生理盲点扩大而周边视野正常。常伴有其他全身症状,如头痛呕吐等。

3.视盘血管炎

视盘血管炎多见于年轻女性,视力轻度减退,视盘充血潮红,轻度隆起,视盘表面或边缘有小积血。视野可为生理盲点扩大。FFA 显示乳头表面毛细血管扩张渗漏明显。激素治疗效果好。

4.假性视乳头炎

常双侧,视盘边界不清,色稍红,隆起轻,多为 1～2D,无积血渗出,终身不变。视力正常,视野正常。FFA 正常。

三、治疗措施

(一)经典治疗

(1)病因治疗:如高血压、糖尿病等。

(2)激素治疗:减轻水肿和渗出。

(3)扩血管药物和营养神经药物。

(4)高压氧。

(5)降低眼压药物:如口服乙酰唑胺,改善后睫状短动脉的灌注压。

(6)活血化瘀的中药治疗。

(二)治疗流程

治疗流程见图 13-19。

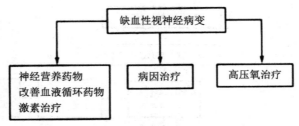

图 13-19　**缺血性视神经病变治疗流程**

四、预后评价

缺血性视神经病变常在半月至两月内,其视神经盘的水肿即可自行消退,留下局限性的苍白区。如及时治疗,视功能预后较好,如治疗不及时,可导致视神经萎缩。

（李盼盼）

第八节　瞳孔反射异常与瞳孔路疾病

一、瞳孔的正常状态

瞳孔的大小取决于虹膜括约肌和扩大肌的拮抗活动,瞳孔括约肌呈环状排列,位于虹膜基质的表面,分布于瞳孔边缘 2～4 mm,由副交感神经支配,起主导作用;放射状的扩大肌起自虹膜根部,延伸至瞳孔边缘 2 mm,由交感神经支配。

正常情况下,瞳孔直径为 3～4 mm,双眼相等,直径小于 2 mm 者称为瞳孔缩小,超过 5 mm 者称为瞳孔散大,双瞳孔大小差别可小于 1 mm,大于 1 mm 属于异常,正常人群中也有 3％不等。瞳孔大小可受各种因素影响,临床上检查时应注意以下因素。

（一）年龄

新生儿、婴儿及老年人瞳孔均较小,新生儿、婴儿因瞳孔括约肌较扩大肌发育早且明显;在老年人则因虹膜血管呈放射形走向,随着年龄增加而硬化,使血管变直、变长所致。幼儿、成人瞳孔较大,而青春期瞳孔最大。

（二）种族

白种人虹膜色素少、瞳孔大;黑种人色素多、瞳孔小。

（三）性别

女性较男性瞳孔大。

（四）屈光状态

近视眼瞳孔比正视眼瞳孔大,而远视眼瞳孔比正视眼瞳孔小。调节作用的冲动本身不会直接产生瞳孔收缩,只有调节作用引起集合运动时才会间接引起瞳孔反应,即双眼集合时瞳孔收缩。

（五）精神因素

在惊恐等强烈的感情冲动时瞳孔散大。

二、瞳孔的异常状态

(一)相对性传入性瞳孔反应缺陷

相对性传入性瞳孔反应缺陷(relative afferent pupillary defect,RAPD),即往常所称的Marcus Gunn 瞳孔征。瞳孔对光反应传入弧与视觉传入纤维皆由视网膜、视神经、视交叉至视束,走向是一致的,但在视交叉,交叉纤维与不交叉纤维中所占的比例不相等,交叉纤维稍多于未交叉纤维,即约53%为交叉的,47%是非交叉的,致使被检眼的直接对光反应与间接对光反应不对称,即当一眼的瞳孔传入纤维受损致直接对光反应减弱时,该眼的间接对光反应可正常。瞳孔传入纤维两次交叉,此乃 RAPD 的解剖学基础。视交叉损害难以查到瞳孔改变,视束检查则不会引起瞳孔改变。检查时应在暗室或较暗室中进行,嘱患者双眼平视,需用明亮聚光手电,从一眼至另一眼来回数次分别检查,间隔1~2 秒。如发现一眼瞳孔较大和/或瞳孔收缩幅度小、速度慢,即遮盖健眼、患眼瞳孔散大,遮盖患眼、健眼瞳孔无变化,或持续光照患眼,瞳孔开始缩小继而散大,则说明该侧眼 RAPD 阳性;相反,正常人双眼瞳孔轮流被遮盖时,另一侧未被遮盖的瞳孔无变化,双瞳孔大小相等,则称为 RAPD 阴性。如利用不同透光率的滤光片置于健眼或相对健眼前以减弱刺激光强度,以滤光片的透光率(对数单位)表示 RAPD 的程度,用光源分别照射患眼和健眼,观察双眼的直接对光反应和间接对光反应到平衡所需滤光片的透光率大小,透光率越高,RAPD 越轻;透光率越低,RAPD 越严重。如 RAPD 大于 3 个对数单位则有临床诊断意义。RAPD 阳性说明视交叉前瞳孔传入神经纤维受损,可作为判断任何原因所致的单侧视神经病变的一种客观观察瞳孔的检查方法。

(二)黑蒙性瞳孔强直

黑蒙性瞳孔强直指无光感合并瞳孔反应异常的一种状态,当一侧视网膜或视神经有病变而出现黑蒙者,患眼瞳孔散大,无直接对光反应,健眼也无间接对光反应,但患眼可有间接对光反应,即光照患眼时,由于光线不能进入光反应中枢,健眼与患眼瞳孔纤维由双侧供应,故双侧瞳孔均可有收缩反应。在颅脑损伤患者处于昏迷状态下如有此征,提示该侧尚有严重视神经受损,且可能有颅底骨折。双瞳孔的集合反射及闭睑反射等其他各种瞳孔反应均可存在。

(三)Argyll-Robertson 瞳孔

病因以梅毒最多见,占半数以上,该征的出现常提示有中枢神经系统梅毒,可作为脑膜血管性梅毒、脊髓痨、麻痹性痴呆的特殊病症,因中脑顶盖前区至两侧缩瞳核(E-W 核)之间病损所致。其他如脑炎、脑外伤、糖尿病等也可引起非典型 A-R 瞳孔。

病变一般认为位于中脑被盖前核的中脑导水管附近或被盖前核至动眼神经核之间。推测单眼者病变在病侧被盖前核至动眼神经的 Edinger-Westphal 核或至瞳孔括约肌核之间,而双侧者为双侧被盖前核至双瞳孔括约肌核之间的病变。中枢性损害因部位不同可出现下丘脑、脑干及脊髓受累征象,如 Wallenberg 综合征。因支配的睫状肌和括约肌的纤维并不相同,已知 E-W 核支配睫状肌的细胞数量占 90%以上,而支配瞳孔括约肌的细胞数仅约 4%,因此调节反射和瞳孔对光反应可分别出现障碍,此乃中脑病变时出现该综合征的解剖学基础。

临床表现典型者双瞳孔缩小,小于 3 mm,不规则,直接、间接对光反应消失或非常迟钝,而近反应时瞳孔反应并不减弱,甚至增强,即调节反射和集合反射存在,有光近点反应分离现象,调节反射中瞳孔缩小,副交感神经核间的联系和瞳孔括约肌本身未受到损害,在暗室瞳孔不散大,单侧或双侧均可发生,一般为双眼,对阿托品散瞳反应迟钝,滴毒扁豆碱瞳孔可再度缩小,因病变损害程度及部位不同,故该征在临床上并不全是典型的,如集合反射也减低,可排除梅毒性病变,常见于脑炎、脑积血和脑外伤等。

(四)Horner 综合征

该综合征又称颈交感神经麻痹综合征,凡交感神经径路自下丘脑至眼球之间任何部位受损均可引起该综合征。Horner 综合征导致颈交感神经麻痹的第一神经元的病变,如脑干的积血、炎症、肿瘤、梅毒、脊髓空洞症、多发性硬化等;引起第二神经元的病变,如肺尖结核、肺部肿瘤、甲状腺腺瘤、颈交感神经切除术后等引起第三神经元的病变,如食管癌、颈内动脉瘤、颈部创伤等。

临床表现为瞳孔缩小、轻度上睑下垂和眼球凹陷三大症状,其中以瞳孔缩小为最主要的体征。瞳孔虽缩小,但直接、间接对光反应尚存在。此外,尚可见颜面部潮红,是由于早期交感神经受累使局部血管扩大所致,此时尚可见瞳孔散大,其后由于交感神经麻痹而出现典型瞳孔缩小、颜面苍白。

药物滴眼试验对于确定病变部位有诊断意义。常用可卡因和肾上腺素试验,即用 4% 可卡因每 3 分钟滴眼 1 次,共 3 次,能使瞳孔散大,而用 0.1% 肾上腺素对神经节后部位病变,能引起瞳孔散大,在可卡因配合下,正常眼扩大作用更加显著。对可卡因有反应和肾上腺素滴眼有反应者,病变在第一神经元,如可卡因不能使瞳孔散大,而肾上腺素能使瞳孔散大者,病变在第二神经元,对以上两种药物均无反应者,为第三神经元病变。

(五)阿迪瞳孔和 Adie 综合征

阿迪瞳孔和 Adie 综合征是一组以瞳孔散大为特征的良性疾病。Adie 综合征又称 Holmes-Adie 综合征,除瞳孔散大外,同时伴有膝腱反射消失;而阿迪瞳孔虽有瞳孔散大,但膝腱反射正常。临床上常易误诊而怀疑为颅内恶性病症,做一些不必要的检查,值得指出的是,该病虽少见,但近年来确实有增多趋势,可能与对该病认识提高有关。一般认为,该病与自主神经系统紊乱有关,但公认该病与中枢神经系统梅毒无关。

该综合征多见于 20~40 岁女性,90% 单眼受累,多数在无意中发现,也有主诉突然发病者,左眼多于右眼;也有认为多双眼受累,但迟、早或轻、重不等。

病因尚未最后阐明,有中枢性及周围性神经学说,前者病变可累及瞳孔反射核、视丘下部、间脑和中脑移行区,可发生于脑炎后、慢性酒精中毒、糖尿病、伤寒、白喉、多发性硬化等;后者见于球后乙醇注射后、视网膜脱离手术后等。少数患者病理检查提示睫状神经节有神经元退变,骶髓背根神经节细胞变性与腱反射消失可能有关。

临床表现为瞳孔散大,瞳孔运动呆滞、缓慢,呈一种特殊的瞳孔紧张状态。看近呈强直性缩瞳,看远呈强直性散瞳。一般常规在诊室内检查瞳孔对光反应迟钝或消失,近反应也差。但如在暗室内停留15~40 分钟,患侧瞳孔可缓慢散大和健侧相等,此时如再照射两侧瞳孔,健侧瞳孔立即缩小,而患侧瞳孔缩小缓慢,但数分钟后可比健侧更小,注视近物时瞳孔缩小和注视远物时瞳孔散大都极缓慢。调节反射和集合反射慢而持续较久,即调节时收缩和松弛都要经过几秒。如持续 5 分钟或更长时间集合时瞳孔可缓慢缩小,甚至最后可小于健侧。停止调节集合反射后,瞳孔可缓慢地散大至原来大小。瞳孔对光反应缓慢和延长可能是由于变性的神经尚残存部分神经末梢未被波及之故。也有认为可能是通过反射的调节和集合作用所产生的乙酰胆碱及泪液中可能有少量的乙酰胆碱进入前房刺激瞳孔括约肌而使瞳孔缓慢缩小。如瞳孔对光反应完全丧失,则提示支配瞳孔的所有副交感神经纤维已完全变性,裂隙灯显微镜下检查尚可见虹膜节段性蠕动样收缩。0.1% 毛果芸香碱滴眼剂对诊断及治疗均有一定效果。对正常瞳孔无反应。既往应用2.5％乙酰胆碱眼液可使其瞳孔缩小。

由于阿迪瞳孔和 Adie 综合征在临床上易被误诊为其他原因所致瞳孔散大,神经科医师常考虑为动眼神经麻痹,可能为颅内占位性病变所致,经全面体检及头颅 CT 等影像学检查常为阴性,而眼科医师则多考虑有无外伤或高眼压等,经询问病史及眼压测定,也易于排除。该征只要定期随访,不一定要常规做颅脑影像学检查。应当指出的是,对于这类患者应告知其瞳孔散大为良性疾病,以减少患者精神负担,长期可滴用 0.1％毛果芸香碱,如给医学鉴定卡,嘱其随身携带,以免一旦这类患者突然发生意外昏迷,误诊为颅内血肿所致瞳孔散大。

(六)急性颅内高压的瞳孔改变

急性颅内高压的瞳孔改变常见颅脑外伤或化脓性脑膜炎引起,在临床上有一定的诊断意义。

(1)单眼瞳孔缩小,小于 1 mm,易疏忽,一旦出现,有一定的临床意义,提示该侧为病变侧,与颅高压动眼神经或中脑瞳孔收缩核受刺激有关,应随访观察。

(2)双瞳孔缩小,小于 1 mm 者,多见于早期弥漫性轴索损伤、脑桥积血或损伤等,与颅高压导致双侧动眼神经或瞳孔收缩核受刺激有关。

(3)单侧瞳孔中等散大,对光反应减弱,多见于急性瞳孔收缩核由于受到刺激而开始发生麻痹,如能及时治疗,解除病因,瞳孔会恢复正常。

(4)单侧瞳孔散大,对光反应消失,病变在瞳孔改变同侧,此乃急性颅内高压中、晚期造成单侧动眼神经或瞳孔收缩核全麻痹的结果,常伴有眼球固定、上睑下垂,为颞叶钩回疝的典型症状,是急诊开颅手术的绝对适应证,常见于同侧硬膜外血肿。

(5)双瞳孔散大、固定,对光反应消失,提示急性颅高压晚期,使脑干移位、双动眼神经或瞳孔收缩核受到严重损害而导致的全麻痹,乃脑疝晚期,即先发生小脑幕切迹疝,如病情继续恶化,脑干和脑扁桃体下移,挤入枕骨大孔,发生枕骨大孔疝,提示伤情严重,预后差。

(6)双瞳孔大小变化无常,这是颅脑外伤后,双瞳孔收缩核受到多种刺激所造成的,多见于脑干周围积血、挫伤水肿或交感神经中枢受损所致,临床上常见原发或继发脑干损伤、弥漫性轴索损伤等。

(七)中毒性瞳孔

毒物进入体内达到中毒表现时,瞳孔可出现变化,有些具有一定的临床诊断价值,但必须结合详尽的病史及其他全身中毒表现,有时需结合实验室检查的结果。

1.有机磷中毒

由于有机磷可抑制胆碱酯酶的活性,使乙酰胆碱大量蓄积,产生毒蕈样、烟碱样的中毒症状,瞳孔缩小如针孔状为其特征。血液检查胆碱酯酶活性降低对诊断有价值。

2.阿托品类中毒

阿托品类中毒多由于全身应用引起,眼科局部使用在婴幼儿及过敏体质患者,滴用 1％阿托品而未能压迫泪道,由于吸收过多中毒者也可见,一般多为轻度至中等症状表现。如常见口干、瞳孔散大、发热等。

3.安眠药中毒

这类药物如巴比妥、氯丙嗪等急性中毒初期瞳孔常缩小,对光反应存在,一般临床医师不易发现,中毒晚期瞳孔呈麻痹性散大,对光反应消失。

4.氰化物中毒

氰化物中毒的氰化物主要为氢氰酸、氰酸盐等,苦杏仁、桃仁等中也含有氰苷,其氰离子能抑制许多酶的活性,可导致细胞内窒息,发生中毒,重者瞳孔可散大。

5.急性酒精中毒

由于饮酒过量而发生急性酒精中毒,其昏睡期可表现为瞳孔散大、神志不清等症状,除瞳孔散大外,对光反应消失,而且视力严重受损,双眼底可有视盘充血、境界不清等急性视神经炎改变,也可表现为球后视神经炎的临床征象。

6.麻醉剂中毒

麻醉早期瞳孔缩小,麻醉加深后由于中脑功能被抑制,瞳孔括约肌减弱使瞳孔相对散大,谵妄期瞳孔也散大。

(李盼盼)

第十四章

玻璃体疾病

第一节　先天性玻璃体异常

一、永存玻璃体动脉

(一)概述

在胚胎发育到 8 个月左右,原始玻璃体内玻璃体动脉完全消失。若不退化或退化不完全,则形成永存玻璃体动脉。

(二)临床表现

(1)临床上无症状,或感觉眼前条索状黑影飘动。

(2)视盘直到晶状体后面的玻璃体内可见条索状、扇状或漏斗状灰白组织,可随眼球运动而反向运动。灰白组织内动脉可完全闭塞。也可以含有血液。

(3)视盘前或玻璃体中可见漂浮的囊肿。

(4)晶状体后极部玻璃体内有灰白致密浑浊点,与晶状体接触。

(三)诊断

根据临床表现,可以诊断。

(四)鉴别诊断

1.玻璃体机化

玻璃体内组织不与视盘和晶状体相连,可发生于玻璃体任何部位。

2.后极部白内障

在晶状体后极部囊下可见浑浊斑点,其后玻璃体正常。

3.视盘前增殖膜及其附近视网膜表面增殖膜

可部分或全部遮挡视盘,很少侵入玻璃体。

(五)治疗

(1)永存玻璃体动脉不影响视力时无须处理。

(2)残留的膜组织干扰光线进入眼内时,会影响视力发育,应行玻璃体切除手术。

(六)临床路径

1.询问病史

重点询问母亲怀孕史。

2.体格检查

视力、眼球位置、眼后节的情况,尤其视盘和玻璃体的情况。

3.辅助检查

超声检查。

4.处理

玻璃体残留膜组织影响视力发育时,应行玻璃体切除手术。

5.预防

保证母体健康怀孕,有助于胎儿良好发育。

二、永存原始玻璃体增生症

(一)概述

永存原始玻璃体增生症是原始玻璃体未退化的结果。

(二)临床表现

(1)见于足月生产的婴儿或儿童,90%为单眼发病,伴有斜视、小眼球、浅前房、小晶状体。

(2)瞳孔区发白,瞳孔不易散大。

(3)晶状体后灰白膜组织,轴心部较厚。有时膜组织内可见永存玻璃体动脉。

(4)晶状体周围看到拉长的睫状突。

(5)晶状体后囊破裂、晶状体浑浊及晶状体吸收变小,纤维组织长入晶状体内。

(6)偶见视盘周围视网膜皱褶、视盘纤维增生伴玻璃体纤维条索。

(三)诊断

根据白瞳孔、晶状体后灰白膜组织、小眼球、浅前房和小晶状体等临床特征,可以诊断。

(四)鉴别诊断

1.早产儿视网膜病变

早产儿视网膜病变好发于早产儿,出生体重轻,有吸氧史。大多双眼发病,晶状体正常,其后玻璃体纤维组织增殖及视网膜脱离。

2.视网膜母细胞瘤

通常双眼发病,无小眼球,B超提示有钙化。

3.家族性渗出性视网膜病变

多双眼发病,有家族史,荧光素眼底血管造影和基因检测可协助鉴别诊断。

(五)治疗

(1)无有效药物治疗。

(2)行玻璃体切除手术。

(六)临床路径

1.询问病史

重点是母亲怀孕史。

2.体格检查

外眼和前后节均需详细检查。

3.辅助检查

眼 B 超检查。

4.处理

根据患眼病变情况,适合手术条件可考虑玻璃体切除手术。

5.预防

保证母亲怀孕期间胎儿正常发育,出生后应定期随诊。

三、遗传性玻璃体视网膜变性

(一)概述

遗传性玻璃体视网膜变性是一种常染色体显性遗传病。玻璃体视网膜病变有两种类型,只有眼部改变的称 Wegener 病,同时有眼部和全身改变的称 Sticker 病。

(二)临床表现

(1)中度或高度近视。

(2)晶状体后皮质点状浑浊。

(3)玻璃体液化。

(4)赤道部可见白色,伴透明有孔的无血管膜。

(5)眼底脉络膜萎缩灶、周边视网膜血管旁色素沉着、血管白鞘和硬化。

(6)口面部形态及功能异常,骨骼及关节异常。

(7)常染色体显性遗传。

(三)诊断

根据中高度近视,晶状体、玻璃体和眼底的改变,可以诊断。

(四)鉴别诊断

1.早产儿视网膜病变

早产儿视网膜病变好发于早产儿,出生体重轻,有吸氧史。晶状体正常,其后玻璃体纤维组织增殖,无脉络膜萎缩及周边视网膜血管旁色素沉着、血管白鞘和硬化等。

2.永存玻璃体增生症

从视盘直到晶状体后玻璃体内有条索状、扇状或漏斗状灰白组织。无高度近视、无脉络膜萎缩、周边视网膜血管旁色素沉着、血管白鞘、硬化等。

3.玻璃体机化

组织可发生于玻璃体任何部位。很少合并高度近视、脉络膜萎缩及周边视网膜血管旁色素沉着、血管白鞘、硬化等。

(五)治疗

(1)对症治疗。

(2)活血化瘀、支持疗法。

(3)玻璃体膜广泛,影响视力发育,则予以手术治疗。

(六)临床路径

1.询问病史

注意有无家族史。

2.体格检查

主要检查眼前后节,并进行验光。

3.辅助检查

全身骨骼、关节、口面部检查及实验室染色体检查。

4.处理

玻璃体膜广泛,影响视力时可行手术治疗。

5.预防

出生后密切随诊。

（信兆亭）

第二节　玻璃体变性与后脱离

一、玻璃体浮影

(一)概述

玻璃体浮影是由于玻璃体内漂浮的浑浊物,在光线照射下投射到视网膜上形成的阴影。在明亮的背景下,眼前可出现飞蚊样漂动现象,所以又称为飞蚊症。可发生在老年性、高度近视眼玻璃体变性,或在炎症、出血、外伤、异物等因素影响下,玻璃体内透明质酸解聚,析出结合的水分,形成液化腔。同时组成玻璃体支架网的胶原细纤维发生变性,浓缩聚集而形成浑浊体,形成点状、线状、蜘蛛网状等各种形态的漂浮物。玻璃体内漂浮物还可能是红细胞、白细胞、色素颗粒、肿瘤细胞、特异碎屑、寄生虫等。玻璃体浮影可分为生理性及病理性两类。

(二)临床表现

(1)眼前出现漂浮物,可隐匿发病或突然出现。

(2)可以单眼或双眼发生。

(3)生理性:①自觉眼前的漂浮物是较透明的;②偶尔出现,数目较少,可以数出;③不影响视力;④不会逐渐增多;⑤用检眼镜检查不一定能发现。

(4)病理性:①自觉眼前较多或数不清的漂浮物;②漂浮物逐渐增多或突然增多;③用检眼镜可见玻璃体内出现较多点状、片状及线状漂浮物;④漂浮物呈暗色,随眼球转动而漂浮。

(三)诊断

根据散瞳后玻璃体所见,可以诊断。

(四)鉴别诊断

玻璃体炎症:玻璃体尘状、白点状、灰白云块样炎性浑浊,并有眼前节、后节的炎症反应。

(五)治疗

(1)对于生理性玻璃体漂浮物,无须治疗,可以观察。

(2)对于病理性玻璃体漂浮物,应查明发生原因,并进行针对性治疗。

(六)临床路径

1.询问病史

眼前有无漂动黑影,发生的速度,有无其他眼部不适。

2.体格检查

散瞳后以检眼镜、前置镜或三面镜详细检查玻璃体。

3.辅助检查

眼部 B 超检查。

4.处理

生理性者无须治疗,病理性者应针对发生原因进行治疗。

5.预防

控制发生玻璃体漂浮物的原发病。

二、玻璃体变性

(一)概述

玻璃体变性主要表现为玻璃体凝胶主体出现凝缩和液化,是透明质酸解聚的结果。玻璃体变性可发生在老年人、高度近视眼、玻璃体积血、眼外伤、玻璃体炎症、感染、玻璃体内药物治疗,以及视网膜激光、电凝、冷凝后。

(二)临床表现

1.玻璃体浮影

眼前出现各种形状的暗影。

2.老年性玻璃体变性

若出现急性玻璃体后脱离,眼前突然出现漂浮物,伴有闪光感。

3.高度近视眼玻璃体变性

与老年性玻璃体变性相似,但更易发生视网膜裂孔和脱离。

4.白星状闪辉症

玻璃体内可见数以百计的白色球形或碟形的小体,如雪球漂浮在玻璃体中。

5.眼胆固醇沉着症

液化的玻璃体内出现白色的结晶状体。

6.玻璃体淀粉样变性

可视力减退,玻璃体内可见线样或棉絮状浑浊。有的与视网膜表面相粘连。

(三)诊断

(1)根据散瞳后玻璃体所见,可以诊断。

(2)眼部 B 超检查有助于诊断。

(四)鉴别诊断

玻璃体炎症 玻璃体尘状、白点状、灰白云块样炎性浑浊,并有眼前节、后节的炎症反应。

(五)治疗

(1)如不影响视力,无须治疗。

(2)玻璃体淀粉样变性严重影响视力时,可考虑行玻璃体切割术。

（六）临床路径

1.询问病史

眼前有无黑影漂动,发生的速度,有无其他眼部不适。

2.体格检查

最好散瞳后以检眼镜、前置镜或三面镜详细检查玻璃体。

3.辅助检查

眼部 B 超检查。

4.处理

不影响视力时无须治疗,严重影响视力时可行玻璃体手术。

5.预防

无有效的预防措施。

三、玻璃体后脱离

（一）概述

在玻璃体发生液化的过程中,尚未液化的胶样玻璃体较水样液稍重。当玻璃体中央部形成的液腔逐渐扩大,但尚未移至后部玻璃体腔时,日常眼球活动可使液化玻璃体随之移动,胶样玻璃体下沉并前移,可导致玻璃体后皮质与视网膜分开,形成玻璃体后脱离（posterior vitreous detachment,PVD）。

（二）临床表现

（1）眼前出现不同形状的漂浮物,随眼球运动而改变位置。

（2）视物模糊,眼前闪光,常见于光线暗时,多位于颞侧。

（3）检查玻璃体可发现一个或多个分散的浅灰色玻璃体浑浊物,常呈环形,悬浮于视盘之前,称为 Weiss 环。

（4）当眼球运动时,玻璃体内浑浊的漂浮物来回移动。

（5）可有玻璃体积血,周边视网膜或视盘边缘出血。

（6）前玻璃体内出现色素性细胞。

（7）可有视网膜裂孔及视网膜脱离。

（8）可导致黄斑牵拉综合征或黄斑裂孔。

（三）诊断

（1）根据患者的自觉症状和散瞳后玻璃体内所见,可以诊断。

（2）眼部超声扫描可证实诊断。

（3）OCT 可协助诊断,尤其有助于黄斑牵拉综合征和黄斑裂孔的诊断。

（四）鉴别诊断

1.玻璃体炎症

可见玻璃体尘状、白点状、灰白云块样炎性浑浊。玻璃体内细胞可见于前、后玻璃体。并有眼前节、后节的炎症反应。

2.闪辉暗点

患者自述眼前有锯齿形闪光,逐渐增大,有时呈多彩,持续大约 20 分钟后消失。其后可有或没有偏头痛。检查玻璃体和视网膜均无异常。

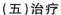

(五)治疗

(1)对于 PVD,无须治疗。

(2)如合并有视网膜裂孔,应尽快施行激光或冷凝治疗,以免发生视网膜脱离。

(3)若发生视网膜脱离应尽快采取手术治疗。

(4)若合并黄斑牵拉综合征或黄斑裂孔,可考虑玻璃体手术治疗。

(六)临床路径

1.询问病史

眼前有无飘动黑影,发生的速度,有无其他眼部不适。

2.体格检查

散瞳后以检眼镜(最好间接检眼镜)、前置镜或三面镜详细检查玻璃体。

3.辅助检查

眼部 B 超检查、OCT。

4.处理

PVD 无须治疗。如有视网膜裂孔、玻璃体积血、黄斑牵拉综合征或黄斑裂孔应给予相应的治疗。

5.预防

控制发生玻璃体液化的原发病。

(信兆亭)

第三节　玻璃体积血

一、概述

当视网膜、葡萄膜或巩膜血管破裂,使血液流入和积聚在玻璃体腔内时,称为玻璃体积血。玻璃体积血由多种原因引起,常见的有视网膜血管性疾病,如视网膜静脉周围炎、糖尿病性视网膜病变、视网膜静脉阻塞等,以及视网膜裂孔、眼外伤、手术、年龄相关性黄斑变性、外层渗出性视网膜病变、玻璃体后脱离、视网膜血管瘤、脉络膜黑色素瘤及系统性血管和血液病、蛛网膜下或硬脑膜下腔出血等。出血可进入玻璃体凝胶的间隙中。当玻璃体为一完整凝胶时,来自视网膜血管的出血常被局限于玻璃体与视网膜之间的间隙中,称为玻璃体后界膜下出血。玻璃体积血不仅影响视力,而且积血长期不吸收会导致玻璃体变性及增殖性病变。

二、临床表现

(1)少量出血时患者可有飞蚊症。出血前玻璃体对视网膜产生牵拉时,可有闪光感。出血量较多时可有暗点及红视症。大量出血则严重影响视力,直至无光感。

(2)后界膜下出血常不凝固,可随体位的变换而改变其形态。

(3)血液进入玻璃体凝胶的间隙后可凝固。少量积血玻璃体内可见灰尘状、条状、絮状血性浮游物。较多积血时玻璃体内出现形状不一的血凝块。新鲜积血的血凝块呈鲜红色,时间久则发暗,以后分解、吸收逐渐变成棕黄或灰白浑浊。大量积血时玻璃体腔完全被积血充满,眼底不能窥入。

(4)玻璃体积血可发生玻璃体凝缩、玻璃体炎症、玻璃体机化、铁血黄色素沉着、溶血性青光眼和血影细胞青光眼等并发症。

(5)超声检查可提示玻璃体积血。

三、诊断

根据视力突然减退、眼前浮影飘动、玻璃体可见血性浮游物、出血浑浊块等可以作出诊断。超声检查提示玻璃体积血,可明确诊断。

四、鉴别诊断

(一)玻璃体变性
玻璃体可见点状、丝状、网状及块状浑浊,无血性物,多无视力变化。

(二)玻璃体炎症
玻璃体尘状、白点状、灰白云块样炎性浑浊,并有眼前节、后节的炎症反应。

五、治疗

(1)针对引起出血的病因治疗。

(2)新鲜积血时应减少活动,可用止血药物如云南白药、巴曲亭、酚磺乙胺等。陈旧积血给予碘剂、纤溶酶和透明质酸酶等。

(3)玻璃体浑浊,积血不吸收,严重影响视力或反复积血者可行玻璃体切除手术。

六、临床路径

(一)询问病史
了解全身和对侧眼状况及既往治疗经过。

(二)体格检查
重点检查玻璃体和视网膜。

(三)辅助检查
眼部 B 超检查。

(四)处理
止血药物及病因治疗,反复积血或大量积血时可行玻璃体切除手术,清除积血。

(五)预防
控制原发病及手术消除积血原因。

(信兆亭)

第四节　玻璃体炎症

一、概述

常见的玻璃体炎症有感染性炎症和无菌性炎症。感染性炎症多因眼球破裂伤、内眼手术后细菌感染或长时间使用抗生素、免疫抑制剂后真菌感染所致。无菌性炎症多因葡萄膜炎引起。玻璃体炎性浑浊是眼内炎的重要表现。严重的急性感染性眼内炎时玻璃体几乎完全变成灰白色浓稠状浑浊,以致眼底红光反应消失。

二、临床表现

(1)视力下降。

(2)玻璃体呈尘状、白点状、絮状、灰白色云团状浑浊。

(3)细菌性眼内炎时常有眼红、眼痛、角膜水肿、前房渗出、积脓、眼底红光反消失等改变。

(4)葡萄膜炎常伴有角膜后灰白色沉着物及前房内浮游体、瞳孔后粘连、视网膜水肿和渗出。

三、诊断

根据临床表现,特别是玻璃体的改变,可以作出诊断。房水和玻璃体液涂片细菌学/真菌学的检查和培养有助于感染性眼内炎诊断。血清学检查对葡萄膜炎的诊治提供了重要的依据。

四、鉴别诊断

(一)玻璃体变性

玻璃体浑浊常呈网状、丝状及条块状浑浊,长期无明显变化,多见于老年人和高度近视眼,一般视力不受影响,眼前节正常,无眼红、眼痛症状。

(二)玻璃体积血

玻璃体可见新鲜积血或棕黄色浑浊,视力减退程度不一,无眼红、眼痛及眼前节炎症反应。患者常有糖尿病、高血压、视网膜动脉硬化及眼外伤病史。

(三)其他原因的玻璃体浑浊

其他原因的玻璃体浑浊如玻璃体星状小体、淀粉样变等。视力正常或不同程度减退,无眼红、眼痛症状,眼前节正常。

五、治疗

(一)玻璃体感染性炎症

治疗针对病因,局部和全身应用抗生素或抗真菌药物,以及玻璃体切除手术。

(二)无菌性炎症

可局部及全身使用糖皮质激素及免疫抑制剂。

六、临床路径

(一)询问病史

有无外伤、感染或葡萄膜炎的病史。

(二)体格检查

重点注意视力、眼前节、玻璃体及眼底的改变。

(三)辅助检查

前房水和玻璃体的细菌/真菌检查及血清学检查有助于诊断。

（四）处理

根据玻璃体炎症的性质，采取药物及手术治疗。

（五）预防

避免眼外伤、长期使用抗生素和免疫抑制剂。内眼手术要严格执行无菌操作。玻璃体无菌性炎症时采用药物治疗，积极控制原发病。

（信兆亭）

第五节　玻璃体寄生虫

一、概述

玻璃体寄生虫多见猪囊尾蚴病。因食入猪肉绦虫的虫卵，在体内孵化成尾蚴随血流可进入眼内玻璃体及视网膜下，但以玻璃体内最为常见。

二、临床表现

(1)视力下降，其程度取决于囊尾蚴所在部位。

(2)视野中出现黑影晃动或局部缺损。

(3)检眼镜检查可见黄白色或灰白色半透明圆形囊尾蚴，其内可见致密的黄白色圆点，强光照射黄白点即囊尾蚴的头部可伸缩运动。

(4)可伴有葡萄膜炎、玻璃体浑浊及视网膜脱离。

(5)血清酶联免疫吸附试验(ELISA)绦虫抗体检查呈阳性。

三、诊断

根据不同程度的视力减退、玻璃体或视网膜下有黄白色或灰白色半透明圆形囊尾蚴、在强光照射下可见猪囊尾蚴头部移动等临床特征，可明确诊断。

四、鉴别诊断

（一）玻璃体浑浊

可见玻璃体条状、片状浑浊，无黄白色或灰白色半透明圆形囊尾蚴虫体。

（二）视网膜肿物

实体不透明，边界不清或欠清，常有色素、出血及渗出性视网膜脱离。

（三）葡萄膜炎

玻璃体浑浊，玻璃体和视网膜无圆形囊尾蚴虫体。

五、治疗

(1)行玻璃体切割术。

(2)全身服用驱囊虫药物。

六、临床路径

(一)询问病史

有无进食未经煮熟的染有囊虫的猪肉。

(二)体格检查

重点进行玻璃体和全身检查。

(三)辅助检查

超声检查、CT 检查。

(四)处理

给予全身抗囊虫药物治疗及玻璃体切除手术。

(五)预防

讲究卫生,避免食用猪囊虫病猪肉。

(信兆亭)

第十五章

白 内 障

第一节 老年性白内障

老年性白内障即年龄相关性白内障,是指中老年开始发生的晶状体浑浊,随着年龄增长,患病率明显增高。由于其主要发生于老年人,以往习惯称之为老年性白内障。本病的发生与环境、营养、代谢和遗传等多种因素有关。

一、病因

白内障的发生是多种因素综合作用的结果,比如放射和自由基损伤;营养物质、化学物质缺乏和抗生素的使用;葡萄糖、半乳糖等代谢障碍;脂质过氧化产物损伤等。此外,其他因素如衰老、遗传基因等因素也是一个重要方面。其中最具有普遍意义的环节便是氧化损伤。

二、临床表现

(一)症状

1.视力减退

视力减退的程度与晶状体浑浊的程度及部位有关。眼部不充血,无肿痛及刺激症状。患者往往自觉视力逐渐下降,严重者仅有眼前手动或光感。

2.单眼复视或多视

由于晶状体纤维肿胀、断裂、变性及晶状体核硬化变形、屈光力改变,造成棱镜样作用,出现单眼复视或多视。

3.近视

由于晶状体吸收水分后体积增加,屈光力增强,核部屈光力增高,可出现近视现象,患者自觉老视程度减轻,视远方时需佩戴近视眼镜或原有近视度加重。

4.飞蚊症

如瞳孔区的晶状体有点状浑浊,可在眼前出现点、片状阴影,其位置固定不变,而玻璃体浑浊的阴影则是经常飘浮不固定的,并随眼球转动而飘动。

5.虹视

晶状体吸收水分后,不规则纤维肿胀致注视灯光时有五彩晕轮,此时需与青光眼及结膜炎所致的虹视相鉴别。

6.夜盲、昼盲或色觉异常

部分患者因白内障位于周边而发生夜盲,位于中央可致昼盲,由于硬化之晶状体核吸收短波光线,可引起紫色及青蓝色色觉障碍,而晶状体摘除后,患者短期内可有蓝视等现象。

(二)体征

白内障的体征根据眼科专科检查所见晶状体浑浊形态的临床表现,可分为如下三型。

1.老年性皮质性白内障

这是临床上最为常见的类型,按其发展过程可分为初发期、膨胀期、成熟期和过熟期。

(1)初发期。在裂隙灯显微镜下可见晶状体赤道部皮质有空泡、水裂和板层分离等晶状吸水后的水化现象。水裂以后发展为辐轮状浑浊。可以保持多年不变,也可迅速发展。

楔形浑浊是老年性皮质性白内障最常见的浑浊形态,其基底朝周边,尖向中央,作辐射排列,如果散瞳检查、彻照眼底红光反应,能看到辐轮状、楔形或花环样阴影。只有当楔形尖端发展到瞳孔区,视力才受到影响,一般位于晶状体周边部的浑浊,可以多年不影响视力。

(2)膨胀期或未成熟期:晶状体浑浊继续加重,原有的楔形浑浊向瞳孔区发展并互相融合,视力显著下降。由于渗透压改变,晶状体吸收水分,体积膨胀、增大,前房变浅,少数患者可以诱发急性青光眼,此时裂隙灯显微镜检查可见空泡、水裂和板层分离。因晶状体前囊下仍有透明皮质,斜照法检查仍可见虹膜投影。此期可以持续数月至数年不等。做散瞳检查时应慎重,一旦发生继发性青光眼,必须及时摘除膨胀的晶状体。

(3)成熟期:晶状体经膨胀期以后逐渐致完全浑浊,膨胀消退,前房深度恢复正常。裂隙灯显微镜下可见晶状体内水分溢出,浑浊已到达囊膜下,斜照法检查虹膜投影为阴性。部分患者可见前囊膜表面有白色斑点或皮质钙化。患者视力高度障碍,只存手动或光感。临床上此期为最佳手术时机。

(4)过熟期:成熟白内障久不手术摘除,晶状体逐渐脱水,体积缩小,前房加深,虹膜震颤,皮质乳化,核下沉,此时视力可好转,晶状体囊膜更脆、皱缩、通透性增加或自行破裂,溶解的晶状体皮质可呈现闪光的特点和胆固醇结晶,称为 Morgangnian 白内障。晶状体核可以脱位到前房和玻璃体内,伴随晶状体的蛋白颗粒游移到前方,组织碎片积聚于前房角,阻塞小梁网,引起的继发性青光眼称为晶状体溶解性青光眼。同时进入前房的晶状体物质具有抗原性,可诱发自身免疫反应,导致严重的前葡萄膜炎-晶状体过敏性眼内炎。上述两种并发症药物治疗一般无效,采用手术摘除白内障是唯一有效的治疗措施。

2.老年性核性白内障

发病年龄较早、进展较慢、没有明显分期。核浑浊从胚胎核或成人核开始,初起时核呈黄色浑浊,以后逐渐为浅黄色、浅红或浅黑色,由于核密度增加致屈光指数增加而产生核性近视,可达5～10 个屈光度。因晶状体周边部屈光力不变,所以在瞳孔扩大与不扩大时,视力程度不同。

3.老年性后囊下白内障

早期在晶状体后核部囊下皮质呈棕黄色浑浊,形如茶盘,故又名盘状白内障。裂隙灯显微镜下,外观如锅巴样,浑浊呈细小点、小空泡和结晶样颗粒。早期视力受影响是因为浑浊位于视轴区,而晶状体皮质和核保持透明,后期合并核性或皮质性白内障,才发展为成熟白内障。

(三)常见并发症

(1)继发青光眼。

(2)继发葡萄膜-晶状体过敏性眼内炎,多发生在过熟期白内障。

(3)晶状体脱位,整个晶状体可进入玻璃体腔内或瞳孔区。

(4)白内障手术后并发症有后发性白内障、继发青光眼、眼内炎、虹膜睫状体炎、继发视网膜脱离、眼内出血及人工晶体植入后的偏位、脱出、下沉、角膜水肿、炎症等。

三、实验室和其他辅助检查

(一)视力检查

远、近视力,指数、手动或光感、光定位的检查记录。

(二)斜照法检查

斜照虹膜(瞳孔)、晶状体,如虹膜投影消失则为白内障已成熟,如阳性则晶状体仍有透明皮质。

(三)彻照法检查

当瞳孔散大,通过彻照,由眼底红光反应,可见晶状体早期的楔形或花环样浑浊。

(四)裂隙灯显微镜

眼前段、晶状体前后囊及皮质、核的浑浊均可使用裂隙灯显微镜检查。

(五)血压、眼压的检查

参见相关标准。

(六)色觉检查

如红绿色难辨或辨认不清,往往提示手术后视力仍可能不能改善。

四、诊断要点

(一)年龄

患者在 50 岁以上。

(二)视力

视力逐渐下降,视物昏蒙或眼前黑影。

(三)症状

眼部无充血,无痛无肿,可有黑花飞舞。

(四)体征

(1)外观端好,瞳孔、眼底均未见异常。

(2)晶状体呈不同程度浑浊,有的甚至完全浑浊。

(3)视力仅存光感时,光定位检测,红绿色觉正常,眼压正常。

(4)排除全身及局部外伤、感染、中毒及其他因素所致白内障。

五、鉴别诊断

根据年龄、病史、症状及局部检查晶状体浑浊体征,较容易明确诊断,但对其他类型的白内障及其并发症必须鉴别。

（一）外伤性白内障

有外伤史或眼局部伤。

（二）发育性白内障

年龄不符或晶状体浑浊多呈现点状、局限性、较小，不发展或不影响视力。

（三）糖尿病性白内障

有血糖升高病史或伴相关糖尿病性眼底改变。

（四）老年性晶状体核硬化

老年性晶状体核硬化是晶状体老化现象、多不影响视力，从形态上彻照法检查眼底可见核硬化为均匀红光，而核性白内障者可见核呈不均匀圆形暗影。

（五）中毒性白内障

常见有三硝基甲苯（TNT）、二硝基酚、萘、氯丙嗪等，可通过病史及晶体浑浊形态相鉴别。

（六）并发性白内障

由眼局部炎症，肿瘤、感染等原因所引起白内障均可见眼局部病灶体征；由全身因素如药物、肌强直性，低血钙性白内障及先天遗传因素等均有相关病史。老年性膨胀期的白内障常与青光眼发作混淆，二者可同时存在，也可先后发病，无论青光眼并发白内障，还是膨胀期白内障继发青光眼，均应及时考虑行白内障摘除为安全。

（七）葡萄膜炎

老年性皮质性白内障的过熟期如因继发葡萄膜炎常须与葡萄膜炎相鉴别，前者前段检查可见晶状体缩小、核下沉或晶状体囊膜破裂，前房内可见游离晶状体蛋白物质体葡萄膜炎症；后者往往晶状体形态完整。

六、治疗

（一）药物治疗

在药物治疗方面，通过多年的临床与实验研究，人们针对白内障病因机制的几种学说，提出了相应的药物，主要以滴眼液为主，针对早期白内障或不适合手术的患者，进行临床试用。

1.辅助营养类药物

如维生素 E、核黄素等。

2.与醌型学说有关的药物

根据生化与药理实验研究发现老年性白内障患者色氨酸、酪氨酸等代谢异常，尿也可分离出其代谢异常产物——醌亚氨酸，而此物质可以诱发老年性白内障的发生。根据"醌型学说"理论，认为对晶状体使用可溶性蛋白质亲和力比醌体还强的物质可以使其不发生变性，从而防止白内障的发生。如法可林、吡诺克辛等。

3.抗氧化损伤类药物

在晶状体代谢中可产生活性氧而氧化损伤，因老年晶状体中一些与氧化有关的酶活性下降，谷胱甘肽的浓度也较年轻人低，当晶状体细胞膜被氧化损伤后，通透性发生改变，晶状体蛋白变性而发生浑浊。如谷胱甘肽等。

4.其他抗白内障药物

改善新陈代谢，调整囊膜通透性药物，如腮腺素、视明露等眼药水。

（二）手术治疗

手术治疗是治疗白内障的最基本、最有效的方法。目前主要采用白内障超声乳化联合人工晶体植入技术。

（王露兰）

第二节　代谢性白内障

许多全身性疾病，特别是内分泌障碍性疾病，多合并不同类型的白内障，即代谢性白内障。内环境生化异常导致白内障形成，在先天性代谢异常情况下更为常见。因此，对于与代谢疾病有关的白内障的认识，不仅是眼科，而且对整个临床取证及鉴别诊断均具有重要的意义。

一、病因

根据各种代谢紊乱可将代谢性白内障分为以下几种病因。

（一）糖尿病性白内障

糖尿病性白内障指并发于糖尿病患者的晶状体浑浊。临床分为两种：一种为合并老年性皮质型白内障，一种为真性糖尿病性白内障。临床上比较少见，一般来说，以中青年糖尿病患者发病最高。而对于中年以后发生的白内障，很难在糖尿病因素和老年因素之间作出准确鉴别。但在形态学上，有很多证据支持这样一种现象，即糖尿病因素可以使老年性白内障提早出现或加速其发展。

糖尿病性白内障发生机制至今尚无最后定论，但对实验性糖尿病性白内障动物模型进行深入研究发现，晶状体内糖代谢紊乱，使白内障形成的重要生化和病理基础。晶状体通过四个代谢通路利用葡萄糖，其中三个通路（糖酵解、戊糖之路、三羧酸循环）取决于由葡萄糖向 6-磷酸葡萄糖转化，由己糖激酶催化。作为补充代谢通路，在醛糖还原酶催化下，使葡萄糖转化成山梨醇，山梨醇在多元醇脱氢酶催化下，进一步生成果糖。在正常情况下，由于己糖激酶较醛糖还原酶的活性高，山梨醇通路几乎不发挥作用。而在糖尿病患者中，血糖水平增高，通过房水迅速扩散到晶状体内，使己糖激酶活性达到饱和，并激活醛糖还原酶，过多的葡萄糖则通过山梨醇通路转化成山梨醇和果糖。这类糖醇一旦在晶状体内产生，使不易通过囊膜渗出，从而造成山梨醇在晶状体内积聚，增加了晶状体的渗透压。过多水分进入晶状体以维持渗透性平衡，结果形成囊泡，水隙和板层分离等一系列病理改变。这一过程如进一步加重，则个别晶状体纤维破裂，钠离子释放进入晶状体，引起进一步吸水。同时，晶状体内成分外漏，使钾、谷胱甘肽、氨基酸和小分子蛋白部分丧失，一次产生皮质和核浑浊。

（二）半乳糖性白内障

半乳糖性白内障与半乳糖代谢异常有关。半乳糖和葡萄糖同为乳糖代谢产物，半乳糖在半乳糖激酶催化下变成 1-磷酸半乳糖，后者在磷酸半乳糖尿苷转化酶的催化下，同尿苷二磷酸葡萄糖反应，形成尿苷二磷酸半乳糖和磷酸葡萄糖，参与糖酵解和三羧酸循环等能量代谢。典型的半乳糖血症是由于半乳糖尿苷转移酶缺乏引起的。此酶缺乏，阻碍半乳糖衍生物向葡萄糖衍生物正常转化。在醛糖还原酶的催化下，通过旁路代谢形成甜醇。同山梨醇一样，不能透过细胞膜,引起晶状体纤维渗透性膨胀,从而导致晶状体水化、浑浊。据统计,妊娠妇女此酶缺乏时,如对半乳糖不加限制,则75%婴儿将合并有白内障,患病新生儿,最初几天内用裂隙灯显微镜即可见白内障形成,且可以是本病最早期症状。典型的半乳糖性白内障,是在前后囊膜下出现簇状分布的水滴样浑浊,如不进行全身治疗,浑浊范围逐渐扩大并加重,最后形成板层白内障。

(三)低钙性白内障

低钙性白内障常合并婴儿期肌强直、甲状旁腺功能不全,或其他年龄组的佝偻病。肌强直是一种遗传性退变性疾病,病因尚未十分明了。其发病可能与多种分泌功能失调有关。而甲状旁腺功能不全引起的晶状体变化,主要出现在甲状旁腺摘除后所引起的明显手足搐搦症患者。两者形态学上有共同特点,在囊膜下可见散在或密集分布的点状浑浊,时而又夹杂天蓝色结晶样反光颗粒;甲状旁腺摘除后的手足搐搦症在皮质浅层出现形似鱼骨样放射条纹状浑浊,更具特点。本病早期轻度白内障时并不影响视力,并可长期保持稳定不变;晚期则浑浊逐渐加重,形态学上又各种复杂的表现形似,可发展为全白内障。

(四)营养障碍性白内障

营养障碍性白内障意指晶状体浑浊性变化与特定的营养成分缺乏直接相关。给实验动物以缺乏氨基酸或缺乏维生素的饮食饲养,很容易诱发产生白内障。微量元素铁、铜、锌、锰、硒是各种抗氧化酶的成分。在动物实验中,硒长期严重缺乏引起白内障已有充分的证据。核黄素是FAD辅助因子的前体,是GR酶的必需部分。在实验性核黄素缺乏症中可发现白内障,但是人类白内障中核黄素缺乏的作用还没有确定。维生素C是水溶性抗氧化剂,维生素E和胡萝卜素是亲脂性抗氧化剂。尽管缺乏实验动物白内障与其相关的直接证据,但就其可以减轻各种因素引起的氧化损伤的病理结果,建议常规补充一定量的维生素E和维生素C,对于确保晶状体免受氧化损伤是有益的。但应该指出,这些物质中没有任何一种能够恢复晶状体浑浊区的透明性,而且任何化学物质的大剂量应用都是危险的。尽管人类对某种营养成分缺乏有较大耐受性,但已有证据表明,神经性厌食可导致肉眼可见的囊膜下浑浊;而长期大量饮酒导致早期囊膜下白内障发生也不为罕见。以上情况,从预后的严重程度来讲,同全身严重营养不良状态比较,远不具更多的临床意义,因此常不引起人们的注意。

(五)Wilson病合并晶状体浑浊

Wilson病即肝豆状核性变,临床上并非罕见。本病是由于进行性的铜代谢障碍而引起脑内基底节的壳核和豆状核软化变性,常合并肝硬化。角膜色环为本病咽部特征性改变之一。典型色素环出现在角膜内弹力膜下,距缘部尚有一透明区,呈铜锈的橙绿色调,形成规整的环形。

(六)其他代谢疾病

除以上所列特殊情况外,尚有许多代谢性疾病可以引起白内障。其中大多数以综合征形式出现。临床上常见的有:新生儿低血糖症、氨基酸尿症、高胱氨酸尿症、Fabry病(先天性半乳糖苷酶缺乏症)、6-磷酸葡萄糖脱氢酶缺乏症、Hurler病(黏多糖病第2型)、Lowe综合征、Fanconi综合征等。此外,慢性肾功能不全也当属此列。以上病症,临床均比较少见,多数遗传性疾病,且常伴有严重的心、脑、肾功能障碍。相比之下,眼部表现,特别是白内障改变,作为附属体征,常不被人们摆到应有的重视程度。

二、临床表现

(一)症状

视力障碍是各类白内障的共同症状。糖尿病性白内障一般有糖尿病史,多为双眼视力不同程度下降,眼前飞蚊或伴闪光感。其他类型白内障因病史不同而有不同临床表现。代谢性白内障多发生于老年者,与老年性白内障相似,只是发病率较高,发生较早,进展较快,容易成熟,此型多见。真性糖尿病性白内障多发生于严重的青少年糖尿病(1 型)患者。多为双眼发病,发展迅速,甚至可于数天、数周或数月内发展为晶状体完全浑浊。开始时在前后囊下出现典型的白点状或雪片状浑浊,迅速扩展为完全性白内障。常伴有屈光变化,血糖升高时,血液内无机盐含量减少,渗透压降低,房水渗入晶状体内,使之变凸形成近视;血糖降低时,晶状体内水分渗出,晶状体变扁平形成远视。

(二)体征

1.糖尿病性白内障

糖尿病性白内障是从密集的囊下小空泡形成开始。在年轻的患者中,这些小空泡迅速发展成典型灰色斑片浑浊,在前后囊膜下皮质前层,并随病情发展使晶状体全面浑浊,年龄较大患者则进展缓慢。这一过程特征性病理变化是基质高度水肿,水隙大量形成,晶状体体积因膨胀而增大。在任何一糖尿病患者,尤为年轻人无论是否存在晶状体浑浊,血糖迅速增高可导致明显近视,而如将血糖迅速降至正常,则可产生远视。这些变化可在数天内达到高峰,而恢复到正常屈光状态则需要数周时间。

2.半乳糖性白内障

半乳糖性白内障为常染色体隐性遗传,由于患儿缺乏半乳糖-1-磷酸尿苷转移酶和半乳糖激酶,使半乳糖在体内积聚无法转化成葡萄糖,却被醛糖还原酶还原为半乳糖醇。醇的渗透性很强,又不能透过细胞膜,引起晶状体纤维渗透性肿胀,而导致晶状体水化、浑浊。较为典型的是前后囊膜下出现簇状分布的水滴样浑浊,如不治疗,最后形成板层白内障。

3.低钙性白内障

由于血清钙过低引起,较易合并婴儿期肌强直,其他年龄组佝偻病或甲状旁腺功能不全。肌强直与内分泌失调有关,为遗传性退变性疾病。甲状旁腺功能不全主要表现为甲状旁腺摘除后的明显手足搐搦症。两者共同可见囊膜下散在或密集分布的点状浑浊,时而有天蓝色结晶样反光颗粒夹杂其间,甲状旁腺摘除后的手足搐搦症在皮质浅层可见鱼骨样放射条纹浑浊。本病早期轻度时并不影响视力,晚期浑浊加重,可发展为全白内障。

4.营养障碍性白内障

有许多代谢性疾病可以引起白内障,临床常伴有严重的心、脑、肾功能障碍。相比之下,眼部表现,特别是白内障改变,作为附属体征,常常不被人们摆到应有的重视程度。

5.Wilson 病合并晶状体浑浊

常见于晶状体前囊下区域出现局限浑浊,浑浊呈明亮色彩,葵花样分布,通常为红色,对视力一般不产生影响。就其本质而言,它代表了金属铜离子在这一部位的沉积,而并非晶状体本身的浑浊。

三、诊断要点

(1)糖尿病性白内障多双眼同时发病,进展迅速,由密集的囊下小空泡发展为前后囊膜下皮质浅层的灰白色斑点状浑浊,终至晶状体全浑浊。患者有屈光改变,受血糖影响。

（2）半乳糖性白内障典型表现是前后囊膜呈簇状水滴样浑浊,进行发展后形成板层白内障。

（3）低钙性白内障浑浊为囊膜下夹有彩色结晶的点状浑浊,可进行性发展。婴幼儿易引起板层浑浊。

（4）营养代谢性白内障多见于各种维生素的缺乏,以及微量元素(铜、硒、锌等)在体内的异常积聚。

（5）肝豆状核性变多由于进行性的铜代谢障碍而引起脑内基底节的壳核和豆状核软化变。

四、实验室和其他辅助检查

(一)视力检查

应分别检查双眼远、近视力,以大致估计白内障所致视力损害程度。对视力低下者,应例行光感、光定位、色觉检查。在暗室内,遮盖健眼,患眼前 5 m 持一蜡烛光源,让患者辨别出烛光是否存在以确定是否有光感,之后从不同的 9 个方向,测定其个方向的光的定位能力(患眼始终正视前方)。最后以红、绿玻片置于眼前,确定辨色能力是否正常。双点光源分辨试验,即辨别眼前相距很近的两个点光源的能力,对于判断视网膜功能也有很重要的意义。一旦发现视力结果无法用白内障程度解释时应做进一步特殊检查。视力检查一般是在高对比度下进行的,并不代表低对比度下和视近处物体的视力。比如,一个视力检查结果很满意的患者,有可能在夜间驾驶时视力显得力不从心。

对视力检查结果的评价,需结合患者的职业、受教育程度、经济条件甚至社会人文环境来进行。欧美国家以 Snellen 视力表测试作为评价视功能的标准。大多数临床医师认为 Snellen 视力 20/40 或更好是好视力。美国大多数州允许视力 20/40 或更佳的人驾驶机动车,而老年人最佳矫正视力低于 20/40 不允许驾驶。因此,在美国,大多数矫正视力在 0.5,甚至 0.5 以上的白内障患者迫切要求手术已不足为奇。对于轻度或中等程度的白内障,作准确的视野检查,必要时行 Amsler 屏检查,以确定是否有中心暗点或视物变形,对于提示可能同时存在的青光眼或其他眼底病是极有意义的。周边视野也可通过数指法大致确定,一般说来,除非视力极度低下(如成熟期白内障),应能在固视点周围 45°范围内作准确数指。

(二)视野检查

对于轻度或中度白内障患者,准确的视野检查可以确定有无中心暗点或视物变形,对青光眼和其他同时存在的眼底病诊断具有非常重要的意义。

1.视觉电生理检查

视网膜电流图(ERG)检查对于评价黄斑部视网膜功能具有重要价值。闪光 ERG(FERG)可用于低视力眼的检查。闪光 VEP(FVEP)反映视路传导和视皮质功能,黄斑部病变和视神经损害时,其振幅均降低。FVEP 是屈光间质浑浊时检查视功能的理想方法。临床上可将两种检查结合起来预测术后视力。

2.晶状体核硬度分级

主要是根据裂隙灯显微镜检查结果,根据其核颜色进行判断之后分为五级,来确定其属于哪种类型的白内障,以及选择适合超声乳化手术的核硬度的白内障,并确保手术顺利。这五级分别是:一级(软核),透明或灰白色;二级(软核),灰或灰黄色;三级(中等硬度核),黄色或浅棕黄色,是超声乳化最主要的适应证;四级(硬核),深黄或琥珀色;五级(极硬核),棕褐色或黑色,不宜做超声乳化手术。

(三)斜照法检查

斜照虹膜(瞳孔)、晶状体如虹膜投影消失则为白内障已成熟,如阳性则晶状体仍有透明皮质。

(四)彻照法检查

当瞳孔散大,通过彻照,由眼底红光反应,可见晶状体早期的楔形或花环样浑浊,则提示白内障。

(五)裂隙灯显微镜

裂隙灯显微镜对正常晶状体及白内障的检查方法主要有以下几种。

(1)弥散光照明法:用于检查前后囊膜表面或较明显的浑浊。

(2)后照法:主要用于观察前囊膜改变。直接后照明也可明显勾勒出后囊膜及后皮质区内浑浊轮廓。应用镜面反射法,则可对前囊膜浑浊、隆起及凹陷做出判断,即出现所谓鱼皮样粗糙面上的黑色斑。同时也可根据囊膜表面发光色彩推测白内障发展程度。

(3)直接焦点照明:即光学切面检查法。可明显显示晶状体内光学不连续区。在前囊膜和分离带之间存在一真正的光学空虚区,代表由上皮最新形成的纤维。这一空虚区如消失,往往是晶状体代谢变化或白内障形成最早出现的征象之一。

(六)眼压的检查

测定眼压并非绝对必要,但术前了解眼压,判断是否存在继发于膨胀期白内障、晶状体溶解、晶状体半脱位、葡萄膜炎、进行性房角狭窄等的青光眼,进而决定采取何种式式,可提供重要参考,特别是人工晶状体植入术前,更应对青光眼因素对手术可能产生的影响做出明确的判断。

检查方法包括指测法、眼压计测量法等。

1.指测法

让被检者向下看,检者用两手示指在上睑上部外面交替轻压眼球,检查双眼,以便对比两眼的眼压,眼压高者触之较硬,眼压低者触之柔软,也可和正常的眼压相比较。此法可大概估计眼压的高低,所得结果可记录为正常、较高、很高、稍低或很低。

2.眼压计测量法

修兹(压陷式)眼压计测量法,为常用的测量法,测量前应先向被检者做适当的说明,取得被检者的合作,然后让被检者仰卧,两眼滴 0.5％地卡因溶液 2～3 次面部麻醉。

(1)测量前应校正眼压计(把眼压计竖立在小园试板上,指针指向零度时方为准确),用 75％的酒精消毒眼压计足板,等酒精干后即可使用。

(2)检查时被检者两眼自然睁开,向天花板或某一固定目标点(常用被检者自己的手指)直视,勿转动,检者用左手指轻轻分开上、下眼睑并固定在上、下眶缘,切勿压迫眼球,右手持眼压计的把手,将眼压计垂直下放,将足板轻轻放在角膜正中央(使眼压计自身重量完全压在角膜上,但注意切不可施加任何其他压力),迅速记录眼压计指针所指刻度,将此刻度对照眼压计换算表,查出眼压值。此种眼压计一般有三种不同重量的砝码 5.5 g、7.5 g 及 10.0 g。通常先用 5.5 g 检查,如指针刻度小于3,则应加重砝码重测,一般先后测 5.5 g 及 10.0 g 两个砝码,以便相互核对及校正眼压。

(3)测完后滴抗生素眼药水,拭净眼压计足板。记录方法一般以眼压计的砝码为分子,指针所指的刻度为分母,即眼压计砝码/指针所指的刻度一眼压值,如 5.5/4.0 ～ 2.8 kPa

（20.5 mmHg）。此种眼压计测得的正常眼压为 1.4～2.8 kPa（10.0～21.0 mmHg）。低于 1.3 kPa（10.0 mmHg）者为低眼压，超过 2.8 kPa（21.0 mmHg）时。经多次测量时仍高者，应做排除青光眼的检查。

检查目的：如晶状体囊膜破裂，晶状体皮质落入前房阻塞房角，使之房水引流发生障碍，导致眼压增高。如挫伤眼内睫状体，房角受损也会眼压发生变化，从而发生继发性青光眼。

（七）色觉检查

如红绿色难辨或辨认不清，往往提示手术后视力仍可能不能改善。

（八）虹膜新月影投照试验

这是检查白内障成熟程度最简单易行的方法。从集中光源自测面照射于瞳孔区，如白内障已形成、则由于光反应面使瞳孔区呈白色的反光。如果浑浊已扩展到前囊膜（成熟期白内障），则白色反光区与瞳孔应相一致，视为虹膜新月影投照试验阴性；反之，如浑浊处于晶状体某一定深度（未成熟白内障），则由于浑浊层次与瞳孔平面尚有一定厚度的透明皮质，因此，当自侧方投照时，与光照方向同侧瞳孔缘内形成的阴影，以典型的新月姿态，投映在晶状体浑浊背景上。新月影程度与白内障成熟程度成反比。虹膜新月影投照试验阳性代表进展期白内障，阴性代表成熟期白内障。对于晶状体局限性浑浊及周边部浑浊，本方法将失去诊断价值。

检眼镜可用于晶状体浑浊的探测，用直接检眼镜＋10D 透镜，以后部反光照明法可在瞳孔红色反光背景下观察晶状体浑浊形态。然而，单眼观察、有限的放大倍率，以及较短的工作距离，使得这种检查不足以对白内障进行分级、分类。间接检眼镜有时可用于评价包括晶状体在内的屈光间质浑浊程度的工具，有经验的临床医师可从检查结果预测视力功能损害与白内障程度是否一致。

五、鉴别诊断

根据年龄、病史、症状及局部检查晶状体浑浊体征，较容易明确诊断，但对其类型的白内障及其并发症必须鉴别。代谢性白内障常伴有各具特点的全身症状，其晶状体浑浊虽不同，但大同小异，现分述如下。

（一）糖尿病性白内障与低钙性白内障鉴别

1.糖尿病性白内障

分为两种类型，即真性糖尿病性白内障和糖尿病患者的老年性白内障。一般来说，对于中年以后发生的白内障，很难在糖尿病因素和老年因素之间做出准确鉴别，但糖尿病患者的白内障要比同龄人早；典型的糖尿病症状"三多"即多饮、多尿和多食。病情严重可累及全身多个器官病变。真性糖尿病白内障多发于 30 岁以下的 I 型糖尿病患者，晶状体浑浊是以密集的囊膜下小空泡形成开始的，这些小空泡可迅速发展成典型的灰白色斑片状浑浊，位于晶状体前膜下皮质浅层。

随着病情的发展，晶状体发生全浑浊。在糖尿病患者，血糖的波动可引起晶状体屈光度的改变，血糖升高可导致近视，而将血糖降至正常，又可引起远视。

2.低钙性白内障

有甲状腺手术史或营养障碍史，血钙过低血磷升高；手足抽搐、肌肉痉挛、毛发脱落，骨质软化等典型症状；囊膜下散在的或密集分布的点状浑浊，有时伴有蓝色结晶样反光颗粒。早期白内障不影响视力，晚期则浑浊逐渐加重，当血钙下降至 1.75 mmol/L 以下时，浑浊加速，重者在短期内可发展为完全浑浊。婴幼儿者多为绕核性白内障。

(二)半乳性白内障与肝豆状核变性(Wilson 病)鉴别

1.半乳糖性白内障

半乳糖性白内障为常染色体隐性遗传病,可在初生后数天或数周发生,多为板层白内障;新生儿出生后不久即可发生呕吐、腹泻、黄疸、肝脾大、生长发育迟缓,重者夭折;晶状体前囊膜下有油滴状浑浊,如不治疗,晶状体浑浊将逐渐扩大为全白内障,部分可出现绕核性白内障。

2.肝豆状核变性(Wilson 病)

儿童或青少年期起病,开始为四肢震颤、肌张力增强,逐渐发展为言语不清、吞咽困难、肝功能不正常、肝硬化;由于过量的铜在眼部沉积,可在角膜上形成 K-F 环,表现为周边角膜后弹力层内形成宽 $1\sim2$ mm 褐色或蓝绿色环。铜在晶状体前囊膜沉积并在晶状体中央形成盘状或放射状浑浊,形成类似于葵花样的内障,对视力影响不大。

六、并发症

糖尿病性视网膜病变主要并发于糖尿病性白内障,由于糖代谢发生紊乱,而导致全身各个器官,包括视网膜发生病变,眼底病变随糖尿病病程加长发病率逐年升高。也随病程加长而逐渐加重,增生型随病程加长而增多。有学者观察北京人病程 5 年以下者增生型竟占 17.1%,而病程在 10 年以上者上升至 45% 或以上。如同时合并高血压和高脂血症,则眼底病变率增高。

七、治疗方法

(一)营养类药物

维生素类药物虽具有抗氧化作用,但许多报告将其列为营养因子,可能因人们通过饮食能够得到补充有关。维生素类药物对防治或延缓白内障的发生发展有作用,大多数资料来自国外流行病学。由于他们采用的调查方法和收集人群的居住区域不同,其获得的结果难免不一致。但大多数资料认为长期服用维生素或维生素 C、维生素 E 等具有推迟白内障发生发展的作用。

1.维生素 C

(1)主要作用:维生素 C 具有抗氧化作用,能清除晶状体内自由基,通过抗氧化作用可升高血清中维生素 C 含量,从而延缓白内障发生、发展。加拿大和美国流行病学调查资料反映:单独使用人群可减少 50%～70% 白内障手术。

(2)临床应用:饭后口服,每天 1 次,剂量为 $144\sim290$ mg。

2.维生素 B_2

(1)主要作用:核黄素具有很强的抗氧化作用,最新研究指出,它具有拮抗白内障的作用。

(2)临床应用:口服,英、美国家的人每天服 $16\sim74$ mg。

3.维生素 E

(1)主要作用,本品具有很好的抗氧化作用,服用维生素 E 能提高血清中维生素 E 水平,减少核性或皮质性白内障发生、发展。

(2)临床应用,近年来美国和意大利研究表明,接受白内障手术的患者,平常摄取的维生素 E 水平很低。长期服用 500 U/d,可减少白内障的发病率。

4.滴眼药物

(1)碘化钾 0.3 g,碘化钠 0.05 g,氯化钾 0.6 g,维生素 C 0.3 g,维生素 B_{10} 1.0 g,硼酸 1.1 g,硼砂 0.19 g,羧甲基纤维素钠 0.15 g,硫代硫酸钠 0.05 g,尼泊金 0.30 g,蒸馏水加至 1 000 mL。本品可增加眼的局部代谢,补充金属离子及维生素。点眼:每次 2~3 滴,每天 3~4 次,用于早期白内障。

(2)视明露(雪莲叶汁):本品采用西印度群岛产的新鲜雪叶莲全草出液 20% 和北美全梅叶的热水浸出液 50% 为主要成分,再加甘油 20%,硼酸 5% 混合而成的一种有焦糖味、呈黑褐色水溶液。可促进眼内组织血液循环、增强晶状体新陈代谢及促进晶状体浑浊的吸收。滴眼每次 1~2 滴,每天 2~3 次,此药曾是美国应用最广的抗白内障药。

(3)昆布眼液:本品由中药昆布的提取液配制而成。具有软坚散结,促进晶状体浑浊吸收及维持晶状体透明度的作用。每次 1~2 滴,每天 3~4 次,用于白内障的治疗。

5.仙诺林特或仙诺灵

本品是一种复合制剂,主要成分为从牛眼晶状体中提取的晶状体蛋白等与抗坏血酸、核黄素和碘化钾复合制剂。有人认为白内障成因之一是特殊的代谢产物细胞毒素所致,利用晶状体蛋白具有组织特异性,应用本品后,可在毒素尚未进入眼内时,先将其灭活,从而达到防治白内障的目的。片剂,饭后舌下含化,每次 1 片,每天 3 次,用于治疗各种白内障。

(二)防治糖尿病性白内障药物

1.醛糖还原酶抑制剂

(1)索比尼尔:①主要作用,索比尼尔是较强的醛糖和还原酶抑制剂。动物实验证明,每天口服 200~400 mg,可抑制晶状体醛糖还原酶的全部活性,改善晶状体纤维细胞内的高渗状况,防治晶状体蛋白聚合物增加。②临床应用,1% 滴眼液每次 2~3 滴,每天 3~4 次。用于糖尿病性白内障。

(2)比嗪酰胺(PZG):①主要作用,PZG 也是属于醛糖还原酶抑制剂类,但与以往的此类药不同,是目前新的抗高血糖和抗高血脂药物。动物实验表明,每天口服 2 次,每次 35 mg/kg,连用 24 周,发现 PZG 不仅明显降低血糖、血脂和甘油三酯水平,而且能阻止 STZ-糖尿病性白内障的发展。国内已证明 PZG 能够降低高血压、高胰岛素糖尿病患者血清中的血糖、胰岛素和甘油三酯的含量,到目前为止,尚未证明 PZG 能否抑制糖尿病性白内障。②临床应用,用于治疗高血压或高胰岛素糖尿病患者的剂量,每次 300 mg 或 600 mg,连续 3 周。

(3)舒林酸:①主要作用,舒林酸是一种非激素类抗炎药,已发现它对醛糖还原酶具有很强的抑制作用,它能使老年糖尿病性白内障患者的视力上升。②临床应用,1% 舒林酸滴眼液(将舒林酸溶解在 pH 8.0 的 0.05 mol/L 磷酸缓冲液中),每天 4 次,每次 1~2 滴。

2.抗氧化类药物

(1)卡他林(Catalin,我国生产的称白内停):①主要作用,本品是以"醌体学说"为基础的化学合成药物。因醌型物质能与晶状体中羟基发生反应形成不溶性复合物,而导致晶状体浑浊。本品对羟基的亲和力比醌型物质更强,可以制止醌型物质对晶状体溶性蛋白的氧化变性作用,值得注意,1991 年 10 月 7 日由卫健委医疗卫生国际交流中心主办的白内障学术讨论会上对卡他林的药效质疑时,日本金泽医科大眼科佐佐木一教授和德意志波思大学实验眼科 Otto Hockwin 教授在会上分别指出:卡他林仅对糖尿病性白内障有效。②临床应用,滴眼剂(0.7~

1.0 mg/15.0 mL)：每次 1～2 滴，每天 5～6 次，适用于糖尿病性白内障。此溶液不稳定，宜新鲜配制。

(2)法可林或法可立辛：①主要作用，本品已溶于水，水溶液稳定。它是以醌类学说为基础而合成的另一药物。易透过晶状体囊膜而进入晶状体，组织醌体对晶状体可溶性蛋白的氧化、变形和浑浊化作用；能抑制醛糖还原酶活性，阻止糖尿病性白内障发生。②临床应用，主要用于治疗糖尿病性、老年性、外伤性白内障等。滴眼剂(含片剂)：0.75～1.00 mg/15.00 mL，每天滴眼 3～5 次，每次 1～2 滴。

3.糖基化抑制剂

糖基化抑制剂又称阿司匹林，别名乙酰水杨酸，是一种抗感染药物，用它治疗风湿性关节炎和糖尿病患者中发现长期服用阿司匹林达 8 年之久的患者白内障发生率明显低于同样条件的未服药患者。

(1)主要作用：动物实验证明，阿司匹林借助乙酰化作用能保护晶状体蛋白拮抗氰酸盐诱发的晶状体浑浊，拮抗因其他因素(葡萄糖、半乳糖、氨基葡萄等)所致晶状体蛋白的聚合作用，降低晶状体蛋白基化作用等。在英国、美国、德国和印度认为阿司匹林有拮抗白内障作用，但也有人持反对意见。

(2)临床应用：每天服 1 次，剂量 325～500 mg。

(八)并发症的治疗

糖尿病性视网膜病变的治疗可采用以下几种方法。

1.控制血糖

血糖控制情况与糖尿病的进展和视力预后有很大关系。如血糖长期控制不良，则不仅糖尿病增多，而且发展为增生型者也会增多。

2.光凝治疗

糖尿病不同时期光凝治疗的目的不同，其方法也不同。

(1)黄斑水肿的光凝治疗：当黄斑毛细血管渗漏加重，黄斑水肿明显，甚至产生囊样水肿，视力持续下降，可采用氩激光作局部格栅光凝，可防止视力下降。

(2)增生期的光凝治疗：当视网膜积血和棉絮状斑增多，广泛微血管异常，毛细血管无灌注区加多，则提示有产生新生毛细血管进入增生期的危险，可作散在或全视网膜光凝。如果视网膜和/或视盘已有新生血管积血则应立即做全视网膜光凝，以防止新生血管积血和视力进一步下降。

(3)冷冻治疗：对视网膜进行冷冻，在赤道部前后四个限分别作冷冻点，在每个象限用视网膜冷冻头冷冻 5～7 点，同样可使虹膜和视网膜新生血管消退。

(4)其他治疗：①导升明可减低毛细血管的通透性和基膜增厚，从而减少视网膜毛细血管荧光素渗漏，并可降低血黏度，减少红细胞和血小板聚集及其释放反应。抑制血管病变和血栓形成，故而使视网膜积血、渗出和为血管瘤减少。口服剂量视病情而定。②活血素可改善脑血流量，降低毛细血管通透性，降低血黏度，抑制血小板和红细胞聚集，抑制血栓形成。从而减少视网膜血管病变，减少渗出和改善视网膜缺血状态。剂量每次 2～4 mL，每天 2 次，饭前服用。或口服片剂，每次 1/2～2 片，每天 2 次，饭前服用。可连续服用 3 个月，可服用 1～2 年。其他药物如口服阿司匹林，肌内注射普罗碘铵等促进积血吸收。

(王露兰)

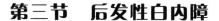

第三节 后发性白内障

白内障囊外摘除或晶状体外伤后,残留的皮质和脱落在晶状体后囊上的上皮细胞增生,在瞳孔区形成半透明的膜称为后发性白内障。由于抽吸术、囊外术及超声乳化术的日益推广,后发性白内障也较为常见。

一、病因病机

白内障术后残留的晶状体上皮细胞的增殖、迁移、纤维化生是形成后发障的主要原因。可能增殖的细胞是立方形前部上皮细胞和赤道弓部具有丝分裂活性的细胞。晶状体囊残留的晶状体上皮细胞在囊袋内表面增生及从前部晶状体囊切开口边缘向人工晶状体(IOL)视区前表面扩展。参与后发障的病理变化有:巨噬细胞介导的异物反应,众多巨噬细胞融合形成异物巨细胞;晶状体上皮细胞参与的创伤愈合反应;晶状体上皮细胞在赤道部转化为扁豆状纤维,形成 Soemmoring 环;后囊部晶状体上皮延伸,形成纤维原细胞样或者形成 Elschnig 珠样。

二、临床表现

(一)症状
白内障术后视力模糊,视物不清。

(二)体征
白内障手术摘除后或外伤性的白内障部分皮质吸收后,在瞳孔区残留晶体皮质火星城纤维机化膜的特殊形态。残存囊下上皮细胞增殖,形成特殊形空泡样 Elschnig 珠样小体,使后囊膜浑浊,为后发性白内障。机化膜组织若与虹膜广泛粘连,使瞳孔偏位或闭锁易引发继发性青光眼。晶状体周边残存皮质较多,前囊膜粘连,包裹皮质而变浑浊,形成周边浑浊,中央透明的环,称为梅氏晶体突或 Soemmoring 环形白内障,还有囊膜纤维和混合型等。

三、诊断要点

(1)有明确的晶体外伤或者见于白内障手术。

(2)眼检镜透照时瞳孔区较大范围后囊膜浑浊影响眼底检查。

(3)裂隙灯显微镜下,可见后囊膜残存的上皮细胞增殖形成的 Elschnig 珠及机化膜相似膜组织和由于残存皮质引起的 Soemmoring 环形白内障,如位于前囊膜切口处边缘与后囊膜粘连处的环形隆起,前方深。

(4)有时可有虹膜后粘连。

(5)不透明膜多位于虹膜后瞳孔区,因残存物的多少和性质的不同,其质地差别大,厚薄不一。轻者细若薄纱,成半透明状,对视力影响轻微,重者色白,质地较硬,严重影响视力。

(6)眼部损伤严重或伴有炎症反应后形成。

四、实验室和其他辅助检查

(一)视力检查

1.利用国际标准视力表和对数视力表

应分别检查双眼远近视力,以大致估计白内障所致视力损伤程度。对视力低下者,应另行光感、光定位、色觉检查,在暗室内遮盖健眼,患者站在 5 m 外,置一蜡烛光源,让患者辨别出蜡烛是否存在,已确定是否有光感,尔后,从不同的角度测定其光定位能力,最后以红、绿玻片置于眼前,确定辨色能力,是否正常,双点光源分辨试验,即辨别眼前相距很近的两个点光源的能力,对于判定视网膜功能也有很重要意义。对于轻度或中等度的白内障,准确的视野检查,必要实行 Amsler 屏检查,以确定是否有中心暗点或视物变形对于提示可能同时存在的青光眼或其他眼底疾病是有意义的。

2.潜在视力仪检查

潜在视力仪检查是一种测定后发性白内障潜在视力的方法,潜在视力必须安装在裂隙灯显微镜上进行,此方法属于新理物理学检查方法,其结果有患者主观成分,有试验表明,对于中等程度的白内障,激光干涉条纹检查和潜在视力仪检查,对于预测术后视力的准确性为100%。

(二)视觉电生理检查

1.视网膜电图(ERG)

视网膜电图对于评价黄斑部视网膜功能有重要的价值,致密浑浊的晶状体由于对光的吸收和散射作用而影响检查效果,闪光 ERG 可用于低视力眼的检查、视网膜脱离,特别是视网膜遗传性疾病的 ERG 检查具有肯定的临床意义。研究表明,后发性白内障患者,闪光 ERG 反应相当于弱光刺激正常眼。

2.视诱发电位(VEP)

视诱发电位是判断视功能的重要指标,其中闪光 VEP 反映视路传导和皮质功能,当后发性白内障黄斑部病变和视神经损害时,其振幅均可降低。

五、鉴别诊断

(一)外伤性白内障

有明显的外伤史或眼部局部伤。眼的机械性损伤(挫伤、穿孔伤)、化学伤、电击伤和辐射均可引起晶体浑浊,统称外伤性白内障。

1.挫伤性白内障

挫伤后,虹膜瞳孔缘色素印在晶体表面,相应部位的晶体囊下出现环形浑浊,损伤前囊下晶体上皮时可引起局限性花斑样浑浊,可静止不再发展或向纵深发展。可能合并有晶体半脱位或脱位。

2.穿孔性外伤性白内障

眼球穿孔同时伴有晶体囊破裂,房水进入囊内,晶体纤维肿胀,变性、导致浑浊。微小的囊破裂可自行闭合,浑浊局限在破口处。但多数破裂过多者晶体纤维肿胀,皮质进入前房和房角,引起继发性青光眼,需要及时手术。

3.辐射性白内障

辐射性白内障是由红外线、X 射线、γ 射线、快中子辐射等引起。主要表现在后囊下皮质盘

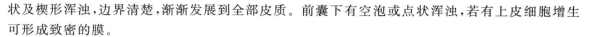

状及楔形浑浊,边界清楚,渐渐发展到全部皮质。前囊下有空泡或点状浑浊,若有上皮细胞增生可形成致密的膜。

4.电击性白内障

发生于雷击、触电后,致白内障的电压多为 500～3 000 V。雷击白内障多为双侧性,触电白内障多为单侧性,与触电部位同侧。浑浊位于囊下皮质,逐渐发展为完全浑浊。常伴有电弧光黄斑灼伤,中心视力较差。

(二)低钙性白内障

(1)视力下降。

(2)晶状体浑浊为无数白点或红色、绿色、蓝色微粒结晶分布于产前后皮质,可呈现辐射状或条纹状,浑浊区与晶状体囊之间有一透明边界,严重者可迅速形成晶状体全浑浊。婴幼儿常有绕核型白内障。

(三)老年性白内障

一般起于 40～45 岁以后,可双眼同时发病,也可双眼先后发病。老年性白内障的临床表现除了晶体浑浊外,对视力的影响随浑浊部位及程度而不同。老年性白内障患者常在早期自觉眼前有固定不动的黑点,并常出现单眼复视或多视现象,由于浑浊的部位不同,视力障碍出现的时间也有不同,随浑浊的进展,视力障碍逐渐加重,最后可降低至指数以下,或仅有光感。

(四)并发性白内障

典型的浑浊最早发生在晶体囊膜下。由眼前节炎症形成的虹膜后粘连附近可出现局限性的晶体前囊下浑浊;由眼后节炎症或营养障碍可出现后囊下浑浊。囊膜下出现灰黄色颗粒浑浊,逐渐加深并向四周扩展,形成如同玫瑰花形状,其间有许多红、蓝、绿彩色点状结晶,囊下也有空泡形成或钙化,病程较长,早期影响视力。

(五)代谢性白内障

(1)发生于老年者与老年性白内障相似,只是发病率较高,发生较早,进展较快,容易成熟,此型多见。

(2)真性糖尿病性白内障多发生于严重的青少年糖尿病患者。多为双眼发病,发展迅速,甚至可于数天、数周或数月内发展为晶状体完全浑浊。开始时在前后囊下出现典型的白点状或雪片状浑浊,迅速扩展为完全性白内障。常伴有屈光变化,血糖升高时,血液内无机盐含量减少,渗透压降低,房水渗入晶状体内,使之变凸形成近视;血糖降低时,晶状体内水分渗出,晶状体变扁平形成远视。

(六)青光眼

目前对于原发性开角型青光眼的诊断必须具备眼压升高及由于眼压升高所造成的视盘损害和视野缺损,而且房角开放。眼压升高、视神经功能障碍引起。如闭角性青光眼发作前常有生气、劳累等诱因,引起眼压急骤升高,出现虹视、眼痛、头痛、恶心、呕吐、视力下降、眼充血和流泪等症状。

六、并发症

(一)青光眼

早期往往无任何自觉症状,当病症发展到一定程度时,偶有轻微的眼胀,头痛或视物不清,中心视力不受影响,而视野逐渐缩小。中晚期因视野狭窄而有行动不便,定位不准等症状,尤以夜间为甚。有些晚期患者有虹膜和视物模糊不清。最后视力完全丧失。

(二)黄斑囊样水肿

中心视力缓慢减退,可有相对或难解难分对中心暗点,眼底可见黄斑区水肿呈蜂窝状或囊样外观,甚至形成裂孔。

七、治疗方法

(一)药物治疗

1.仙诺林特或仙诺灵

仙诺林特或仙诺灵是一种复合制剂,主要成分为牛眼晶体中提取的晶体蛋白素与抗坏血酸、核黄素和碘化钾符合制成。舌下含服 1 片,3 次/天,用于治疗各种白内障。

2.苄吲酸-赖氨酸

苄吲酸-赖氨酸能保护晶状体和血清蛋白免受热力和紫外线、酸或碱作用所引起的变性。它清除自由基的能力弱,但可以保护晶状体蛋白拮抗自由基损伤,在临床上用于治疗白内障患者,能明显改善视力,甚至可逆转浑浊透明。口服 500 mg,3 次/天;滴眼 0.1%。

3.肝素

肝素可以抑制成纤维细胞的生长,减少人眼晶体囊外摘除术后眼内组织表面纤维蛋白的沉积和后囊细胞的生长,从而阻止后发性白内障形成,提高视力。用 5% 肝素滴眼剂,术后每天3 次,连续用 4 个月。

4.曲尼司特

本品是由日本 KI-SSOI 药品株式会社研发的一种抗过敏药物,在日本广泛用它治疗过敏性结膜炎。据日本东京(医科大学及日本名古屋皇家眼科医院)对白内障囊外手术植入人工晶体的患者,进行双盲实验证实有防治后发性白内障的作用,其主要作用机制为本品可以减少晶状体上皮细胞化生时 FGF-β 生成和释放,防止胶原合成而防治后发性白内障。在治疗中用 0.5% 曲尼司特滴眼剂,术后每天滴 4 次,连续用 3 个月,无不良反应。

5.免疫毒素

进行了临床试验在白内障外摘除患者中,用 50 单位免疫毒素灌洗囊袋连续观察 24 个月,可有效抑制后发性白内障的发生。

(二)手术治疗

在膜性的白内障切开或剪除的同时,可实行人工晶状体植入术。适应证为瞳孔由膜性白内障遮盖,视力收到明显影响,而基本视功能正常者。

1.Nd:YAG 激光治疗后发性白内障

使用美国科以人公司的 EPIC 型 Nd:YAG 激光机,术眼散瞳至 6 mm,表面麻醉后置Abraham 接触镜,Nd:YAG 激光以单脉冲击射。

(1)十字形切开法:在视轴区中央行十字形切开,孔直径为 4 mm。

(2)环形切开法:以视轴中心为圆心。半径 1.52 mm,环形切开,但保留 5~7 点后囊膜不切开,完成后中央后囊膜略下沉并向后翻转。平均单脉冲能量(2.80±0.48)mJ,平均脉冲总数(27.0±15.1)mJ,平均总能量(50.5±15.8)mJ。术后常规滴抗生素、激素眼液和 0.5% 噻吗洛尔眼液。共5~7 天,术后1 周、1 个月、3 个月复查。

2.儿童后发性白内障合并人工晶状体固定性瞳孔夹持的手术治疗

常规消毒铺巾后,做颞侧透明角膜切口或上方巩膜隧道切口,前房注入足量的黏弹剂后,先用冲洗针头分离虹膜与 IOL 粘连。对虹膜后粘连严重难以分离者可将黏弹剂注入虹膜后用囊膜剪剪开粘连处。分离粘连后如发现囊袋内有再生皮质将再生皮质吸除,游离虹膜与晶体后囊间的空间,以便 IOL 复位。由于后囊膜的严重浑浊增殖,用破囊针刺穿后囊膜一个小孔后向后注入黏弹剂,囊膜剪剪开浑浊的后囊膜,直径不超过光学面 4～5 mm。此时如有玻璃体脱出则进行前段玻璃体切割术。对伴有瞳孔膜闭者将其行虹膜周边切除后从周切口注入黏弹剂后将瞳孔区机化膜剪除或将瞳孔缘部分虹膜环形切除以进行瞳孔成形术;在完成虹膜与晶体囊粘连分离后,将 IOL 光学部复位。此时瞳孔如不规则者,可用尼龙线将瞳孔缘缝合 1 针。术毕透明角膜切口一般不需缝合,巩膜隧道切口因患儿巩膜硬度低可缝合 1 针。

3.经睫状体平坦部切口行晶状体后囊膜切开术治疗后发性白内障

常规麻醉,于距上角巩膜缘 4 mm 处作以角巩膜缘为基底的球结膜瓣,充分止血后于此处作垂直于角巩膜缘的巩膜穿透切口 1 mm,向上弯曲切囊针尖,垂直穿过切口伸入人工晶体后方的瞳孔区由 6 点处向 12 点处撕破光轴处的晶状体后囊膜,根据需要可缝合巩膜切口一针,如有软性残存皮质可以同时吸出,如遇较致密的机化膜可以用切囊针在瞳孔区后囊膜钩 2～3 个孔,扩大巩膜切口,用囊膜剪剪除机化膜,切口缝合 2 针。术毕给予 Dxm 2.5 mg＋Gm 2 万 U,涂典必殊眼膏单眼包扎。

(王露兰)

第十六章

青 光 眼

第一节　原发性闭角型青光眼

　　闭角型青光眼过去称为充血性青光眼,因其发作时眼前部有明显充血而命名。因结膜充血只是本病的一种表现而不是致病原因,此外,有一部分患者在发作时并没有结膜充血,所以现在多根据其发病机制——由于房角关闭而引起眼压升高而称为闭角型青光眼。

　　关于闭角型青光眼的发病率,因各家统计标准不一,差异很大。Duke-Elder 谓开角型青光眼约为闭角型青光眼的 4～5 倍,但也有人报告两型的发病率近似甚或闭角型者多于开角型。近年来闭角型青光眼在原发性青光眼中所占的比例有增高的趋势。这可能是由于前房角镜的广泛应用,使一部分慢性闭角型青光眼获得正确的诊断,而以往是按有无充血来分类的,因此将不充血的部分患者归属于开角型青光眼。

　　闭角型青光眼多见于女性,发病率为男性的 2～4 倍。此病为中年和老年性疾病,发病年龄多在40 岁以上,尤以 50～70 岁居多。有人报告前驱期多始于 55～60 岁,虽为双侧性疾病,但常一眼先发病,双眼同时发作者较少。闭角型青光眼与遗传有关,其发病与前房深度有肯定的关系,而前房深度是由遗传决定的。患者的亲属中前房浅和房角窄的较正常人口明显多见,但家族性的发病率却又较单纯性青光眼明显少见。本病的发作与季节有一定关系,冬季较夏季多,可能与冬季光线较少而使瞳孔开大有关。

一、病因

　　由于虹膜周边部机械性的堵塞了房角,阻断了房水的出路而使眼压升高。小梁和 Schlemm 管等房水排出系统一般是正常的。从解剖上的特点来看,闭角型青光眼发生于浅前房、窄房角的眼睛。其角膜较小,而晶状体相对地较大,睫状体较发达,虹膜在睫状体的止端常靠前,多为远视。这些解剖因素均可使前房变浅和房角狭窄,尤其是当晶状体相对大时,它与虹膜贴的较紧,因此房水由后房流经虹膜与晶状体的间隙时,受到的阻力就增加,形成生理性瞳孔阻滞,而使后房的压力升高,虹膜膨隆,房角变窄。

　　闭角型青光眼房水循环阻滞因发生的部位不同可分为房角阻滞、瞳孔阻滞、睫状阻滞和玻璃体阻滞。闭角型青光眼眼压由于周边虹膜与小梁相贴,即房角阻滞,这是高褶虹膜型青光眼发病的原发机制;它常是继发于瞳孔阻滞,或者偶尔是由于其他机制,如睫状阻滞睫状体向前旋转,或者液体通过前玻璃体受阻(图 16-1)。在有炎症的眼睛房角相贴在数天内可发展为周边虹膜前粘连,而在慢性闭角型青光眼经过数月才形成周边前粘连。

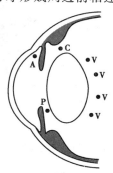

图 16-1　闭角型青光眼的 4 种阻滞部位

A.房角阻滞(经常见);P.瞳孔阻滞(常见);C.睫状阻滞(罕见);V.玻璃体阻滞(罕见)

(一)瞳孔阻滞

当前房相对较浅及虹膜-晶状体隔前凸的时候(由于晶状体厚及其前表面较陡),房水从后房到前房的正常流动的阻力较大。随年龄增长晶状体变厚阻力增加(随年龄增长前房变浅,在 60 岁时前房深度约为 3.5 mm)。这将增加前后房的压力差,因而虹膜周边部向前突,此部分未被瞳孔括约肌所拉紧,周边虹膜将压向小梁网而阻碍房水外流。这样瞳孔阻滞将导致房角阻滞,这是急性闭角型青光眼发作最常见的原因。这可解释在急性发作前常会有间歇性眼压升高而能自发缓解。当眼压升高,瞳孔括约肌将不全麻痹,瞳孔将开大,这将减少虹膜与晶状体的接触面积,前后房的压力差将减少,虹膜根部将后陷,因而到小梁网的通路将被打开,发作自发停止。在许多不同的促使发作的形态的与功能的因素之间存在着细微的平衡。由于光线暗而降低瞳孔括约肌的张力,可压迫张力小的虹膜周边部使其贴到小梁网,因而在黄昏的光线下常发生青光眼的急性发作。同样理由,在一个易发眼,散瞳检查后,当瞳孔再缩小时常会出现发作。

闭角型青光眼的眼球常较短,角膜直径较小,晶状体前面距角膜的距离常近 1 mm,晶状体较正常者约厚 0.6 mm。薄的虹膜根部与虹膜睫状区之间常有阶梯样移行区,此区最先接触房角结构。另外,房水外流增加对虹膜可产生吸引作用。作小的虹膜周边切除孔可永远解除瞳孔阻滞,形成前后房的通路(图 16-2)。眼前节结构的局部解剖关系受调节的影响,尤其是受拟副交感药物和抗副交感药物的影响(图 16-3)。

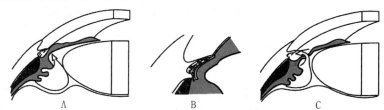

图 16-2　瞳孔阻滞所致房角关闭及虹膜切除的作用

A.厚的虹膜根部首先被推向角膜周边部;B.由于生理性房水外流,房角完全阻滞,小梁网压 Schlemm 管;C.虹膜根部小开口,前后房压力平衡,虹膜根部后房水到达房角

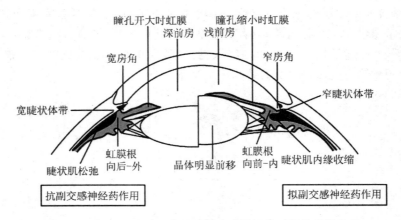

图 16-3　抗副交感神经药及拟副交感神经药对眼前节的作用

Barkan 等发现在闭角型青光眼中,75%患者前房深度小于 1.5 mm,前房越浅,房角关闭的机会越大。Lowe 认为前房深度大于 2.5 mm 者很少发展为房角关闭,而前房浅于 2.5 mm 者则易发生。具有上述解剖特点的眼球并不都发生青光眼,其中约有 10%可能发展为闭角型青光眼。在一些诱因的影响下,才促使房角关闭,眼压升高。这些因素主要是以下几种。

1.瞳孔散大

停留在暗处、用散瞳剂及精神因素等均可使瞳孔散大。瞳孔散大时虹膜周边部阻塞了窄房角,妨碍房水的排出而引起眼压升高。但当瞳孔极度散大时,虹膜与晶状体周边部的贴附又变松。可解除瞳孔阻滞而减轻青光眼发作的因素。Chandler 认为瞳孔中度散大时是最危险的,该时瞳孔阻滞尚未解除,而松弛的虹膜被增高的后房压力推挤向前,阻塞房角(图 16-4)。

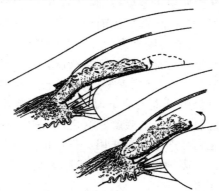

图 16-4　瞳孔大小对房角的影响;窄房角眼,晶状体位置靠前

上:缩瞳时(虚线),虹膜紧贴晶状体,产生最大的瞳孔阻滞;瞳孔中等度开大时,瞳孔阻滞尚未解除,
松弛的周边部虹膜贴向小梁;下:瞳孔充分开大,瞳孔阻滞缓解,房水流入前房,虹膜离开小梁

2.缩瞳剂

有些窄房角的患者用强缩瞳剂后,尤其是胆碱酯酶抑制剂,可引起青光眼的急性发作。因瞳孔缩小时,虹膜与晶状体接触弧增大且相贴更紧,产生瞳孔阻滞。同时这些药物还可引起虹膜和睫状体的血管扩张、睫状肌收缩、晶状体韧带松弛、晶状体向前移位,而这些因素均可加重瞳孔阻滞。

3.血管神经因素

由于血管神经调节中枢失调引起血管舒缩功能紊乱,可使毛细血管扩张,血管渗透性增加,睫状体水肿、向前移位而堵塞房角;还可使房水生成过多,后房压力增高,周边虹膜向前膨隆关闭房角。此外,脉络膜血管扩张也可使玻璃体和晶状体向前移位。情绪波动或过度疲劳所引起的闭角型青光眼发作可能与血管舒缩功能失调有关。

(二)睫状阻滞

睫状肌的纵行纤维附着在巩膜突上,有些纤维可能向前进入小梁网。由于睫状肌痉挛、应用缩瞳剂或调节等可使睫状肌收缩,将睫状体向前拉并围绕巩膜突使其旋转,这将导致房角变窄,因睫状体挤压虹膜后面,睫状突向前转,韧带松弛使晶状体变圆前移使前房变浅。睫状体发炎肿胀可有同样的作用,严重时可在瞳孔区看到睫状突。正常情况下晶状体赤道部与睫状体之间仅相距0.5 mm,在睫状体肿胀及其围绕巩膜突向前旋转时,如某些眼球睫状环较小,晶状体相对较大,可使晶状体和睫状体间的间隙变小或消失,即可产生睫状阻滞,房水不能通过晶状体与睫状突之间的间隙进入后房,而是向后流进入玻璃体或玻璃体之后,将推晶状体-虹膜隔向前,使前房极度变浅甚或消失,同时也加重了瞳孔阻滞和房角关闭,而引起眼压升高发生睫状环阻滞性青光眼,或称恶性青光眼。

动物试验表明缩瞳剂可引起:①虹膜变薄。②睫状体更呈三角形(变扁程度减轻),使睫状突与晶状体赤道部相接触。③使小梁网间隙加大,因为睫状肌牵拉巩膜突。

睫状肌麻痹剂有相反的作用。去氧肾上腺素也有使睫状体变扁的作用(图16-5)。

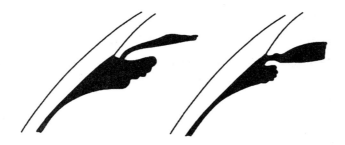

图16-5 **缩瞳剂及睫状肌麻痹剂对睫状体的作用**
左:用缩瞳剂后,睫状体呈三角形,虹膜变薄;右:用睫状肌麻痹剂后,睫状体变扁平,虹膜变厚

(三)前玻璃体阻滞

实验研究表明,在正常情况下,液体可通过玻璃体没有任何阻力,但是在灌注压升高时,该阻力明显增加。白内障囊内摘除术后的无晶状体眼的瞳孔阻滞,瞳孔被突出的玻璃体所充满,前房是浅的,这种情况甚至可出现在有通畅的虹膜切除时,在裂隙灯显微镜检查时可很清楚的了解到前玻璃体起到几乎不渗透的膜的作用。有时散大瞳孔可以使房水流入前房,散瞳可以减少瞳孔缘与前玻璃体表面的接触,并增加可用来使液体通过的玻璃体的面积。在有些患者,只有切开前玻璃体才能使液体通过瞳孔自由流动。

二、临床表现

闭角型青光眼可为急性、亚急性或慢性。常可见到这些型的联合存在,一个患者有急性或亚急性发作,可在一眼或双眼有深的视盘凹陷,这是由于长期存在的慢性闭角型青光眼。另一方面,慢性闭角型青光眼患者可有无症状的或间歇性发作的房角关闭。所以许多研究把闭角型青光眼分为两类,分为急性与慢性,后者包括一些亚急性的患者。睫状环阻滞性青光眼属于闭角型青光眼。

(一)急性闭角型青光眼

此型青光眼在发生房角闭塞时,眼前部有明显充血,其临床过程可分六期。

1.青光眼临床前期

凡一眼曾有急性发作,另眼虽无发作史,但具有浅前房和窄房角等解剖特点,迟早都有发作的可能性;有急性闭角型青光眼家族史、浅前房和窄房角的眼睛,没有青光眼发作史但激发试验阳性者均属临床前期。

2.前驱期

患者有轻度眼痛,视力减退,虹视并伴有轻度同侧偏头痛,鼻根和眼眶部酸痛和恶心。眼部检查可有轻度睫状充血、角膜透明度稍减退、前房稍变浅、瞳孔略开大和眼压轻度增高。总之,自觉和他觉症状均轻微。上述症状多发生于疲劳或情绪波动后,常于傍晚或夜间瞳孔散大情况下发作,经睡眠或到光亮处,瞳孔缩小,症状常可自行缓解。发作持续时间一般短暂而间隔时间较长,通常在1~2小时或数小时后,症状可完全消退。多次发作后则持续时间逐渐延长,而间隔时间缩短,症状逐渐加重而至急性发作期,也有少数患者不经过前驱期而直接表现为急性发作。

虹视是闭角型青光眼的一种特殊的自觉症状。当患者看灯光时可见其周围有彩色环与雨后天空出现的彩虹相似,故名虹视。这是由于眼压升高后,眼内液循环发生障碍,引起角膜上皮水肿,从而改变了角膜折光所致。虹视是青光眼发作的主要症状之一,但是出现虹视不一定都是青光眼。正常人在暗室内看一个小亮灯,即可见其周围有彩环,这是由于晶状体的折射所致,属于生理性者。在晶状体核硬化时更易出现这种现象。但这种虹视环的直径较小,而当青光眼引起病理性虹视时,患者多能说出虹视环的大小、形状和色泽的层次。角膜上皮水滴越小而密集,虹视环则越大。当泪液中混有黏液或脂性分泌物时,也可出现虹视,而且虹视环也较大,但在瞬目或拭洗后虹视立即消失,而青光眼者则不然。角膜瘢痕、晶状体或玻璃状体浑浊也可产生类似虹视现象,但为长期持续性存在。

为了区别生理性和病理性虹视,可让患者通过一个狭窄的裂隙观看一个光源,将裂隙垂直放置,并在瞳孔前方移动,如为生理性晶状体性虹视,在裂隙移动的过程中,虹视仅有部分可见,而且其位置随裂隙片的移动而改变。当裂隙位于瞳孔边缘时,晶状体水平放射状纤维起折射作用,所以在上方和下方可见一段横行彩色弧;在裂隙位于瞳孔中央时,晶状体的垂直纤维起折射作用,则在水平方向两侧各有一段纵行彩色弧;而当裂隙位于瞳孔缘与瞳孔中心之间时,晶状体的斜行纤维起折射作用,则可在右上、右下,左上和左下四个方向各有一段短的斜行彩色弧,去掉裂隙片后则虹视恢复圆形。而病理性虹视在裂隙片移动的过程中,彩色环维持圆形,仅颜色稍发暗而已。此外,正常人在雾中观看小而亮的路灯时也可发现虹视,这是因为空气中水分较多,与雨后天晴所出现的彩虹相同,没有临床意义。

3.急性发作期

起病急,房角大部或全部关闭,眼压突然升高。患者有剧烈眼痛,视力极度下降及同侧偏头痛,甚至有恶心、呕吐、体温增高和脉搏加速等。球结膜呈睫状充血或混合性充血,并有结膜水肿,角膜后壁有棕色沉着物。前房极窄,因虹膜血管渗透性增加可出现前房闪光和浮游物,虹膜水肿,隐窝消失。如高眼压持续时间长,可使局限的1~2条放射状虹膜血管闭锁,造成相应区域的虹膜缺血性梗死而出现扇形虹膜萎缩。从色素上皮释放的色素颗粒可沉着在角膜后壁和虹膜表面。由于高眼压使瞳孔括约肌麻痹而使瞳孔中度开大,呈竖椭圆形。可有虹膜后粘连,但一般不太严重。晶状体前囊下可出现灰白色点状、条状和斑块状浑浊,称为青光眼斑。这种浑浊有些可吸收,有些则持续存在,以后被新的晶状体纤维覆盖,因此从青光眼斑在晶状体内的深度,可以估计急性发作以后所经过的时间。眼压明显升高,多在 6.7 kPa(50.0 mmHg)以上,高者可达10.7 kPa(80.0 mmHg)。因角膜上皮水肿,常需在滴甘油后才能看清眼底,视盘充血、轻度水肿,有动脉搏动,视网膜静脉曲张,偶见小片状视网膜出血。前房角镜下可见虹膜周边部与小梁紧相贴附,房角关闭,多数患者仅用裂隙灯显微镜检查即可看到这种改变。如急性发作持续时间不长,眼压下降后房角尚可重新开放,或有局限性粘连,小梁上有色素沉着;如持续时间长,则形成永久性房角粘连。

房水流畅系数明显下降,如眼压下降后房角重新开放,房水流畅系数可恢复正常;但如虹膜和小梁贴附时间过久,小梁已受损害,即或是房角重新全部开放,房水流畅系数也不能恢复正常。青光眼急性发作的"三联征"是指虹膜扇形萎缩、角膜后壁和晶状体前囊的色素沉着及晶状体的青光眼斑,这是青光眼急性发作后的标志。

大多数患者症状部分缓解而进入慢性期。有些患者症状完全缓解而进入间歇期,少数患者急性发作严重,眼压极高,而又未能及时控制,可于数天内失明。

4.间歇期

青光眼急性发作后,经药物治疗或自然缓解,房角重新开放,眼压和房水流畅系数恢复正常,使病情得到暂时的缓解,称为间歇期。如用药后得到缓解需在停药后,眼压和 C 值正常者,才能属于此期。由于瞳孔阻滞等病理改变并未解除,以后还会复发。如急性发作时未遗留永久性损害,在间歇期检查,除前房浅、房角窄以外,无任何其他阳性所见,只能根据病史及激发试验来确定诊断。

5.慢性期

慢性期是由急性发作期症状没有全部缓解迁延而来,常因房角关闭过久,周边部虹膜与小梁发生了永久性粘连。当房角圆周 1/2~2/3 发生粘连时,房水排出仍然受阻,眼压则继续升高。在慢性期的早期,急性发作期的自觉症状及检查所见均继续存在,但程度减轻,到晚期则自觉症状和充血均消退,仅留下虹膜萎缩,瞳孔半开大,形状不规则和青光眼斑。房角粘连常是宽基底的周边前粘连,虹膜和 Schwalbe 线粘连。慢性期的早期视盘尚正常,当病情发展到一定阶段时,视盘逐渐出现病理性陷凹和萎缩,视野可出现类似单纯性青光眼的改变,最后完全失明而进入绝对期。

6.绝对期

视力完全消失。由于长期高眼压,患者已能耐受,故自觉症状常不明显,仅有轻度眼胀头痛,但有些患者尚有明显症状。球结膜轻度睫状充血,前睫状体的血管扩张,角膜上皮轻度水肿,有时可反复出现大泡或上皮剥脱而有明显疼痛等刺激症状,角膜也可发生带状浑浊。前房极浅,虹膜萎缩,有新生血管,瞳孔缘色素层外翻和晶状体浑浊。巩膜出现葡萄肿,严重时在外力影响下可发生眼球破裂。绝对期青光眼的晚期由于整个眼球变性,睫状体的功能减退,眼压可低于正常,最后眼球萎缩。由于这种眼球的抵抗力较低,常发生角膜溃疡,甚至发展为全眼球炎,最终形成眼球痨。

(二)慢性闭角型青光眼

此型的特点是发作时眼前部没有充血,自觉症状不明显,根据房角的形态又可把它分为两型。

1.虹膜膨隆型

这一型常有小发作,发作时自觉症状轻微,仅有轻度眼胀、头痛及视物稍模糊,但常有虹视。球结膜不充血,角膜透明或上皮轻微水肿,前房极浅,虹膜稍有膨隆,瞳孔可正常,对光反应存在或略迟缓,眼压一般在5.3~6.7 kPa(40.0~50.0 mmHg)。发作时房角大部或全部关闭。因发作时虹膜无明显水肿、充血,虹膜虽与小梁相贴,但不会像充血性发作那样快的形成永久性粘连。在亮处或睡眠后因瞳孔缩小,房角可再开放,眼压即恢复正常,症状完全消退。早期患者的发作持续时间较短而间隔时间较长,以后病情发展,间隔时间逐渐缩短。反复发作后,房角逐渐发生粘连,基础眼压逐渐升高,房水流畅系数下降。晚期可出现视盘萎缩,但陷凹常不深,并伴有视野缺损。此型青光眼多数患者表现为反复小发作,病情逐渐发展,如治疗不当,最后完全失明而进入绝对期。少数患者可无任何自觉症状,偶尔在慢性期内可出现急性发作。

2.虹膜高褶型或房角缩短型

此型较少见,约占闭角型青光眼的6%。患者多无自觉症状,有时有虹视,偶尔可有充血性急性发作。本型的特点是前房轴部深度正常而周边部极浅,虹膜平坦、不向前膨隆。引起房角关闭的原因不是瞳孔阻滞,而是由于虹膜的止端位于睫状体的前部,虹膜周边部有明显皱褶且极近小梁。当瞳孔散大时,周边部虹膜隆起易与小梁相贴而使房角关闭。根据虹膜的形态,Shaffer等称之为虹膜高褶型。此型青光眼的房角粘连是由最周边部房角隐窝处开始,而房角入口处是开放的。前房角镜检查可见小梁前部反回的光线与虹膜的反光带是连续的,形成几何角,光切线不移位。周边前粘连自隐窝处向前进展,逐渐达 Schwalbe 线。在同一眼内,房角改变差异很大,有些部分有程度不等的前粘连(粘连可达睫状体带、小梁或 Schwalbe 线),而另一部分房角仍然开放。眼压升高的程度与房角粘连的范围成正比。因为房角粘连是由周边部开始渐向前进展的,好像房角在逐渐变短,故 Gorin 称它为房角缩短型(图 16-6,图 16-7)。

高褶虹膜型青光眼分为两种情况:①高褶虹膜构型,大多数高褶虹膜型青光眼属于此种,虹膜周边切除可以根治,房角加宽不明显,可能仅限于虹膜周边部。②高褶虹膜综合征,是指高褶虹膜型青光眼经虹膜周边切除后,虽有通畅的虹膜切除区,但是自发或药物散瞳后,可引起房角关闭而致眼压明显升高。一旦诊断为本综合征,则应持续使用缩瞳剂。

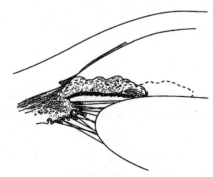

图 16-6　虹膜高褶型

前房轴深正常,虹膜不膨隆,当瞳孔开大时,引起房角关闭

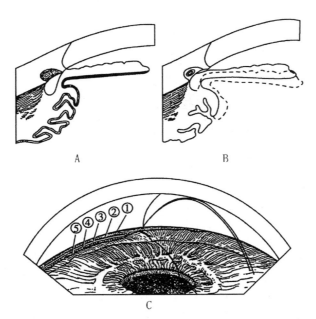

图 16-7 闭角型青光眼房角关闭的两种形式

A.房角入口处关闭:虹膜周边部与 Schwalbe 线粘连;B.先由房角周边部关闭,渐向
Schwalbe 线进展(房角缩短型);C.房角缩短的房角镜所见:注意粘连从周边(左)逐渐
达 Schwalbe 线(右):①Schwalbe 线;②小梁;③Schlemm 管;④巩膜突;⑤睫状体

(三)恶性青光眼或睫状环阻滞性青光眼

1869 年 Von Graefe 首先描述了恶性青光眼。长期以来认为恶性青光眼是闭角型青光眼手术的一种严重并发症,发生率为 2%~4%。本病的特点是在抗青光眼手术后,前房极度变浅或完全消失,眼压升高,用一般的抗青光眼药物或手术治疗均无效,如处理不当,常可导致失明。学者们发现有一些没有做过抗青光眼手术的患者在局部滴用缩瞳剂后也可引起恶性青光眼。本病多发生在浅前房、窄房角、小眼球、小角膜、睫状环较小或晶状体过大的闭角型青光眼,尤其是在长期高眼压、术前眼压不易控制、经用高渗剂或碳酸酐酶抑制剂眼压虽暂时下降而房角仍关闭者更容易发生。本病为双眼病,一眼发生后,另一眼做滤过手术后,甚或在滴用缩瞳剂后也可引起恶性青光眼。

发病机制主要是睫状环小或晶状体过大,使两者的间隙变窄,在抗青光眼手术、外伤、虹膜睫状体炎或局部点缩瞳剂等诱发因素的影响下,睫状体的水肿或睫状肌的收缩均可使睫状环进一步缩小、晶状体韧带松弛,因而睫状体与晶状体赤道部相贴,发生睫状体与晶状体阻滞,房水遂不能经正常的通路向前排流,而是向后倒流至晶状体后方及玻璃体后方,或进入玻璃体腔内,从而使晶状体-虹膜隔前移、前房轴部和周边部普遍变浅、虹膜周边部与小梁相贴致使房角闭塞而导致眼压升高。晶状体前移还可引起瞳孔阻滞而加重房角闭塞和房水在晶状体后方的潴留。在无晶状体眼玻璃体与睫状体粘连也可引起玻璃状体睫状体阻滞,使玻璃状体虹膜隔前移而产生与上述同样的病理改变。因这种青光眼是由于睫状体阻滞所产生的闭角型青光眼,故又名睫状环阻滞性青光眼(图 16-8)。

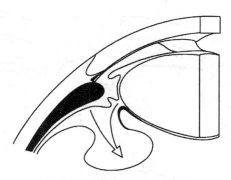

图 16-8　睫状环阻滞性青光眼

大晶状体嵌入睫状环,房水流向晶状体后拟副交感神

经药物加重阻滞,抗副交感神经药物可打开房角

在术前鉴别缩瞳剂引起的恶性青光眼和瞳孔阻滞性闭角型青光眼是很重要的,因为两者的治疗方法完全不同,如诊断错误常可造成不良后果。瞳孔阻滞性闭角型青光眼多发生于老年女性,前房周边部变浅而轴部一般仅中度变浅,双眼前房深度相同,用缩瞳剂治疗可使眼压下降;而恶性青光眼的发病率较前者为少,可发生于任何年龄,前房轴部及周边部普遍变浅,另一眼的前房可以是正常的,用缩瞳剂无效或反而使眼压升高,而用散瞳睫状肌麻痹剂可使眼压下降。所以当闭角型青光眼用缩瞳剂治疗无效,甚至引起眼压升高、前房进一步普遍变浅时,应想到可能是缩瞳剂引起的恶性青光眼。如果在另一眼试点缩瞳剂也发生同样变化,即可确定诊断。

三、诊断

在做眼部检查的过程中,应注意易患眼房角关闭的解剖形态,当有可疑发现时可作激发试验以确定发生房角关闭的可能性。

(一)常规检查

1.眼压

除检查时房角呈关闭状态或已至慢性期,一般眼压正常。发作前或发作之间 C 值正常,除非房角已发生粘连。

2.前房深度

(1)手电筒侧照法:以聚光灯泡手电筒自颞侧角膜缘平行于虹膜照射,如虹膜平坦,全部虹膜均被照亮;如有生理性虹膜膨隆,则颞侧虹膜被照亮,根据虹膜膨隆程度不等而鼻侧虹膜被照亮的范围不等(图 16-9)。Herick 提出,鼻侧虹膜全部不能被照亮者,相当于 Shaffer 前房角分类法的 0~Ⅱ级,即≤20°,为窄房角。

我国青光眼学组采用此方法检查前房轴深的分级标准如下:①深前房,整个虹膜均被照亮。②中前房,光线达虹膜鼻侧小环与角膜缘之间。③浅前房,光线达虹膜小环的颞侧或更少范围。

对一组正常人用此法及 Haag-Streit 900 型裂隙灯显微镜所附前房轴深测量器测量前房轴深,结果如下:①深前房,均数为 3.3 mm,范围为 2.9~3.7 mm。②中前房,均数为 2.8 mm,范围为2.5~3.1 mm。③浅前房,均数为 2.4 mm,范围为 2.1~2.7 mm。

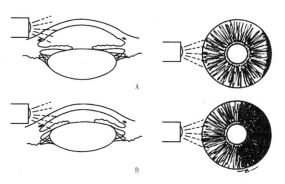

图 16-9　侧照法检查前房深度

A.深前房；B.浅前房

（2）裂隙灯显微镜法：测量周边前房深度，为 Van Herick 提出。以极窄光源，于颞侧，光线垂直于角膜缘照在角膜-虹膜间隙消失点的稍前方，角膜显微镜与光源夹角为 60°。周边前房深度以角膜光切面的厚度表示，并以此估计前房角宽度，其关系见表 16-1。

表 16-1　周边前房深度与房角宽度关系表

周边前房深度	Shaffer 房角分级	临床意义
1 CT	Ⅳ级（35°～45°）	不可能关闭
1/2 CT	Ⅲ级（25°～35°）	不可能关闭
1/4 CT	Ⅱ级（20°）	可能关闭
<1/4 CT	Ⅰ级（10°）	最终将关闭

上述方法，裂隙光源在角膜颞侧，且与显微镜的夹角为 60°，检查时不方便。河南眼科研究所将之改为置裂隙光源于 6 点处，光源与显微镜间夹角为 30°～45°，因为周边前房深度是以其对应处角膜厚度来估计，所以不必严格规定光源与显微镜间的角度。令患者注视光源，观察角膜缘稍内处角膜后壁与虹膜间的距离，即为周边前房深度，也以角膜厚度表示。

3.前房角镜检查

前房角镜下可将前房角按 Scheie 分类法（根据房角结构中所能看到的部位，分为宽角及窄1、窄2、窄3及窄4）或 Shaffer 分类法（按虹膜周边部与小梁网间的几何夹角分），两者的关系见表 16-2。

表 16-2　Shaffer 和 Scheie 前房角分级

几何夹角	分级（Shaffer）	分级（Scheie）	可见的最后部房角结构
35°～45°	Ⅳ	宽	睫状体带全可见
25°～35°	Ⅲ	窄 1	睫状体带部分可见
20°	Ⅱ	窄 2	巩膜突/后部小梁网
10°	Ⅰ	窄 3	前部小梁网/Schwalbe 线
0°	0（裂隙状）	窄 4	Schwalbe 线不可见

这些分类方法在临床很实用。Spaeth 指出，为了全面描述房角，应记录 3 种因素：①房角的

几何夹角。②虹膜根部的形态（凸、平或凹）。③虹膜在睫状体上附着的位置（前或后）。

4.房角的几何夹角

（1）房角的几何夹角：以 Schwalbe 线为标准，将 Schwalbe 线与巩膜突的假想连线，与虹膜之间的夹角分为 20°、30°、40°（图 16-10）。

（2）虹膜根部的形态：以第一个字母代表，分为 b、p、f、c 四级，如图 16-11 所示。

（3）虹膜在睫状体上附着的位置：以第一个字母代表，分为 A、B、C、D、E 五级，如图 16-12 所示。

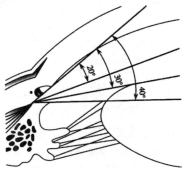

图 16-10　Spaeth 房角分级法

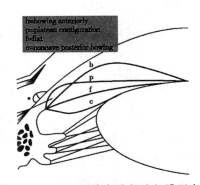

图 16-11　Spaeth 房角分级法虹膜形态

b:虹膜弓形向前隆起;p:高褶虹膜形态;f:虹膜平坦;c:虹膜向后凹陷

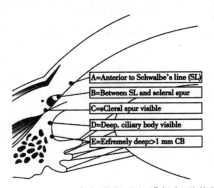

图 16-12　Spaeth 房角分级法虹膜根部附着位置

A.虹膜附着在 Schwalbe 线之前;B.位于 Schwalbe 线与巩膜突之间;C.可以看见巩膜突;D.深,可以看见睫状体带;E.非常深,睫状体带宽度＞1 mm

(二)激发试验

凡具有浅前房、窄房角、并有发作性虹视、视、眼胀、头痛、眼眶或鼻根部酸胀等病史的 35 岁以上,尤其是女性患者应考虑闭角型青光眼的可能,需密切追踪观察,必要时做激发试验以明确诊断。

1.暗室试验

Seidel 于 1828 年首先介绍此方法。其作用机制是在暗室中瞳孔散大,虹膜根部拥塞于房角使之关闭而导致眼压升高。其方法是先在明亮室内测眼压,然后令患者在暗室内停留 1～2 小时后于弱光下再测眼压,如眼压上升≥1.07 kPa,或顶压达 4 kPa,前房角镜下房角关闭为阳性。应注意嘱咐患者不可入睡,因睡眠时瞳孔缩小可影响试验结果。有些闭角型青光眼患者 1 小时暗室试验呈阴性,而 2 小时后才出现阳性结果。但时间长眼压可能上升过高,最好在暗室内装置号灯,患者如有不适可随时发出信号,也可根据周边前房的深度来选择暗室试验时间的长短。周边前房为1/4～1/2 角膜厚度者可用 2 小时,小于 1/4 角膜厚度者先用 1 小时,如为阴性再做2 小时暗室试验。这种试验方法较其他试验方法更合乎生理,比较安全,所产生的急性房角关闭容易控制,但暗室试验的阳性率不高是其缺点。

2.俯卧试验

Hyams 1968 年首先报告此方法。其作用机制是在俯卧位时由于重力关系晶状体-虹膜隔向前移位,使窄房角关闭。试验方法是先测量眼压,在亮室内俯卧于检查台上,额部垫以枕头。注意不要压迫眼球,不能入睡。1 小时后迅速转为仰卧位再测量眼压。眼压上升≥1.07 kPa,前房角镜下房角关闭为阳性,但宽开角者也偶有眼压升高。此试验也是在生理状况下进行,尤其适用于在这种体位有症状的患者,闭角型青光眼的阳性率为 70.2％,可疑闭角型青光眼为 48.2％,开角型青光眼为 7.1％。

3.暗室加俯卧试验

Harris 于 1972 年首先提出,为了提高激发试验的阳性率而将以上两种试验联合使用。做法与俯卧试验相同,唯在暗室内进行,俯卧后测眼压必须在弱光下进行。眼压升高≥1.07 kPa,房角关闭者为阳性。Harris 曾对同一组窄房角患者先后做了这 3 种激发试验并进行比较,结果是俯卧试验的阳性率为 58％,暗室试验为 53％,而暗室加俯卧试验则为 90％。

4.散瞳试验

1928 年,Seidel 和 Serr 介绍这种方法。其作用机制为瞳孔散大后周边虹膜堵塞房角而致房角关闭。方法是先测眼压,滴 2％后马托品液 1 滴,待瞳孔散大至 5 mm 时开始测眼压,每15 分钟测 1 次,共 4 次,然后每 2 小时测 1 次,也测 4 次(同时记录瞳孔的大小)。眼压较散瞳前上升≥1.07 kPa 为阳性。

散瞳试验可诱发急性房角闭塞,对窄房角患者有一定的危险,有些人不愿采用。暗室试验阴性的患者可考虑做散瞳试验,最好一次只检查一眼,滴散瞳剂后应密切观察瞳孔的变化。瞳孔中度开大时最易诱发眼压升高,因此时既能保持瞳孔阻滞,又可使周边虹膜堵塞房角。最好在这时测量眼压,不必机械地按规定时间检查。如眼压已升至 4.7 kPa(35 mmHg)以上则立即做房角检查,然后滴 1％依色林以防止急性发作。散瞳试验阴性者也应将瞳孔缩小。大部分闭角型青光眼在散瞳后可引起眼压升高,也有少数患者眼压并不升高,尤其是在瞳孔迅速极度散大而不停留在中等度开大阶段。这是因为晶状体前面呈弧形,周边部较薄,虹膜贴于周边部晶状体上,房角是开放的,托品类药物可麻痹瞳孔括约肌,从而减轻瞳孔阻滞,生理性虹膜膨隆也随之缓解;散瞳类药物还可以麻痹睫状肌而使前房加深。有人报告散瞳试验的阳性率为45.6％。散瞳试验阴性者也不能完全除外青光眼。从理论上讲散瞳试验对闭角型青光眼并不是理想的方法。

5.缩瞳试验

适用于房角关闭眼压升高的窄角青光眼。滴0.5％百里胺，使关闭的房角开放，眼压明显下降。假使前房角镜下证实房角开放，即可排除开角型青光眼的成分，可选择虹膜周边切除术。滴0.5％毛果芸香碱也可使眼压下降，房角开放，但毛果芸香碱还有使C值增加的作用，所以不能用作诊断。

6.毛果芸香碱/去氧肾上腺素试验

2％毛果芸香碱及10％去氧肾上腺素同时滴，每分钟1次共3次，使瞳孔中等开大，如果未引起阳性反应（眼压升高大于1.07 kPa），2小时后则重复该试验。如果90分钟后第2次试验仍为阴性，以0.5％百里胺结束，在另一天用0.5％托品卡胺作散瞳试验。

7.激发试验的临床评价

激发试验阴性并不能排除将来发生房角关闭的可能性。前房角镜检查为窄角是重要的发现。房角越窄发生房角关闭的危险性越大，应进行密切观察。假使暗室试验或俯卧试验阳性，或对侧眼曾有急性发作史者，均可为虹膜切除的适应证。虽然散瞳试验阳性，表明在试验条件下能产生房角关闭，但无确切证据表明试验阳性者将自发进展为急性房角关闭。这种眼睛未经治疗偶尔可能发展为急性闭角型青光眼，但是如果用缩瞳剂治疗也可能形成20°宽开房角。这种眼在缩瞳剂治疗下，不会发生房角关闭。所以，对于这种患者如能按医嘱用药，可继续缩瞳剂治疗，尤其是因为年龄或全身健康不适于手术者。

四、鉴别诊断

（一）与急性虹膜睫状体炎鉴别

急性闭角型青光眼急性发作时，一般诊断并不困难，但如症状不典型，或检查不够细致，有时可与急性虹膜睫状体炎相混淆，而两者的治疗完全相反。如诊断错误，治疗不当，可造成严重后果，故应注意鉴别（表16-3）。

表16-3　急性闭角型青光眼急性发作期与急性虹膜睫状体炎的鉴别表

鉴别点	急性闭角型青光眼急性发作	急性虹膜睫状体炎
自觉症状	虹视、眼痛、剧烈偏头痛，伴有恶心、呕吐	疼痛较轻
视力	突然明显减退	逐渐减退
角膜	上皮水肿、有时可见后弹力膜皱襞及少量色素沉着物	透明，后壁有灰白色沉着物较多
前房	明显变浅，前房闪光阴性或可疑阳性，偶见浮游物	深度正常，前房闪光明显阳性，有浮游物
瞳孔	散大，呈竖椭圆形，对光反应消失	缩小，有后粘连，呈不整形，对光反应迟钝或消失
眼压	明显升高	正常、偏低或稍升高

鉴别要点为急性闭角型青光眼急性发作时前房浅，瞳孔散大呈竖椭圆形，眼压明显升高，角膜上皮水肿，后壁没有或仅有少量沉着物，自觉症状如眼痛头痛剧烈，视力突然明显下降。急性虹膜睫状体炎前房深度正常，前房闪光明显阳性、有浮游物，瞳孔缩小有后粘连，眼压正常或偏低或稍高，角膜后壁有较多灰白色沉着物，疼痛较轻，视力逐渐减退。

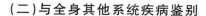

(二)与全身其他系统疾病鉴别

因急性闭角型青光眼急性发作期常伴有头痛、恶心、呕吐、脉搏加快、体温升高等症状,可被误诊为脑血管疾病或胃肠系统疾病,而忽略了眼部的检查,常因此而延误青光眼的治疗,造成严重后果甚至失明。故应详细询问病史并进行眼部检查,以便及时诊断,早期治疗。

(三)其他

慢性闭角型青光眼的自觉症状不明显,易被漏诊或误诊为开角型青光眼,前者常有典型的小发作史,而开角型青光眼无自觉症状;慢性闭角型青光眼的视盘陷凹常较开角型者浅;前者房角常为窄角且有粘连而后者多为宽角,但有些也可为窄角,主要的鉴别方法是在高眼压情况下检查房角,如房角开敞则为开角型青光眼。

五、治疗

闭角型青光眼是由于瞳孔阻滞引起房角闭塞所致,故治疗时应解除瞳孔阻滞,使房角重新开放,一般以手术治疗为主。

(一)急性闭角型青光眼

1.前驱期和间歇期

早期行激光虹膜切开术或虹膜周边切除术可获得根治。如因其他原因不宜手术,可滴1%～2%匹罗卡品液,密切追踪观察。

2.急性发作期

应积极抢救,尽快使房角开放,以免发生永久性周边前粘连。在高眼压情况下手术不但并发症较多,手术效果也差。应先用药物控制眼压,使充血现象消退后再行手术。为使眼压迅速下降可同时使用几种药物。滴 0.5%～1.0%依色林,每 10 分钟 1 次,共 3 次,同时滴 2%匹罗卡品液,每 5～10 分钟 1 次,根据病情决定持续用药时间。此外,可口服乙酰唑胺 0.5 g,甘油 50 g,球后注射 2%普鲁卡因 1.5 mL,以麻痹睫状神经节,减少房水生成和止痛。如眼压仍不下降或因恶心呕吐不能口服药物时,则可静脉滴注 30%尿素(1.0～1.5 g/kg 体重),或 20%甘露醇(1～2 g/kg 体重),每分钟 60 滴左右。经上述处理后眼压多能降至正常,但仍应继续使用缩瞳剂,并根据眼压情况酌情采用碳酸酐酶抑制剂及高渗剂。注意检查房角,如房角仍关闭,则应及时手术,切不可因眼压已趋正常而忽略了房角的观察,造成假性安全感而延迟手术,以致形成周边前粘连,失去作虹膜周边切除而能治愈的机会。如房角已大部或全部开放,则可观察数天,待炎症消退后再做手术。这时在眼压降至正常后逐渐减少至停用碳酸酐酶抑制剂和高渗剂后,做眼压描记。可考虑采用下述治疗方案,即在缩瞳剂下眼压能控制于 2.67 kPa 以下、房水流畅系数＞0.20、房角2/3 以上开放者,可做虹膜周边切除术;缩瞳剂不能控制眼压,房水流畅系数＜0.10,房角粘连已达 2/3 圆周者,需做滤过手术;情况介于两者之间者,即眼压能用缩瞳剂控制,房水流畅系数为0.10～0.20,房角粘连已达 1/2 圆周,因滤过手术较虹膜周边切除术的近期和远期合并症均多,可先做虹膜周边切除术,眼压不能控制时可加用缩瞳剂或再做滤过手术。目前已广泛采用激光虹膜切开术代替周边虹膜切除术。如用药物不能将眼压降至正常,则应手术。为了防止在高眼压下做滤过手术容易发生并发症,可先做后巩膜切开术,在眼压再次升高以前做滤过手术。

3.慢性期

此时房角已大部粘连,应行滤过手术。

4.临床前期

文献报告有 53%~68% 会发生急性发作,故多数人主张做预防性虹膜周边切除术以期获得治愈。目前多采用激光虹膜切除术。

5.绝对期

可继续滴用缩瞳剂,如疼痛剧烈,可球后注射酒精,必要时摘除眼球。

(二)慢性闭角型青光眼

应早期手术,手术方式的选择与急性闭角型青光眼相同。对虹膜高褶型患者应做虹膜周边切除术,大多数可以治愈,少数术后仍有发作者,可长期应用匹罗卡品液控制复发。应慎用散瞳剂,必要时,可用肾上腺能药物而不用睫状肌麻痹剂。

(三)恶性青光眼

1.药物治疗

应用散瞳睫状肌麻痹剂,如 1%~4% 阿托品液每天 2~4 次,可使睫状肌松弛,晶状体韧带紧张,缓解睫状环阻滞,使晶状体-虹膜隔后移,前房恢复,房角开放,眼压下降。可同时应用碳酸酐酶抑制剂和高渗剂,使房水生成减少并可使玻璃状体脱水、眼球后部体积减少,有利于晶状体-虹膜隔后移。局部或全身应用皮质类固醇可减轻睫状肌的充血、水肿,并防止晶状体或玻璃状体与睫状体发生粘连。经上述治疗后,有半数患者在 2~3 天前房恢复,眼压下降,此后逐渐减少药物,散瞳睫状肌麻痹剂仍需长期滴用,滴药次数可根据眼压情况酌定。

2.手术治疗

对经上述药物的充分治疗而前房仍不能形成的顽固患者,应做手术。目前较有效的方法有两种:①由睫状体平坦部抽吸玻璃状体内及其后方的积液,同时在前房内注入空气,使晶状体-虹膜隔后移,打破睫状环阻滞,恢复房水正常循环。术后继续使用散瞳睫状肌麻痹剂和皮质类固醇。这种手术安全、有效、并发症少,可作为首选。②摘出晶状体并用线状刀由瞳孔区向玻璃状体深部切开,使玻璃状体内的及其后方的液体由此切开的通道流入前房。此法也常可控制恶性青光眼,但术后反应较大。

(1)对侧眼的处理:如对侧眼眼压正常,房角开放,可试用缩瞳剂,如眼压升高,前房普遍变浅,表示此眼有易罹恶性青光眼的因素,应密切观察,必要时用散瞳睫状肌麻痹剂,以免眼压升高。注意:任何眼内手术、外伤或葡萄膜炎均有诱发恶性青光眼的危险。如对侧眼眼压升高,房角大部分闭塞,应检查前房,观察其对缩瞳剂及散瞳睫状肌麻痹剂的反应,如缩瞳剂并不使眼压升高,房角也不进一步变窄,则可用药物控制眼压后,做一般性抗青光眼手术,术后再应用皮质激素及散瞳睫状肌麻痹剂,以防止恶性青光眼;如用缩瞳剂反而使眼压升高,而散瞳睫状肌麻痹剂可使眼压下降、前房加深,则按上述办法治疗恶性青光眼。

(2)白内障摘除在原发性闭角型青光眼治疗中的作用:在不同的医疗中心,不同的医师曾分别报告了在原发性闭角型青光眼治疗中摘除晶状体的优点。晶状体摘除能有效地控制原发性闭角型青光眼,尤其是急性闭角型青光眼的升高的眼压。假如是成熟期或肿胀期白内障,很容易决定晶状体是否应摘除。实际上,多年来对于成熟期的白内障这已被用为治疗急性闭角型青光眼的有效方法。有些学者报告,为了增进视力而摘除白内障,同时附带的好处是降低了原发性闭角型青光眼患者的眼压。相反地,在原发性开角型青光眼,摘除了晶状体并不能使眼压下降。假如晶状体透明,或有轻微白内障,在决定是否要摘除晶状体是有争议的。但是越来越多的医师同意在这种情况下,在选择性的患者,应考虑摘除晶状体,因为对于原发性闭角型青光眼是有益的。

传统的治疗方法是作虹膜切开,虹膜成形术和白内障摘除这两种相对新的方法,不久将更广泛地用于 PACG 的治疗。晶状体摘除使窄的房角加宽,并常可使关闭的房角开放,在 PACG 尤其是瞳孔阻滞型者,可使升高的眼压下降。

(3)单纯摘除晶状体:传统的摘除晶状体是为了增加视力,多年来白内障摘除的标准是白内障影响了视功能,或最佳矫正视力≤0.3。最近白内障摘除及人工晶状体植入有了新的适应证,这种新的适应证是基于前房角的宽度是与有晶状体存在而部分相关的原则。前房角镜研究和超声生物显微镜研究表明,一个 10°角的窄房角在摘除晶状体后房角可加宽到 40°角,使各个象限的房角均加宽。这一信息对于处理闭角型青光眼引起了极大兴趣。医师们曾对房角窄的和部分关闭的、眼压高的或因晶状体前移而使前房浅的闭角型青光眼患者摘除其晶状体,获得了满意的效果,其房角加宽,前房加深,更重要的是眼压降低了。Hayashi 等报告在闭角型青光眼患者作白内障超声乳化摘除后,房角从 19°加宽到 36°,前房深度由 1.89 mm 增加到 3.94 mm,眼压从 2.9 kPa(21.4 mmHg)降至 2 kPa(15.0 mmHg)。多年来已采用晶状体摘除治疗伴有成熟期或肿胀期白内障的原发性闭角型青光眼。晶状体摘除曾治愈这些青光眼患者。但另一方面,对于摘除轻度或早期白内障,尤其是透明晶状体是有争议的。

对于原发性闭角型青光眼单纯摘除白内障而不同时作滤过手术可能对控制眼压是有作用的。Wishart 和 Arkinson 于 1989 年报告,原发性闭角型青光眼患者在作白内障囊外摘除及人工晶状体植入术后,不用降眼压药物,眼压<2.8 kPa(21.0 mmHg)者占 65% 对照组是原发性开角型青光眼患者,同样的手术后,对于眼压控制没有影响。

前房角镜检查很重要,如在虹膜切开后,房角关闭继续进展,白内障囊外摘除或超声乳化摘除,将阻止房角关闭的进展。房角分离术是为急性和慢性闭角型青光眼设计的分开周边前粘连以保存其小梁功能的手术。许多医师不赞成做这种手术,认为是无效的,但是有些医师认为它是安全的,当与白内障摘除同时作时更为有效。

Teekhasaenee 和 Ritch 的方法是用 Barkan 手术前房角镜,从前房穿刺口进入一钝头刀,在房角关闭处,将刀向后压,使角机械性的被分开,直到小梁网开放。另一种方法是非接触的方法,用黏弹剂分离房角粘连。最好是在摘除白内障尚未植入人工晶状体时作。前房内注入黏弹剂,用 Rycroft 针伸到关闭的房角处,注入黏弹剂应用机械作用分开粘连,当最初的粘连被分开后,将针向前伸分开深部粘连。这种非接触的方法是非创伤性的,并且是有效的。

争论焦点不应仅集中在晶状体是否浑浊,因为更重要的目的是治疗青光眼。如房角关闭在 180°以上,仅作晶状体摘除眼压可能被控制。如粘连≥270°角,如仅作晶状体摘除则常不恰当,术后还需要加用药物、作虹膜成形术或滤过手术。急性闭角型青光眼做晶状体摘除特别有价值,因为是新的粘连,晶状体摘除或虹膜成形术可使粘连分开。

(4)小梁切除或白内障摘除的选择:伴有白内障而眼压未能被控制的青光眼,处理的方法有 3 种可供选择:①三联手术(小梁切除,白内障摘除及人工晶状体植入)。②先做小梁切除,以后做白内障摘除。③先做白内障摘除,以后做小梁切除。

Gunning 和 Greve 总结指出,在 PACG 患者滤过手术常有并发症,而且常会使视力下降,对于急性或慢性闭角型青光眼,选择做白内障摘除,以后再考虑是否做小梁切除术,已成为更乐于被接受的方法。过去曾有争议的而今天已经很清楚的是先单纯做白内障摘除,然后密切随访。因为在许多患者白内障摘除可以降低眼压,加宽房角而治愈青光眼。另外,晶状体摘除后,如眼压仍高,仍可选择做小梁切除术。因为三联手术的并发症的概率较高,所以不先做三联手术,三联手术的优点是只做一次手术,但是现在认为,白内障摘除也是在一次手术中可以改进眼压,另外它也比较安全。对于周边前粘连存在时间长的患者,可做三联手术,仅做白内障摘除可能不能打开慢性关闭的房角。小梁切除术不是首选手术,因为它有并发症,在1~3个月白内障会进展,需要做白内障手术。在原发性闭角型青光眼晶状体摘除(白内障囊外摘除术或超声乳化术)已成为重要的控制升高的眼压的方法。

(王露兰)

第二节　原发性开角型青光眼

原发性开角型青光眼的房角大多为宽角,少数为窄角,因眼压升高时房角是开放的,故此命名。这一型青光眼病情进展极为缓慢,且无明显症状,故不易早期发现。个别患者甚至双眼视野已呈管形或一眼已失明方来就医,所以必须对这种眼病提高警惕,以便早期发现,及时治疗。

一、慢性单纯性青光眼

慢性单纯性青光眼常在中年发病,40岁以上的发病率为0.4%~0.7%,但也有不少患者发病年龄较早。中华青光眼学组会议初步拟定30岁以上者为单纯性青光眼,30岁以下者为发育性青光眼。单纯性青光眼的发病在性别上无明显差别。本病为遗传性疾病,可能为多因子遗传,有人认为是常染色体显性遗传或常染色体隐性遗传。

(一)病因

单纯性青光眼的眼压升高是由于房水排出通道的病变,使房水排出阻力增加所致。阻力的部位主要在于小梁网。病理检查可见小梁变性、硬化和内皮细胞增生,Schlemm管和外集液管阻塞。电镜检查发现小梁的基膜增厚并有玻璃样变性,使小梁板变厚达正常人的2倍,因而使小梁孔变小。有人认为血管神经和大脑中枢对眼压的调节失调也可使房水排出阻力增加。总之,单纯性青光眼的病因比较复杂,其发病机制目前尚不确切明了。

(二)流行病学

原发性开角型青光眼在一般人群中的发病率,由于所调查的人群、诊断标准和普查方法不同,所报告的差别相当大。多数欧美的报告发病率小于1%,40岁以上的发病率为0.4%~0.7%。我国13个省市普查结果,30岁以上的发病率为0.57%。欧美国家中原发性开角型青光眼是青光眼中最常见的一种。我国原发性开角型青光眼比原发性闭角型青光眼明显少,开角型青光眼与闭角型青光眼之比为1:(5~7)。在未治疗的高眼压症中,一般观察5~10年开角型青光眼的发生率为3.2%、6.0%、11.0%及35.0%等,说明高眼压症人群中,易感性是有差别的。

1.年龄

许多调查研究表明,开角型青光眼的发病率随受检人口的年龄增加而升高,绝大多数患者发生在65岁以后。在一个3 000名的一般人口的观察中,开角型青光眼和低压性青光眼在各年龄组的发生率为:40~49岁为0.22%,50~59岁为0.1%,60~69岁为0.57%,70~79岁为2.81%,80岁以上为14.29%。但是,开角型青光眼并不只发生在40岁以上者,也可能在20~30岁,甚至10岁发病。一般开角型青光眼较闭角型青光眼发病年龄较早。

2.种族

黑种人较白种人原发性开角型青光眼发病率高,且发病年龄较早,病情较重。由青光眼致盲者中,黑种人较白种人高7～8倍,我国及其他东方人的发病率较低。

3.遗传因素

原发性开角型青光眼是一种具有遗传性和家族性的疾病,其确切遗传方式尚不清楚,最可能的遗传方式是多基因多因子遗传。开角型青光眼患者近亲中青光眼的发病率高,有报告为5%～19%者,另一报告开角型青光眼中50%患者有家族史。

(三)临床表现

1.症状

单纯性青光眼为双眼疾病,发病隐蔽、进展缓慢。早期一般没有任何症状。当病变进展到一定程度时,可有轻度眼胀、视力疲劳和头痛。中心视力一般不受影响,而视野逐渐缩小。晚期当双眼视野缩小呈管状时,则出现行动不便和夜盲等症状。有些晚期患者有虹视或视物模糊,最后视力完全丧失。

2.眼前节检查

在发病早期眼前部可无任何改变,球结膜不充血,前房深度正常。晚期角膜可稍发乌,瞳孔稍开大,对光反应迟缓,虹膜萎缩。至绝对期,球结膜一般仍不充血,少数患者可有轻度前睫状支血管扩张,角膜上皮轻度水肿,知觉减退,晶状体浑浊。

3.眼压

测量眼压是检查青光眼的重要方法之一。眼压正常范围为 1.3～2.8 kPa(10.0～21.0 mmHg)。正常人的眼压双侧相似或相等,两眼差值不应超过 0.7 kPa(5.0 mmHg)。绝大多数正常人的眼压是在正常值范围以内,不致引起眼组织的损害。当眼压达病理值后,大多数患者容易产生组织损害,应引起警惕。但每个眼球对眼压的耐受程度差别很大,如正常值范围内的眼压对某些患者可引起视盘损害,而另一些人眼压大于 4.0 kPa(30.0 mmHg),经多年密切观察,视盘和视野均无病理改变。所以必须根据患者所不能耐受及能产生组织和功能损害的压力而确定其病理值。

正常眼压在一日之内是有波动的,不能仅凭少数几次测量来确定患者的眼压状况。这种改变情况名为眼压日曲线。测量方法是在 24 小时内,每 4 小时测量眼压一次。第一次最好是在起床前测量。如果患者不能耐受,也可在 2～3 天内于不同时间测量后凑成日曲线,但结果不如在一天内完成者准确。中华青光眼学组暂定的测量时间是上午 5、7、10 点,下午 2、6、10 点。眼压日差小于 0.7 kPa(5.0 mmHg)者为正常,大于 1.1 kPa(8.0 mmHg)者为病理性。大多数正常人早晨眼压最高,以后逐渐下降,夜间眼压最低,午夜后又渐升高;也有早晨眼压最低而下午眼压升高者。

早期房水排出系统的障碍是功能性的,临床表现为眼压不稳定,日曲线波动度大。根据日曲线可选择作激发试验和用药的时间。在眼压高峰时,房水排出的阻力最大,眼压最低时,房水排出的阻力不太大或正常。因此在眼压高峰时作激发试验阳性率较高。在眼压升高前用药则有利于控制眼压。单纯性青光眼的眼压波动幅度增大和眼压水平升高,波动幅度增大可能比眼压升高出现更早。

4.房水流畅系数降低

开角型青光眼房水流畅系数(C 值)下降,在青光眼的早期 C 值可有自发性波动,随着时间的推移,最终发展为视野缺损的眼睛,C值下降常出现在明显眼压升高以前。但是单纯的C值测量对诊断的价值不大。由于对青光眼的概念的改变,眼压描记在临床诊断青光眼的作用也发生了变化,如同眼压升高不能诊断为青光眼,只是C值降低也不能作为诊断依据。眼压描记在对青光眼的发病机制和抗青光眼药物作用的了解方面,曾经是极有价值的,但对于临床诊断和治疗青光眼的作用是有争论的,眼压和C值异常只是提醒医师应更密切观察患者。

5.视盘损害

视盘的青光眼性陷凹及萎缩是诊断的可靠根据。多数人认为青光眼陷凹可出现于视野缺损之前,因为病理陷凹的形成是由于支架组织的丢失,而神经纤维尚未受损害。所以应注意视盘的早期改变,及时治疗,以防止视功能发生损害。

(1)生理陷凹:多为横椭圆形或圆形,极少数为垂直椭圆形,多位于视盘中央,也可略偏于一侧;深度一般不超过0.7 mm,大陷凹较深,小的则较浅。在深陷凹的底部可看到筛板,陷凹的颜色常较其周围的盘沿为浅,但陷凹的大小与颜色变淡区域并不一致,陷凹常较颜色淡的区域大,因此应以小血管走行方向的变化来确定陷凹的边界,而不应以颜色改变来判定陷凹的大小。生理陷凹的大小因人而异,小陷凹居多,双眼陷凹的大小一般是对称的。多数人认为陷凹的大小与年龄的增长无关,如陷凹变大应认为是病理性的。测量视盘陷凹大小的方法很多,常用的简便方法是测量陷凹直径和乳头直径之比,即杯盘比值,测量其横径或竖径,简称为杯/盘(横)或杯/盘(竖)。

曾测量2 286位正常人,4 556位眼的杯盘比值,发现杯/盘(横)≤0.30者占66.86%,≥0.60者为5.83%。杯/盘(竖)≤0.30者占64.01%,≥0.60为1.13%。双眼杯/盘(横)相差≤0.20者占98.33%,>0.20者为1.67%,双眼杯/盘(竖)相差≤0.10者占96.87%,>0.10为3.13%。陷凹为圆形者占69%,横椭圆形者29.87%,竖椭圆形者仅占1.13%。因杯/盘≥0.60者为少数,中华青光眼学组将杯盘比值0.60定为青光眼筛选的指标。但该比值受视盘大小的影响,在正常人与青光眼患者中有重叠现象。大凹陷并非均为病理性的,应结合视盘的其他改变进行综合分析。

盘沿是指陷凹边缘至视盘缘之间的环状部分。正常盘沿上下方较鼻侧及颞侧宽,以下方最宽,上方次之,再次为鼻侧,以颞侧为最窄,即ISNT规律(图16-13)。盘沿上无切迹或缺损,呈粉红色。

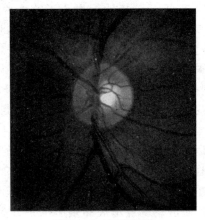

图16-13　正常视盘

盘沿:下方>上方>鼻侧>颞侧(ISNT规律)

利用求积仪或计算机图像分析仪可以定量测量视盘、盘沿、陷凹等参数,对青光眼的早期诊断及监测有参考价值(见表 16-4)。

表 16-4　正常视盘面积与盘沿面积

作者	眼数	视盘面积(mm²)	盘验面积(mm²)
Bittcn,等	113	2.102±0.500	1.65±0.30
Caprioli,等	52	1.70±0.04	1.09±0.03
Gramer,等	32	2.15±0.32	1.36±0.34
刘磊,等	172	2.40±0.50	1.77±0.32
王敏,等	120	……	2.22±0.35
李景波,等	44	3.18±0.59	2.64±0.45
		3.73±0.57	2.12±0.25
黄丽娜,等	36	……	2.095±0.45

从表 16-4 可看出,盘沿面积与视盘面积有明确的相关性,表明盘沿面积受视盘大小的影响。另外,以上参数还因所用仪器及检测对象的不同而有差异。故以上数据仅可作为参考,为随访监测,各单位需固定检测仪器并作大数量的正常眼的测量以求出其正常范围。

(2)青光眼性视盘改变:青光眼的主要过程是神经节细胞轴索的丢失。当轴索丢失后盘沿神经组织量减少,导致盘沿和视盘凹陷形态的改变。

1)视盘凹陷扩大:盘沿神经组织丢失可致视盘凹陷扩大。可分为以下几种方式。①局限性扩大:盘沿神经组织的选择性丢失主要发生在视盘的上下极,下极较上极更为常见,并轻度偏向颞侧,因而使凹陷向垂直方向或斜向扩大。凹陷局限性扩大为盘沿出现小的缺损,发生在颞下方,曾被称为极性切迹、局限切迹或小凹样改变。当局限缺损扩大加深时,该部盘沿形成一锐利鼻侧边缘,常靠近一个较大视网膜血管。局限性缺损可扩展达视盘边缘,该区盘沿完全消失,视网膜血管如经此处则呈屈膝状(图 16-14)。②同心性扩大:青光眼性凹陷可呈同心性扩大,这种改变方式较局限性扩大少见。由于正常视盘变异很大,凹陷的普遍性、同心性扩大与生理性大凹陷不易区别。青光眼性凹陷的同心性扩大的特点是盘沿呈同心性变窄。虽然盘沿的某些区域可能更窄一些,但没有盘沿某一区域明显变窄的现象(图 16-15)。Pederson 和 Anderson 在一纵向研究中发现,视盘凹陷的普遍性扩大是青光眼进行性视盘改变最常见的形式。这种变化发生在视野缺损以前。当看到大凹陷时,应考虑其是否为病理性。生理性大凹陷的盘沿宽度均匀一致,尤其是上下极不应较其他方向狭窄。如 C/D 大于 0.6,而上下盘沿不窄,则可能是生理性的。生理性凹陷多位于视盘中央,而青光眼性者视盘颞侧盘沿常较窄,而呈偏心性。当凹陷越大、越深、越偏向一侧,越应考虑为病理性。生理性大凹陷与遗传有关,检查其直系亲属的凹陷,有助于鉴别先天性与后天性改变。③凹陷加深:在有些患者,早期青光眼性凹陷的改变是凹陷加深,这只发生在病前筛板不暴露者。如圆锥形凹陷,在凹陷底部组织变稀疏,呈半透明薄膜状。继之筛板前的支架组织消失,有薄纱样组织悬挂,薄纱消失后即露出筛板,可见灰色筛孔,称筛板斑征。此后不再加深,而是向底部扩大,使凹陷壁变陡,筛板显露面积逐渐扩大。在大多数患者筛孔呈点状,有些呈条纹状,后者伴有视野缺损者较多(图 16-16),血管架空越过加深的凹陷上,以后沉于凹陷底部。④凹陷垂直扩大:早期盘沿组织丢失常发生在视盘的上下极,凹陷垂直扩大较水平方向明显,故青光眼性凹陷呈垂直椭圆形(图 16-17)。但是,正常视盘和凹陷常呈竖椭圆形,故竖椭圆形凹陷不能都认为是病理性的,应考虑凹陷形状与视盘形状的关系。根据视盘的形状,当垂直方向的凹陷比预期的大时,应怀疑为青光眼性损害。换言之,C/D垂直明显大于C/D水平时应怀疑为青光眼性改变。⑤双侧凹陷不对称:正常人双侧凹陷对称,如果双侧凹陷不对称,相差0.2或>0.2,应注意视野是否有改变。双眼凹陷的对称性较凹陷的大小更有意义。⑥晚期青光眼视盘改变:盘沿完全消失,凹陷达视盘边缘,所有血管均从视盘边缘屈膝爬出,视盘颜色苍白。此情况也称锅状视盘凹陷,因组织切片横截面上筛板明显后移且视盘边缘呈穿凿状。

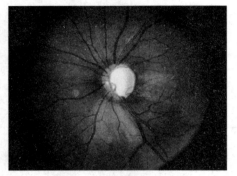

图 16-14　凹陷局限性扩大

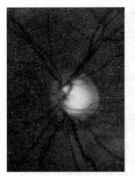

图 16-15　凹陷同心圆性扩大

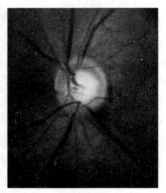

图 16-16　筛孔呈点状、条状

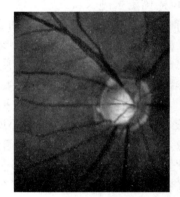

图 16-17　凹陷垂直扩大

2)盘沿组织丢失:过去着重注意视盘凹陷的变化,但它实际上是反映盘沿组织丢失。盘沿面积测量可定量观察盘沿神经组织丢失情况,以此指标区分早期青光眼及正常眼较C/D有意义,但盘沿面积也受视盘大小的影响。青光眼的最早和最明显的视野缺损是在 Bjerrum 区和鼻侧周边部,这些区域是由黄斑上下方的弓形神经纤维所支配,这些纤维进入视盘的上下极。所以,典型的青光眼性视盘组织丢失开始于视盘的垂直部分,尤其是偏颞侧和下极。该区发生营养不良性改变,呈半透明状组织变薄,继之消失而形成切迹。如果凹陷呈斜坡状,则组织消失处变深,使该处的凹陷壁变陡。Jonas 等对青光眼盘沿丢失的研究发现,青光眼盘沿丢失可发生于视盘的任何部位,并根据青光眼病程的不同阶段而有好发区域。轻度青光眼损伤者,盘沿丢失主要见于视盘颞下方,其次是颞上方;中度进行性青光眼损伤,盘沿丢失在颞上方最明显;在晚期青光眼,盘沿残留一般仅见于视盘鼻侧区,且鼻上区明显大于鼻下区。青光眼盘沿丢失的发生,在各部位有一顺序,一般是先开始于颞下方,然后逐渐出现于颞上方、水平颞侧、鼻下方、最后是鼻上方。这种改变与筛板的形态学有关,与青光眼性视野缺损的进展相对应。

对于可疑性青光眼应仔细观察盘沿,尤其上下方盘沿。对于盘沿面积的测量,不仅应测量盘沿总面积,且要测量颞下区与颞上区的面积,以利于早发现青光眼性改变。应注意盘沿不是各方向均等的,而是下方最宽,颞侧水平部最窄。如颞下和颞侧水平处宽度相等,就提示有青光眼性视盘改变,对青光眼早期诊断很重要。盘沿变窄的早期颜色尚正常,当病情更进展时,小血管相应也减少,颜色变浅。Schwartz 认为,苍白代表胶质中无血管区。而 Quigley 等的研究表明,苍白不是毛细血管密度下降的结果,而是盘沿神经组织变薄,使组织结构和透明度发生变化。盘沿变薄使毛细血管总量减少,致使从视盘的胶原部分有更直接的反射,使反回光线呈白色。荧光血管造影在视盘苍白区可显示有小血管。对苍白的测量是困难的,因在随访时屈光间质情况明显影响苍白测量的结果。如用视盘照片测量,则照相方法与底片的冲洗均可造成误差。应用测量制图法而衍制出的一些比色计法或光密度法来测量视盘的苍白区,可测量视盘不同点的相对光反应。测量苍白的方法有以下几种:①画出中央苍白区的界限,计算苍白区面积与视盘面积的比率。②在盘沿上选择几点测量其苍白。③苍白的全面分析,记录视盘全部各点的苍白值。

(3)血管改变:①血管形态的改变,当青光眼视盘凹陷扩大时,视盘上的视网膜血管走行和形态可能有改变。首先是血管向鼻侧移位,视网膜血管沿凹陷鼻侧边缘进入眼内,假使凹陷大,血管看起来移向鼻侧。过去认为视网膜血管向鼻侧移位是青光眼的特征,现在认识到凡是大凹陷,不论是生理性或是青光眼性,都可有这种现象。②血管呈屈膝状,有些眼的脉络膜巩膜管的后孔较前孔大,在大凹陷时,凹陷边缘呈穿凿状,视网膜中央血管沿凹陷底部及其壁走行,当达穿凿悬垂的边缘下方时,血管消失,行至边缘表面时又能看见,这种血管屈膝爬行现象是青光眼性视盘凹陷的典型体征,但也可见于先天性大凹陷,并非青光眼所特有(图 16-18)。③环形血管暴露,正常视盘可能有 1~2 根视网膜血管的分枝沿凹陷的颞侧边缘走行,称为环形血管。当凹陷扩大时,此血管离开凹陷边缘而显露在扩大的凹陷内,血管可保持在视网膜水平,悬在凹陷之上,也可随凹陷下沉,位于凹陷底部。凹陷缘环行血管暴露是视神经损害的体征,常见于青光眼,但是也可见于视神经萎缩、缺血性视神经病变和大的生理凹陷(图 16-19)。④视网膜中央动脉搏动,当眼压升高到视网膜中央动脉的舒张压,或后者降至眼压水平时,就会出现动脉搏动。但是,主动脉瓣闭锁不全、大动脉瘤、全身血压降低、严重贫血等全身性疾病时也可出现。⑤视盘出血,呈火焰状或片状,位于视盘表面神经纤维层,有时可扩展到视盘周围视网膜,但主要部位是在视盘上,有时发生在乳头较深部位而呈圆形。据报告,81%的视盘出血位于浅层,19%位于深层。据估计,大约 1/3 青光眼患者在其过程中曾有出血,低压性青光眼较开角型青光眼更为常见。有人分别报告高眼压青光眼患者中发生率为 7% 和 9%,低压性青光眼为 20.5% 和 21.7%。视盘出血常发生于视盘的上方及下方。Shihab 报告,70% 在颞下方,18% 位于颞上方,其余 12% 位于视盘其他区域。出血持续时间短,但可再次发生,故有时就诊时可见,而再次就诊时已消失或于同一部位或新的区域发生新的出血。有报告,出血持续 2~35 周,92% 至少持续 4 周,大多数持续 2 个月。12%~64% 的患者有再次出血。视盘出血不是青光眼的可作为诊断的病征,而是一种重要表现。它可能是青光眼性损害的第一个表现,常发生在视网膜神经纤维层缺损、盘沿切迹和视野缺损之前。在正常人群中,视盘出血的发生率很低,据报告为 0.33%~0.50%。如在正常眼压者发现有视盘出血,可能是低压性青光眼的早期。如果眼压偏高,则可能为青光眼。如果已排除其他眼病和全身性疾病,包括使用抗凝剂所致的视盘出血,应考虑视盘出血是青光眼早期损害的一种体征。

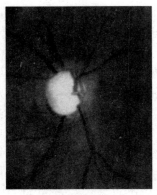

图 16-18　血管屈膝

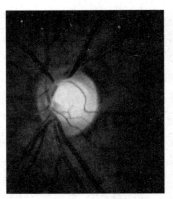

图 16-19　环形血管外露

　　(4)视盘周围萎缩:青光眼患者视盘周围常有脉络膜和色素上皮萎缩所形成的环形或部分晕轮,又称青光眼晕,但这种萎缩也可见于其他情况。青光眼患者有此晕者比正常人多。由于多出现在发展期青光眼,而且正常人也有这种变化,故对早期诊断的价值不大。Wilensky 和 Kolker 将视盘周围改变分为晕和萎缩,并将之分级。他们发现,在青光眼与非青光眼之间晕的程度是相同的,而青光眼患者萎缩的程度较重。Anderson 提出,青光眼性视盘局限性改变可能与视盘周围萎缩有关,他认为弧形斑可能表明该扇形区解剖薄弱,特别容易发生青光眼性损害。Heijl 发现,视盘周围萎缩的部位与视野缺损明显相关。但是,Airaksinen 等在 9 年的随访中发现,视盘周围萎缩与盘沿面积下降之间仅轻度相关。在低眼压性或高眼压性青光眼有无视盘周围萎缩似乎不影响盘沿面积变化的速度。

　　视盘周围常有边界清楚的白色或黄白色环,其内界为巩膜管的边缘,外界为色素上皮止端,此区域称为巩膜沿或 Elschnig 环。围绕此均匀一致的生理性巩膜沿,有两种形状不规则、边界清楚程度不等的萎缩。在内侧,萎缩区可见巩膜暴露,有时部分被脉络膜覆盖,而脉络膜毛细血管及视网膜色素上皮层缺失。在内侧区以外,常有一较周边萎缩区,有色素紊乱和脉络膜毛细血管及视网膜色素上皮的部分萎缩。一段时间以来,学者们认为视盘周围视网膜萎缩常伴随有青光眼。在非青光眼的眼睛常可看到视盘周围改变,可能是正常改变或是伴有先天性或者后天性改变。

　　视盘周围区的萎缩分为两部分,内侧部分称为 β 区,外侧部分称为 α 区。Elschnig 最初描述的窄的白色巩膜环标志着巩膜管的界限。巩膜环是一个生理形态,但在不同的眼睛其显露程度不等。内侧弧形斑(β 区)靠近视盘,检眼镜下可见巩膜和脉络膜血管,是由于视网膜色素上皮及光感受器几乎全部消失。其外侧的半月形弧形斑(α 区),是由于视网膜色素上皮细胞的黑色素含量不均匀所致。常可看到单独有 α 区,并在正常眼是常见的。β 区很少在没有 α 区萎缩情况下出现,而且在正常眼是不常见的(图 16-20)。

　　Airaksinen 等对视盘周围区提出了临床分类,分为如下四类:①无生理巩膜环,无萎缩区。②显露生理巩膜环(Elschnig 环),但无萎缩区:为围绕视盘的巩膜管的标志;为生理性形态,但显露程度不等。③视网膜色素上皮及脉络膜毛细血管全萎缩(内侧弧形斑或称 β 区):视网膜色素上皮及光感受器完全消失;可见巩膜和脉络膜血管;正常眼不常见。④部分萎缩伴有色素改变(外侧弧形斑或称 α 区):与视网膜色素上皮细胞的黑色素含量相对应;呈现不规则的色素脱失及增生;常在 β 区之外,但也可能单独存在;正常眼常见。

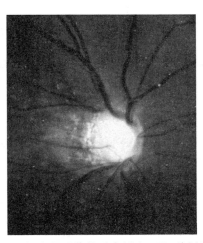

图 16-20   视盘周围萎缩弧内侧为 β 区,外侧为 α 区

(5)视盘的大小:在青光眼的早期诊断中,视盘的大小具有很重要的诊断意义。因为在视盘面积与视杯大小之间具有相关性,正常眼视盘小者常无视杯,大视盘者有很大的视杯。这表明,在青光眼的早期,小视盘眼可被视为正常眼而实际是青光眼性的小视杯,因为小视盘常无视杯或不明显。同样,一个大视盘眼可被视为青光眼,而实际上是正常眼的大视杯,因为大的视盘常有生理性大视杯。但大视盘伴有大视杯并不能都排除青光眼,因为曾有报告大视盘的青光眼易感性较小视盘者大,或至少相同。对大视盘具有大视杯的眼,在检查其早期青光眼性改变时,重要的是观察盘沿的形态,盘沿最窄的部位是否在颞侧水平部,视网膜神经纤维层是否明显可见。对大视盘伴有大视杯的眼除外青光眼性改变十分重要。因为有研究表明,正常眼压性青光眼的视盘较原发性开角型青光眼者明显大。提示大视盘青光眼的早期诊断,其眼压升高并非是一个很敏感的指标。

(6)青光眼凹陷的可逆性:一般认为,青光眼性视盘损害和视野缺损是不可逆的,这在绝大多数患者是正确的,尤其是在神经组织已真正丢失时。但有些情况下凹陷可能是可逆的,常见的是小儿患早期青光眼,尤其是一岁以内者,术后眼压得到控制,凹陷可明显缩小。也有报告成年人近期发生的青光眼凹陷,用药物或手术治疗眼压明显下降后,凹陷得以恢复。年老患者可能因为巩膜组织的弹性下降,凹陷不易恢复。

(7)凹陷扩大而不伴视野缺损:视神经的球外部分受压迫后可发生视野缺损,一旦压迫被及时解除,视野可戏剧性地复原。因而压迫可以损伤但并未破坏视神经。青光眼治疗后,视野也可能有轻度恢复,这种恢复绝不会很大。绝大部分青光眼在出现视野缺损以前已有一定数量的神经纤维丢失。当轴索死亡,它们在巩膜管内占据的空间减少,凹陷扩大。Quigley 发现,视神经组织丢失 40% 时,用 Goldmann 视野计尚查不出视野缺损。所以,视神经损伤可能已发生并且进展却查不出视野缺损。当视野检查方法得到改进并建立了正常数据以作视野比较分析,才能更早检出视野缺损。目前对于视盘凹陷进行性扩大而不伴视野缺损,应考虑是早期青光眼的指标。

(8)近视眼的青光眼性视盘及视野改变:近视眼的青光眼诊断是一个特殊问题,许多近视眼因青光眼而使视力受到相当损害但未引起医师考虑青光眼的可能性。造成诊断困难的原因如下,筛板与视网膜间的距离比正视眼和远视眼明显短。此距离的平均值正常人约为 0.7 mm,而近视眼者为 0.2～0.5 mm，因此近视眼的完全性青光眼凹陷的深度只是一般青光眼凹陷的 1/2；青光眼性视盘改变的特征常被视盘斜入和视盘周围萎缩所掩盖。因巩膜硬度低，用 Schiotz 眼压计所测眼压如未经矫正则常偏低。再有生理盲点扩大常错误地被认为是由于近视性弧形斑。眼底后极部或周边部的葡萄肿可能产生不规则的屈光不正，而影响视野检查，尤其是在现代视野检查应用低强度的视标时，应戴适当眼镜矫正屈光性暗点。医师应注意发现近视患者中的青光眼，因这种患者中青光眼的发病率较高。

（9）相对性传入性瞳孔反应缺陷（relative afferent pupillary defect，RAPD）：青光眼性视神经萎缩的另一临床体征是可能伴有 RAPD，或称 Marcus-Gunn 瞳孔。它是任何原因所致单侧或不对称性视神经损害的一种瞳孔改变。Kohn 注意到双眼视野不对称的青光眼患者存在 RAPD，即使在双眼不等的眼压升高及视盘凹陷不对称，而动态 Goldmann 视野检查正常的情况下，也可观察到 RAPD。因而他认为，RAPD 是视野缺损之前的青光眼早期体征。Thompsen 报告，视野缺损的范围与 RAPD 呈正相关。

瞳孔对光反应的传入弧与视觉传入纤维由视网膜至视束走行一致，在视交叉，传入纤维部分交叉，部分不交叉，交叉纤维稍多于不交叉纤维，分别为 53％ 及 47％。这种不平衡使正常眼的直接对光反应与间接对光反应不相等，从而导致瞳孔不对称，这在一侧视束完全阻断的患者中可以观察到。实际上，由于交叉纤维与不交叉纤维数量不等，造成的瞳孔缩小的幅度差值很小，瞳孔描记测得的差值约为 0.075 mm，临床上可以忽略。因此，当一只眼的瞳孔传入纤维受损导致直接对光反应减弱时，该眼的间接对光反应正常。通过比较该眼的直接对光反应和间接对光反应的差别，就可表示该眼的瞳孔传入纤维受损程度，此即 RAPD。RAPD 是视交叉前瞳孔传入纤维受损的体征。Thompson 利用不同透光率的滤光片置于健眼或相对好眼之前以减弱刺激光强，以滤光片的透光率（对数单位）表示 RAPD 的程度。以光源分别照射患眼（或相对差眼）和健眼（或相对好眼），观察两眼的直接对光反应和间接对光反应达到平衡所需滤光片的透光率大小，透光率越高，RAPD 越轻微，透光率越低，RAPD 越严重。一般认为 RAPD 小于 3 个对数单位无病理意义。

检查在暗室中进行，因暗适应条件下瞳孔开大，当光线刺激视网膜时容易观察瞳孔运动缩小情况。将已知透光率的滤光片置于相对好眼之前，以点光源照射相对好眼，然后迅速照射相对差眼，观察两眼的瞳孔运动情况，选择合适的滤光片使两眼瞳孔运动达到平衡，即直接对光反应与间接对光反应的瞳孔收缩幅度和速度相等。记录该滤光片的透光率（对数单位），即为 RAPD。

6.视网膜神经纤维层缺损（retinal nerve fiber layer defect，RNFL-D）

Hoyt 发现青光眼早期 RNFL 可出现局限性萎缩，这种 RNFL 的退行性改变是细微的，但是可以用检眼镜观察出来，并且可以用眼底照相机拍摄，尤其是用无赤光线可以看得更清楚。Sommer 对高眼压症患者每年做一次 RNFL 照相，在最后发现视野缺损的眼中，每只眼均有持续的 RNFL 异常，平均发生在视野缺损出现前 1.5 年，最早的可以发生在 5 年以前。用 RNFL 照相观察 RNFL 的情况，是区分高眼压症和真正青光眼最早的和比较可靠的方法。

（1）正常 RNFL 眼底所见：正常 RNFL 在视盘周围呈灰白色、稍浑浊、均匀细微的放射状条纹，位于视盘附近者最厚，呈粗糙的互相交织的条纹，可追踪到距视盘 2～3PD 远处，以后逐渐消失。左眼的 11:00～2:00,4:00～7:00（右眼 10:00～1:00,5:00～8:00）即上下弓形纤维束处最清楚，2:00～4:00 间（黄斑纤维束）看不清楚，因此处的 RNFL 较薄，但实践后此区也可看清，RNFL 离视盘越远，越薄就越不清楚（图 16-21）。在离视盘 2PD 远处 RNFL 开始有不同程度的变薄,而且散开呈羽毛状,在亮的 RNFL 反光条纹之间,有加宽的暗带,应注意勿与局限性萎缩暗带相混淆。视网膜血管主干近侧埋于 RNFL 中,使血管中心光反应呈不规则的弥散反光,RNFL 中的小血管模糊可见,呈交叉状阴影。儿童及年轻人视网膜光反应较强,为从内界膜来的正常反射,在动静脉旁有平行于血管的宽的强反光,在反光之间可呈现出相对暗的区域,当移动检眼镜的光线时,其形状和位置都有变化;而 RNFL 条纹虽也有移动,但是其形状、走行和部位不变。视网膜色素上皮色素少者,其 RNFL 不易看出。

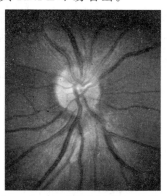

图 16-21　正常视网膜神经纤维层

　　(2)RNFL 萎缩分两类:①局限性萎缩,在上下弓形纤维束中有暗淡的裂隙或沟,位于距视盘 2PD 范围以内,常伸展到视盘附近(正常眼 RNFL 分开常在距视盘 1PD 以外)。弓形裂隙可很窄,但常为多条,使 RNFL 萎缩成耙形,或呈梳发样外观,先是细梳发样,后为稀疏梳发样。较宽的沟形或弓状、楔形缺损,其色调较附近视网膜稍暗;如楔形很宽,常易被忽略,用立体镜观察,此处变薄。由极早期梳发样改变,进展到缺损,大致需要 4～10 年(图 16-22～图 16-25)。光学显微镜检查,缺损部分 RNFL 明显变薄,严重者可消失。②弥漫性萎缩,RNFL 弥散性变薄,较难确定,尤其是在早期,血管的光反应变得更明显,并使正常情况下被其上面 RNFL 所遮盖的小血管暴露出来。当萎缩更进展时,视网膜表面呈暗斑点颗粒状,视盘周围血管的轮廓清楚,其光反应是连续的,在血柱旁有灰色条纹,在萎缩的晚期小血管收缩消失(图 16-26)。

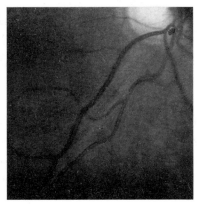

图 16-22　颞下裂隙状缺损

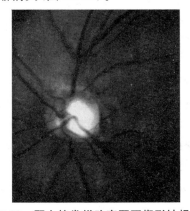

图 16-23　颞上梳发样改变颞下楔形缺损

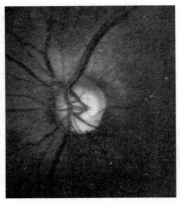

图 16-24　颞下楔形缺损

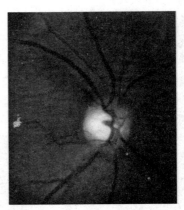

图 16-25　颞上出血窄楔形缺损

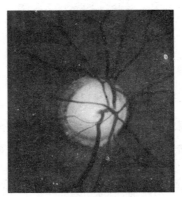

图 16-26　弥漫性萎缩

（3）鉴别：视网膜光反应类似局限性 RNFL 萎缩。颞上下支血管主干附近的弧形反光，是从内界膜来的反光，可能与宽的 RNFL 的弧形缺损相混，但这种反光是亮的，不连续的，非线条形的。与 RNFL 萎缩不同，这种反射趋向于离开神经纤维束的弓形径路，有时融合在一起，两片反光之间的假的神经纤维束缺损，有正常的视网膜的条纹及颜色。仔细检查血管有助于区分正常RNFL 但看不清楚弥漫性萎缩。如果视网膜血管表面有强反光的条纹越过，并部分覆盖血管，则有一定程度的 RNFL 存在。在 RNFL 萎缩，血管壁看得很清楚，在粗糙的视网膜表面，血管轮廓有鲜明对比，血管裸露地位于视网膜表面。如血管上无极亮反光，看不见境界清楚的血管壁，则可能是有 RNFL 而看不清楚。当 RNFL 自视盘向外渐变薄时，可见暗亮相间隔的区域，但是并不达视盘很近处，不达距视盘 1PD 以内。

北京医科大学第一医院眼科曾研究分析 347 只眼 RNFL 的改变，RNFL-D 的敏感性高，在有视野缺损的开角型青光眼中，88.89％有 RNFL-D，123 只正常眼中仅 1 只眼 RNFL 有裂隙样缺损，其特异性为 99.19％。LTG 及可疑 LTG 患者均有 RNFL-D。开角型青光眼对侧视野正常眼中 53.83％、可疑开角型青光眼中 20.55％有 RNFL-D。RNFL-D 的部位与视野缺损的部位是相对应的。

7.视盘和视网膜神经纤维层结构的选量检查

有研究表明，视盘的改变和视神经纤维层的缺损早于视野的损害。当视野出现异常时，已经有20％～40％的视神经受到损害。如果在视野出现异常之前，发现视神经损害，将有助于青光眼的早期诊断。对解剖改变的客观记录最初是通过照相技术完成的,视盘的立体照相,需要医师积累一定的经验,它提供了一种可以更早的,定性和半定量的,而且是不可替代的分析视神经乳头的方法。20 世纪 90 年代,随着共焦技术和激光光束的使用,出现了共焦激光扫描眼底镜:如海德堡视网膜断层扫描仪(Heidelberg retina tomography,HRT)、光学相干断层扫描仪(optical coherence tomography,OCT)、偏振光扫描仪等。激光眼底扫描技术可以提供客观的,而且是三维立体图像的活体视神经乳头的解剖结构。下面主要介绍应用较普遍的海德堡视网膜断层扫描仪(HRT)和光学相干断层扫描仪(OCT)。

(1)海德堡视网膜断层扫描仪(HRT):①基本原理,共焦激光扫描眼底镜的原理主要是基于光学共焦技术(图 16-27)。单束激光通过一个孔投射到后极部视网膜的共焦平面上。激光通过第二个共焦孔反射回来,被光感受器接收。任何在共焦平面之外的信号将被探测孔阻挡。标准的 HRT II 软件有 22 个参数。参考平面是最重要的变量之一,它区分了视杯和盘沿。它的位置对大多数的变量均有很大的影响。标准参考平面定义为视盘轮廓线 6 度宽的范围(350°～356°),这一范围与视盘黄斑束相对应。350°～356°处的乳斑束平均厚度为 50 μm,在青光眼的患者中这一区域也保持相对稳定。由于针对每名患者进行个性化设定,避免了人群中生理变异大的问题,能矫正常见的视盘倾斜。②主要参数,HRT 有 5 个重要参数。高度变异曲线和平均视神经纤维层厚度是两个量化的参数,高度变异曲线的计算是通过轮廓线上最高和最低点的差值来确定,因此是独立于标准参考平面的。平均视网膜纤维层厚度相当于标准参考平面和沿着轮廓线的视网膜高度之间的平均高度差异,因此也称之为相对厚度。另外 3 个重要参数为盘沿面积、盘沿体积和视杯形态测量(cup shape measure,CSM)。盘沿面积是指视盘轮廓线以内,高于参考平面的盘沿组织所占面积。盘沿体积是指视盘轮廓线以内,高于参考平面的盘沿组织所占体积。视杯形态测量是指轮廓线内(视盘)各点深度值频数分布的偏斜度,它反映了杯壁的陡峭程度。浅于平均深度的点数多于深于平均深度的点数时 CSM 为负值;反之为正值。正常应为负值,接近 0 时说明病情加重。

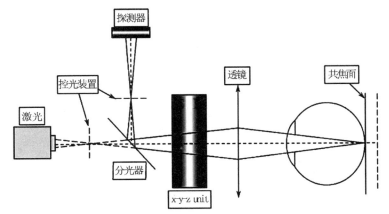

图 16-27　共焦激光扫描系统

不同层面的扫描,只有来自聚焦平面的光才能被探测器接收,获得一系列二维的共焦截面图

在正常视盘的上极和下极部分,视网膜神经纤维层增厚产生了特异性的双峰曲线。在 HRT 的地形图中,双峰曲线的位置和平均视网膜高度(mean retina height,MRH)及标准参考平面均可以作为量化的评价指标。在当前 HRT II 的软件中,MRH 定义为高度的零点,用一条水平黑线表示。

在正常眼中,轮廓线的最高点通常达到了 MRH,而在青光眼中,非常典型的轮廓线的边界是在 MRH 之下。然而,在视网膜神经纤维层萎缩的患者中,轮廓线会普遍降低,表现出低的参考平面的数值。通过使用将视盘分离的方法检测早期和局限性的缺损,使敏感性有了很大的提高,在 HRT 软件中称作 Moorfields 回归分析。计算视盘的每一个部分及整个视盘的 95.0%、99.0%、99.9%的可信区间,盘沿面积百分比≥95.0%时为正常,95.0%～99.0%为临界值,<99.9%为异常。但在 Moorfields 回归分析中,屈光度和视盘大小有一定适用范围,屈光度适用于−6D～+6D,视盘大小适用于 1.0～3.6 mm²。正常人和早期青光眼患者的正态分布存在较大范围重叠,用单一指标不能很好区分,因而又引入了多元判别分析,包括 FSM 和 RB 等。FSM 由三种参数组成:视杯形态分析、盘沿体积、沿轮廓线高度变化量。以 0 为分界线,正值为正常,负值为异常。RB 由两个参数组成:视杯形态分析和颞下轮廓线,也是以 0 为分界线,正值为正常,负值为异常。

对于青光眼患者的随访 HRT 提供了两种方法:一种是对立体参数的分析,比较两次检查的不同而且可以量化,另一种是对两次检查的数字高度图进行比较。第 1 方法对于视盘改变的量化评价更有优势,标准化立体参数变化量(△Pnormalized)统一了各个参数的数值尺度。标准化变化量为 0 时,参数没有改变;标准化变化量为−1 时,参数由正常转变至晚期青光眼。第 2 种方法对于在图像上定位改变更有帮助,后者无须依靠参考平面和轮廓线,两幅图像的数字局部高度图可以计算出不同。将两幅图像正常化后,两张图像的每一点的高度相互做减法。得到的结果的差异与每一点的标准差进行比较,然后将其显示在一张彩色编码的图像中。红色的图像代表在随访中此区域比基线压低,绿色区域表示比基线高。$P \leq 0.05$,差异有意义。至少连续 20 个超级像素点区域发生变化,连续随访 2～3 次检查,重复出现变化才有意义。随访间隔建议高危患者 6 个月,一般 1 年左右。可在前 18 个月内增加检查次数,以便监测早期变化。

(2)光学相干断层扫描仪(OCT):OCT 是基于低相干光原理。用一系列短脉冲的低干涉光束照射在一面反光镜上,产生两束光,参考光和测量光。参考光是指在一个已知的可变位置的参考镜面上被反射的光,测量光经过眼的屈光系统折射向视网膜。两个光路中的光线脉冲经过折射或反向散射必须几乎同时到达,才能在光纤偶联器中重新被整合为一束。当参考光和测量光的路径长度接近光的相干长度时产生干涉信号,从而对不同深度组织产生的反向散射强度和延搁时间进行测量(图 16-28)。

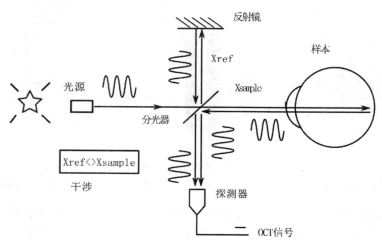

图 16-28　Michelson 干涉计

OCT 以视盘中心点为中心行 6 条 4 mm 放射状线扫描,并自动测量视盘边界,以 RPE/脉络膜毛细血管层和感光器止端为视盘边界。通过对视盘的扫描合成后获得如下参数:①垂直方向盘沿范围的体积。②水平方向盘沿宽度的面积。③视盘面积。④视杯面积。⑤盘沿面积。⑥视杯/视盘面积比。⑦视杯/视盘水平径线比。⑧视杯/视盘垂直径线比。以 3.4 mm 直径对视盘周围的视网膜神经纤维层进行环形扫描。Schuman 等对视网膜神经纤维层厚度进行重复测定,直径分别为 2.9 mm、3.4 mm、4.5 mm,其中以 3.4 mm 直径重复性最好。在通过不同组织界面时会产生不同亮度的光反应强度,不同的光反应强度用伪彩色来标记,视网膜神经纤维层的部位就自动勾画出来,并可计算其厚度。正常视网膜神经纤维层呈双驼峰;弥漫性变薄双驼峰降低不明显,局限性视网膜神经纤维层损害,曲线图中双驼峰消失并下凹。量化参数包括每个钟点、每个象限和整个扇形部分的视网膜神经纤维层的平均厚度。高度近视,严重的屈光间质浑浊,视盘玻璃疣,影响视网膜神经纤维层厚度的测定。

在黄斑区域 12～5 点的每个钟点,以 6 mm 直径进行放射状扫描。黄斑厚度图可分为 9 个区,包括中心圆、内环和外环,每个环又分为四个象限,共 9 个区。得到的参数包括黄斑部各区的视网膜平均厚度、整个黄斑部的平均厚度(直径 6 mm)和黄斑部视网膜容积,分别通过伪彩色和量化参数来表示。

有学者研究视网膜神经纤维层厚度与视盘立体参数的关系,平均视网膜神经纤维层厚度与盘沿面积相关性最强;除鼻侧外,上方、下方、颞侧和平均视网膜神经纤维层厚度,均与视杯面积明显相关。有研究显示黄斑厚度和视网膜神经纤维层厚度均与青光眼有统计学显著相关,然而视网膜神经纤维层厚度比黄斑厚度更具相关性。Medeiros 等报告 OCT 测量下方视网膜神经纤维层厚度最早出现明显变薄。对 OCT 检测视网膜神经纤维层厚度与视野损害的相关性研究表明,在常规自动视野检查正常,而蓝黄视野检查异常的患者,OCT 检查发现视网膜神经纤维层厚度在颞上和颞下方明显变薄。说明 OCT 检测视网膜神经纤维层厚度与蓝黄视野检查有很好的相关性,比常规自动视野检查能更早发现青光眼性改变。目前 OCT 随访所需要的分析软件还不够完善。

8.视野检查

视野检查有动态视野法和静态视野法。动态视野以 Goldmann 视野计和光投射弧型视野计为代表。静态视野以全自动视野计为代表,目前使用最普遍的全自动视野计以 Humphery(美国)和 Octopus(瑞士)为代表。动态视野检查是指同一强度的光标从周边向中心移动,看见光标时作出反应,将刚看见的这一临界状态的点连接起来,形成一等视线;视野的范围即由不同大小、亮度的光标形成的若干等视线构成。静态视野检查指在一定的视角范围内固定分布静止不动的点,以不同亮度的阈值来表示该区域内的视觉质量。常用全自动视野计来实现静态视野检查,结果以灰度图和数字图来取代等视线。下面重点介绍以 Humphery 和 Octopus 为代表的全自动视野计。

(1)Humphery 自动视野计。

1)常用策略:有学者提出大多数患者最好的选择就是运用Ⅲ号白色视标的 30-2 或 24-2 SITA 标准阈值程序或 SITA 快速阈值检测程序。30-2 程序能检测固视点周围 30°范围内,76 个位点的敏感度,常被称作中心视野。24-2 程序包括了 30-2 程序中最中心的 54 个检测位点。国外研究大多数将 24-2 程序作为标准检测程序,实践发现这样损失的诊断信息很少,却节约了检测时间。30-2 程序可检测更多位点,以判断疾病的进展,在已有视野丢失的随访中更为有用。

进展期青光眼也可用 10-2 程序进行仅存的黄斑区中心视岛的检测。视野的追踪观察一般应选择相同 SITA 程序(标准程序或者快速程序)进行追踪,才能进行比较。有研究发现蓝-黄短波视野检查(short wavelength automated perimetry,SWAP),比标准视野检查能更早地发现视野改变;蓝-黄视野(SWAP)是将 V 号蓝色视标投射在黄色背景上,它通过激活短波视路来发现早期视野改变。

2)单视野分析:单视野分析是一种重要的打印格式,包括患者的一般资料,检测参数,可靠性参数和检查结果。其中检查结果又包括:原始数值图和灰度图,总体偏差数值图和概率图,模式偏差数值图和概率图,青光眼半视野检测,视野指数(平均变异、模型标准变异)。

3)可靠性参数:①假阳性率表示患者即使未看见视标仍然应答。在 SITA 策略时假阳性率表示为患者应答的函数,代表患者在不该出现应答时却有应答。如果假阳性率超过 33%,说明检查结果不可靠。欣快感患者常显示出假阳性率高,在青光眼半视野检测中显示"异常高敏感度",灰度图中出现白色区域,意味着难以解释的高阈值。如果模式偏差图的视野缺损比总体偏差概率图的大,可能是因结果中存在假阳性。②假阴性率指的是一个显而易见的视标出现时,患者没有应答。假阴性视标仅呈现在敏感度已经测出及高于敏感度 9 dB(8 倍)的检测位点上。假阴性率超过 33%结果不可靠。

能否盯住固视点是由固视丢失率和固视追踪记录来监测。固视丢失率是自动视野计的盲点检测,视标周期性地出现在盲点区,如果应答次数超过 20%,结果不可靠。

4)结果分析:①数值图和灰度图,在结果的最上方分别为数值图和灰度图。数值图是将所检测的每个位点的实际敏感度,以 dB 值在相应位置表示出来。灰度图是将检测的每个位点敏感度的 dB 值以不同的灰阶来表示。dB 值越小,表明该区敏感度越低,灰度也越大。灰度图给人以直观印象,但应以概率图为准,概率图能更准确地反映被检测者的视野缺损。②总体偏差概率图和模式偏差概率图:总体偏差概率图是指所有检测位点的敏感度,和同一年龄的正常值进行比较后产生的总体偏差图。模式偏差概率图是指每个位点的实际敏感度与期望值之间的差值,是对视野中央和周边敏感度的生理性衰减进行校正所得到的。去除了白内障和小瞳孔等造成的普遍敏感度下降,这之后仍存在的敏感度丢失,从而强调了局部视野缺损。概率图比灰度图更能反映早期视野缺损,模式偏差概率图最有实际意义,P 值小于 5.0%、2.0%、1.0%和0.5%分别用不同符号标记出来。

5)青光眼半视野检测(Glaucoma Hemifield Test,GHT)(图 16-29):在中心 30°区域以水平子午线横坐标,将上下视野划分为 5 个相同区域,然后进行对比。任泽钦总结的四句口诀便于记忆 5 个区域的位点:"中心 3 点偏鼻侧,旁心 4 点两半分,鼻上 5 点分三二,正上十点不均匀"。GHT 反映青光眼早期改变是根据一侧与其镜像分区对应点敏感度的差异所达到的概率水平。①正常界限外:上半视野中一个或多个分区敏感度显著不同于下半视野对应区,P<0.01 时。②临界:一个分区差异,0.01<P<0.03 时。③正常范围内:上、下半视野对应区域没有显著性差异。反映两种情况:真实正常;灵敏度对称性降低。④异常可靠性:最佳检测点敏感度低于或高于仅0.5%正常人群水平时,为"普遍敏感度下降"或"异常高敏感度"。

6)视野指数:早期有四个指数,最近保留两个最有用的指数。①平均缺损(mean deviation,MD)是指整个视野比正常平均偏离多少,是总体偏差图中显示的偏差分贝值的加权平均值。②模式标准差(pattern standard deviation,PSD)是指由局部视野缺损引起视野的不规则程度。PSD 是排除了普遍降低后敏感度的差值,显示局部缺损,因此是早期诊断的一个指标;而 MD 是反映整体敏感度降低的均值,不宜用于早期诊断,可用于分级和随访观察。P 值显示于所有 MD 值及明显在正常范围之外的 PSD 值之后。

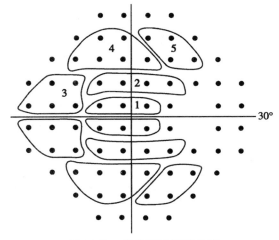

图 16-29　青光眼半视野检测

7)青光眼变化概率图(glaucoma change probability,GCP):青光眼变化概率图需要最初的两次检查作为基线,如果患者最初的结果不可靠,就要以可信的结果作为基线,因为一旦建立基线,以后的随访和治疗策略都要以基线为标准。在 GCP 中,分别有 P<0.05 的改善位点和 P<0.05 的恶化位点。当一个视野发生进展时,应有多个、可重复的恶化位点被检测出。青光眼变化概率图中还有一项平均缺损的线性回归分析:MD 的线性回归分析需要至少 5 次以上,运用同一检测方法的结果。MD 的线性回归分析是指相对于时间 MD 的斜率在 P<0.05、P<0.01 水平上是否有意义。

8)青光眼视野进展分析程序(glaucoma progression analysis,GPA):GPA 是一种新型的青光眼视野进展分析软件,采用了 EMGT Study 的青光眼进展标准作为判断标准,和多中心的结果作为数据库进行分析。在分析中采用 SITA 程序和模式偏差概率图,去除了白内障等因素对结果的影响,并能自动排除可信度差的结果。应用该软件需要两次可靠的检查作为基线,随访检查时软件自动查找有显著改变的点(发生可能性 P<0.05),并加以标记。结果中提示是否有进展;2 次以上、有 2 点以上有显著改变为"possible progression";3 次以上、3 点以上有显著改变为"likely progression"(图 16-30)。

(2)Octopus 自动视野计:Octopus 自动视野计也是一种常用的视野计,是市场上出现的第一台全自动静态视野计。它与 Humphery 自动视野计有一些类似之处,下面我们仅就检查结果中的不同之处做一简单介绍。Octopus 自动视野计的检查结果包括一般状况、灰度图、阈值数字图、对比图、概率图、Bebie 曲线和视野指数。检查结果的可信性指标超出以下范围认为不可靠:假阳性>30%,假阴性>30%,固视丧失>20%。

灰度图与阈值数字图分别相当于 Humphery 自动视野计的灰度图和数值图。灰度图来源于阈值数字图的原始数据,但不能根据阈值数字图进行判断。

1)对比和矫正对比图:对比图是将检查结果与同年龄组的正常值相比较后所得差值,当差值≤4 dB 时,以"+"表示,>4 dB 时,则标出具体差值,差值越大,缺损越深。矫正对比图是减去弥漫性缺损后的对比图,检查有无局限性缺损。

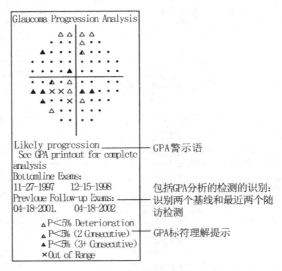

图 16-30　青光眼视野进展分析程序

2)概率图包括概率图和矫正概率图:与 Humphery 自动视野计总体偏差概率图和模式偏差概率图类似。

3)累积缺损曲线(Bebie 曲线):将程序中的 59 个点按缺损值的大小顺序排列而成的曲线。图中标记了正常值上下曲线和 90%的正常人的正常值曲线。如有视野缺损,曲线下移并以红色显示。

4)视野指数:包括平均光敏感度(mean sensitivity,MS)、平均缺损度(mean defect,MD)、缺损变异度(loss variance,LV)、矫正缺损变异度(corrected loss variance,CLV)、短期波动(short-term fluctuation,SF)等。MS 是指各个位点光敏感度的算术平均值,反映了视网膜的平均光敏感性。Octopus 的 MD 与 Humphery 自动视野计并不完全相同,在 Octopus 平均缺损度是指受检眼与同年龄组正常人光敏感度的平均差值,其值越高,表明缺损越大,正常为 −2~2 dB;Humphery 自动视野计中平均缺损,是总体偏差图中显示的偏差分贝值的加权平均值,其负数值越大,表明缺损越重。LV 和 CLV 减去了 MD 值,因此是 Octopus 的局限性缺损指标。正常值LV 为 0~6 dB,CLV 为 0~4 dB。MS 和 MD 是 Octopus 弥漫性视野缺损的指标,LV 和 CLV是局限性视野缺损的指标(表 16-5)。

表 16-5　MD 和 LV(CLV)

MD	LV(CLV)	意义
正常	增高	局限性视野缺损
增高	正常	弥漫性视野缺损
增高	增高	弥漫性＋局限性视野缺损

(3)AccuMap 多焦客观视野检查仪:目前,自动视野检查是视野检查的金标准,然而自动视野检查是一种主观检查,在很大程度上依赖患者的理解和配合。AccuMap 多焦客观视野检查仪是一种多焦点、多轨道视觉诱发电位检查系统。与大多数视觉电生理检查不同,AccuMap 使电生理检查成为可以临床应用的常规检查手段,并在一定程度减少了个体差异。

AccuMap 基本原理是视觉刺激产生的电信号传输到枕叶皮质后,被固定于枕骨的高敏电极捕获而形成的电生理反应。因此,它是一种客观检查,而不依赖于患者对视觉刺激的反应能力。虽然原理复杂,但应用简便,适用于青光眼、pre-perimetric 青光眼及主观视野检查可信度低的患者等。

AccuMap 是一种新型的客观视野检查仪,有研究报告与 Humphery 自动视野计检查结果比较,有较高的一致性。AccuMap 提供了一种检查青光眼视野缺损的客观、有效的方法,避免了一般主观视野检查方法由于需要患者的配合而产生的误差,尤其是在老年青光眼患者配合较差的情况下,可以获得更可靠的结果,从而作为一种有益的补充手段。

(4)视野缺损分期。

1)视野缺损的特征性改变:慢性眼压升高所致视盘损害为视网膜神经纤维束的病变,所造成的视野缺损有其特征性改变。①旁中心暗点:常在中心视野 5°~30°角范围内有 1 个或几个比较性或绝对性旁中心暗点。有时在绝对性暗点周围有比较性暗点,其典型分布区域是在 Bjerrum 区,鼻侧分布范围较宽,颞侧范围较窄。有的靠近中心注视点,有的远离中心点 20°~30°角,暗点的宽度为 2°~10°角,在鼻侧以水平线为界。在早期旁中心暗点不与生理盲点相连,当病情进展,几个旁中心暗点可以融合或与生理盲点相连,形成典型的弓形暗点。②弓形暗点:这是典型的神经纤维束型视野缺损。由于视盘的一束神经纤维受侵,暗点从生理盲点开始,围绕注视点 10°~20°角内呈弓形达鼻侧水平线上。鼻侧较颞侧宽,与视网膜颞侧弓形神经纤维束的排列相对应。弓形暗点可为比较性或绝对性,一般不是从生理盲点开始,当其延伸至生理盲点时,在该处的暗点也不是最致密的。③鼻侧阶梯:为视网膜神经纤维束损害的特征性改变,表现为一条或多条等视线在鼻侧水平子午线处上下错位,形成鼻侧水平子午线处的阶梯状视野缺损。由于神经纤维受损害程度不同,不一定每个等视线均查出鼻侧阶梯。可仅累及周边等视线或中心等视线,也可能从中心到周边多条等视线受累。鼻侧阶梯常合并旁中心暗点或弓形暗点。当中心视野不能确切分析时,周边部鼻侧阶梯有一定诊断意义。

2)非典型的青光眼性视野改变:①扇形视野缺损,青光眼早期可单独出现颞侧或鼻侧周边视野压陷或缺损,一般呈扇形,尖端向中心部,边界不沿水平线。这种视野改变属神经纤维束缺损,因为 Bjerrum 区的神经纤维束最容易受高眼压的影响,因而被认为是青光眼性改变。有研究认为颞侧扇形压陷是早期青光眼的表现,但仅有鼻侧扇形压陷,对青光眼的诊断意义不大。②周边性视野收缩,虽然在青光眼的视野改变中常见,但是,屈光间质不清、瞳孔缩小或年龄因素等均可使周边视野缩小,因而对青光眼没有诊断价值。但是如果单眼高眼压伴有周边视野收缩,可能为青光眼早期改变。如果视野收缩进展,应进一步检查。

3)非青光眼性视野缺损:随着视野检查技术的改进及视觉生理的发展,以前认为是早期青光眼视野缺损的盲点外露、翼状暗点(Seidel 征)和生理盲点延长,现在都不认为是早期青光眼的体征。因为生理盲点颞侧的视网膜的敏感度呈斜坡状,该处等视线的位置不肯定,容易造成人为的盲点外露。瞳孔缩小,晶状体改变及年龄大者均容易出现生理盲点外露。

4)进展期改变:随着病情进展,视野缺损加重,上下方弓形纤维受损则形成双弓形暗点,围绕中心注视点,一端与生理盲点相连,鼻侧止于水平线上。多数上下弓形不对称,在水平线上相遇,形成两个阶梯,下方者常靠近中心注视点。新的神经纤维损害容易发生在接近原来损害的部位,使暗点加宽。向中心侧进展较慢,向周边侧进展较快,特别是在鼻上象限,最后在此处突破与周边缺损相连,形成鼻上视野缺损。随着病情进展,缺损可扩展到鼻下方形成全鼻侧视野缺损。以后从周边部各方向逐渐向中心收缩。

5)晚期改变:从中期到晚期没有明显界限,晚期视野大部分丧失,仅残存 5°～10°角中心小岛,即管状视野。还可能保留 1.0 的中心视力,而视野缺损已达注视点附近。残留的小视野常呈横椭圆形,鼻侧有水平阶梯。这种小视野可保持相当长的时间,缺损常由鼻侧向中心注视点进展,当注视点受侵犯则视力可突然丧失。有些患者在有管状视野的同时,颞侧周边部尚存有小的视力区,称为颞侧视岛。当中心视野消失后,最后仅保留颞侧视岛,仅仅残存微弱的视力,可以维持很长时间,最后视力完全丧失。青光眼的颜色视野和白色视野的收缩是平行进展的,当视野已很小时,颜色视野常存在。而原发性视神经萎缩者,其颜色视野很早即消失。

9.心理物理学检查

过去认为,原发性开角型青光眼先侵犯周边和旁中心的视功能。直到晚期中心视功能才受侵,这是基于仅用 Snellen 视力表来测定中心视力。这种方法只测定眼在接近最大对比度下的分辨力,而忽略了对日常视功能很重要的其他参数,如色觉、察觉低对比度物体的能力等。

(1)色觉:青光眼可有色觉障碍。绝大多数研究认为在青光眼,蓝-黄色觉比红-绿色觉受侵犯较常见而且更严重。一般而言,色觉障碍与视野缺损程度相关。但是,偶尔也有视野缺损已达进展期而色觉仍正常。色觉障碍常发生于青光眼的极早期,有时在视野改变出现以前。

(2)对比敏感度:对比是两个可见区域平均照度的差别。对比敏感度是测量能够察觉两个区域照度差别的能力。假使这两个区域在空间彼此相连,察觉照度差别的能力为空间对比敏感度。如可见区域在时间上顺序出现,这种察觉照度差别的能力称为时间对比敏感度。对比阈值是能区别出间隔排列的条栅而不看成为均匀的灰色(对于空间对比试验)或使顺序出现的光呈闪烁光而不是稳定的光线(对于时间对比试验)的最小照度差。对比敏感度值是最亮和最暗条栅的照度的差值除以两者之和。频率是每度视角的条栅数或者每秒钟内的闪烁数。屈光不正、年龄、暗适应和瞳孔大小等可影响对比敏感度。①青光眼的空间对比敏感度:Campbell 和 Green 最早注意到青光眼患者的空间对比敏感度下降,因所用方法复杂,只限于实验室研究。②青光眼的时间对比敏感度:早在 1947 年 Campbell 和 Ritter 曾表明在青光眼的旁中心视野有弥漫性闪烁敏感度下降。其后被其他作者所证实。这些研究发现,青光眼患者在 30°角视野以内有闪烁融合功能改变,发生在平面视野检查出现异常以前,但是所研究的患者数量少而且闪烁融合的参数也不确切。

(3)黄斑光敏度:Herman 等用 Octopus 静态视野计测量中央 8°视野内 58 个点,绘出了黄斑区光敏度的详图,在少数青光眼患者,表现光敏度阈值下降。

心理物理学检查已从实验室进入临床应用。这些试验在青光眼诊断和处理中的地位尚未确定。但是,与一些组织病理研究结合起来,心理物理学检查已显著地增加了我们对青光眼是如何影响了视功能的理解。

10.电生理检查

(1)视觉诱发电位(VEP)检测:高眼压症和青光眼患者是否有视神经损害,及视神经损害的程度和范围,许多研究表明这种方法是可行而且敏感的,对细微损伤也可检测出来。对 VEP 波形的分析是根据客观数据,可避免检查者主观判断可能引起的误差。但这种检测方法目前仍处于探索阶段,尚不能单独应用于青光眼的早期诊断。

(2)图像视网膜电图(pattern electroretinogram,PERG):它是应用清晰成像于视网膜的黑白翻转的棋盘格刺激视网膜时,从角膜面记录到的电位反应。目前普遍认为它能反映视网膜第三神经元的功能。病变累及视网膜节细胞,PERG 表现异常。早期开角型青光眼可由于神经节细胞损害的程度,PERG 表现为正常或轻度异常。研究表明,PERG 的波幅与视野改变和视盘杯盘比值相关,其波幅随视野缺损的增大而降低。在青光眼早期,杯盘比值小时,PVEP 正常,而 PERG 出现异常,表明在青光眼时 PFRG 较 PVEP 更易受损害。

11.荧光血管造影

原发性开角型青光眼患者眼部荧光血管造影显示视盘普遍性低荧光。在视盘的上下极近边缘处可有局限性绝对性充盈缺损,常与视野缺损的部位和严重程度相一致。高眼压症患者的充盈缺损区较正常人多。青光眼患者在视盘的限局部位先发生视神经灌注减少,在血管荧光造影表现为相对荧光充盈缺损,然后发展为局限部位的绝对性充盈缺损,伴有相应的视野缺损。有些正常人也有充盈缺损,故不能作为鉴别诊断的依据。在高眼压症患者,荧光血管造影充盈缺损的预后价值尚不能肯定。

12.全身因素和开角型青光眼

在探索青光眼的发病机制研究中,曾有人设想开角型青光眼不只是眼局部疾病,可能与下述一些全身情况有关。

(1)皮质激素反应。

(2)血浆皮质激素抑制试验:目的是借口服地塞米松后血浆中皮质激素被抑制的程度来确定患者对此药是否敏感,以期将青光眼患者与正常人分开。在口服地塞米松 0.75 mg(也有用 0.25 mg者)9 小时后,开角型青光眼患者的血浆皮质醇受抑制的程度比正常人更明显。Becker 发现血浆皮质醇抑制试验与局部激素试验的结果是一致的。本试验用时短,不需要患者的配合,所以有些学者试图用此试验代替局部激素试验。

(3)苯硫脲(phenylthiocarbamide,PTC)味觉试验:苯硫脲有苦涩味,能尝出其苦味者称 PTC 尝味者,尝不出苦味者称为味盲。这是由基因决定的,味盲者是纯合子隐性状态,在正常人中占 30%,在开角型青光眼患者中却占 51%,两者间有明显差异。激素高反应者中味盲占 51%,与开角型青光眼相似,而激素低度反应或无反应者味盲仅占 25%,与正常人相似。闭角型青光眼患者中的味盲较正常人和开角型青光眼者少。

(4)淋巴细胞转化的抑制:淋巴细胞转化试验是测定人体细胞免疫功能的一种方法。从末梢血标本中分离的正常淋巴细胞,经植物血凝素的作用,可转化为淋巴母细胞并进行核分裂。这种转化的程度可用同位素方法测量,也可用显微镜来计算淋巴细胞的转化率。皮质类固醇可抑制这种转化。青光眼患者只用正常人所需用的泼尼松的半量即可使淋巴细胞转化有 50%被抑制。局部皮质激素试验高度反应者所需的激素量与青光眼者相似。

(5)HLA 抗原:许多文献报告特殊的组织相容性抗原和某种疾病之间有一定的关系。HLA-B12 和 HLA-B7 抗原和原发性开角型青光眼之间是有关系的。有的研究报告 88%的青光眼患者有 HLA-B12 或 HLA-B7 抗原,而在正常人口中仅 30%有这些抗原。另有些初步研究,报告有特殊 HLA 抗原的高眼压患者,比没有这两种抗原者更容易发生视野缺损。

(6)糖尿病:糖尿病患者的青光眼发病率为 12.6%,比正常人口的发病率明显增加。Becker 发现在糖尿病患者中,不并发增殖性视网膜炎者发生高眼压的较多;不合并视网膜病变者的皮质类固醇试验呈高度反应者比非糖尿病者也多;所以他认为青光眼和糖尿病有一定的关系。此外,开角型青光眼患者的糖耐量试验的阳性率比非青光眼者高。在局部应用皮质激素使眼压升高 5.3 kPa(40.0 mmHg)和产生可逆性视野缺损者中,糖尿病较非糖尿病患者多。

(四)治疗

原发性开角型青光眼治疗的目的是控制疾病的发展,或尽可能延缓其进展,使患者在存活期间能保持好的视力,大多数患者可通过降低眼压达到此目的。因为患者的视神经对压力的耐受力不同,因而不可能规定一种眼压水平可保持病情稳定,有的患者眼压在 2.0 kPa(15.0 mmHg)而损害仍在进展,而另一些患者眼压达 4.0 kPa(30.0 mmHg)尚可耐受相当长时间而不出现损害。一般认为,眼压越高,可能发生进行性损害的危险越大。视神经或视野的损害进展则应加强治疗而进一步降低眼压。另外,所选用治疗应尽量减少给患者造成不便和并发症,以便患者能遵嘱用药。

1.何时开始治疗

当眼压升高足以导致最后失明时均应开始治疗。不能对所有患者均选一定的眼压水平使其病情不进展,而是根据具体患者情况决定。主要考虑其眼压高度、视盘和视野状况,其他危险因素等,如年龄、近视、青光眼家族史,全身情况,如高血压、糖尿病、心血管疾病等。眼压低于 4.0 kPa(30.0 mmHg)而无视盘损害及视野缺损或其他危险因素时,可密切观察不予治疗,但应随访观察。眼压高于 4.0 kPa(30.0 mmHg)应开始治疗。如有视神经损害,尤其是当眼压升高、损害进展时则应治疗。如眼压升高并有视盘损害和视野缺损,则明确需要治疗。

2.靶眼压

或称目标眼压是指达到该眼压后,青光眼的病情将不继续进展。靶眼压可根据视神经损害情况及危险因素制定。对靶眼压不能确实知道,只是推测。在达到靶眼压后还要根据视神经及视野的进一步变化及病史中其他因素不断地调整改变靶眼压。临床工作中医师常注意稳定眼压而忽略一过性峰值眼压,而这种一过性高眼压可损害视网膜神经节细胞。房水排出易度可对抗峰值眼压。增加房水排出的药物优于减少房水生成的药物。应设法达到靶眼压并注意该药物的作用机制。增加房水排出易度者更具有保护性。

眼压控制的参考指标:作为一般规律,视神经损害和视野缺损越严重,为避免视功能进一步丢失,应将眼压降得越低。当视盘和视野已严重受损,尤其是注视区受到威胁时,需用强有力的治疗使眼压降得很低。可对每一患者制定理想的、可接受的及边缘的眼压水平。如果所制定的眼压水平正确,而且眼压可降至理想或可接受的水平,则将可能避免青光眼性损害进展。例如,视盘正常,未查出视野缺损,则理想的眼压为 2.8 kPa(21.0 mmHg)以下,可接受眼压为 3.5 kPa(26.0 mmHg)左右,4.0 kPa(30.0 mmHg)为边缘眼压,后者常需开始或增加治疗。当一个患者的视盘完全凹陷苍白,视野缺损侵及注视区,理想眼压为 1.1 kPa(8.0 mmHg),在此眼压水平,视功能进一步丢失的危险性很小;可接受的眼压可能是 1.6 kPa(12.0 mmHg),损害进展的危险也很低;边缘眼压为 2.0 kPa(15.0 mmHg),损害加重的危险将明显升高,需加强治疗甚至需要手术。这样规定的眼压水平是根据临床经验定的,目前尚无方法确定多高的眼压对某一具体视神经可阻止其损害的发生或进展。

如果用药物治疗可容易地达到理想眼压,且仅有极少不良反应,则治疗是满意的。常是只达到可接受的眼压水平,而要追求理想眼压常会发生很多不良反应。确定理想眼压也可参考治疗前后眼压状况,如眼压在 5.3 kPa(40.0 mmHg)发生了中等度视神经损害,则将眼压降低至 2.7 kPa(20.0 mmHg)的低值是可接受的。如果在治疗前眼压为 2.7 kPa(20.0 mmHg)发生了类似的视神经损害,则眼压降至 1.3 kPa(10.0 mmHg)才可能是恰当的。如果患者的预期寿命不长,而且青光眼性视神经损害在其有生之年不会有明显进展,则可不必开始或加强其治疗。假使

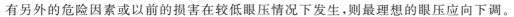

有另外的危险因素或以前的损害在较低眼压情况下发生,则最理想的眼压应向下调。

3.药物治疗

可供选择的药物有以下几种。

(1)β受体阻滞剂:这类药物疗效好,不影响瞳孔大小及调节功能,作用时间长,明显降压作用可维持 24 小时,每天只需滴 1～2 次,降压机制为减少房水生成。可选用 0.25％～0.5％的噻吗洛尔,1％～2％美开朗,0.25％倍他洛尔(倍他心安),0.5％左布诺洛尔(贝他根),0.5％纳多洛尔。①非选择性β受体阻滞剂可阻断 β_1 受体(使心率减慢)及 β_2 受体(可引起支气管平滑肌收缩),所以对有心动过缓、心脏传导阻滞或支气管哮喘及呼吸道阻塞性疾病者不宜用。噻吗洛尔、卡替洛尔(美开朗)、普萘洛尔(心得安)、左布诺洛尔(贝他根)属于此类。②选择性 β_1 受体阻滞剂不产生 β_2 受体阻滞作用,可用于哮喘患者,但仍能引起心跳减慢。倍他洛尔(倍他心安)属于此类。

(2)前列腺素类药物:为新一类抗青光眼药物,为青光眼药物治疗的又一重大进展。具有显著的降低眼压作用,可持续至少 24 小时,故每天只需用一次。降低眼压机制是增加巩膜-葡萄膜外流,而不影响房水生成,对眼前节组织营养有益。最早(1996 年)提供临床应用的为适利达为 0.005％,每晚一次。以后相继又有马诺前列酮为 0.15％,每天 2 次,比马前列素 0.03％,每天一次,曲伏前列素 0.004％,每天 1 次。适利达降低眼压效果好,为最有效的局部用药,点药次数少,每晚 1 次可持续恒定降低眼压,与其他抗青光眼药物合用均有辅加作用。无全身不良反应,可作为一线药物应用。局部不良反应为部分患者虹膜颜色加深,睫毛变粗变长。

(3)肾上腺素能神经药物:此类药可同时兴奋 α 受体及 β 受体,增加房水排出。1％～2％肾上腺素,每天用 1～2 次,对调节功能无影响,但可引起瞳孔散大,无晶状体眼可引起黄斑病变。地匹福林为一种肾上腺素前药,其本身无治疗作用,进入眼内后经水解形成肾上腺素而发挥其药理作用。因其脂溶性强易于穿过角膜,明显低的浓度即可达到治疗效果。0.1％溶液相当于 1％肾上腺素的作用,故不良反应少。每天用药 1～2 次。

酒石酸溴莫尼定:为 α_2 肾上腺素能受体兴奋剂,具有高度 α_2 受体选择性,无 α_1 受体介导的不良反应,如瞳孔开大,血管收缩等。降眼压机制是减少房水生成及增加巩膜-葡萄膜外流。临床应用 0.2％每天 2～3 次,降低眼压效果与噻吗洛尔相似,优于倍他洛尔(贝特舒)。没有心、肺不良反应。有视神经保护作用,可作为一线药物。

(4)局部碳酸酐酶抑制剂:为减少全身应用碳酸酐酶抑制剂的全身不良反应,研制出局部滴眼剂,1995 年应用于临床。杜噻酰胺的降眼药效果较噻吗洛尔稍弱,与倍他洛尔(贝特舒)相似。与β受体阻滞剂合用有协同作用,哮喘、心脏病等不能耐受β受体阻滞剂者用此药安全,不影响瞳孔大小。长期应用不伴全身应用碳酸酐酶抑制剂的不良反应。剂量为 2％,作为初始治疗,每天 3 次;与β受体阻滞剂合用,每天 2 次。此类局部碳酸酐酶抑制剂尚有:酒石酸溴尼定 1％,Cosopt 为 2％堵噻酰胺和 0.5％噻吗洛尔的混合剂。

(5)初始用药的选择:β受体阻滞剂的疗效较强,所需用药次数少(每天 2 次),不影响瞳孔及调节,从 20 世纪 70 年代后期一直作为原发性开角型青光眼的初始用药,但是它可引起严重的心肺不良反应,一些患者不能应用。近年来的新药如前列腺素类药物适利达,降眼压效果好,每天只需用药 1 次,而且浓度很低,为 0.005％,无全身不良反应,已被用来作为首选药物。α_2 肾上腺素能兴奋剂溴莫尼定(阿法根)降眼压效果好,也无全身不良反应,较地匹福林不良反应小,因不兴奋 α_1 受体,不引起瞳孔开大及血管收缩,目前也作为一线药。缩瞳剂常不用做开始用药,因其用药次数多,不良反应较多不易为患者所接受及配合。

(6)单眼用药试验:采用一眼用药,一眼作为对照的方法来评价药物的疗效。这种试验方法可以确定单一药物的疗效,停用无效的药物,以免不必要的不良反应、经济浪费和带来的不便。单侧试验也可避免停用实际是有效而被认为是无效的药物,如由于眼压日夜波动,眼压峰值可掩盖药物的降压作用。单侧试验需要双眼眼压相近或保持恒定的比率,并且双眼眼压日夜波动相似。但实际情况常非如此,尤其是当一眼在短期内眼压不能被控制时。匹罗卡品是一种理想的单侧实验药物,它对用药眼有直接的作用,而对对侧眼没有交叉效应。单侧试验后还需随访对照眼在加用药物后是否能被控制。

(7)联合用药:当单一药物不能控制眼压时,可更换其他药物,而且目前可供选择的新药很多,可多试几种,如仍不能控制,则需联合用药。一般讲,两种药物单独应用时均有效,当联合用时,不能起到两种药物的完全相加作用。两种药物的相加作用在某种程度上依赖于其降眼压机制是否相似,作用相同者相加作用较小,作用不同者相加作用较大。

(8)最大剂量药物治疗:最大剂量药物治疗是指没有合适的药物可以加用或者加用是适当的。不应将最大剂量药物治疗理解为在考虑非药物治疗以前,已联合应用最强力量的β受体阻滞剂、缩瞳剂、肾上腺素能药物和碳酸酐酶抑制剂。在确定每一具体患者的最大剂量药物治疗时,常考虑许多因素。无效的药物应停用,不应包括在最大剂量药物治疗中;不能耐受的药物,例如哮喘患者不能应用非选择性β受体阻滞剂,眼部不良反应如年轻人不能耐受缩瞳剂,或全身不良反应如碳酸酐酶抑制剂所致者;患者不能配合按时用药,尤其在使用匹罗卡品时,患者常于就诊前注意用药,而其他时间不按时用药。当就诊时眼压正常,而青光眼损害有进展时,应仔细询问用药情况;患者不愿意或不能按时随诊以观察其疗效,这种患者常常不按时用药,应更多考虑进行激光或手术治疗。

(9)选择药物的趋势。因为有许多新的、更强有力的降眼压药物可供应用,所以在用药选择方面有了明显的变化:①维持眼压最简单的方法是用一种药物而不联合用多种药物。②前列腺素类药物作为一线用药。③用增加房水排出的药物比抑制房水生成的药物有益于眼部营养。④β阻断剂的应用将减少,因其疗效较差及有不良反应。

4.激光小梁成形术

非损伤性激光小梁成型术已成为介于药物治疗及滤过性手术之间的一种治疗方法,因为滤过性手术有合并症。过去有许多患者虽有不能耐受的不良反应,或者处于边缘的眼压有视野进一步丢失的危险,仍继续用最大剂量的药物治疗。对这些较困难处理的患者,可先做激光小梁成形术而避免手术的危险。氩激光小梁成形术可作为开角型青光眼在进行滤过性手术以前的治疗方法,它只限于需考虑做滤过手术的患者,对于它是否可代替药物治疗目前还有争议。当缩瞳剂使视力明显减退以致严重影响患者生活时,也可考虑做激光小梁成形术。激光小梁成形术可使70%～80%的患者眼压下降,术后仍需继续应用强的药物治疗,一般可使眼压下降 0.8～1.3 kPa(6.0～10.0 mmHg),不适用于眼压过高的患者。这种治疗降压效果不持久,过一段时间后眼压又可升高,经随访激光小梁成形术后眼压已控制者,每年有 5%～10% 的患者眼压又失去控制。近年来多采用选择性激光小梁成形术(SLT)。

5.手术治疗

一般认为开角型青光眼以药物治疗为主,只有当用最大可耐受的药物治疗仍不能控制病情进展者才做手术。应采用滤过手术,手术可较大幅度降低眼压,有利于对病情的控制。近年来,对于开角型青光眼起始用药物治疗还是手术治疗存在一些争论,一般主张用药物作为起始治疗,但是药物可能有许多不良反应,患者对用药的依从性及长期效果等均存在问题。一些学者如Cairn、Watson、Jay等建议手术治疗作为原发性开角型青光眼的起始治疗,他们认为在目前设备及技术情况下,小梁切除术是一种相当安全的方法,手术降低眼压的幅度常较药物者大,80%以上的患者可获得满意的控制,而且较严重并发症的发生率并不高。作者认为可开始先用药物治疗,如果控制不满意应及时决定手术治疗,以免对视盘及视野造成不可逆性损害。

目前常采用的手术方法是小梁切除术,术后浅前房和白内障的发生机会较少,但术后远期眼压常较全层手术者高。全层手术如灼滤术、巩膜切除术等仅用于损害严重需将眼压降得非常低,目前已很少应用。做非穿透性小梁手术,这是近年来开展的一种新的抗青光眼手术,在不切通前房的情况下,切除Schlemm管外壁、构成其内壁的近管组织和部分透明角膜基质,仅留一层菲薄小梁及狄氏膜窗,起到房水引流作用,浅层巩膜瓣下的深层巩膜,大部被切除,仅留极薄一层。这种手术的降眼压效果与小梁切除术相似,但并发症显著减少。

睫状体破坏性手术一般只用于其他手术失败的患者,不作为常规初次手术。睫状体冷冻术可有效地控制眼压,术后常有严重疼痛、顽固性虹膜睫状体炎、黄斑水肿和眼球萎缩。治疗性超声或经巩膜睫状体光凝是目前正在研究的睫状体破坏性手术,尚需观察其长期效果。经瞳孔的氩激光睫状体光凝术可能是有效的,但只限于少数做过虹膜全切除,能有足够多的睫状突暴露可供治疗的眼睛。

(五)预后

原发性开角型青光眼的预后与视神经受损程度、眼压高度、视盘组织的易损性、全身血管性疾病、患者对治疗的配合及治疗是否及时恰当等有关。一般认为视盘凹陷重者预后差,因为受损严重的视盘仅剩余少量轴索。所以每个纤维的丢失将是很重要的。有些专家提出,对于明显受损的视神经为了使青光眼稳定,需将眼压降至正常低值甚至低于正常的眼压。有些眼可在一段很长时间内耐受高眼压,而另一些在正常眼压情况下也可出现进行性损害。这种现象常被解释为视盘对压力引起损害的耐受性不同。其他如视神经的灌注压和患者对治疗的配合等也是重要因素。少数人认为,治疗不能改变原发性开角型青光眼的自然过程。但是,绝大多数专家认为在绝大多数患者控制眼压可使病情稳定或减缓其过程。但是不要认为成功的降低眼压就能使病情稳定,有些患者经治疗后眼压明显下降,而视野缺损仍继续进展。患者应理解,治疗后眼压虽下降,但仍需终身定期就诊观察。医师也必须区分进行性青光眼性损害和视功能波动,以及随年龄增长而缓慢的视功能下降。

二、低眼压性青光眼

低眼压性青光眼(low-tension glaucoma,LTG)又称为正常眼压青光眼。低眼压性青光眼是具有典型的青光眼性视盘损害和/或视野缺损,但眼压始终在正常值范围以内,即不超过2.8 kPa(21.0 mmHg)。房角结构正常并完全开放,无引起上述病变的眼部或全身性疾病的青光眼。

多数研究表明正常眼压性青光眼是一种较常见的青光眼类型,占开角型青光眼的1/5～1/2,但这与目前临床实践中所见到的NTG患者的人数不相符,这可能是NTG患者的就诊率较低及漏诊率或误诊率较高所致。NTG中女性较多,男女比例为1:2,有家族史者占5%～40%。对于LTG是否应列为单独的一种临床疾病,长期存在着争议。有人认为它是原发性开角型青光眼的一种变异,而另一些人认为这两种情况视神经萎缩的机制不同。许多学者提出了LTG

发病的血管因素,并注意到它与全身性疾病的关系。

(一)病因

LTG 的致病因素复杂,目前尚不了解其确切病因,可能是由于视盘的组织结构差异,对眼压或缺血特别敏感而容易造成视盘损害及相应的视野缺损。

本病的发病机制有以下几种主要解释:①眼球组织不耐受正常的眼压。②由于基压低,当房水外流受阻眼压升高虽未超出一般正常范围,但已足以造成视神经损害。③房水流畅系数低,但房水生成量也低,因而眼压仍正常。④由于血压低,视盘血管的灌注压低。某些青光眼患者眼压已控制,但由于治疗高血压,使血压下降而导致视盘血管灌注压降低,可使视野缺损继续进展。

正常眼压性青光眼的发病机制到目前仍不十分清楚,学者们进行了大量研究,提出了许多可能的发病因素,多数人支持血管因素和局部解剖因素学说:①血管因素学说认为 NTG 是由于全身血压和眼压不平衡,使眼灌注压降低而导致视盘血液灌注不良,或是眼局部或全身的血管疾病导致视盘周围脉络膜小血管异常,血管阻力增高或自身调节异常所致。②局部解剖因素学说认为可能是由于视盘筛板解剖结构具有某些缺陷,如筛板的结缔组织较正常人者薄弱,筛孔的孔径较大,而使筛板组织比正常人者脆弱,即使在正常眼压或在间歇性高眼压、体位性高眼压的作用下也容易使筛板弯曲向后凹陷,筛孔发生扭曲变形,使从筛孔中通过的视神经纤维受挤压而发生轴浆流阻滞,进而使神经纤维由于营养障碍而萎缩。在视神经纤维受挤压的同时,其间的毛细血管也受挤压而引起血液供应障碍,加速视神经纤维的萎缩。

以上任何一种单一学说均不能完全解释 NTG 的发病机制,Chanhan 等认为血管因素、局部解剖因素及眼压等共同起作用,NTG 患者可能由于眼的结构尤其是视盘的组织结构异常,使其对缺血和眼压异常敏感。有些调查结果显示,在相当比例的 NTG 患者中可能由于自身免疫调节功能的紊乱,使患者本身视网膜和神经纤维中的某些成分改变并表现自身抗原性,引发自身免疫反应,导致视网膜及视神经的损伤。

(二)临床表现

正常眼压青光眼为患者具有青光眼性视盘病理陷凹和萎缩及青光眼性视野缺损,但矫正眼压在正常值范围以内。前房角开放,病情为缓慢进展性,如未得到恰当治疗,病情将继续恶化,甚至可完全失明。有些 LTG 患者血压低,尤其是舒张期血压低的发生率较高。LTG 患者常伴有全身性疾病,如血液动力学危象、心脑血管病、偏头痛和十二指肠溃疡等,LTG 患者的血液黏度、血浆黏度、血细胞比容等可能高于正常人。

1.症状

NTG 发病隐蔽,早期无明显自觉症状,晚期当视野缺损严重时,可因视野缩小而行动障碍。因患者中心视力较好,眼压正常,若不做详细的眼底检查观察视盘和视网膜神经纤维层改变,常易被漏诊。

2.体征

(1)视盘,①视杯,NTG 的视盘凹陷萎缩与 POAG 者相似,有些学者认为两者没有差别。但也有学者经过测量发现,与 POAG 相比,NTG 的视杯大小与视野缺损不成比例,与视野缺损相比视杯相对较大。NTG 患者的视杯壁呈斜坡状,视杯颜色较苍白,视杯较浅,容积较小,表明其筛板向后凸较轻。盘沿局限性切迹较多见。②盘沿出血,NTG 患者较 POAG 患者常见,发生率为 6.3%～35.3%,较 POAG 者高3～4 倍。NTG 患者盘沿出血的复发率高,而且复发部位不定。视盘出血是青光眼性变化的先兆,也是病情未得到控制的一个指征。③视盘周围萎缩,一些学者发现 NTG 患者的视盘周围萎缩较 POAG 者常见且广泛,也有学者认为两者无差别。

(2)视网膜神经纤维层:有些学者发现 NTG 患者常出现局限性 RNFLD,呈楔形,常位于颞下或颞上区,病变早期、中期多为局限性 RNFLD,而到疾病晚期逐渐发展为弥漫性 RNFLD。

(3)视野:一般认为 NTG 与 POAG 患者的视野缺损相似。有些学者认为 NTG 患者的视野缺损比 POAG 者更靠近固视点,多在 5°,缺损坡度更陡峭,缺损更深。有研究表明青光眼患者的眼压水平与视野缺损的性质有相关性,眼压较低者视野缺损较局限,而眼压较高者的视野缺损较弥散,NTG 患者常有自鼻侧周边部延伸到固视点的浓密暗点。

(4)眼压:NTG 患者的眼压在统计学正常范围以内,许多学者观察发现 NTG 患者的眼压接近正常人群眼压的上限值,基压偏高,即其平均眼压较正常人的平均眼压高。也有一些学者认为 NTG 患者的眼压与正常人者差别不大。仅把峰值眼压是否超过 2.8 kPa(21.0 mmHg)人为地将原发性开角型青光眼分为正常眼压型与高眼压型是不够科学的,眼压不是 NTG 发病的根本原因。学者们强调应探索 NTG 房水动力学及其他方面的异常,而将眼压作为一个危险因素。虽然眼压对于造成 NTG 患者的视神经损害的作用目前意见不一,但并不意味着眼压对 NTG 不重要,在双眼不对称的 NTG 患者中,眼压高的眼视野缺损一般较重。有学者推测 NTG 患者中,眼压偏高的患者,眼压对其视野损害的影响较大,而眼压偏低的患者,视野损害受非眼压因素的影响较大。有学者研究 NTG 患者的眼压波动情况,发现绝大多数 NTG 患者的眼压波动曲线与正常人相似,只有少数 NTG 患者的峰值眼压超过 2.8 kPa(21.0 mmHg),部分患者的波动范围大于 0.7 kPa(5.0 mmHg),但与正常人无明显差异。NTG 患者的房水流畅系数,各学者测量结果不一致,但总的情况是较正常人群者低,但高于 POAG 患者。但也有部分 NTG 患者眼压描记未见异常。关于 NTG 患者的眼压变化趋势,有学者对 NTG 患者长期随访中发现,少数患者有眼压上升的趋势,从正常范围的较低水平上升到较高的水平,有的超出正常范围而发展为 POAG,但是许多 NTG 患者的眼压一直维持在较低水平。

(5)其他:关于 NTG 患者眼血流检查,各家报告结果不一致,多数研究认为 NTG 患者的眼血流量可能较正常人少。有研究发现 NTG 患者中近视特别是高度近视较正常人群或 POAG 患者中多,其眼球后段较正常者长,眼球壁硬度偏低,且倾向于杯盘比值较大,因而使青光眼损害的易感性增大。高度近视患者眼球扩大,视盘被牵拉延伸,可致视盘形态发生改变、倾斜。牵拉作用降低了巩膜筛板对眼压的耐受阈值,虽然眼压仍在正常值范围以内而造成视盘损害。

正常眼压青光眼可分为 4 种亚型:①局部缺血性正常眼压青光眼,盘沿有局限性缺损,或称极性切迹,于疾病早期很少见陷凹呈同心圆性扩大。②近视性正常眼压青光眼,视盘斜入,有浅的近视性陷凹,近视性弧形斑和脉络膜改变,不伴有退行性近视。此型病情进展者最多,于10 年随访中 80%有进展。③老年硬化性正常眼压青光眼,伴有明显的视盘周围萎缩和脉络膜硬化。④其他型正常眼压青光眼,不能归于以上三型者归于此型。此种进展者较少,10 年随访中 35%有进展,预后较好。

(三)诊断和鉴别诊断

1.诊断标准

(1)Levene 提出的诊断标准如下:①单眼或双眼具有原发性开角型青光眼性视盘损害和视野缺损。②双眼未经治疗的基础眼压在统计学正常范围内(不超过 3.2 kPa,即 24.0 mmHg)。③双眼房角开放:有些学者认为眼压不应超过 2.8 kPa(21.0 mmHg)。也有学者认为应测量不同时间的眼压,包括眼压日曲线,眼压不应超过2.8 kPa(21.0 mmHg)。应排除造成视神经损害、视野缺损和暂时性眼压降低的其他眼部或全身原因。

(2)美国等 8 国的 NTG 诊断标准:①Goldmann 压平眼压计测量 24 小时眼压≤2.9 kPa(22.0 mmHg),无眼压超过 2.9 kPa(24.0 mmHg)的记录。②前房角镜检查双房角呈宽角。③停用一切降眼压或全身药物一个月后,至少两次 24 小时眼压测定,眼压峰值≤2.9 kPa(22.0 mmHg),各次平均值<2.7 kPa(20.0 mmHg),且 5 pm 至 7 am 至少有 4 次测量。④典型的青光眼性视盘改变。⑤典型的青光眼性视野缺损。⑥无引起视盘和视野改变的其他眼病。⑦X 线、CT、MRI 等显示无颅内或眶内异常。⑧排除神经系统疾病,无低血压症。

(3)英国 Moorfields 眼科医院青光眼组的诊断标准:①未经治疗的 24 小时平均眼压≤2.8 kPa(21 mmHg),且无一次眼压>3.2 kPa(24 mmHg)。②房角开放。③无造成青光眼性视神经病变的继发性原因,如既往外伤性眼压升高、长期应用糖皮质激素、葡萄膜炎等病史。④有典型的视盘损害(青光眼杯形成及盘沿缺失)。⑤与青光眼性视杯一致的视野缺损。⑥青光眼性损害呈进行性。

(4)医师在诊断 NTG 时应根据上述诊断标准并对患者进行全面仔细的评估:①首先应详细询问患者的眼部及全身性疾病病史,包括既往的内科疾病治疗史及外科手术史。②进行详细的眼科检查,包括视盘立体照相或测量,RNFL 检查,周边眼底检查,房角和视野检查,必要时可行荧光素眼底血管造影或眼血流检查。③测量 24 小时眼压曲线。④内科检查除外重要的全身性疾病,尤其是血管疾病、神经系统疾病及血压异常,必要时进行血液检查除外贫血及血黏稠度增高,血生化检查除外糖尿病或高脂血症,有些患者还需要作除外颈部血管阻塞性疾病的检查、头颅影像学检查或颈部血流检查。

应注意的是 NTG 的诊断单靠眼底、视野和眼压的检查是不够的,应特别强调除外眼部或全身性疾病,必要时对患者进行随访,观察其视盘损害、视野缺损及眼压的变化,以免误诊或漏诊。

2.鉴别诊断

应与以下情况鉴别。

(1)原发性开角型青光眼:本病与原发性开角型青光眼的鉴别在于眼压是否在正常范围,应于不同时间反复多次测量眼压,包括 24 小时眼压曲线。如眼压从不超过 2.8 kPa 方可诊断为 LTG。此外,尚需除外因巩膜硬度低而用 Schiotz 眼压计测出的眼压偏低,应矫正巩膜硬度或用压平眼压计测量。

(2)缺血性视盘病变:缺血性视神经病变一般不产生视盘陷凹扩大,但部分患者可发生青光眼性视盘陷凹而需与 LTG 相鉴别。前者起病急,视力突然下降,有其特异的视野改变,除非再次发作,一般视盘陷凹及萎缩不继续进展。

(3)继发性青光眼:有些继发性青光眼,如青光眼睫状体炎综合征,皮质类固醇性青光眼、色素性青光眼等,可能一度眼压升高,产生视盘及视野损害,以后又处于静止状态,眼压在正常范围,易误诊为 LTG,可详细询问病史及眼部检查而加以鉴别。

(4)假性青光眼:假性青光眼是由于颅内疾病、颈内动脉硬化、急性大失血等的低血压所造成的视神经损害,出现视盘陷凹和由此而产生的神经纤维束型或其他类型的青光眼视野改变。其特点是眼压是稳定的、波动不大,C 值正常,各种青光眼激发试验阴性,病情稳定,不进展。假性青光眼不需控制眼压。

(四)治疗

本病的治疗原则是进一步降低眼压,提高视盘血管的灌注压和加强视神经的营养。如果在

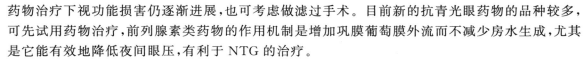

药物治疗下视功能损害仍逐渐进展,也可考虑做滤过手术。目前新的抗青光眼药物的品种较多,可先试用药物治疗,前列腺素类药物的作用机制是增加巩膜葡萄膜外流而不减少房水生成,尤其是它能有效地降低夜间眼压,有利于 NTG 的治疗。

有报告药物及激光治疗效果差,应做滤过手术,不仅可使眼压下降 40%(从 2.9 kPa 降至 1.3 kPa)并可减轻病情进展,16 例双眼正常眼压青光眼一眼手术,一眼药物治疗,手术眼进展轻,主张对于进展性正常眼压青光眼应进行手术,手术可使眼压明显下降,可以延缓或阻止病情进展。

改善视盘的血液循环:钙通道阻滞剂可有效地扩张外周血管,降低血管阻力,改善视盘的血液循环。有研究用钙通道阻滞剂治疗,可改善 NTG 患者的视野或减缓病情进展。尼莫地平之类脂溶性较高的钙通道阻滞剂可减少外周血管扩张,因其较易通过血-脑屏障,直接对中枢起作用,增加眼部血流,避免全身血压过低影响视盘血液灌注。NTG 患者在降眼压药物治疗下病情仍进展时,如全身情况允许,可加用钙通道阻滞剂。目前尚无眼局部应用的钙通道阻滞剂。

NTG 的危险因素包括大血管痉挛、低血压和休克、高血压、高血脂、糖尿病、凝血功能异常等,应注意这些情况的治疗,促进血液循环和改善视神经代谢的药物,可作为辅助治疗。

三、分泌过多性青光眼

分泌过多性青光眼是一种罕见的开角型青光眼。虽然房水排出功能正常,但因房水生成过多而使眼压升高。常发生于 40～60 岁女性,多伴有高血压病,眼压可间歇性升高到 3.3～4.7 kPa(25.0～35.0 mmHg)。由于分泌增多是间歇性的,因此对视神经的损害很小,病情进展也缓慢。发病率较低,约占青光眼总数的 2%。

(一)诊断

单纯依靠测量眼压不能诊断本病。必须在眼压升高时作眼压描记,才能发现房水流畅系数正常而房水生成增多,在其他时间作眼压描记则完全正常。在测定房水流畅系数时应矫正巩膜硬度,因巩膜硬度高能造成房水流畅系数高的假象。应注意与慢性单纯性青光眼、继发于上巩膜静脉压升高的青光眼鉴别。

(二)治疗

缩瞳剂及滤过手术均不能降低眼压。应针对病因减少房水生成,局部用肾上腺素、噻吗洛尔或口服碳酸酐酶抑制剂常有明显效果。必要时可做睫状体透热凝固术或冷冻术以减少房水生成。

四、高眼压症

(一)概述

高眼压症是指眼压超出正常范围,但视盘和视野正常,前房角为开放的。以往这类患者曾被诊断为"早期青光眼"而给予治疗。但大量临床资料表明许多高眼压患者仅仅是正常眼压分布曲线的高值,并不是早期开角型青光眼。许多研究证明高眼压患者中仅 1/15～1/10 伴有青光眼性视神经损害。对眼压高而无视神经损害的人,在不给治疗的情况下追踪观察 10 年,仅 5%～7% 发生视野缺损。由此可以看出,在高眼压中有一部分早期开角型青光眼,但不是所有的高眼压不进行治疗都会发展成青光眼。

目前对高眼压症各家持不同观点,有的认为持久性的眼压增高,或眼球对于高眼压的耐受力降低,可以出现视盘病理陷凹及视野缺损;有人认为高眼压一词容易使人误解为一种良性疾病和安全感,而它实际是尚未造成损害的早期开角型青光眼,所以主张在临床上不要使用高眼压这一名词,应诊断为可疑青光眼而密切观察,以免发生严重视功能损害。虽然有以上不同看法,目前多数国家仍广泛使用高眼压症这一诊断。它比较正确地反映了客观实际,因为多数高眼压症最终也不产生视功能损害,所以不能认为都是早期开角型青光眼。

正常人群的眼压分布是通过对群体中各个体的眼压测量,采用正态分布曲线(Gaussian 曲线)分析确定的统计学范围(95%可信限)。而实际眼压分布是偏向眼压高限一侧的非正态分布,即正常人群中眼压超过 2.8 kPa(21.0 mmHg)的实际人数比统计概率 2.5%多。群体普查资料报告,40 岁以上人群中眼压超过 2.8 kPa(21.0 mmHg)者差别很大,占 3.0%～12.7%。由于人们已习惯将正常人群以正态分布来确定正常眼压值的正常范围,高眼压症定义的超过 2.8 kPa(21.0 mmHg)这一数值是人为确定的,是统计学上的不正常,而并非一定是生理上的不正常。文献报告中,高眼压症的标准不一致,高眼压的下限有规定为 2.7 kPa、2.8 kPa 或 2.9 kPa 者,但大多数以 2.8 kPa(21.0 mmHg)为标准。高眼压的上限有的超过 4.0 kPa(30.0 mmHg),有的为 5.3～6.7 kPa(40.0～50.0 mmHg),但目前都倾向于不超过 4.0 kPa(30.0 mmHg),因为眼压超过 4.0 kPa(30.0 mmHg),多会发生视神经损害。

(二)高眼压症的发生率

白种人中眼压≥2.8 kPa(21.0 mmHg)者为 3.1%～8.6%,>2.8 kPa(21.0 mmHg)者占 0.5%～7.0%;黑种人中眼压≥2.8 kPa(21 .0mmHg)为 7.4%,>2.8 kPa(21.0 mmHg)为 2.2%～12.7%;黄种人中≥2.8 kPa(21.0 mmHg)者为 1.4%。随着年龄增长,眼压的正常平均值也增高,但日本和中国的流行病学调查资料表明,正常人群的眼压平均值随年龄增长而下降。

在高眼压的诊断中,应采取压平眼压计测量眼压。近年来研究发现角膜厚度对眼压测量值有影响。Goldmann 设计的压平眼压计的模型为中央角膜厚度为 520 μm,测压头将角膜压平的直径为 3.06 mm,此时泪膜的表面张力和角膜组织弹力正好平衡。生理状况下角膜厚度存在个体差异。文献报告,眼压受角膜厚度影响,如角膜厚度低于设定值,即角膜薄,可低估眼压 0.7～1.3 kPa(5.0～10.0 mmHg);如角膜厚,可高估眼压 0.9～1.3 kPa(7.0～10.0 mmHg);角膜厚度较原设定值每相差一定厚度所致的眼压测定值变化各作者报告差别很大,从 0.03 kPa(0.19 mmHg)/10.0 μm 至 0.10 kPa(0.71 mmHg)/5.00 μm。临床工作中如眼压测量值较高而又无青光眼的其他体征时,可测量角膜厚度,以排除角膜厚度对眼压的影响。目前有些青光眼专家已将角膜厚度测量作为眼压校正的常规。

(三)高眼压症的自然演变过程

经过长时间观察,高眼压症患者中,仅少数人发展为青光眼。Wolker 报告,高眼压症中发展为青光眼者占 0～11%(白种人),最长平均随访时间为11 年;David 报告,最长随访时间为12 年,青光眼发生率为 5.8%～10.1%(黑种人);Kitazawa,平均随访时间为 9.5 年,发生率为9.3%;魏厚仁报告我国高眼压患者,平均随访 6.8 年,未发现发生视盘和视野损害。从以上报告可见,高眼压症为一缓慢比较良性的过程,大多数的高眼压症患者的眼压稳定或有下降的趋势。魏厚仁报告,88%的高眼压症患者眼压恢复正常,仅 12%的患者眼压仍偏高。高眼压症患者的眼压有渐趋稳定或下降的自然变化过程,与原发性开角型青光眼的眼压缓慢上升的病理过程明显不同。

Gordon 等 2002 年报告高眼压症治疗研究(OHTS)组的多中心随机研究,对 2 636 例高眼压症患者进行了 72 个月的随访,对高眼压症的危险因素进行分析,结果显示,年龄较大、杯盘比值较大、眼压较高及视野的模式标准变异(PSD)较大,为发展为青光眼的预示因素,中央角膜较薄是发展为青光眼的最重要预示因素。

(四)治疗

资料表明,未治疗的高眼压症患者,经5～10年观察,发展为青光眼者仅约10%,所以对高眼压症者是否需要进行治疗,一直存在争议。有人用HLA-B$_{12}$和HLA-B$_7$来观察高眼压症的预后。在5～10年追踪期间,具有HLA-B$_7$或HLA-B$_{12}$抗原者中,41%发生了青光眼性视神经损害,而没有这两种抗原者,仅5%发生。另一种有意义的研究是对高眼压症眼作局部肾上腺素试验,凡对肾上腺素有反应(眼压下降超过0.7 kPa(5.0 mmHg)者容易发生视野缺损。

由于这类患者中仅少数发展为青光眼,而各种抗青光眼治疗均有一定的不良反应,因此多主张进行仔细地追踪观察,直到视神经出现早期损害才予以治疗。Phelps主张如眼压高于2.7 kPa(20.0 mmHg),每半年观察一次,眼压高于4.0 kPa(30.0 mmHg),每3～4月观察一次,观察的重点是视盘及视野有无改变,如发现有早期的视神经损害,立即开始积极治疗。Kolker和Becker认为对眼压经常较高4.0 kPa(30.0 mmHg)以上、视盘陷凹逐渐扩大或两侧变得不对称及合并有糖尿病或有青光眼家族史等应进行治疗;对疾病造成损害的可能性不大,而治疗本身可能引起较大损害时,就要慎重考虑。但是Chandler和Grant认为所有高眼压症都是开角型青光眼,所以都应当治疗。

2002年,高眼压症治疗研究(OHTS)组设计了周密的方案,用双盲法平价阈值视野异常及立体照相的视盘形态变化来确定青光眼。22个临床中心参与研究,对象为1 636例高眼压症患者,随机分为眼局部药物治疗组及对照观察组,随访60个月。药物治疗组眼压平均下降22.5%±9.9%,观察组眼压平均下降4.0%±11.6%;发生青光眼的累积概率,治疗组为4.4%,对照组为9.5%。他们认为眼局部降眼压药物治疗,对高眼压症患者延缓和防止青光眼发生是有效的,但是他们也指出并不是所有高眼压患者都应接受药物治疗。建议对有中度或高度发展为青光眼危险的高眼压症患者给予治疗。这些危险因素包括前述的中央角膜厚度较薄,基础眼压较高,视盘杯盘比值较大,视野模式标准变异较大及年龄较大等。

总之,高眼压症的处理最重要的是密切随访观察,主要是测量眼压、监测视盘及视野改变,如眼压长期处于较高水平,例如≥3.3 kPa(25.0 mmHg),或眼压继续升高,应每半年检查一次眼底,最好是定量分析,和阈值视野。如伴有危险因素或出现变化,可考虑降眼压药物治疗,选择适当药物使眼压从基础眼压下降30%。一般不主张激光或手术治疗。

(冉茂桥)

第三节　先天性青光眼

先天性青光眼是由于胎儿时期前房角组织发育异常而引起。

一、婴幼儿型青光眼

婴幼儿型青光眼约有60%在出生后6个月内、80%在1岁以内出现症状,其余在1～6岁时显示出来,常为双侧性。因婴儿眼球壁软弱易受压力的作用而扩张,致使整个眼球不断增大,故又名水眼。

（一）临床表现

本病早期有以下征象。

1.畏光、流泪和眼睑痉挛

这些症状在角膜发雾、眼球变大前数周即出现，是由于角膜水肿，感觉神经末梢受刺激所致，如眼球已扩大则多由于下睑睫毛刺激角膜而引起。畏光严重时患儿常躲在母亲怀里或藏于枕下，当眼压被控制和无倒睫时此症状即消失。

2.角膜水肿

开始时仅角膜上皮水肿，随着病情的进展，实质层也受累而出现浑浊，水肿随着眼压的升降而增减。

3.角膜扩大

由于高眼压的影响，角膜逐渐变大，如超过 12 mm 并伴有狄氏膜破裂，即可作出诊断。角膜进行性变大是眼压未被控制的表现，和成年人进行性视野缺损所代表的意义相同，如 3 岁以前眼压不升高则眼球多不胀大。

4.狄氏膜破裂

眼球扩大在角巩膜连接处最明显，狄氏膜被牵拉而破裂。角膜后壁有皱纹，初起时在周边部，与角膜缘平行，以后可出现于角膜中央部。当狄氏膜发生破裂时角膜突然变混，浑浊可局限于破裂处，也可能侵及全角膜。缺损可很快被内皮覆盖，但在裂隙灯显微镜下仍可见皱纹，该处角膜实质常有轻度浑浊。

5.前房变深

由于眼球扩大，前房常变深。

6.前房角发育异常

可有房角结构发育不全、Schlemm 管及小梁闭塞或缺如、睫状肌越过巩膜突，止于 Schlemm 管或小梁、中胚叶组织覆盖房角、虹膜不止于睫状体而附着于小梁上及周边虹膜遮盖部分小梁等。此外，有人曾以电镜观察，发现有薄膜覆盖于小梁上。

7.眼压升高

眼压升高的程度差异较大，应在全麻或熟睡时测量，先天性青光眼患者的巩膜硬度常较低，应矫正巩膜硬度。

8.视盘陷凹及萎缩

视盘青光眼陷凹出现较早且进展较快，双侧陷凹不对称是早期重要体征。早期陷凹是可逆的，眼压被控制后，陷凹可迅速消失。

晚期角膜更为浑浊，前房更深，眼球扩大使晶状体韧带变脆弱，晶状体半脱臼，虹膜震颤，视盘陷凹明显且为不可逆的。这种大眼球易受外伤，可发生前房积血甚至眼球破裂，许多未被控制的先天性青光眼最后常发展为眼球萎缩。

（二）鉴别诊断

应与以下疾病鉴别。

1.大角膜

为角膜扩大，其直径为 14～16 mm，常有虹膜震颤，但没有狄氏膜破裂、眼压升高及视盘陷凹等症状。有些患者房角正常，有些患者可有比小梁更宽的色素带或显著的虹膜突。

2.外伤性角膜水肿

产钳引起的后弹力膜破裂可引起角膜水肿,持续约 1 个月或更久,常为单侧,角膜不扩大,眼压常偏低。

(三)治疗

先天性青光眼的药物疗效多不满意。一经确诊应及早施行手术。可作小梁切开术、前房角切开术或小梁切开加小梁切除术。

二、青少年型青光眼

(一)临床表现

一般在 3 岁后高眼压不使眼球再扩大。目前国内暂时将 30 岁以下发病而不引起眼球扩大的青光眼定为青少年型青光眼。临床过程与慢性单纯性青光眼相似,但眼压变化较大,有时可迅速升高,合并虹视。因高眼压使眼轴加长,故高眼压可加重近视。

(二)诊断

与慢性单纯性青光眼的诊断方法相同,但更困难,因青年人的视盘病理陷凹不典型,常较大但较浅,易被忽略,尤其是伴有近视者。多数房角是开放的,无明显异常,个别患者有较多的虹膜突,视野改变、眼压描记和激发试验有助于诊断。

(三)治疗

用药物控制眼压,如出现进行性视盘及视野改变,则应尽早手术,作滤过手术如小梁切除术。日本学者报告,小梁切开术也可取得较好效果。

三、青光眼合并先天异常

(一)蜘蛛指综合征(Marfan 综合征)

本症于 1896 年首先由 Marfan 所报告,除眼部畸形外还伴有肢体细长,臂长过膝,掌骨、指骨、跖骨、趾骨均细长(蜘蛛指),先天性心脏和肺部畸形等。

1.临床表现

Marfan 综合征中约 80％有眼部病变。最主要的是晶状体小且呈球形,悬韧带脆弱、易于断裂,常有晶状体半脱臼或脱臼。房角发育异常,有中胚叶组织残存,Schlemm 管的大小、形状和部位不规则等。部分患者可合并青光眼,常因晶状体脱臼和房角发育异常所致。此外,尚可有视网膜脱离、瞳孔残膜、虹膜缺损、斜视和眼球震颤等。

2.治疗

如晶状体移位明显,瞳孔无晶状体区较大,可用镜片矫正视力。对于继发性青光眼应根据晶状体移位的情况而采取不同措施:晶状体嵌于瞳孔区而致瞳孔阻滞者,可先用散瞳剂,如症状不能缓解可作虹膜切除或晶状体摘出术;晶状体脱位于前房者则摘出之;如伴有房角发育异常,则按婴幼儿型青光眼处理。

(二)球形晶状体短指综合征(Marchesani 综合征)

本症是一种眼部畸形合并骨骼改变的先天性疾病,与 Marfan 综合征的骨骼改变相反,其肢体、指、趾短粗,皮下脂肪丰富,肌肉发育良好。

1.临床表现

除晶状体小呈球形及伴有脱臼外,常由于悬韧带松弛致使晶状体前后凸度增大而形成瞳孔阻滞和晶体性近视。由于瞳孔阻滞、房角异常和晶状体脱臼等,所以青光眼的发生率较 Marfan 综合征明显增多。此外,尚可发生白内障、上睑下垂、瞳孔残膜和眼球震颤等病变。

2.治疗

与 Marfan 综合征相同。

(三)同型胱氨酸尿症

1.临床表现

本症是一种隐性遗传的代谢性紊乱,是由于先天性缺乏胱硫醚合成酶而引起代谢性紊乱,血浆和尿中的同型胱氨酸增多。除眼部改变外,还可出现神经系统损害,如智力迟钝和惊厥;心血管系统损害,发生在冠状血管、脑和肾血管血栓而导致死亡;骨骼异常包括脊柱后凸、关节松弛、蜘蛛指、骨质疏松、骨折等;有些患者的表现很像马方综合征;肢体伸侧可有网状青斑及面色潮红等皮肤损害。眼部表现主要为晶状体移位,因瞳孔阻滞而引起继发性青光眼,不少患者可能只有晶状体脱臼和同型胱氨酸尿。

2.诊断

除上述临床特点外,必须做血和尿氨基酸分析。

3.治疗

以药物治疗为主,如药物不能控制眼压而必须施行手术时,应注意采取预防血栓形成的措施。

(四)颜面血管瘤青光眼综合征(Sturge-Weber 综合征)

Sturge 和 Weber 对本病做了详细叙述,故称为 Sturge-Weber 综合征。

1.临床表现

(1)皮肤血管瘤:常位于三叉神经第 1 支分布区域,口腔和鼻腔的黏膜也常受侵。

(2)眼部改变:主要表现为青光眼、脉络膜血管瘤和视网膜血管扩张等。常在儿童或成年时才发生青光眼。成年者为慢性单纯型。发生机制可能是由于眼内血管瘤淤血,增加了眼内容积,或由于血管增多、扩张而使房水生成增加,或因中胚叶组织残留或虹膜有异常血管阻塞房角,以及涡静脉回流受阻、上巩膜静脉压升高等所致。

(3)脑膜血管瘤及颅内钙化点可引起癫痫、偏瘫及精神异常等症状。

2.治疗

可滴用肾上腺素及匹罗卡品等药物,也可做滤过手术。

(五)弥漫性神经纤维瘤病

1.临床表现

本病为家族性遗传性疾病。全身的末梢神经纤维增殖,形成广泛的大小不等的结节,多发生于皮肤,也可发生于内脏,同时有皮肤色素沉着。神经纤维瘤常侵犯眼睑和眼眶,引起眼睑下垂、眼球突出而眼眶扩大。在眼部受侵者中约 50% 合并青光眼。虹膜表面有散在的小结节及大片颜色加深的区域,可直达房角。神经纤维瘤也可直接侵犯房角,或由于肿物使虹膜移位而发生周边前粘连,或因房角发育不全而使眼压升高。

2.治疗

与婴幼儿型青光眼相同。

(六)无虹膜

本症为先天性虹膜畸形,常在周边部残存少量虹膜组织。由于发育不全的虹膜与角膜粘连

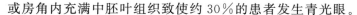

或房角内充满中胚叶组织致使约 30% 的患者发生青光眼。

尽可能用药物控制眼压。如药物不能控制眼压,必须手术时可作小梁切除术。

(七)房角发育不全

房角发育不全又名中胚叶发育不全本症是眼前节的中胚叶发育不全引起的,为显性遗传性疾病,包括以下几种综合征。

1.后胚胎环

Schwalbe 线特别突出,在角膜缘内呈一玻璃样半透明的环。裂隙灯显微镜下可以很容易地看到前移的 Schwalbe 环,它是接近房角处的角膜中胚叶组织的增殖。在房角镜或裂隙灯显微镜下可见周边虹膜有大的索条伸向 Schwalbe 线,有时在某些区域 Schwalbe 线与角膜脱离。这种房角改变称为 Axenfeld 异常,这种虹膜索条可能遮盖部分或全部小梁。约半数患者伴发青光眼。

2.Rieger 综合征

Rieger 综合征是双侧虹膜实质发育不全、后胚胎环、房角异常、伴有瞳孔异位及多瞳症,但没有原发性虹膜萎缩所具有的那种新形成的周边前粘连,并易于发生青光眼。青光眼多于 10～30 岁发病。此外常伴有牙齿异常。偶尔可合并白内障。在一个家族中有的成员可有上述全部异常,而其他成员可仅有轻度异常。

治疗与开角型青光眼相同,必要时可做滤过手术。

(臧晓红)

第四节　继发性青光眼

继发性青光眼是由其他眼病所引起的,占全部青光眼的 20%～40%,多为单眼。由于原发眼病的不同,临床表现也各异。应针对原发病进行治疗,同时用药物控制眼压,必要时进行手术治疗。

一、继发于角膜病

角膜溃疡或角膜炎有时并发急性虹膜睫状体炎而继发青光眼。角膜粘连性白斑、虹膜周边前粘连及瞳孔后粘连等都能影响房水的排出而引起继发性青光眼。

二、继发于虹膜睫状体炎

急性虹膜睫状体炎。

虹膜异色性睫状体炎青光眼常在色素少的眼发生,有并发白内障时更易发生。其病理改变为小梁硬化及小梁间隙阻塞。临床过程则与单纯性青光眼相似。皮质激素治疗本病无效,可用药物控制眼压,必要时作滤过手术。并发白内障时,摘除晶状体可能控制眼压。

青光眼睫状体炎综合征又名 Posner-Schlossmann 综合征,为常见的继发性青光眼。

(一)临床表现

本病多发生于青壮年,常为单眼反复发作,偶有双眼者。发病急,多有闭角型青光眼症状,但前房不浅,房角开放,结膜有轻微睫状充血,角膜上皮水肿,有少量大小不等的灰白色沉着物,大的常呈油脂状,房水中偶见浮游物,闪光弱阳性,瞳孔轻度开大、对光反应仍存在,眼压中度升高。每次发作一般持续3～5天,偶有延续数月者。常可自行缓解。由于每次发作持续时间不长,对视功能影响不大,视盘及视野一般不受侵犯。但有些患者长期反复发作后,也会产生视盘和视野损害。

(二)病因

目前尚不十分明了,近年来实验研究证明本病是由于房水生成增多和房水流畅系数下降所致。发作时房水中前列腺素的含量显著增加,使葡萄膜血管扩张,血-房水屏障的通透性增加,导致房水生成增加;同时由于前列腺素增加还可抑制交感神经末梢释放去甲肾上腺素或直接拮抗去甲肾上腺素的生物效应,而去甲肾上腺素是调节房水排出的重要介质,小梁失去正常的调节而导致房水流畅系数下降和眼压升高。本病可同时合并双侧单纯性青光眼。在急性发作后,高眼压持续时间较长,药物治疗不易缓解。对于反复发作者,应于发作间歇期作排除原发性青光眼的检查,以免延误治疗。

(三)治疗

局部滴用或结膜下注射地塞米松或泼尼松龙,可抑制前列腺素的释放,降低血-房水屏障的通透性。滴1%肾上腺素液、0.25～0.50%噻吗洛尔或1%～2%美特朗、0.5%贝他根、0.25%倍他舒或1%普萘洛尔(心得安)液可降低眼压。因缩瞳剂可使血管扩张增加血-房水屏障的通透性,应尽量少用或不用。口服吲哚美辛(25～50 mg,每天3次),或氟灭酸(200～400 mg,每天3次),可以抑制前列腺素的生物合成,后者并能直接拮抗前列腺素的生物效应,还可服用碳酸酐酶抑制剂降低眼压。

如合并原发性开角型青光眼,在急性发作时可集中使用皮质激素或非皮质激素类消炎药欧可芬以控制炎症,但用药时间不宜过长,前者可能引起眼压升高;病情缓解后,可用降压药物控制原发性青光眼。此病不宜手术,因术后仍有复发;但在药物不能控制并存的单纯性青光眼时,于发作缓解期作抗青光眼手术则可控制原发性青光眼。

三、继发于晶状体改变

(一)晶状体脱位

晶状体半脱位压迫房角或刺激睫状体而使眼压升高。本病常伴有房角后退,眼压升高可能与此有关。一般可用药物治疗,必要时可摘出晶状体。晶状体完全脱入前房可使眼压骤升,应立即将其摘出。晶状体脱入玻璃状体很少引起青光眼,可暂不处理,但有可能引起晶状体溶解或过敏性葡萄膜炎。

(二)晶状体肿胀

白内障的肿胀期,晶状体肿胀、变厚可引起瞳孔阻滞而继发青光眼,尤其是易发生于小眼球浅前房的患者。摘除晶状体可解除瞳孔阻滞治愈青光眼。如果已有周边前粘连,则应做白内障和抗青光眼联合手术。

(三)晶状体溶解性青光眼

发生于过熟期白内障,由于晶状体囊皮变薄或自发破裂,液化的晶状体皮质漏到前房,被噬细胞吞噬,这些细胞和晶状体皮质堵塞小梁间隙而引起急性或亚急性青光眼。其特征为前房深,房角开敞,在角膜后壁、房水、房角、虹膜及晶状体表面有多量灰白色具有彩色反光的碎片,是含有蛋白颗粒的肿胀的噬细胞及晶状体皮质。最有效的疗法是用药物控制眼压后立即做晶状体摘除术。术后眼压一般可恢复正常,甚至术前光功能不确者,术后也可获得较好视力。

（四）晶状体颗粒性青光眼

晶状体颗粒性青光眼又称晶状体皮质残留性青光眼,见于白内障囊外摘出或偶尔见于白内障肿胀期囊膜自发破裂后。前房内有松软或颗粒样晶状体皮质,常伴有不同程度虹膜炎症,故常有相应的虹膜后粘连或前粘连,房角开放有较多晶状体皮质或有周边前粘连。可用皮质激素和抗青光眼药物,不用缩瞳剂;如眼压不能控制,可做手术冲吸前房内晶状体皮质。

（五）晶状体过敏性眼内膜炎继发青光眼

这是由于对晶状体物质过敏而引起的眼内膜炎,可发生于晶状体囊皮完整或自发破裂及囊外摘出后有晶状体皮质残留者。前房炎性反应明显,有多量白细胞渗出,角膜后壁有成团的沉着物。在急性反应时眼压多偏低,当小梁和房角发生损害后则产生青光眼其治疗措施是摘除晶状体或取出残留皮质。

四、外伤性青光眼

（1）钝挫伤引起前房积血或房角后退时可导致继发性青光眼。前房少量积血,一般在数天内即可吸收;当出血量多,尤其是反复继发出血时,常引起继发性青光眼,可并发角膜血染。房角后退继发青光眼(图16-31)早期发生者多在伤后数周内发病,由于小梁受损伤,使房水流出受阻,但伤后同时伴有房水分泌减少,所以眼压可不升高。当房水分泌正常后眼压即升高,常可持续数月至数年,但多在1年内外流管道修复,眼压也恢复正常。晚期发生者可发生在伤后10年或更晚,是由于外伤后角膜内皮细胞形成玻璃样膜覆盖了房角,或继发了虹膜周边前粘连。这种晚期青光眼是顽固的。

房角后退或称前房角劈裂(图16-32)是睫状体表面的外伤性撕裂。为睫状体的环行肌和纵行肌之间发生撕裂和分离,因环行肌与虹膜相连,环行肌挛缩将引起虹膜根部后移,而纵行肌仍附着在原位的巩膜突,因而房角变深。Howard 将房角后退分为浅、中、深三度:①浅层撕裂,为葡萄膜网部的破裂,睫状体带及巩膜突暴露,睫状体带较健眼明显加宽,巩膜突色较白,有时可有色素沉着。睫状体表面没有真正的外伤裂隙。②中层撕裂,睫状肌纤维间出现肯定裂隙,虹膜根部与睫状体前面后移,较健眼房角加宽而深,睫状体带的宽度可为正常眼的数倍,后退的范围常超过180°角。③深层撕裂,睫状体有深层裂隙,而裂隙的尖端前房角镜检查看不见,有时可有广泛的睫状体解离。

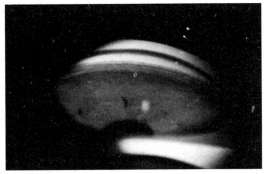

图 16-31　房角后退性青光眼

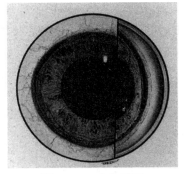

图 16-32　房角劈裂

睫状体解离是睫状体与巩膜突分离,使前房与睫状体上腔相通,眼压为降低。

房角后退的患者对于局部激素试验多呈高度反应,说明具有青光眼遗传基因的人,在外伤后更容易发生继发性青光眼。治疗与开角型青光眼相同。

(2)穿通伤后由于眼内组织嵌入伤口,或由于晶状体囊膜破裂,皮质肿胀而引起。如眼内有异物存留,可由于炎症、铁锈或铜锈沉着使小梁发生改变而致眼压升高。对眼球穿通伤,应妥善做好初步处理,使伤口内不嵌顿眼内组织。白内障所致的青光眼应摘出晶状体,总之应根据引起青光眼的病因酌情处理。

五、继发于血液异常、眼内出血和血管疾病

(一)血液异常继发性青光眼

巨球蛋白血症、高蛋白血症和红细胞增多症等由于血清中有大分子量的球蛋白或增多的红细胞而使血液黏稠度增加、血流缓慢,容易形成血栓。视网膜中央静脉血栓形成患者中,有10%~20%可发生继发性青光眼。有时 Schlemm 管内也可有血栓形成而引起急性青光眼。房角是开放的,可用药物治疗,但效果差。患急性白血病时,葡萄膜有白细胞浸润,常并发眼压升高。虹膜明显充血,纹理消失,表面有新生血管,常伴有前房积脓或积血,眼局部对放射治疗敏感。

(二)前房积血

眼压升高与出血量有关,出血超过前房 1/2 者易引起继发性青光眼。并发症为角膜血染和视神经损害,其发生与眼压升高有关,角膜血染是在前房积血持续时间较长,前房积血量大,眼压升高及直接附着在角膜内皮上的血液毒素,使角膜内皮功能失代偿,角膜内皮的渗透性发生改变,红细胞渗入角膜实质,引起角膜血染。早期血染在后部角膜基质中,表现为黄色颗粒状改变,或呈半透明红色,角膜透明度下降,此过程可迅速发展,有时在 24 小时内整个角膜被血细胞浸润,随着血小板的降解作用,角膜逐渐显得发亮,呈不透明的绿色,可持续数年。角膜血染的消退过程是从角膜周边部开始逐渐向中央部变透明。在角膜内皮有损害时,眼压正常情况下也可致角膜血染。无并发症的前房积血可采用非手术治疗,一般所有减少再出血或促进血液吸收的药物治疗效果不肯定。减少房水生成药物和高渗剂可预防角膜血染和视神经损害。如药物治疗不能控制眼压,可手术冲洗前房积血或取出血块。

(三)溶血性青光眼

眼内出血,尤其是玻璃体积血后,红细胞的破坏产物和含有血色素的巨噬细胞,有时可阻塞小梁引起急性眼压升高。其治疗与单纯性青光眼相同,但也可将红细胞碎屑冲出,使眼压下降。

(四)血影细胞性青光眼

各种原因所致玻璃体积血,红细胞发生变性,从红色、双凹、柔韧的细胞变为土黄色、圆形不柔韧的血影细胞,通过破损的玻璃体前界膜进入前房,进入前房的血影细胞可机械性阻塞小梁网,可引起急性眼压升高的开角型青光眼。患者症状取决于眼压的高度。角膜后壁可有土黄色细胞沉着,房水中有棕黄色细胞浮游,可有假性前房积脓,如有新鲜红细胞则位于土黄色血影细胞下方。前房角为开角,覆以薄层土黄色细胞,使小梁网呈棕黄色或完全遮盖房角结构,下方尤为明显。玻璃体呈典型土黄色,在前玻璃体中可见多数细小黄褐色颗粒。抽取房水或玻璃体用相差显微镜可直接查到血影细胞,或染色后用普通显微镜检查。

有学者认为用普通光学显微镜,能清晰准确地识别血影细胞。当血红蛋白发生不可逆性变

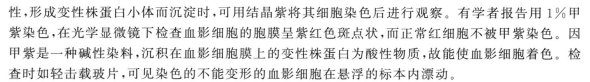

性,形成变性株蛋白小体而沉淀时,可用结晶紫将其细胞染色后进行观察。有学者报告用1‰甲紫染色,在光学显微镜下检查血影细胞的胞膜呈紫红色斑点状,而正常红细胞不被甲紫染色。因甲紫是一种碱性染料,沉积在血影细胞膜上的变性株蛋白为酸性物质,故能使血影细胞着色。检查时如轻击载玻片,可见染色的不能变形的血影细胞在悬浮的标本内漂动。

血影细胞性青光眼为一过性;可持续数月,未有报告引起小梁永久性损害者。开始用抗青光眼药物治疗;如不能控制眼压则彻底冲洗前房,必要时可重复做,很少需做玻璃体切除。

(五)血铁质沉着性青光眼

血铁质沉着性青光眼为一种慢性继发性开角型青光眼,多有长期反复眼内出血史。小梁内皮细胞吞噬溶解变性的血红蛋白,血红蛋白的铁离子氧化成氧化铁,它与组织蛋白或含巯基类蛋白质结合成铁蛋白质化合物沉着于角膜、视网膜、小梁网等眼内组织,可使小梁变性、硬化和间隙闭塞而致眼压升高。可根据出血病史、眼组织的铁锈样沉着物、小梁网呈棕红色、房水中查不出血影细胞等作出诊断。治疗用抗青光眼药物控制眼压。

(六)新生血管性青光眼

新生血管性青光眼是指虹膜和小梁表面有新生的纤维血管膜,使虹膜与小梁和角膜后壁粘连所造成的青光眼。虹膜上的新生血管形成典型的虹膜新生血管丛或称虹膜红变,使虹膜组织模糊不清,呈暗红色,瞳孔开大,对光反应消失,由于血管膜收缩而使瞳孔缘色素上皮外翻。因虹膜新生血管丛容易破裂,反复发生前房积血,故又名出血性青光眼。本病极顽固,患者异常疼痛,常导致失明。

虹膜新生血管丛易发生于一些引起视网膜缺氧的疾病,如视网膜中央静脉阻塞、糖尿病性视网膜病变、视网膜中央动脉阻塞、恶性黑色素瘤和视网膜脱离等,尤以前两种病比较多见。由糖尿病引起者常发生于有增殖性视网膜病变及反复出血者。由于视网膜缺氧而产生血管形成因子,引起虹膜表面和小梁网的纤维血管膜增殖。初期它们覆盖开敞的房角,后期纤维血管膜收缩形成房角周边前粘连,均可导致顽固的眼压升高,其临床过程可分为三期。

1.青光眼前期

瞳孔缘周围虹膜有毛细血管丛扩张和细小新生血管,逐渐向虹膜根部进展。前房角正常或有少量新生血管。此期眼压正常。

2.开角型青光眼期

虹膜新生血管融合,前房有炎症反应。房角开放但有过多的新生血管,导致眼压突然升高。

3.闭角型青光眼期

纤维血管膜收缩,虹膜变平,瞳孔开大,瞳孔缘色素层外翻,虹膜与晶状体间距离加大,房角广泛周边前粘连或完全关闭,眼压升高。

完全性视网膜中央静脉阻塞在发病后3个月内约有20%发生继发性青光眼,而单纯性青光眼又常容易发生视网膜中央静脉阻塞。这两种疾病常相继发生的机制目前尚不清楚。视网膜中央动脉阻塞后发生继发性青光眼者仅占1%,眼压升高大多发生在动脉阻塞后5~9周,较静脉阻塞继发青光眼所间隔的时间要短得多。

对本病的治疗,分泌抑制剂或手术治疗效果均不满意。用缩瞳剂可使充血及疼痛加重。局部应用皮质激素和阿托品能缓解症状,但不能降低眼压。由于视网膜血管病变及继发性青光眼而已失明者,为解除痛苦可摘除眼球。如尚残存有用视力,可作引流阀置入术,效果较其他引流手术好,术前应降低眼压,术中穿刺前房时动作要慢,以尽可能减少前房积血。也可试行小梁切除术。强化的冷凝治疗可使虹膜血管暂时消退。

近年来,应用全视网膜激光凝固治疗出血性青光眼取得了一定的疗效。全视网膜光凝可使视网膜萎缩,使其不至于缺氧,消除了产生血管新生的因素,并可使虹膜和房角的新生血管萎缩。此疗法适用于早期患者,在房角被纤维血管膜封闭以前,可使房角的血管消退,并能使部分粘连拉开。如同时加用药物,眼压可能被控制。

青光眼前期做全视网膜光凝是预防虹膜红变和新生血管性青光眼最有效的治疗方法。视网膜中央静脉阻塞,在虹膜红变前期,即视网膜有广泛毛细血管非灌注区或虹膜有异常血管荧光渗漏,也适于作预防性全视网膜光凝。屈光间质浑浊时可做全视网膜冷凝或房角新生血管直接光凝。所有新生血管性青光眼患者,除做降眼压手术外,均应做全视网膜光凝或冷凝术,以解除其产生视网膜或虹膜新生血管的病因,可根据具体情况,选择在降眼压手术之前或手术后作。

(七)上巩膜静脉压升高引起的继发性青光眼

上腔静脉阻塞、纵隔肿物、颈动脉-海绵窦瘘、球后占位性病变和恶性突眼症等可使上巩膜静脉压升高,房水排出因而受阻而导致眼压升高。此时 C 值正常,房角也无异常,但 Schlemm 管内可有血液,常伴有球结膜水肿和血管迂曲扩张、眼球突出及视盘水肿。卧位时眼压明显升高。在动静脉瘘的患者,偶尔合并新生血管性青光眼。应针对原发病治疗。

(冉茂桥)

参 考 文 献

［1］吕红彬.眼科精选病例分析［M］.北京:中国科学技术出版社,2021.

［2］沈健,胥利平,付琳.眼科临床技能操作［M］.北京:科学出版社,2021.

［3］李梅.眼科疾病诊断治疗实践［M］.天津:天津科学技术出版社,2021.

［4］李琳琳.临床常见眼科疾病诊疗［M］.北京:科学技术文献出版社,2021.

［5］沙倩.眼科疾病临床诊疗与新进展［M］.天津:天津科学技术出版社,2021.

［6］吴革平.耳鼻咽喉与眼科疾病临床诊疗技术［M］.济南:山东大学出版社,2021.

［7］张颖.眼科急症工作实用手册［M］.北京:人民卫生出版社,2022.

［8］陈景尧.临床常见眼科疾病诊治对策［M］.北京:科学技术文献出版社,2020.

［9］李兰.现代眼科疾病规范诊治与新进展［M］.天津:天津科学技术出版社,2020.

［10］张鸿.眼科临床检查与诊治技巧［M］.昆明:云南科技出版社,2020.

［11］万道红.眼科检查技术与疾病治疗［M］.长春:吉林科学技术出版社,2019.

［12］李艳丽.眼科检查技术与疾病概要［M］.沈阳:沈阳出版社,2020.

［13］赵华奇.眼科疾病临床实用技术［M］.北京:科学技术文献出版社,2019.

［14］姜蕾.眼科临床诊治基础与技巧［M］.长春:吉林科学技术出版社,2020.

［15］吕天伟.现代眼科常见疾病诊疗［M］.南昌:江西科学技术出版社,2019.

［16］李玲.现代眼科疾病诊疗学［M］.昆明:云南科技出版社,2020.

［17］郑得海.眼科疾病诊疗学［M］.长春:吉林科学技术出版社,2020.

［18］邵毅.眼科疾病临床诊疗技术［M］.北京:科学技术文献出版社,2019.

［19］苏杰.现代眼科疾病检查与治疗［M］.昆明:云南科技出版社,2019.

［20］郝艳洁.精编眼科疾病诊疗方法［M］.天津:天津科学技术出版社,2020.

［21］黄静.实用眼科疾病诊治［M］.天津:天津科学技术出版社,2019.

［22］陈中山.眼科疾病临床诊疗精要［M］.北京:科学技术文献出版社,2019.

［23］王桂初.精编眼科疾病诊疗学［M］.长春:吉林科学技术出版社,2019.

［24］晁岱岭.眼科疾病临床诊疗要点［M］.南昌:江西科学技术出版社,2020.

［25］鲍莹.眼科疾病的现代诊断与治疗［M］.北京:科学技术文献出版社,2020.

［26］苏杰.眼科疾病临床诊疗［M］.北京:科学技术文献出版社,2019.

［27］周占宇.现代眼科疾病诊治［M］.北京:科学技术文献出版社,2019.

［28］马伊.新编眼科疾病诊疗学［M］.天津:天津科学技术出版社,2020.

［29］王志勇.临床眼科疾病治疗学［M］.上海:上海交通大学出版社,2019.

［30］王斌,李青松,韦乐强,等.临床眼科疾病诊疗实践［M］.北京:科学技术文献出版社,2019.

［31］李青松.实用眼科疾病诊疗精要［M］.北京:科学技术文献出版社,2019.

［32］姚靖.实用眼科指南［M］.天津:天津科学技术出版社,2020.

［33］张雅丽.精编临床眼科诊疗学［M］.长春:吉林科学技术出版社,2020.

［34］修彩梅.眼科手术操作技术与临床实践［M］.北京:科学技术文献出版社,2020.

［35］蒋敬霞,门盛男,耿斐,等.眼科护理与临床用药［M］.成都:四川科学技术出版社,2021.

［36］刘冬华,汤杰,蒋鹏飞,等.青光安颗粒剂对兔抗青光眼术后滤过道 Beclin1 和 LC3B 表达的影响［J］.湖南中医药大学学报,2022,42(3):356-360.

［37］孟希,谢平.低温治疗及在眼科中的应用研究［J］.医学研究杂志,2022,51(4):151-154.

［38］栗战恒.斜视及近视伴有斜视用户眼动数据校正［J］.技术与创新管理,2022,43(6):670-675.

［39］赵雅珺,许译丹.角膜塑形镜与框架眼镜对青少年近视患儿眼部参数及心身情况的影响［J］.中国现代药物应用,2022,16(10):10-13.

［40］吴丽珍,钟琼蕾,蒋冬菊,等.改良洗眼装置在结膜囊冲洗中的应用效果［J］.当代护士:中旬刊,2022,29(11):164-166.